中原火神傅文录扶阳医案

——扶阳医学治病次第及系列处方医案

傅文录　著

扶阳医学临床特色：以人为本，病脉症舌并治

U0198769

北方联合出版传媒（集团）股份有限公司

辽宁科学技术出版社

图书在版编目（CIP）数据

中原火神傅文录扶阳医案：扶阳医学治病次第及系列处方医案／傅文录著--沈阳：辽宁科学技术出版社，2024.10. -- ISBN 978-7-5591-3838-5

Ⅰ．R249.7

中国国家版本馆 CIP 数据核字第 2024HK6456 号

出版发行：辽宁科学技术出版社
　　　　　（地址：沈阳市和平区十一纬路 25 号　邮编：110003）
印　刷　者：辽宁新华印务有限公司
幅面尺寸：170 mm×240 mm
印　　张：26.5
插　　页：2
字　　数：520 千字
出版时间：2024 年 10 月第 1 版
印刷时间：2024 年 10 月第 1 次印刷
责任编辑：丁　一
封面设计：刘冰宇
版式设计：袁　舒
责任校对：王玉宝

书　　号：ISBN 978-7-5591-3838-5
定　　价：88.00 元

联系电话：024-23284363
邮购热线：024-23284502
http://www.lnkj.com.cn

前　言

　　本书之医案是作者近年的临床系列医案集（2019—2022 年），共 90 例医案，详细地记录了辨证立法处方系统治疗经过，充分展现了郑卢扶阳医学临床学术思想精粹。作者从事中医临床工作近 40 年，研究与践行扶阳医学近 20 年，在 2014 年以前以研究与应用郑钦安学术思想为主，俗话称为"经典火神派"，临床已有很大的进步，但总有一些问题始终困扰着而无法解决。2014 年进入郑卢扶阳医学法门后，心灵上又打开了一扇窗户，犹如醍醐灌顶一般，找到了症结所在。这就是卢铸之医学，即卢铸之在郑钦安学术思想基础上，进一步发展并完善为郑卢医学——即卢铸之扶阳医学。

　　卢铸之医学与郑钦安扶阳医学相比较，他的学术思想特点也更为突出，其学术理论体系有三大特色：一是"人生立命，以火立极。治病立法，以火消阴"；二是"无先天而后天不生，无后天而先天亦不立"；三是"病在阳者，扶阳抑阴；病在阴者，用阳化阴"。在临床上特点更为突出：一是三法治万病（切脉表证应用桂枝法，切脉里证应用附子法，其他情况应用非附桂法）；二是脉法药一体论（即切脉、辨证、立法、遣药、出方，五个进程一气呵成）；三是治病次第（即有邪去邪，无邪建中或理中，最后益肾填精）。

　　卢铸之的这套理论体系与临床治疗方法，开创了中医学历史上的先河。先河之一是：卢铸之用法的形式替代了千年以来记汤头治病的模式，走上大道至简之路；二是三法可以治疗天下病，走出了治病须背尽天下汤头之困境；三是脉法药一体化，体现了以人为本的核心思想；四是病脉症舌并治，体现出治病次第论，即天下病之治疗，都可以用"祛邪、建中、填精"六字真言来概括；五是治病过程系统而完整，以改善体质、延年益寿为目标；六是天人相应，即围绕人转（即在人的日常生活上做文章），而不是跟着病跑；七是强调先天与后天密切相关，注重强后天以助先天之功，因为人生活在后天，而决定生死乃是为先天；八是易医互通论，卢铸之可谓是把易经八卦理论体系完全融贯并应用于临床上的每一个角落的第一人。这就是卢铸之医学之核心思想，这才是与《黄帝内经》《伤寒杂病论》一脉相承的真正中医学。

　　人体约 70% 都是由水组成，而 30% 是人体的温度、火力、阳气及剩余固体。

故此，生命就是水火二字，水火就是阴阳，这就是《黄帝内经》学术思想之精髓。然而在水火之间，二者的关系是非常微妙的。卢铸之医学学术思想体系，完全体现出《黄帝内经》中阴阳之间的三层关系：一是阳主阴从论，二是阴平阳密论，三是阳正阴守论。这三种学术思想在卢铸之《卢氏临证实验录》中体现得淋漓尽致，这在中医历史上也是少有的内容。如卢铸之所说："治病之时，注重水火二字，水火乃生人之具，亦有杀人之害……欲求水火既济，非纳火以居下，迎水以居上……水得火即温暖，中沤即成沸，化气上行，火在水之下，炎不乱扰……精气，气也，神也，魂也，个个都为水火所用。"如他又说到："火为人身立极之点，无火不成性，有火必然有性……助火以启先天，生土以壮后天，使先后并立，为强身延年之本。"况且"火为立极之本，气为团神之用，精为生气之质，应使精气神打成一片，使上下内外相通相照，水火交换有力，乾坤之立极可稳"。以使"元阴元阳强健为本，外而捍卫一切，使六淫不得相侵，内而固护三焦，使气血与元阴元阳，总归一致，务期由壮而老，尽捍卫祖国之能事"矣。

卢铸之医学学术思想，尽显中国文化精髓与风采，可谓是圣贤之说也，我们当努力学习之。要想学好郑卢扶阳医学，即要做到：根——要扎在郑钦安；魂——要追随卢铸之；规范——要参照彭重善；活用——要体会卢崇汉；灵活——要出于自己之心中（心即理也）。而笔者的 90 个扶阳医案，就是体现出这样的扶阳医学思想境界。90 个医案按照病症及时间排列，每个医案分为一般项目、病症四诊、处方用药、处方排序、法药意解、总结按语共六部分内容，详尽而真实地记载治疗经过、诊疗思维，特别是法药意解写作方法，尽显卢铸之医学之精髓与风采，体现出笔者的心灵感悟与体验。

由于笔者学习与研究郑卢扶阳医学水平有限，医案之中难免有不足不处，还请同道者给予指正。

傅文录

2023 年 10 月于驿城家中

目　录

七、内分泌疾病医案

八、妇科疾病医案

九、口舌疾病医案

十、皮肤科疾病医案

十一、癌症医案

十二、其他疾病医案

一、心系疾病医案

1. 更年期心脏病案

陈某某，女，49岁，河南省浚县人。时间：2019年11月7日就诊。

病症：患者月经不正常，时有时无，目前时有心悸、胸闷胀痛、乳腺胀、小腹痛，脸上瘀血斑明显，睡眠时好时坏，阵发性烘热汗出间断发作，胃口不好，偶尔胃酸胃痛，大便如常，小便不黄，手脚凉，平时汗不多，夜晚容易出汗。舌诊：舌形正常，舌两边有齿痕，胃区有横纹，舌尖有郁热红点，舌苔薄淡、舌根部苔略腻厚。脉诊：右手脉有点浮意，沉取脉细紧滞弱，寸脉气滞，关脉湿滞，命门脉火弱；左手脉有点浮意，沉取脉细滞紧，寸脉气滞，关脉有一点滑，膀胱脉一点细线，尺弱。证属阳虚精亏、虚阳上浮，治宜引火归元、益肾填精。处方用药：

处方一：

朱茯神15g，琥珀10g，砂仁15g，藿香15g，青皮15g，厚朴15g，淫羊藿20g，炙甘草5g，白术15g，白芷15g，天麻20g，九香虫15g，瓦楞子15g，党参30g，鹿角片30g。5剂。

处方排序：

朱茯神+琥珀、砂仁、藿香、青皮、厚朴、淫羊藿、白术、炙甘草。白芷+天麻、九香虫+瓦楞子、党参+鹿角片。

法药意解：

处方是扶阳医学非附桂法，即朱茯神法中镇八方之法，用朱茯神通达神明，使天君稳固，神志有归；更借琥珀再安神智，交纳于坎离之中，意期上下交通；借镇八方（朱茯神+琥珀、砂仁、藿香、青皮、厚朴、淫羊藿、白术、炙甘草）之四通八达之功，气血流畅而经络无阻，神明有灵，乃是"上工守神"之法也。

白芷香通化秽、沟通阳明；天麻金木合德之性，借香白芷以通秽浊，邪正分明，正扶而邪消。九香虫臭极而香、益气通肠，黑色入肾水以壮元阳；瓦楞子水土中生金之物，扇形条纹散行之道，借香味阳性之气，金木土之郁滞则可解矣。党参大助化源，以使天地之气相接；鹿角片壮督脉中真阳，督脉者阳脉之海，借党参温润之力以使阴阳得以交合，元阴元阳刻刻不离，先天与后天交换不息也。

处方二：

桂枝15g，生白术15g，淫羊藿20g，生姜30g，小茴香20g，陈皮15g，法半夏20g，朱茯神15g，九香虫15g，瓦楞子15g，白芷15g，天麻20g，厚朴15g，党参30g，鹿角片30g。10剂。

处方排序：

桂枝、生白术、淫羊藿、生姜、小茴香。陈皮+法半夏+朱茯神、九香虫+瓦楞子、白芷+天麻+厚朴、党参+鹿角片。

法药意解：

处方是扶阳医学桂枝法（桂枝、生白术、淫羊藿、生姜、小茴香），用桂枝拨动太阳，透达少阴，使里面通达，气机可行；白术崇土强脾，运化活泼；小茴香理脾通肝，使木土无争，四旁更能协和；生姜通神明、夺造化；淫羊藿九一之数，使阴者归阴，阳者归阳，气机之旋转刻刻无停。

陈皮可通达肺窍，法半夏、厚朴与胃相合，迎清气上升，导浊瘀下降；朱茯神能引通清浊道路，以安定神智，使清者归天，浊阴入地。

处方三：

制附片60g（先煎2小时），生姜50g，炙甘草10g，桂枝25g，生白术15g，淫羊藿20g，九香虫15g，瓦楞子15g，吴茱萸15g，茵陈30g，瓜蒌壳15g，薤白15g，党参30g，鹿角片30g，阿胶20g（另煎）。10剂。

处方排序：

制附片、桂枝、生白术、淫羊藿、生姜、炙甘草。九香虫+瓦楞子、吴茱萸+茵陈、瓜蒌壳+薤白、党参+鹿角片+阿胶。

法药意解：

处方是扶阳医学附子桂枝法（制附片、桂枝、生白术、淫羊藿、生姜、炙甘草），用熟附子大辛大热，足壮先天元阳；桂枝辛温通心阳，拨太阳，透少阴；生姜辛散之性，能散滞机而热坤土；淫羊藿佐白术，以使阴阳协和，汗出有制；生白术崇土运脾，与炙甘草合则壮健脾土，以运四方。此乃辛甘化阳、用阳化阴、阴邪自消是也。

吴茱萸辛温苦降，乃补肝降逆之品，茵陈启菀陈，动微阳，以使肝胆相照，腑气通达，而清浊道路自然分明；瓜蒌壳导桂枝宣化之气，达于肤腠及胸廓，与薤白并用，可开胸膈、疏胃结，使胃气下降，与脾阳相协以使清浊上下分明。鹿角片能壮督脉元阳，可添真精益髓；阿胶润肺滋血，清风润木，以入任脉育元阴。督脉行、任脉润、气血阴阳交流不息，而元阴元阳则成为一团精气神。

处方四：

制川乌20g（先煎半小时），生黄芪100g，红参20g，阿胶20g（另煎），炙甘草10g，法半夏20g，郁金20g，朱茯神15g，九香虫15g，瓦楞子15g，吴茱萸15g，茵陈30g，鹿角片30g，水牛角45g，锁阳20g，紫石英45g。10剂。

处方排序：

制川乌、生黄芪、红参、阿胶、炙甘草。法半夏+郁金+朱茯神、鹿角片+水牛角+锁阳+紫石英。九香虫+瓦楞子、吴茱萸+茵陈。

法药意解：

处方是扶阳医学非附桂法，即川乌法（制川乌、生黄芪、红参、阿胶、炙甘草），用川乌附子之母也，阴阳未分之物，其气轻扬，借以破阴阳凝对之所，风过之处发散四肢，充达皮毛；借黄芪通达冲脉，引九泉之水直达天空，雾露润下，而五脏六腑皆得润泽，又借川乌之直达阴阳未开之地，以使后天化源有助也；红参乃补阴第一品，与阿胶相合，则养肝滋木息风，以扶立极之元阴，阴血盛而周身阴气自足，阴者藏精以起亟，阴能主，则阳定能守；炙甘草奠安中土，以运四旁，则五脏六腑、四肢百骸皆得受益也。

法半夏可降膈间之逆归于沤渎；郁金解五脏之郁，即解五行之制，使五行生克自然，生长收藏之里，依时而运；再佐朱茯神导上焦之浊阴，下降于决渎，以使清浊道路之分明。鹿角片壮督脉、添真阳；水牛角直达颠顶、清除神明污瘀凝滞，与鹿角合则壮真元而除邪污，使先天之道路得以畅通无阻；锁阳锁住阳气，以助生命之火种，与紫石英合则有下元温藏之能，生命之火得以自然而燃，则人生可以长生久视也。

处方五：

制附片60g（先煎2小时），生姜50g，炙甘草10g，党参30g，生黄芪45g，丹参20g，生白术15g，淫羊藿20g，肉桂20g，瓜蒌壳15g，薤白15g，银杏叶30g，红景天30g，鹿角片40g，龟板20g。10~30剂。

处方排序：

制附片、肉桂、生白术、淫羊藿、生姜、炙甘草。党参+生黄芪+丹参、银杏叶+红景天、鹿角片+龟板。瓜蒌壳+薤白。

法药意解：

处方是扶阳医学附子肉桂法（制附片、肉桂、生白术、淫羊藿、生姜、炙甘草），用熟附子大温元阳，壮水主益火源，使水火交济，升降无阻，佐以肉桂辛温之性以暖命门之火，君火以明，相火以位，温血附气，使血与气，刻刻不离，阴与阳刻刻无间，是阳正而阴守，魄镇而魂通，冀期营卫协和，全身皆得其养；白术崇土以健运，炙甘草与生姜，使心脾之互照，两神明可通，正气可复；与淫羊藿之性相合成全元阴元阳之交会，地也天也得其泰焉。

党参益气润肺，使神志之清、化源之用，更用生黄芪迎精中所化之气归于上焦，佐丹参化血中之燥、脉中之凝，以使阴阳交纳于气血之中，使精华布露于上，七窍得其宣明。银杏叶百年铸成，肃降之性，通达之能；红景天金气之地，红贯全身，窍窍透空，火足炼金，金者乾也，大气足满而润养五脏六腑、四肢百骸焉。鹿角片壮元阳、通督脉，可助先天精髓以强骨；龟板通任脉、益元阴。龟鹿二者皆灵物而长寿，乃为接通先天元阴元阳之地也。

随访（2020年1月6日）：

病症：患者发来微信说，已经服药到处方五10剂，感觉比较好，几乎所有症状均消失，问一下，最后两张处方即处方四与处方五，交替服用需要多久？回答说，至少要坚持3个月才能达到目的，脸上黑斑可以配合外用药。又问家里有阿胶能配合服用吗？回答说，可以配合用，特别是处方五中可以配合服用。

按语与治病次第：

更年期综合征患者，常常会有很多的症状表现，特别是过去的旧病有可能再次发作并放大，会给全身带来一系列的身心干扰，而心脏问题有可能是最大的困扰，特别是失眠诱发血压不稳定而导致心脏功能的损害，将对更年期的恢复有比较大的影响。故本例患者治疗次第，与大多数的治疗次第有着显著的不同，就是患者体质差、阳虚精亏，步步扶阳填精对于体质的改善以及心脏病的恢复是非常关键的环节，脾胃功能的恢复则是先决的条件，而治病次第就会显得非常重要。

处方一是扶阳医学朱茯神法加味，镇八方之法，可疏通气机、畅行经络，以从无形之神的层面着手，而调整有形之病症，因为形、气、神，气养形神，调整气机流行，可以达到调神形之目的，可谓是"形而上者谓之道"之理。处方二是扶阳医学桂枝二陈法加味，开表建中、化湿去浊、通阳息风、宽肠降胃、专治胃病、制酸止痛、扶阳填精，乃为开表建中扶阳助正之大法。处方三是扶阳医学附子桂枝法加味，附子法以温坎水，桂枝法以温中土，火旺生土、水土合德、世界大成之意，可温肝降胆、专门治胃、通阳活血、扶阳填精等，乃为温通表里之大法。处方四是扶阳医学川乌法加味，透邪通络、益气活血、解郁安神、温肝降胆、专门治胃、填精通冲，乃为祛邪通络之大法也。处方五是扶阳医学附桂参芪综合填精之法，又称为四逆填精之法，附子肉桂法壮先天、暖后天，以助先天之精、后天之用；又用大补气血、宽胸通阳、活血化瘀、壮督益任，以助先后二天合二为一之功，则先天生后天，后天可养先天，而先后互用互助则生命可持久矣。

2. 老年冠心病案

宗某某，女，63岁，河南省浚县人。时间：2020年9月24日就诊。

病症：患者有冠心病多年，经常胸闷气短，彩超提示心脏大面积缺血，目前睡眠不好，入睡困难，而且发现睡眠好坏与心脏功能密切相关。平时胃口不好，胃胀、胃酸、打嗝，大便不正常，偶有两三天一次大便，小便发黄，阵发性烘热出汗、怕冷。舌诊：舌呈方形，舌尖凹陷，心区有轻度凹陷与阴影，舌苔淡白中部稍腻。脉诊：右手脉有一点浮，沉取脉细紧滞稍滑，肺脉细滞，脾脉湿滞弱，命门脉火弱；左手脉有一点浮，沉取脉细稍滑、有紧滞象，心脉弱，肝脉有一点洪，膀胱脉细滞，尺脉非常弱、有一点湿滞。证属阳虚不能气化、经络不畅，治宜温阳通络、益气活血。处方用药：

处方一：

丹参20g，檀香15g，三七15g，砂仁15g，高良姜25g，乌药15g，香附15g，五灵脂15g，生蒲黄15g，九香虫15g，瓦楞子15g，百合15g。3剂。

处方排序：

丹参、檀香、三七、砂仁。百合+乌药、高良姜+香附、五灵脂+生蒲黄、九香虫+瓦楞子。

法药意解：

处方是扶阳医学非附桂法，即丹参饮法（丹参、檀香、三七、砂仁），又称为四合汤法，丹参入中焦变化而赤是谓血，中焦如沤，气化升达，入心火之地与包络外围，流贯一身血脉而无微不彻，无气不随者，血脉畅行无碍矣。用檀香化空中之秽，使清虚之府得清，重楼得其宣朗，膻中穴精气神汇聚成为一团，神明清爽矣。三七之叶非三即七，木火之气使然，其根坚硬无比，非火性不解，火动血行，血脉无不畅达也。佐砂仁纳阴阳交会之气，通达于百脉空虚之地；且砂仁带壳开胸膈，启膜原，动静两脉得成自然之循环，气血交流不息，心胃诸般疼痛均可化解矣。

百合一枚百瓣，入百脉之宗，定体魄，通心窍，上焦如雾得以润养也；乌药辛温香味微苦，入少阴行阳明，理气化而行血脉，与香附为伍理诸般气机不畅，得高良姜温脾热胃，太阴阳明升降有序矣。五灵脂分水土之滞，行胃郁之凝，水降郁开而痛止，土和而运化大行；生蒲黄清华之品，行秽浊而清阳可升，蠲凝瘀而新血可生，郁开血脉畅气立如故也。九香虫香入脾而黑色达肾，阳极动而生风，气机无碍，借瓦楞子分散之能，胃脘心痛之滞皆可化为乌有矣。

处方二：

桂枝20g，生白术45g，淫羊藿20g，生姜30g，炙甘草5g，小茴香20g，陈皮15g，法半夏20g，朱茯神15g，九香虫15g，瓦楞子15g，全瓜蒌40g，薤白15g，党参30g，鹿角片30g。10剂。

处方排序：

桂枝、生白术、小茴香、淫羊藿、生姜、炙甘草。陈皮+法半夏+朱茯神、九香虫+瓦楞子、全瓜蒌+薤白、党参+鹿角片。

法药意解：

处方是扶阳医学桂枝法（桂枝、生白术、小茴香、淫羊藿、生姜、炙甘草），用桂枝起太阳之气交于太阴阳明，胃降而脾运，气动而化源达心达膻中，引气归神之意也。生白术强脾土，助运化，上下内外更能协和；西茴香理脾通肝，使木土无争，四旁更能五行相生有节。用淫羊藿引阴阳之交会，炙甘草与生姜，使心脾之互照，两神明可通，正气可复。

陈皮内通网络，外通肌腠皮毛，与姜桂同行一路，引风寒从鬼门而化；用法半夏以佐之，降胃逆而浊阴易降，清阳得循清道而升，清浊分合得宜；借朱茯神上通下达，奠安中宫，务使三焦往来之气机，贯通一致。瓜蒌皮外达肌腠，内通膈膜，胸膈之地阴阳易进易出，且仁有滑肠之能，阳明之府得以节节而动；薤白头温中助阳，下气散血，上通下达，阴阳气血皆交换不息矣。党参、鹿角片与辛温之品会合一起，意在添精髓，温气血，使化源与运化长期运转不息，助化源与丽水相济，为乾坎回还之用，后天返先天之意也。

处方三：

制附子60g（先煎2小时），生姜50g，桂枝25g，生白术45g，淫羊藿20g，炙甘草5g，陈皮15g，法半夏20g，朱茯神15g，九香虫15g，瓦楞子15g，全瓜蒌40g，薤白15g，党参30g，鹿角片30g。10剂。

处方排序：

制附子、桂枝、生白术、淫羊藿、生姜、炙甘草。陈皮+法半夏+朱茯神、九香虫+瓦楞子、全瓜蒌+薤白、党参+鹿角片。

法药意解：

处方是扶阳医学附子桂枝法（制附子、桂枝、生白术、淫羊藿、生姜、炙甘草），用附子大温肾水，使火盛而水沸，精化成气，气升于中，五脏得其荣养，气升于上，大气聚于华盖，化源可降，中下之物皆得润泽，清浊自然分化，气血自然交流。与桂枝法为先锋，引入气血凝聚之处，使阳能化阴，凝能流动，积去而瘀凝得化，阳达而气血可行，是引通气血交流之意。

处方四：

制川乌20g，制附子30g（先煎2小时），生黄芪75g，党参30g，丹参30g，炙甘草5g，羌活15g，紫石英45g，九香虫15g，瓦楞子15g，全瓜蒌40g，薤白15g，石菖蒲20g，独活15g，蒲公英15g。10～30剂。

处方排序：

制川乌+制附子、生黄芪、党参、丹参、炙甘草。羌活+紫石英、九香虫+瓦楞子、全瓜蒌+薤白、石菖蒲+独活+蒲公英。

法药意解：

处方是扶阳医学非附桂法，即川乌法（制川乌+制附子、生黄芪、党参、丹参、炙甘草），又称为天雄法。川乌有冲撞之性，风行数变而能，阴阳末端交汇之地，气血如潮汐而交换制约有节矣；又借附子沸腾坎水气化之力，网络经纬，无不互通有无也。用党参与丹参引气血交达于百脉之中，使脉畅而筋柔，血行气随；借黄芪迎坎中之微阳，随冲督任三脉，过三焦而达于巅顶，脑海得其清朗，血海得其润泽，成为上下相通，瘀污必然遁形。炙甘草崇脾以养木，木调而生火，火壮而气流，气行而精随，为借火化精生气益气归根。

羌活得附子引大气升举，由下而上，由内而外，追邪气外出，而元气稳固；借紫石英沉入海底坎水之中，气化源源而动矣。石菖蒲启心窍，使心中之神刻刻交于四脏，四脏之精汁渐滋润于心神宁静之地；独活借督脉膀胱区域直入九泉，引动任督循循而运；蒲公英再由海底循任直入重楼重地，以使公转畅行，而阴阳气血交流不息焉。

处方五：

制附子 75g，制川乌 25g（前两味先煎 2 小时），炮姜 50g，炙甘草 10g，肉桂 20g，山萸肉 20g，党参 30g，黄芪 40g，丹参 20g，全瓜蒌 40g，薤白 15g，鹿角片 40g，龟板 20g，银杏叶 30g，红景天 30g。10~30 剂。

处方排序：

制附子+制川乌、炮姜、炙甘草。肉桂+山萸肉、党参+黄芪+丹参、全瓜蒌+薤白、鹿角片+龟板、银杏叶+红景天。

法药意解：

处方是扶阳医学四逆法（制附子+制川乌、炮姜、炙甘草），本法又称为附子川乌法、天雄法，用附子大辛大温之品，以川乌为先锋，引入气血凝聚之处，使阳能化阴，凝能流动，经纬网络无阻，积去而瘀凝得化，阳达而气血可行，是引通气血交流之意。炙甘草与乌附辛甘化阳，与炮姜苦甘化阴，脾心肾三部连系，而三焦之气机亦成自然，气血亦分合有路。

山萸肉降离火再壮壬水，使先天与后天，两相并茂，上安桂温血迎气，是水火交济之用，再温肝脾之余蕴，使乾坤之奇偶得配，气血之交流得畅。瓜蒌壳拨开胸膈，引余蕴外出，阴阳易入易出；薤白头通达血脉，百脉朝宗，气血贯通，阴阳相随，生机化机不停矣。鹿角片壮督脉增添阳精，龟板育任脉润泽阴精；阴阳和合，任督循环无端，坎离既济，乾坤重建，滋后天可壮先天焉。千年银杏树，精华聚集于枝末落叶中，红景天空虚之地，气血丰富，交流不断，借畅达之脉络而运行不息矣。

随访（2021 年 2 月 18 日）：

病症：患者家属来咨询说，已经服药 4 个月左右，目前老人冠心病症状已经消失，而且睡眠也很好，吃饭也无胃痛的感觉，大便基本正常，心电图提示心肌缺血已经恢复大部分，效果显著。家属问如何进行巩固治疗？告诉其说，后面两个处方可以交替服用，每剂中药可服 3 天左右，以小剂量进行巩固。

按语与治病次第：

本例老年冠心病患者有两个特点：一是冠心病发作与睡眠关系密切，可见心主神志，神安则主明，主不明则睡卧不安；二是阵发性烘热汗出，间断发作已经有 10 余年，这个症状是更年期综合征遗留下来的毛病，即更年期综合征的症状未能得到很好的调整，以至于其频繁性发作又导致冠心病的发作。可见女性更年期的调整是非常重要的，因为更年期是女性绝经之后导致的一系列身心功能上的异常，如果调整不及时，则会延续 10~20 年，如失眠与阵发生烘热汗出就是其典型的表现。故此，我们发现 60~70 岁或 70 岁以上的老年患者，大都是因为更年期伴随的症状延续而导致了一系列的问题，故而积极治疗更年期后遗症是非常关键的，只有这样才能治好目前的所有病症与表现。

处方一是扶阳医学丹参饮法，即心胃诸般疼痛皆治之法，通治心胃一切疼痛，效果立显。处方二是扶阳医学桂枝法加味，继续温阳通阳，以助心阳之火。处方三是扶阳医学附子桂枝法加味，即扶阳医学三立之法代表方，姜桂附一把火继续增加心肾之阳气。处方四是扶阳医学川乌法加味，透达经络、益气活血、运行任督，以强化人体自身之公转进入良性循环。处方五是附子川乌填精之法，即四逆填精收功之法，彻底解决阳虚血瘀、经络不通、精气不足的困境，为生命注入生生不息之火源。

3. 女性冠心病案

张某某，女，40 岁，河南省平舆县人。时间：2020 年 9 月 19 日就诊。

病症：患者经常心悸、心慌、胸闷、气短，并在活动后症状加剧半年余，动态心电图报告，早搏并心肌缺血。平时月经不正常，7 天左右，有痛经、血块，量多；目前睡眠不佳，梦多，胃口不好，大小便正常，汗多，手脚凉、怕冷。舌诊：舌胖润，心胃区有反光点，舌根平坦，舌苔薄白。脉诊：右手脉有一点浮稍滑，关脉明显，沉取脉紧滞滑，肺脉湿滞，脾脉滑滞弱，右尺脉火有点弱；左手略浮，沉取脉细紧滞，心脉气滞，肝脉细紧稍滑，膀胱脉细紧滞，左尺脉弱短。证属阴盛阳衰，治宜扶阳抑阴、顺势调整月经。处方用药：

处方一：

朱茯神 15g，琥珀 15g，柏子仁 20g，远志 15g，石菖蒲 20g，高良姜 15g，肉桂 20g，砂仁 15g，炙甘草 5g，葱白 4 节，瓜蒌壳 15g，薤白 15g，厚朴 15g，党参 15g，鹿角片 15g。5 剂。

处方排序：

朱茯神+琥珀、柏子仁、远志、石菖蒲、高良姜、肉桂、砂仁、炙甘草、葱白。瓜蒌壳+薤白+厚朴、党参+鹿角片。

法药意解：

处方是扶阳医学非附桂法，即朱茯神法中的平巽大法（朱茯神+琥珀、柏子仁、远志、石菖蒲、高良姜、肉桂、砂仁、炙甘草、葱白），平巽者，巽者风也，顺势化解风来之无形之力量，巽者，胆也，中正之官决定十一脏之气升发，而胆降者，肝气才有升发之能。朱茯神镇灵台而行阴水，水去而云雾可拨；更借琥珀再安神智，交纳于坎离之中，意期上下交通。柏子仁引魂魄于肝脾之内，意期交达心肾；用远志、石菖蒲开心窍，理膈膜，并开贲门。高良姜化脾胃之阴，助收纳消磨之机；上肉桂温化气血，使气血交流无阻；砂仁纳五脏之气都归于生生化化之中。炙甘草再奠安中宫，葱白引通心脉，是欲心肾相照，意期迎水就火，引火就下，太阴阳明得火之助，生机化机不断矣。

薤白与瓜蒌壳并用，开胸膈，疏胃结，使胃气下降，与脾阳相协，厚朴再微降逆气，是阳行而阴留，阴守而阳正。党参引肺中之气交于中，又能导脾中之精气，上润心肺脐脏，借鹿角片助阳添精之能，则阴阳相合，生机化机无限矣。

处方二：

桂枝20g，制川乌15g，炮姜30g，炙甘草5g，杜仲20g，当归15g，吴茱萸15g，延胡索15g，血竭10g，肉桂20g，怀牛膝15g，仙鹤草30g，蛇床子15g。5剂。注：月经期服用。

处方排序：

桂枝、制川乌、炮姜、炙甘草。当归+吴茱萸+延胡索、血竭+肉桂、怀牛膝+仙鹤草、蛇床子+杜仲。

法药意解：

处方是扶阳医学桂枝法（桂枝、制川乌、炮姜、炙甘草），用桂枝开太阳之气，使气机上行无阻，且能化膀胱之气，使精气上升为主，迎阳气达于宥密，恐瘀血未尽；又借川乌行无形之冲任二脉之道路，精华与能量顺势下行；炙甘草辛甘化阳，与炮姜苦甘化阴，脾心肾三部连系，而三焦之气机亦成自然，气血亦分合有路，清浊自然分消也。

当归润木镇风，化肠脏中之燥结，是引气血交于肠胃之意；吴茱萸引肝木升发于上，使上下通达，延胡索再破膈间之滞气，行阴阳界中之留污。上肉桂温血热血，使血液流行于经络网膜之间，引血竭达于空窍，化窍中之瘀，行窍中之滞，务期窍窍得通，运化更能无阻，痛经即自己，包块亦自散。怀牛膝引通血脉之向下流行，仙鹤草升提收纳上达，升降协调，经水可潮汐如约而有制节。杜仲与蛇床子疏导筋络，迎辛温之品，流达于筋络薄膜之间，清更能升，浊更能化，太阳阳明之交合，得成自然。

处方三：

桂枝 15g，生白术 15g，淫羊藿 20g，生姜 30g，炙甘草 5g，白芷 15g，天麻 20g，厚朴 20g，瓜蒌壳 15g，薤白 15g，丹参 20g，朱茯神 15g，砂仁 15g，党参 30g，鹿角片 15g。10 剂。注：可作为月经前期服用方。

处方排序：

桂枝、生白术、淫羊藿、生姜、炙甘草。白芷+天麻+厚朴、瓜蒌壳+薤白+丹参、朱茯神+砂仁、党参+鹿角片。

法药意解：

处方是扶阳医学桂枝法（桂枝、生白术、淫羊藿、生姜、炙甘草），用桂枝由太阳少阴升举于上，建立中都，温益上下，使四旁运化无阻，上下交通得利。生白术与淫羊藿，使阴阳交合，水温土暖，随诸阳上升于头，而上之清窍，清清朗朗，下降于腑，而前后二阴，开阖有方，如此内外肃清，百脉安舒，全身皆成自然景象。炙甘草与生姜，使心脾之互照，两神明可通，正气可复。

香白芷通肺达脾，肺与大肠相表里，脾与胃相表里，使脾肺相照，肠胃得通，上下之气机皆能鼓荡而出；加天麻镇风透肌，助气血更能润泽于肤表；厚朴再微降逆气，是阳行而阴留，阴守而阳正。丹参得金火之气昌木火之用，入血脉瘀滞皆可消除。党参佐鹿角片刚柔相济，气血交流，凡阳损阴掣，皆能润泽。

处方四：

制川乌 20g（先煎半小时），生黄芪 75g，党参 30g，丹参 20g，炙甘草 5g，法半夏 20g，郁金 15g，朱茯神 15g，瓜蒌壳 15g，薤白 15g，天花粉 15g，瞿麦 15g，石菖蒲 20g，独活 15g，蒲公英 15g。10 剂。注：可作为月经期后方服用，主打处方一。

处方排序：

制川乌、生黄芪、党参、丹参、炙甘草。法半夏+郁金+朱茯神、瓜蒌壳+薤白、天花粉+瞿麦、石菖蒲+独活+蒲公英。

法药意解：

处方是扶阳医学非附桂法，即川乌法（制川乌、生黄芪、党参、丹参、炙甘草），用川乌附子之母也，阴阳未分之物，借以破阴阳凝对之所，达阴阳末端交汇之地，阴阳气血交换如潮汐而动矣。党参、丹参与辛温之品会合一起，意在益气生血，使化源与运化长期运转不息；扶黄芪迎水精达于四方，化精为气，气盛于上，化源之润下，滴滴归根，是先后并养之意也。炙甘草缓诸药性，调济生化之机，使五脏都归于气血之中。

法半夏拨网油调顺逆，使网油中之脂膏流达于筋络，转逆为顺之意，亦降浊之意也；郁金解五脏之郁，即解五行之制，使五行生克自然，生长收藏之里，依时而运，精津气血液，亦应时而长，上与天接，下与地通，务期完成地天成泰之意。天花粉真是仙女散花，久旱遇甘霖；瞿麦乃去霾之用也，借洒水之际阴霾皆化为乌有矣。石菖蒲开膻中传达神明之意，君主即宣，君火得明，上下气机乃能交通；独活可透出网膜，可驱风寒湿于肌腠皮毛；蒲公英禀天地中和之性，得水中之冲气，循循而升矣。

处方五：

党参30g，黄芪45g，阿胶20g（另煎），炮姜30g，肉桂20g，山萸肉20g，炙甘草5g，瓜蒌壳15g，薤白15g，丹参20g，甘松15g，鹿角片40g，银杏叶15g，红景天15g，广木香15g。10~30剂。注：主打处方二，并接着上方服用。

处方排序：

党参、黄芪、炮姜、炙甘草。肉桂+山萸肉、瓜蒌壳+薤白、丹参+甘松、鹿角片+阿胶、银杏叶+红景天、广木香。

法药意解：

处方是扶阳医学非附桂法，即党参黄芪法（党参、黄芪、炮姜、炙甘草），党参益肺脾，滋肺源而行运转，养五脏而六腑畅通，斯时清浊已分，升降已明，邪消而自复，借黄芪迎肾中之阳气，透达于巅顶，水升于上，胸膈清虚之府，必然长久清朗。炙甘草再入中宫阴阳之路，与炮姜之苦入心，引离火与土相合，胃气上通于咽嗌，下达坤元，而阳明太阴，两相旋转，使阴阳更有协和之路，气血必有升降之能，清升而浊可降。是借引瘀邪外出之用意也。

用山萸肉益肾源润离阴，引气与血相合，加上肉桂温血，使气血交往不息，脾肝均不相侮，闷痛发躁，自然消化于无形，任通太励，经信如期而至。鹿角片壮督脉以添阳精，真阿胶育任脉滋润阴液，任督循环，公转畅行，阴阳与坎离交合不断，生生不息之功大焉。甘松入土而疏木，木土共荣；借广木香通中宫而疏脉道，通网膜而三焦一齐相贯，扫尘氛而阴霾尽净。红景天空虚之处，皆含有脉血之气，借银杏叶分散之能，四末之气血莫不畅行无阻矣。

随访（2021年3月25日）：

病症：微信随访，胸闷气短几乎消失，有些力气了，睡眠有时好有时不好，心跳也正常了，复查心电图已基本恢复正常。目前月经期仍然有痛经，偶尔有头痛、头晕，过去是天天有，月经期间由于服药不及时，月经间隔3个月才来，而且目前还有些便秘，先吃点中成药并通下大便，等待过几天再进行调整处方，进行后续治疗。

按语与治病次第：

按照现代医学年龄分类，30岁以下皆属心肌炎之类，40岁之后者可按冠心病治疗。本例女性患者冠心病发作典型，而且其发病与月经周期还有密切的关系。因此，在治疗过程中仍然要遵循着女性月经规律来进行顺势治疗，即按照月经前期，顺从能量与精华向上发越的趋势，就用桂枝法借势而升发阳气，而月经期则借桂枝川乌法，向下转换能量与精华的变化，借水火功夫，以使胞宫中之精华顺势转化为污血而出。月经之后，由于经络不通而导致上下气血流动不畅，借用川乌法透达脉络、益气活血之功，再次为大补气血之法奠定基础。最后一个处方就是大补气血法，即党参黄芪大补气血填精之法，也就是收功之法，只有这样顺势而为才能达到治愈本例冠心病，而且是事半功倍之方法，这就是扶阳医学顺势而为的奥妙之处。

4. 早期心肌梗死案

王某某，男，48岁，河南省周口市人。时间：2020年11月19日就诊。

病症：患者有高血压与冠心病多年，近年又确诊为心衰早期，曾经心脏造影已经堵塞70%左右，医院让其放支架，患者坚持用中药治疗，已经服过一阵子汤药，效果不错。目前仍然时有胸闷短气明显，而且睡眠不佳，夜里2—4点间容易醒来，吃饭尚可，但饭后胃胀明显，大便每天1次，排出费力，小便黄，流汗比较多，动则更甚。舌诊：舌形大致正常，淡润白滑，舌尖有三角形凹陷，胃区有反光点并有部分隆起，舌根凹陷并苔薄白腻。诊脉：右手脉关脉浮滑滞，沉取脉微劲滑滞，肺脉弹指，脾脉滑滞、微弹指，命门脉微弹指；左手脉浮细滞，沉取脉微劲、滑滞，心脉弹指，肝脉有点滑，膀胱脉紧滞滑，左尺脉劲、滑滞。证属阳虚阴盛、经络不通，治宜温阳通络、活血化瘀，处方用药按照次第进行：

处方一：

朱茯神15g，柏子仁20g，远志15g，石菖蒲20g，高良姜15g，肉桂20g，砂仁15g，炙甘草5g，葱白4节，全瓜蒌25g，薤白15g，丹参20g，党参30g，鹿角片30g。10剂。

处方排序：

朱茯神+砂仁、柏子仁、远志、石菖蒲、高良姜、肉桂、炙甘草、葱白。全瓜蒌+薤白+丹参、党参+鹿角片。

法药意解：

处方是扶阳医学非附桂法，即朱茯神法中的平翼大法（朱茯神+砂仁、柏子仁、远志、石菖蒲、高良姜、肉桂、炙甘草、葱白），用朱茯神安定魂魄，心神得以安宁，胆火得以安位，君火自然以明。石菖蒲启心窍，使心中之气刻刻交于四脏，四脏之精汁渐于心神，砂仁纳五脏之气达于水火交济之中。柏子仁宁心益智，使君火明照万方；远志引宵密中之微阴，归于气化之中。高良姜大温脾胃，化脾胃中之滞；上肉桂温血暖气，气血交流，三焦元通交会之处，都成自然。葱白再引通百脉，使四旁之气归于中土，与炙甘草奠之安之，运化乃能大行。

全瓜蒌内有膈实，开三壳而润肠道，宽胸膈而阴阳易于进出；薤白通经达络，引脉归要，使枢纽之机能通达无阻；丹参通气血而血脉四通八达。党参佐鹿角片刚柔相济，精气交流，阴阳和合，凡阳损阴掣，皆能润泽。

处方二：

桂枝 15g，生白术 15g，生姜 30g，炙甘草 5g，小茴香 20g，陈皮 15g，法半夏 20g，朱茯神 15g，砂仁 15g，全瓜蒌 25g，薤白 15g，三七 15g，党参 30g，鹿角片 30g，紫石英 45g。10 剂。

处方排序：

桂枝、生白术、小茴香、生姜、炙甘草。陈皮+法半夏+朱茯神、全瓜蒌+薤白+三七、党参+鹿角片、砂仁+紫石英。

法药意解：

处方是扶阳医学桂枝法（桂枝、生白术、小茴香、生姜、炙甘草），用桂枝拨动太阳，透达少阴，使里面通达，气机可行。生白术强脾土，助运化，上下内外更能协和。用西茴香再醒肝脾，使土木无争。生姜拨通神明，下与相火相接，中宫得其温暖，生化循环无间，炙甘草奠安中土，使运化通达四旁，阴阳之往来，即成轻车熟路矣。

陈皮与法半夏，一开外二降逆，清浊得其分矣；朱茯神上通下达，奠安中宫，务使三焦往来之气机，贯通一致。三七之叶非三即七，木火之性使然；紫石英再交济水火，坎离既济，阴阳相抱，离合有序也。

处方三：

制附片 60g（先煎 2 小时），生姜 50g，桂枝 25g，生白术 15g，淫羊藿 20g，炙甘草 5g，陈皮 15g，法半夏 20g，朱茯神 15g，砂仁 15g，全瓜蒌 25g，薤白 15g，丹参 20g，党参 30g，鹿角片 30g（血压高时加入生铁落 60g）。

处方排序：

制附片、桂枝、生白术、淫羊藿、生姜、炙甘草。陈皮+法半夏+朱茯神、全瓜蒌+薤白+丹参、党参+鹿角片+砂仁。

法药意解：

处方是扶阳医学附子桂枝法（制附片、桂枝、生白术、淫羊藿、生姜、炙甘草），用附子拨动火炉，温暖水泉，使水气沸腾，升于天宫，使清道清明；与姜、桂、草连成一气，务化尽群阴，真阳起伏连续不息，生生化化变化无穷，是助长成春之意。生白术与淫羊藿，导阴阳往来之机，一助脾之运化，二助肺之化源，使上下相通源源不息。

处方四：

制川乌 30g，制附片 30g（前二味先煎 2 小时），生黄芪 60g，党参 30g，三七 15g，炙甘草 5g，酸枣仁 15g，柏子仁 30g，全瓜蒌 30g，薤白 15g，丹参 20g，硫黄 30g，石菖蒲 20g，独活 15g，蒲公英 15g。10~30 剂。

处方排序：

制川乌+制附片、生黄芪、党参、三七、炙甘草。酸枣仁+柏子仁、全瓜蒌+薤白+丹参、硫黄、石菖蒲+独活+蒲公英。

法药意解：

处方是扶阳医学非附桂法，即川乌法、川乌附子法、天雄法（制川乌+制附片、生黄芪、党参、三七、炙甘草），用川乌冲开一条无人之道路，风性迅捷药气尽而正气行，附子温化之性再助其一臂之力，奇经八脉十二正经之末端毛络，阴阳未之分地，皆可如潮汐而动也。用炙甘草奠安脾土，党参生肺液而资化源；三七再疏通脉，气血循行有规；扶黄芪迎水精达于四方，化精为气，气盛于上，化源之润下，滴滴归根，是先后并养之意也。

酸枣仁敛神安志，柏子仁通达心脾，交合神意，使神志团结，魂魄亦常常相合，气血亦常常相调，君火必然照临下土，相火必温暖于上，清浊易举易降，神气更能相保。硫黄有仙丹之火，水石之精，温温暖暖而养正阳之气；佐独活开启浊路，使阳能入内，鼓荡寒湿流行于外；蒲公英再借坎水沸腾之力，扫尽天地人间之秽浊尘埃也。

处方五：

制附片 90g，制川乌 30g（前二味先煎 2 小时），筠姜 60g，炙甘草 10g，肉桂 20g，山萸肉 20g，全瓜蒌 30g，薤白 15g，丹参 20g，三七 15g，党参 30g，生黄芪 40g，鹿角片 40g，龟板 20g，甘松 20g。10~30 剂。

处方排序：

制附片+制川乌、筠姜、炙甘草。肉桂+山萸肉、全瓜蒌+薤白+丹参+三七、党参+生黄芪、鹿角片+龟板、甘松。

法药意解：

处方是扶阳医学四逆法（制附片+制川乌、筠姜、炙甘草），用附片刚烈之性，养生长收藏之气，随日月之运行，交纳于元阴元阳之中，使生化源源不息；川乌再扫清升降道路中障碍；炙甘草与筠姜合用，使温温之气，递次由筋络脉道，随气机而化。

鹿角片通督脉，贯肾水，至灵至旺之物，真阳存乎其中；龟板通任脉，滋心火，至神至明之物，真阴存乎其中；山萸肉再沟通心肾、交济坎离、收纳任督，以使阴阳合二为一之道；借甘松通经脉之能，人活一口热气（阳气），得以生生不息也。

二诊（2021 年 7 月 11 日）：

病症：坚持服药半年左右，自己感觉效果良好，一切症状均显著减轻，目前血压已经接近正常，145/80mmHg（1mmHg=0.133kPa），服用的西药已减去大部分，目前仍然有活动后胸闷气短，双下肢轻度的水肿，脘腹胀满明显，睡眠恢复正常，大便每天 1 次，小便正常，手足不凉，且目前偶尔咳嗽，无痰。舌诊：舌尖向左侧弯曲，舌尖凹陷呈三角形并右侧缺损，舌苔薄白腻，肺区有反光点，胃区有暗影，舌中线偏左。诊脉：右手寸脉有一点浮，沉取脉细滞稍紧，肺脉微弹指，脾脉气滞，右尺脉弱并有滞象；左手脉微浮，沉取脉细滞稍紧，心脉微洪，肝脉气滞湿滞，膀胱脉细滞，左尺脉短滑滞。证属阳虚阴盛、经络不通、外感风寒，治宜温通表里、疏经活络、益肾填精，处方用药按照次第进行。处方用药：

处方一：

桂枝 15g、生白术 15g、生姜 30g、淫羊藿 20g、南山楂 20g、青皮 10g、法半夏 20g、朱茯神 145g、砂仁 15g、石菖蒲 20g、广紫菀 15g、天麻 15g、全瓜蒌 25g、薤白 15g、党参 30g。10 剂。

处方排序：

桂枝、生白术、淫羊藿、南山楂、生姜。青皮+法半夏+朱茯神、石菖蒲+广紫菀、天麻+全瓜蒌+薤白、党参+砂仁。

法药意解：

处方是扶阳医学桂枝法（桂枝、生白术、淫羊藿、南山楂、生姜），用桂枝开太阳，使阴云散播，晴空得其朗照，二火得其宣明。南山楂化积消凝，使桂枝拨转阴阳道路易进易出。生白术与淫羊藿，引脾土之气，达入乾金，使乾与坤合，而阴阳协和自然。炙甘草、生姜与桂枝之力透达于太阳所行之路，风阴中之凝，膈中之格，均归于通化之机。

青皮引离火，交于皮毛，肌腠得畅，肾肺必然相通；天麻镇定阴阳，使邪不能再侵。广紫菀与石菖蒲，疏理肺络，使肺络通胃通膻中，而膻中可开，君火可明，阴凝必化，胃气可降，浊阴乃下，使中下二焦通达，上焦之雾露可布，意在引气上升，重楼乃可得清。

处方二：

桂枝 15g、生白术 15g、生姜 30g、淫羊藿 20g、小茴香 20g、陈皮 15g、法半夏 20g、朱茯神 15g、砂仁 15g、吴茱萸 10g、茵陈 30g、全瓜蒌 30g、薤白 15g、党参 30g、鹿角片 30g。10 剂。

处方排序：

桂枝、生白术、淫羊藿、小茴香、生姜。陈皮+法半夏+朱茯神、吴茱萸+茵陈、全瓜蒌+薤白、党参+鹿角片+砂仁。

法药意解：

处方是扶阳医学桂枝法（桂枝、生白术、淫羊藿、小茴香、生姜），用桂枝引气机由土而木，由木而心肺，仍降于土，为助五行之运化，交流于五脏六腑。用桂枝领淫羊藿归于分合之处，西茴香香甜之味，通运化之门，使传变无阻。生白术建脾之运化，生姜通神明，心君朗照，脏腑自然分明，气血自然随之运转，一切凝瘀渐渐化为乌有。

吴茱萸温木热土，使土木畅达，上下皆通；白茵陈化湿中蕴郁之热，借中焦如沤而上下分消矣。

处方三：

制附片 60g（先煎 2 小时），桂枝 30g，生姜 50g，生白术 15g，陈皮 15g，法半夏 20g，土茯苓 25g，全瓜蒌 30g，薤白 15g，丹参 20g，广木香 15g，佛手 15g，党参 30g，鹿角片 30g，紫石英 45g。10 剂。

处方排序：

制附片、桂枝、生白术、生姜。陈皮+法半夏+土茯苓、全瓜蒌+薤白+丹参、广木香+佛手、党参+鹿角片+紫石英。

法药意解：

处方是扶阳医学附子桂枝法（制附片、桂枝、生白术、生姜），用附子启少阴之阳，交于少阳，引少阳之火寄于膻中，使二火对照，土得其生，土畅而金生，金生而水暖，水暖而木调，木调而周身气血循行畅达，是助火之法也。更用桂枝开太阳，使阴运散播，晴空得其朗照，二火得其宣明。生姜通达神明，生白术再奠安中宫，使火土相合，木得其畅，生机化机自然动荡。

广木香宣秘迎清阳，是拨动阴阳交点之处，久结之尘氛随姜、附、桂温温而熄灭矣；佛手理肝脾之气，导逆气归于炉中，使阴霾消化于无有之乡；土茯苓再化土中之浊，随下焦如渎而出焉。

处方四：

制附片 60g（先煎 2 小时），桂枝 30g，生姜 50g，生白术 15g，陈皮 15g，法半夏 20g，土茯苓 25g，延胡索 15g，郁金 15g，广木香 15g，佛手 15g，全瓜蒌 30g，薤白 15g，党参 30g，鹿角片 30g。10 剂。

处方排序：

制附片、桂枝、生白术、生姜。陈皮+法半夏+土茯苓、延胡索+郁金、广木香+佛手、全瓜蒌+薤白、党参+鹿角片。

法药意解：

处方是扶阳医学附子桂枝法（制附片、桂枝、生白术、生姜），用附子与桂枝联成一片，借生白术与生姜之力，如引阳能正，阴能守，是正复而邪消，内安而外攘，为中医中气化之本旨也。

延胡索能化空隙中之余蕴，务期净尽；郁金五郁皆解，五行生克制化得以恢复如初也。

处方五：

制川乌30g，制附子30g（前二味先煎2小时），生黄芪60g，党参30g，益母草15g，炙甘草5g，朱茯神30g，砂仁15g，吴茱萸15g，茵陈30g，硫黄30g，全瓜蒌30g，薤白15g，独活15g，蒲公英15g。10剂。

处方排序：

制川乌+制附子、生黄芪、党参、益母草、炙甘草。朱茯神+砂仁、吴茱萸+茵陈、全瓜蒌+薤白、独活+蒲公英+硫黄。

法药意解：

处方是扶阳医学非附桂法，即川乌法、川乌附子法、天雄法（制川乌+制附子、生黄芪、党参、益母草、炙甘草），川乌能透达经络、风性迅捷而无处不达；党参益肺脾助化源，借黄芪引坎中之阳，交于离宫，转输巅顶，充润髓海，阳能举，阴能化，内外都得气血之来往。炙甘草与益母草，强脾土，助运化，上下内外更能协和。

处方六：

生附子45g，制川乌25g（前二味高压锅先煮2小时），筠姜40g，炙甘草5g，肉桂25g，山萸肉20g，全瓜蒌30g，薤白15g，丹参20g，红参15g，党参30g，生黄芪45g，鹿角片40g，龟板20g，土茯苓25g。10剂。

处方排序：

生附子+制川乌、筠姜、炙甘草。肉桂+山萸肉、全瓜蒌+薤白+丹参、红参+党参+生黄芪、鹿角片+龟板、土茯苓。

法药意解：

处方是扶阳医学四逆法（生附子+制川乌、筠姜、炙甘草），夫生附子大热纯阳，补先天之火种，佐川乌以透达下行之道路，使筠姜以温中焦之土气，而调和上下；阳气既回，若无土覆之，光焰易熄，虽生不永，故继以炙甘草之甘，以缓其正气，缓者即伏之之意也。红参益元阴而生气，与附子相合，刚柔相济，阴阳和合，紧紧相抱并离合有节，阳能正而阴可守矣。

随访（2022年1月12日）：

病症：学生随访，目前患者情况非常好，血压恢复正常，冠心病未再发作过，心衰已经恢复正常，胸闷气短基本上没有出现过，正在服药进行巩固治疗，或服用培元固本散进行维持治疗。

按语与治病次第：

高血压、冠心病、心肌梗死等乃为现代很多中青年人的通病，为什么现代社会会出现这么复杂的疾病呢？这还要从源头上说起：古人认为人生活在天地之间，要顺着天地自然规律而生存，即"日升而作，日落而息"，这样现代人是无论如何也做不到的，更何况"食饮有节，起居有常，不妄作劳"（《黄帝内经》），也无从谈起。因此，由于现代人的生活与节奏根本没有顺应自然规律生活与工作，故此这些病就是因为违背了天地自然规律而造成的结果。我们治疗的思路与方法，就是要解决人与天地沟通的自然规律，而扶阳医学的思路正是这样的杰出代表。切脉表证应用桂枝法通天，切脉里证应用附子法入地，切脉表里皆阳虚应用附子桂枝法，切脉劲者应用川乌法，特殊的情况采用非附桂法，而应用非附桂法则是贯穿应用三法治万病的核心，可惜的是没有多少人能够理解这样的思维方法，而非附桂法就像是一根串起珠子的绳子，而我们就是采用这样的思维方法，才能从根本上解决患者一系列的疾病问题。

本例患者一诊过程，从朱茯神法的平冀大法开始，上工守神，就是此意；然后桂枝法解决表症，附子桂枝法则立火极、立土极、立水极，生命之轴得以重建；再往下就是川乌法加味，透达经络、益气活血、清除污染、运行任督，解决血管狭窄不通的核心问题；最后一张处方是四逆填精之法，即四逆党参黄芪综合填精之法，把前面的治疗效果巩固下来。由于病重，二诊之时又修改治疗次第，即处方一是桂枝法调理肺气，处方二是桂枝法调理肝气，处方三是附子桂枝法，即三立之法，为强化三立法的作用，处方四再用附子桂枝法立极，同时解决瘀血不通导致的疼痛等症状；处方五是川乌法继续疏通经络、活血化瘀，最后的处方是生附子川乌填精之法，把前面的治疗效果巩固下来，才能达到最终治愈的目标。

5. 心梗房颤病案

卢某某，男，43 岁，广西壮族自治区崇左人。时间：2019 年 12 月 15 日就诊。

病症：患者在 2019 年元月突感胸闷，胸痛，呼吸不顺畅，到广西医科大学附属第二医院就诊。经心电图、心脏造影检查提示为：急性前壁心肌梗死（冠状动脉栓塞），心房颤动，冠状动脉肌桥。医院建议做心脏房颤消融术。患者拒绝手术，出院后，寻求中医医治。目前患者胸闷、胸痛、气短乏力明显，并头晕已有 10 个月，曾找当地医生针灸两个月，口服中药半年，症状没有改善，还出现头晕恍惚。现在不敢坐电梯、地铁、久站、久坐超半小时自感觉随时昏倒。目前精神尚可，面色晦暗，头发枯黄、花白，睡眠较差，害怕睡觉后醒不过来，胃口差，偶有胃胀胃痛，平时汗少，手脚冰凉，二便正常。舌诊：舌大体正常，舌质淡红少苔，心区凹陷有阴影，肺区微隆起，舌根凹陷。脉诊：左手脉浮细稍紧，沉取脉细紧滞，心脉稍洪、稍滑，尺脉轻浮；右手脉膈间脉浮，沉取脉细紧滞，肺脉稍滑，脾脉弱、稍细紧，命门脉弱、细滞。证属阴寒壅盛，阳气大伤，经络闭阻，治宜扶阳通络。处方用药：

处方一：

黄连 6g，黄芩 12g，丹参 20g，制附片 15g，肉桂 15g，砂仁 15g，炙甘草 6g，生龙骨 45g，生牡蛎 45g，柏子仁 15g，酸枣仁 15g，党参 20g，白芍 20g。5 剂。

处方排序：

黄连、丹参、黄芩、白芍。制附片+肉桂+炙甘草+党参+砂仁、酸枣仁+柏子仁、生龙骨+生牡蛎。

法药意解：

处方是扶阳医学非附桂法，即黄连阿胶汤法（黄连、丹参、黄芩、白芍），盖心烦者，坎中之精不能上交于心；不得卧者，离中之阴不能下降于肾。方中芩、连、芍药之苦，直清其热，又得党参以补离中之气，丹参以助离中之阴，附子以补坎中之阳，坎离得补，阴阳之气自调，升降不乖，又借黄连与肉桂沟通心肾，炙甘草再调和中宫，协调上下，而水火互为其根，水火得以交融，坎离既济，心神安宁，睡眠得以安稳矣。

再用酸枣仁与柏子仁沟通魂魄、宁心安神、以助睡眠；用生龙骨与生牡蛎调节阴阳，以使阴阳合二为一也，心肾、水火、阴阳沟通，达到安魂宁魄之功，以解决神魂不安与睡眠问题。

处方二：

朱茯神 20g，琥珀 15g，藿香 15g，砂仁 15g，厚朴 15g，青皮 15g，苍术 15g，淫羊藿 20g，炙甘草 5g，白芷 15g，天麻 20g，瓜蒌皮 15g，薤白 15g，党参 15g，鹿角片 15g。5 剂。

处方排序：

朱茯神+琥珀、藿香、砂仁、厚朴、青皮、苍术、淫羊藿、炙甘草。白芷+天麻、瓜蒌皮+薤白、党参+鹿角片。

法药意解：

处方是扶阳医学非附桂法，即朱茯神法中之镇八方法（朱茯神+琥珀、砂仁、青皮、藿香、厚朴、苍术、淫羊藿、炙甘草），本法以朱茯神为君药，用朱茯神安定神志，魂者阳中之神，魄者阴中之质，人身气血之变化，纯在神之灵活，质之变化，今用此以安魂魄是使气机交于精神魂魄之中；且携本法，可疏导气机、畅通经络、安魂宁魄、运化中宫、协调八方，以从无形之神着手而调整有形之病症，走"上工守神"之路也。

加白芷与天麻通达阳明，正定风邪，专治头晕；胸闷气短用瓜蒌与薤白宽胸散结、畅行气机、协调阴阳，以助气血流行；党参补气生血，鹿角片壮督填精，二者合有助阳益阴、阴阳和合之功，可防疏理祛邪伤及正气之用意也。

二诊（2020年1月5日）：

病症：患者服"处方二"3剂后，胸闷乏力加重，头晕加剧，速来就诊，舌变化不大；总体脉：沉细滞、微紧，时隐时现，脉率不齐，心脉微弱，肾脉短弱。考虑患者服上方疏理太过，元气大伤，阳虚极甚，心脉瘀阻，病情危急。治宜回阳救逆，大补元气。处方用药：

处方一：

制附片90g（先煎2小时），生姜30g，筠姜60g，炙甘草15g，党参30g，黄芪45g，肉桂20g，丹参20g，瓜蒌壳15g，薤白15g，鹿角片40g，龟板20g，生龙骨45g，生牡蛎45g，砂仁15g。5剂。

处方排序：

制附片、生姜、筠姜、炙甘草。党参+黄芪+肉桂、瓜蒌壳+薤白+丹参、鹿角片+龟板、生龙骨+生牡蛎+砂仁。

法药意解：

处方是扶阳医学四逆法（制附片、生姜、筠姜、炙甘草），病情危重，即可用李可老中医破格救心汤化裁，有破阴回阳之功，迅速将生命之火极立起。用四逆法以补坎中一阳用，以助生命之火立极；用党参与黄芪（一阴）以助离中真阴，大补元气，以润真阴，且与四逆法（一阳）相合，实有水火既济之功也，即阴阳水火互为其用，则生生不息之功大矣；生姜与炙甘草通心火运中宫，驱寒除湿，和血通气，散中有守，守中有散；筠姜助火热脾入肾；再用肉桂引火下行，以使火降而水升，坎离既济之有功也。

瓜蒌与薤白合能宽胸散结，丹参安神养血通脉，相合则有宽胸活血，以使气血畅行无阻；鹿角片与龟板充任壮督、填精固本，先天得助，任督壮健，坎离得补，阴阳和合；再用龙骨与牡蛎协调阴阳，以使有先后二天和合之功；砂仁以降为用，附子刚烈，两药合用，元阴元阳升降相宜，精气神可藏于宥密之中，生命之火得以延续也。

随访（1月10日）：

病症：患者服药5天之后，胸闷乏力略有减轻，头晕恍惚时好时坏，情绪低落。因受疫情影响，患者不能及时复诊，只能通过电话微信联系，了解到病情仍然严重。处方用药：

处方二：

制附片90g（先煎2小时），生姜30g，筠姜60g，炙甘草15g，人参30g，黄芪45g，肉桂20g，丹参20g，生龙骨45g，生牡蛎45g，瓜蒌皮15g，薤白15g，鹿角片40g，龟板20g，砂仁15g，白芷15g，天麻20g。10剂。

处方排序：

制附片、生姜、筠姜、炙甘草。人参+黄芪+丹参、瓜蒌皮+薤白、鹿角片+龟板、白芷+天麻+砂仁、生龙骨+生牡蛎+肉桂。

法药意解：

处方是扶阳医学四逆法，即李可老中医破格救心汤法化裁（方解同上），把党参换人参大补元气，加白芷天麻祛头风，通阳明，起法上通下达之功。

三诊（2020年3月15日）：

病症：患者服用了上方药后，各方面症状都得到明显的改善，几天前因肾绞痛在医院输液，出现胸闷，气短，头晕，乏力加重；胃酸，胃胀，胃痛，胃口不佳；胸闷，气短，头晕，乏力加重，睡眠差，舌质淡，苔薄白腻。脉诊：左手脉沉细微紧，气滞；右手脉寸脉沉细滞，微紧，关脉微紧湿滞，命门差。

处方一：

制附片60g（先煎2小时），油肉桂15g，法半夏20g，陈皮10g，土茯苓15g，白术20g，延胡索15g，丹参15g，五灵脂15g，海螵蛸15g，砂仁15g，九香虫15g，瓦楞子15g，煨姜50g，炙甘草5g，白芍15g。10剂。

处方排序：

制附片、白术、炙甘草、煨姜、油肉桂。陈皮+法半夏+土茯苓、延胡索+丹参、五灵脂+海螵蛸、九香虫+瓦楞子、砂仁+白芍。

法药意解：

处方是扶阳医学附子法（制附片、白术、炙甘草、煨姜、油肉桂），也称为附子肉桂法，用附子壮水主益火源，使水火交济，升降无阻；肉桂助姜附通达阳明交汇之地，使气血运行全身内外营卫之处，处处皆春，清浊无混；用白术与炙甘草壮健中土，煨姜温中宫，行运化，以使先后二天相互为用。

再用延胡索与丹参，活血化瘀行气止痛，以使血脉畅行无阻；五灵脂与海螵蛸，化腐败为神奇，脾运胃降，胃酸胃痛可解；九香虫与瓦楞子，温阳理气、化散结滞，胃胀胃痛不作矣；陈皮加法半夏与土茯苓乃化痰饮之祖方，理气降逆，健脾助运，以化湿浊；砂仁与白芍理脾胃，纳精气，敛阴精，有阴阳相合之用意也。

处方二：

制附片90g（先煎2小时），干姜30g，生姜30g，炙甘草15g，黄芪90g，红参30g，生龙骨45g，生牡蛎45g，瓜蒌皮15g，薤白15g，鹿角片40g，龟板20g，肉桂20g，丹参20g，砂仁15g，白芷15g，天麻20g。10剂。

医嘱：交代患者处方一和处方二交替使用，每天服一个方。通过处方一和处方二的交替使用，20天后患者电话反馈效果满意，胸闷气短头晕乏力减轻，胃酸、胃胀、胃痛减少，按上方继续服用两个月。

处方排序：

制附片、干姜、生姜、炙甘草。黄芪+红参+丹参、瓜蒌皮+薤白、鹿角片+龟板、白芷+天麻+肉桂、生龙骨+生牡蛎+砂仁。

法药意解：

处方是扶阳医学四逆法，即李可老中医破格救心汤法化裁（方解如前）。

四诊（2020年6月8日）：

病症：患者头晕恍惚症状减轻，体力稍有恢复，已无胃酸胃胀胃痛，但稍有劳累或久坐仍有头晕胸闷。睡眠得到了有效改善。考虑患者还是阳气亏虚脉络瘀阻，要解决此病之根本，还是要扶阳通络，坚守上诊处方二加川乌20g，继续服用20剂。处方用意：重扶正固本，轻透邪通络。

五诊（2020年11月10日）：

病症：患者服用上方药后，面色红润，白发变黑，已经能够坐立一两个小时不见头晕，很少出现昏仆感，偶尔还有些恍惚。舌诊：舌淡嫩，舌苔白腻，舌边稍胀，肺区隆起，心区有一圆形暗影，舌根凹陷，两侧隆起。脉诊：总体脉沉取脉细滞、稍紧、稍滑，命门脉弱，左肾脉有一点。治宜扶阳抑阴，处方用药：

处方一：

制川乌30g，制附片30g（前二味先煎2小时），生黄芪90g，人参30g，丹参20g，炙甘草10g，白芷15g，天麻20g，吴茱萸15g，茵陈30g，石菖蒲20g，独活15g，蒲公英15g，鹿角片30g，三七15g。15剂。

处方排序：

制川乌+制附片、生黄芪、人参、丹参、三七、炙甘草。白芷+天麻、吴茱萸+茵陈、石菖蒲+鹿角片+独活+蒲公英。

法药意解：

处方是扶阳医学非附桂法，即川乌法，或称为天雄法（制川乌、制附子、生黄芪、人参、三七、丹参、炙甘草），本法用川乌透邪通络，无处不达，直入阴阳气血交汇之地，得以如潮汐而动交换也，制附子再助其一臂之力，七经八脉十二正经无不畅通无阻；乌附透达之机，气血消耗迅速，借黄芪与人参大补元气、以助其正气不足，又借丹参与三七通脉化瘀之功，把乌附之温通达络功效迅速巩固下来，同时又可防止攻邪而正被伤之弊也，本法意在扶阳固本，透邪通络，益气活血。炙甘草缓扶正气，虽有乌附之猛，亦不为所伤也。

用白芷与天麻正定邪消、通阳息风；用吴茱萸与茵陈温肝降胆、升降相合、金木一气，肝胆相照矣；用石菖蒲、独活与蒲公英运行任督二脉，以助其循环往复，有阴阳和合之用；鹿角填精壮督脉扶阳气，以壮先天而助后天。

处方二：

制附片90g，制川乌30g（前二味先煎2小时），筠姜60g，炙甘草10g，油肉桂 15g，山萸肉 20g，红参 30g，生黄芪 45g，丹参 20g，瓜蒌皮 15g，薤白 15g，鹿角片 40g，银杏叶 30g，红景天 30g。30 剂。

处方排序：

制附片、制川乌、筠姜、炙甘草。鹿角片+油肉桂+山萸肉、红参+生黄芪+丹参、瓜蒌皮+薤白、银杏叶+红景天。

法药意解：

处方是扶阳医学四逆法，又称为附子川乌法（制附片、制川乌、筠姜、炙甘草），即附子合川乌，乃有天雄之力，其可大暖肾水，化精为气，气升而神随，神气得交，精血得固，血流而精动，精动而阳升，阳升而火发，火发而气团，意在使坎离相合，心肾相交，为水火既济之用，附子借川乌通达之性，气化蒸腾，温润全身。筠姜，再助乌附之刚烈，导阴阳交会中之凝瘀，亦引火土助远化之功，迎肾气归诸于肺，亦助化源之用。炙甘草崇脾以养木，木调而生火，火壮而气流，气行而精随，为借火化精生气益气归根。

用瓜蒌与薤白理气宽胸散结，阴阳与气血交换不休；红景天与银杏叶再补气通络，以助活血，气血交流不断；红参、黄芪与丹参大补元气、补气生血、气行血运，气血交流周流不息也；油肉桂再温通血脉、以助后天。鹿角片大壮督脉可助阳，山萸肉收纳正气以益阴精，可以助先天之精，以行后天之用。

随访（2021 年 3 月 22 日）：

病症：患者因长时间服用汤药后，对吃药产生抵触，已停药 3 个月，但无任何不适，现面色红润，头发光亮，体力充沛，可帮助家里人干点活了。但其妻子对他还不够放心，要求按上方二继续服 10 剂。

按语与治病次第：

本医案是在笔者指导下，由广西南宁弟子庞文启亲自治疗，并由弟子初步整理的一个完整医案。本例患者患有"冠状动脉心肌桥"，提示患者先天禀赋不足，加上常年喜饮冰冻啤酒，损伤阳气，步入中年后，肾阳虚衰，心气不足，心阳不振，心脉瘀阻，故而导致急性心肌梗死、房颤等危象丛生。

要想解决如此危病之根本，主要是解决心脏火力不足的问题，以恢复心脏功能，但在治疗过程中不可能一步到位，需要循序渐进，一步一个脚印。坚持扶阳固本，强肾助心，在保证患者生命之根本的基础上，遵循扶阳医学治疗次第与节奏，即"祛邪，建中，填精"之核心理念贯穿其中，并且体现出步步填精之用意，才能达到最终治愈的目的。生命之火是建立于心脏火的功能基础之上，心脏的形体有了问题，其功能与火力必然受其影响，而扶阳脉法能够在恢复心脏功能与形体的同时，还能达到有体的精气神充足与饱满，使其进行到自然的生生不息之良性循环状态。

6. 风心病并胃病案

王某某，女，56 岁，河南省周口市人。时间：2020 年 9 月 6 日就诊。

病症：患者有风湿性心脏病多年，心脏彩超报告其瓣膜狭窄并关闭不全、心脏腔室扩大等异常，并伴有胃溃疡、胆囊炎，特别是口腔溃疡长年不断，曾多年求治疗效欠佳。月经已停 5 年左右，多年睡眠不好，目前入睡困难，吃饭一般、消化不好，胃胀、打嗝、嗳气等，大便每天 1 次，小便黄，平时流汗不多，手脚凉、怕冷，劳累或活动后出现心慌、气短、胸闷。舌诊：舌形大体正常，舌心区凹陷伴有短小裂纹，舌淡胖大边有齿痕，舌中线靠右，舌根凹陷，苔薄白。脉诊：右手脉浮取细滑滞，沉取脉紧滞滑，寸脉滑滞，关脉滑滞，右尺脉弱有滞象；左手脉稍浮、寸浮脉稍明显，沉取脉细紧滞，寸脉气滞，关脉滑滞，膀胱脉细紧滞，尺脉短滑滞。证属阳虚阴盛、虚阳外浮，治宜扶阳抑阴、引火归元，按照次第进行治疗。处方用药：

处方一：

朱茯神 15g，柏子仁 20g，远志 15g，石菖蒲 20g，高良姜 15g，肉桂 20g，砂仁 15g，炙甘草 5g，葱白 4 节，九香虫 15g，瓦楞子 15g，瓜蒌壳 15g，薤白 15g，党参 15g，鹿角片 15g。10 剂。

处方排序：

朱茯神、柏子仁、远志、石菖蒲、高良姜、肉桂、砂仁、炙甘草、葱白。九香虫+瓦楞子、瓜蒌壳+薤白、党参+鹿角片。

法药意解：

处方是扶阳医学非附桂法，即朱茯神法中的平巽大法（朱茯神、柏子仁、远志、石菖蒲、高良姜、肉桂、砂仁、炙甘草、葱白），巽者，风也，风来无形无踪，只能是顺势而为；巽者，胆也，中正之官，春生之气，以降为用。正乃是《黄帝内经》"上工守神"之用意也；更年期心肾不交、坎离难既，心绪难平，魂魄不交，只有守神一法，方能使精气神紧紧地抱为一团和气也。

九香虫香极阳盛而动，借瓦楞子分散之能，胃脘未腐化之污皆可以化为乌有矣。瓜蒌壳开胸膈，是迎阳于内，换阴外出；薤白通阳散结，行气导滞，上通下达，阴阳与气血交换不断矣。党参滋润肺源，使化源有归，鹿角片再助壮督以生阳，万物皆成春夏生长之气。

处方二：

朱茯神 15g，桂枝 15g，苍术 15g，生姜 30g，炙甘草 5g，陈皮 15g，法半夏 20g，土茯苓 25g，九香虫 15g，瓦楞子 15g，瓜蒌壳 15g，薤白 15g，党参 30g，鹿角片 30g。5 剂。

处方排序：

朱茯神、桂枝、苍术、生姜、炙甘草。陈皮+法半夏+土茯苓、九香虫+瓦楞子、瓜蒌壳+薤白、党参+鹿角片。

法药意解：

处方是扶阳医学非附桂法，即朱茯神桂枝法（朱茯神、桂枝、苍术、生姜、炙甘草），用朱茯神引桂枝直行于阴阳往来之路，水温而气升，气行而运行不息，并降包宫之水，下降于沤渎，心君得泰，心悸可解。苍术渗湿泄湿，燥土制水，亦助化气行水之功能，分别清浊之道路也。生姜拨通神明，下与相火相接，中宫得其温暖，生化循环无间，炙甘草奠安中土，使运化通达于四旁，阴阳之往来，即成轻车熟路，为引通道路之先锋药也。

陈皮内通网络，外通肌腠皮毛，与姜桂同行一路，引风寒从鬼门而化；加法半夏降胃逆，以随桂枝之性，内凝随太阳膀胱之气机，转输于大小肠，糟粕水道行矣；再用土茯苓借桂枝气化之力，渗淡水湿，清浊可分。

处方三：

桂枝 15g，苍术 15g，生姜 30g，淫羊藿 20g，炙甘草 5g，陈皮 15g，法半夏 20g，朱茯神 15g，九香虫 15g，瓜蒌壳 15g，薤白 15g，丹参 20g，党参 30g，鹿角片 30g。10 剂。

处方排序：

桂枝、苍术、生姜、淫羊藿、炙甘草。陈皮+法半夏+朱茯神、九香虫、瓜蒌壳+薤白+丹参、党参+鹿角片。

法药意解：

处方是扶阳医学桂枝法（桂枝、苍术、生姜、淫羊藿、炙甘草），用桂枝引少阴之气与太阳相接，使太阳由水而土，由土而木，由木而火，随脾之运化通于上下内外。苍术燥土泄水，阳上行，阴下降，成自然之气。用淫羊藿引阴阳之交会，炙甘草与生姜，使心脾之互照，两神明可通，正气可复。

丹参更开心之神明，助土之分化清浊，神也、气也，知周而出焉，引气入血，导气血之畅流，化血脉之凝瘀，瘀祛而新生，务期化尽周身瘀滞，心能舍脉而有主也。

处方四：

制附片 60g（先煎 2 小时），生姜 50g，桂枝 25g，苍术 15g，炙甘草 5g，陈皮 15g，法半夏 20g，朱茯神 15g，九香虫 15g，瓜蒌壳 15g，薤白 15g，丹参 20g，党参 30g，鹿角片 30g。10 剂。

处方排序：

制附片、桂枝、苍术、生姜、炙甘草。陈皮+法半夏+朱茯神、九香虫、瓜蒌壳+薤白+丹参、党参+鹿角片。

法药意解：

处方是扶阳医学附子桂枝法（制附片、桂枝、苍术、生姜、炙甘草），用附子大暖肾水，化精为气，气升而神随，神气得交，精血得固，血流而精动，精动而阳生，阳生而火发，火动而气团，意在使坎离相合，心肾相交，为水火既济之用。且附子温肾水、启坎阳，与姜、桂、术、草连成一气，务化尽群阴，真阳起伏连续不息，生生化化变化无穷，是助长成春之意。

处方五：

制川乌25g，制附片25g（前二味先煮2小时），生黄芪90g，生晒参30g，丹参20g，炙甘草5g，法半夏20g，郁金20g，朱茯神15g，九香虫15g，瓦楞子15g，瓜蒌壳15g，薤白15g，独活15g，蒲公英15g。10剂。注：主打处方一。

处方排序：

制川乌+制附片、生黄芪、生晒参、丹参、炙甘草。法半夏+郁金+朱茯神、九香虫+瓦楞子、瓜蒌壳+薤白、独活+蒲公英。

法药意解：

处方是扶阳医学非附桂法，即川乌法（制川乌+制附片、生黄芪、生晒参、丹参、炙甘草），亦称为川乌附子法、天雄法，川乌其形似乌嘴，其气锋锐，宣通经络，透利关节，寻隙达径，直抵病所，至为捷利；又借附子温化之性，乃有天雄之能，天雄乃得天地之气尚未充分，味嫩气软，有少壮元阳之能。黄芪、人参迎水主之精华归于华盖，人参益肺之气，使化源之下降，无差分毫；且用黄芪引气达血，丹参迎气归舍，气血能卫能守，阴阳互相抱负。炙甘草崇脾以养木，木调而生火，火壮而气流，气行而精随，为借火化精生气益气归根。

郁金解五脏之郁，即解五行之制，使五行生克自然，生长收藏之里，依时而运，精津气血液，亦应时而长，上与天接，下与地通，务期完成地天成泰之意。独活追风逐湿，鼓荡元阴元阳之气通达于肌腠，湿凝可解；蒲公英再扫尽天下污秽尘埃，正可复，邪无踪矣。

处方六：

生附子40g（高压锅先煮2小时），筠姜40g，炙甘草10g，肉桂20g，山萸肉20g，党参30g，生黄芪40g，丹参20g，九香虫15g，瓦楞子15g，鹿角片40g，龟板20g，瓜蒌壳15g，薤白15g，广木香15g。10~30剂。注：主打处方二。

处方排序：

生附子、筠姜、炙甘草。肉桂+山萸肉、党参+生黄芪+丹参、九香虫+瓦楞子、鹿角片+龟板、瓜蒌壳+薤白、广木香。

法药意解：

处方是扶阳医学四逆法（生附子、筠姜、炙甘草），夫生附子大热纯阳，能补先天之火种，又佐筠姜以温中焦之土气，而调和上下；炙甘草调和中宫，交济坎离，阴阳交媾，而水火互根，命根永固，生命又得以重生矣。

用上肉桂温血生精，精温而气流，气血而内外得其协和；山萸肉色红味酸，收纳正气，以使阴阳和合，气血交换不断矣。鹿角片壮督脉添阳气，龟板育任脉润阴精，阴阳和合，任督循环，坎离既济，乾坤得以建矣。木香借干姜之力，行气化滞，温中健运，使运化之机通达于周身上下内外，消尽阴凝，温运开郁，气血之流畅条达自然，三焦之秽浊无不荡涤。

二诊（2021 年 4 月 23 日）：

病症：今天复诊，心脏彩超检查心脏形态回缩到基本正常状态，左心功能恢复正常，只有轻度关闭不全伴稍有狭窄，胃病已经痊愈，特别是口腔溃疡未再发生过，偶尔口唇上不适但很快就过去了，睡眠基本恢复正常，自我感觉良好，过去活动或劳累后心慌胸闷气短等，目前已经没有这个症状，如正常人一样，过去体质消瘦，现服药后体质增加 4kg 左右，特别高兴。观察舌诊：舌形大体正常稍胖大，心区凹陷伴有小裂纹，舌根凹陷，舌质稍暗苔薄白。心脏功能与形态未完全恢复正常，调整处方后，继续进行巩固治疗。

按语与治病次第：

风湿性心脏病是临床上比较顽固性难治的疾病，因为它不仅导致瓣膜的粘连，还会因为瓣膜开合与关闭问题而导致心功能不全、心力衰竭等，现代医学认为此病非手术不能解决根本问题，但是也并非如此。本例患者经过系统中医扶阳治疗，就已经达到了非常好的结果，解决了心力衰竭的问题，同时心脏的形态与功能都恢复得非常好，而强化进一步治疗，可以为手术或球囊扩张术打下好的基础，为完全恢复心脏功能创造好的基本条件。本例患者在更年期阶段，把过去的旧病都加剧与恶化了。因此扶阳医学顺势而为，在调整更年期同时温补心阳，才能达到预期的治疗目标。

处方一是扶阳医学平巽大法加味，主要是解决心神合一的问题，即上工守神，为以后的治疗打下基础。处方二是扶阳医学朱茯神桂枝法加味，继续在安神宁魄的同时，借助桂枝法通阳化气、以助心火。处方三是扶阳医学桂枝法加味，正式开始以桂枝法补助心火之阳，同时体现到步步填精之意图。处方四是扶阳医学附子桂枝法加味，即扶阳医学三立之法处方，为生命立极做好准备。处方五是扶阳医川乌法加味，借助透经达络、行气活血之作用，为气血畅通做好准备工作。处方六是扶阳医学四逆填精之法，也称为白通汤生附子填精之法，只有扶阳回阳潜阳，心脏形态才有可能恢复到正常的状态，为生命再建注入生生不息之火，达到延年益寿之目标。

7. 心肌炎案

孟某某，男，21岁，河南省浚县人。时间：2021年4月3日复诊。

病症：患者2年前因胃肠炎就诊，现已基本痊愈。近期出现胸闷气短，活动后加剧，曾经怀疑有心肌炎病史？但未曾确诊，目前睡眠可，胃口还行，偶有胃酸，大便便秘，每2天1次，小便黄，手脚凉，汗不多。舌诊：舌淡润，心区有暗影并中有凸起，左舌尖部有小郁点，苔中后部稍腻。诊脉：右手脉浮稍滑，寸脉关脉明显，沉取脉滑滞、微劲，肺脉滑短滞，脾脉滑滞，命门脉可；左手脉寸浮滑，关尺脉稍浮，沉取脉微劲、滑滞，心脉滑滞，肝脉微洪稍滑、微弹指。膀胱脉紧滞滑，尺脉滑滞、欠柔和。证属阳虚盛阴，治宜扶阳抑阴、疏通经络。处方用药：

处方一：

丹参20g，檀香15g，三七15g，砂仁15g，百合15g，乌药15g，高良姜15g，香附15g，五灵脂15g，生蒲黄15g，九香虫15g，瓦楞子15g。5剂。

处方排序：

丹参、檀香、三七、砂仁。百合+乌药、高良姜+香附、五灵脂+生蒲黄、九香虫+瓦楞子。

法药意解：

处方是扶阳医学非附桂法，即丹参饮法（丹参、檀香、三七、砂仁），丹参色赤而入血脉，宁心神而助睡眠，辛散而润泽，疏通脉道而涤邪气也。檀香通天入地，洁净心灵，有脱胎换骨之能。三七其叶非三即七，木火之性使然，生离火以助血脉畅通无阻。砂仁纳五脏之气，归于肾宫，使肾水温温不息，气流源源而升，心肺得其润泽，水火土更能相照，欲助全身大气流行无间。

百合使百脉归于一宗，开少合多而精神魂魄紧紧抱为一团；乌药气厚于味而性阳，入少阴而降阳明，气郁可畅。高良姜与香附，理肠胃之结气，助脾肝之温暖，期运化得强，生机更旺。疼痛痛苦时，喝五灵脂与生蒲黄可破涕为笑，失笑散之称谓也。九香虫阳极而动，动则生阳；瓦楞子有分散之能，胃脘未腐化之物皆可由此而分消矣。此乃四合汤法之加味而用也。

处方二：

朱茯神15g，柏子仁30g，远志15g，石菖蒲20g，高良姜15g，肉桂15g，砂仁15g，炙甘草5g，葱白4节，全瓜蒌25g，薤白15g，丹参20g，九香虫15g，瓦楞子15g，鹿角霜40g。10剂。

处方排序：

朱茯神+砂仁、柏子仁、远志、石菖蒲、高良姜、肉桂、炙甘草、葱白。全瓜蒌+薤白+丹参、九香虫+瓦楞子、鹿角霜。

法药意解：

处方是扶阳医学非附桂法，即朱茯神法中的平巽大法（朱茯神+砂仁、柏子仁、远志、石菖蒲、高良姜、肉桂、炙甘草、葱白），巽者，风也，胆也，胆者中正之官，十一脏取决于胆者，降者，春生之气，生根之后才能破土而出。顺势化解而以右降下行为先，平巽大法之用也。用朱茯神安定神志，魂者阳中之神，魄者阴中之质，人身气血之变化，纯在神之灵活，质之变化，今用此以安魂魄使气机交于精神魂魄之中；葱白再引脉道归于经络，传于骨空，骨空之髓，温温随机流动，在下与化源相接，在下同运化相转，且脾能藏意，肺能藏气，使意气相随，心不乱摇，神不乱动，待精足火明，随机运转，达到坎离地位，两情相投，两精相会，真机发动，乾自然而刚，阴自然而柔，刚柔得用，阳能得正而阴自可守，此乃《黄帝内经》阴平阳秘之用意也。

全瓜蒌成于金秋水之气为专，甘苦土金水之相孕，育阴而退阳，润下而蕴郁皆解；薤白头辛温而滑润，走阳明行气滞，生机化机无穷。鹿角霜再温补收纳，阳正而卫外矣。

处方三：

桂枝 15g，生姜 30g，苍术 15g，炙甘草 5g，陈皮 15g，法半夏 20g，朱茯神 15g，砂仁 15g，小茴香 15g，全瓜蒌 25g，薤白 15g，丹参 20g，党参 20g，鹿角片 15g，生龙骨 30g，生牡蛎 30g。10 剂。

处方排序：

桂枝、苍术、生姜、小茴香、炙甘草。陈皮+法半夏+朱茯神、全瓜蒌+薤白+丹参、党参+鹿角片+砂仁、生龙骨+生牡蛎。

法药意解：

处方是扶阳医学桂枝法（桂枝、苍术、生姜、小茴香、炙甘草），用桂枝开太阳，使阴云散播，晴空得其朗照，二火得其宣明。苍术引离火旺于脾土，使土能伏火，更与相火相照，成为上下交通之意；西茴香助肝脾之调摄无侮，火金得明得清。借生姜、炙甘草化阴为阳，阳动而阴随，气行而血流，意在通达内外，疏导气机，阴凝化去，痛即自已。

陈皮内通网络，外通肌腠皮毛，引风寒从鬼门而化；法半夏降逆气，涌归于大肠，得溏泻而下，是降痰不伤气，化浊反迎清；朱茯神清洗沟渠，膀胱小肠，决渎自然。党参滋肺益气又安神魂，又助化源；鹿角片壮阳气而添精髓，精气相生，刚柔相合，阴阳和合；砂仁安心益脾，使精神魂魄，各归其位，生化更得其畅。龙骨性阳而归下，牡蛎性阴而上升，上下交济，阴阳和合，则太和之气充满全身矣。

处方四：

制川乌 20g，制附子 20g（前二味先煎 2 小时），生黄芪 40g，党参 30g，当归 30g，炙甘草 10g，朱茯神 15g，砂仁 15g，九香虫 15g，瓦楞子 15g，全瓜蒌 25g，薤白 15g，石菖蒲 20g，独活 15g，蒲公英 15g。10 剂。

处方排序：

制川乌+制附子、生黄芪、党参、当归、炙甘草。朱茯神+砂仁、九香虫+瓦楞子、全瓜蒌+薤白、石菖蒲+独活+蒲公英。

法药意解：

处方是扶阳医学非附桂法，即川乌法、川乌附子法、天雄法（制川乌+制附子、生黄芪、党参、当归、炙甘草），天雄乃阴阳未分之物，包阴而含阳，既有川乌之通经达络之功，又有温阳气化之力，温通之功力大无穷矣。更借北黄芪引水阴中之真阳，透达于华盖，党参益肺脾，以使雾露大行，化源降下，五脏六腑，无不得其润泽，与炙甘草交达于六合，全身骨节筋络百脉，刚柔相济；且黄芪引气达血，当归迎气归舍，气血能卫能守，阴阳互相抱负，阳能正而阴得守矣。

石菖蒲拨开膻中，君火得明，乃可照临下土，五脏得火之温，可使天下皆春；随同独活之气机，布露于外；蒲公英汲水入土，顺震巽二木升发之性，入血脉清除蕴郁热毒，扫尽天地人空间秽浊尘埃矣。

处方五：

制附子 45g（先煎 2 小时），干姜 40g，炙甘草 5g，肉桂 20g，鹿角片 30g，龟板 15g，九香虫 15g，瓦楞子 15g，全瓜蒌 25g，薤白 15g，丹参 20g，党参 30g，生黄芪 40g，生龙骨 30g，生牡蛎 30g，甘松 20g。10 剂。

处方排序：

制附子、干姜、炙甘草。鹿角片+龟板、全瓜蒌+薤白+丹参、党参+生黄芪、生龙骨+生牡蛎、肉桂+甘松、九香虫+瓦楞子。

法药意解：

处方是扶阳医学四逆法（制附子、干姜、炙甘草），用附子大暖肾水，化精为气，气升而神随，神气得交，精血得固，血流而精动，精动而阳生，阳生而火发，火动而气团，意在使坎离相合，心肾相交，为水火既济之用。干姜温中健运，使运化之机通达于周身上下内外，消尽阴凝，温运开郁，气血之流畅条达自然，三焦之秽浊无不荡涤。炙甘草以奠之安之，心脾上下相照，而五行之大运，处处皆通，一切凝结不通之瘀，自然渐渐而消。

鹿角片壮督脉而添阳助精，龟板育任脉而滋润阴精，阴阳合而任督通，先天乾坤再建矣。上肉桂温血热血，使血液流行于经络网膜之间，引甘松达于空窍，化窍中之瘀，行窍中之滞，而窍窍得通，气血畅流无阻，心慌胸闷气短皆可化为无有矣。

随访（2021 年 9 月 21 日）：

病症：电话回访，已经服药 3 个月，效果非常好，胸闷气短消失，活动后也没有出现，偶有胃酸，大便已经正常，其他症状已消失。问怎么进行巩固？告诉其说，最后两个处方交替服用，再服用 1 个月。

按语与治病次第：

心肌炎临床上比较常见，如体检会发现有的人出现心肌缺血、偶尔早搏、心律比较快等表现，这些表现在现代医学来讲不是什么大的问题，或认为是功能异常，一般是不需要进行系统治疗的。但是，在中医学看来这已经是非常严重的问题了，因为中医学认为"心主神志"，且心脏功能的健康与否及心脏形态的异常，都会导致人体"神明"——大脑出现问题，为以后的病症埋下了隐患。一旦人操劳过度、工作压力大、心情郁闷时，这就会造成后来诸多问题的出现，特别是睡眠不实、多梦纷纭等大脑的问题，久而久之会造成人体大脑皮层上的不良信息，是造成人体后来大病的最大的导火索。同时，心脏问题有时间会反应在心窝部，即胃部上中脘的地方，并且伴有胃病的症状，而我们的治疗就注意这些细节的小问题，开始即用四合汤法进行治疗，心与胃同治，就能达到心胃同治之目的，为后来的治疗打下基础。同时，久病之胃病也与心火不旺有直接的关系，扶阳医学姜桂附一把火，就是增加心脏的火力，而火旺生土，脾胃病才能最得以治疗彻底。

本例患者心肌炎而从胃病开始治疗，这就是以人为本的核心。因为人在天地间每天所做的功无非就是"吃喝拉撒睡"，胃有问题必从治胃开始，即处方一四合汤法就是专治胃病，即胃痛胃胀胃酸通治，效果显著；处方二是朱茯神法加味，兼顾治胃病，治神与胃同等的重要，心主神明，心明而火旺，火旺而生土；处方三是桂枝法调理肺气；处方四是川乌法，透经达络、益气活血、运行任督二脉等；处方五四逆大补气血填精之法，自始至终都用到九香虫与瓦楞子，方方都是在治胃病，胃病愈而心神则安矣。这就是扶阳医学以人为本，病脉症舌并治的特点。

8. 高热与心动过速案

汤某某，女，30 岁，湖南省岳阳市人。时间：2021 年 2 月 9 日就诊。

病症：患者发高热 20 多天，曾在本市医院与湘雅医学院等医院就诊，怀疑风湿免疫性疾病等，但始终没有确诊，每天下午 2 点开始发热，最高达到 39℃，发热前恶寒、发热时恶热，不用退热药体温不降，用退热西药后汗特别多，发热多在月经期过后，这个月月经未来。目前睡眠不好，吃饭一般，大便每天 2 次，小便黄，平时出汗不多。舌诊：舌呈三角形，舌尖部有焮点，舌中下部苔腻厚，舌根凹陷，心区有阴影并凹陷，中线靠左侧。诊脉：左手浮滑数、关为著，沉取脉细紧滞稍滑数，心脉洪数，关脉细、气滞数，膀胱脉紧滞滑数，左尺脉短滑数；右手脉浮滑数，沉取脉细滑数，寸脉弹指数，关脉滑数，右尺脉短数。证属邪正相争、三阳三阴合病，治宜扶正去邪。处方用药：

处方一：

制附片 30g（先煎 1 小时），生姜 50g，炙甘草 5g，党参 30g，鹿角片 30g，砂仁 15g，羌活 15g，独活 15g，白芷 50g，黄芩 25g，金银花 40g，徐长卿 15g。5剂。注：发热时服药，退热后停止，不拘时间。

处方排序：

制附片、生姜、炙甘草。党参+鹿角片+砂仁、羌活+独活、白芷+黄芩+金银花、徐长卿。

法药意解：

处方是扶阳医学四逆法（制附片、生姜、炙甘草），用得乾方纯阳之物附子以阳壮阳，大温之品，大暖下元，使火红而水沸，使气化上行，与炙甘草得坤方纯阴之性以阴治阴，使阴阳互相结构，正守合一；且炙甘草与附子合作起来，借符仲师辛甘化阳之旨。生姜通神明，心君朗照，脏腑自然分明，气血自然随之运转，一切凝郁之滞渐渐化为乌有矣。用党参与附子能使天地交泰，水火相调，中下自然温暖，肺气自然润下；鹿角片益骨中真精，是借水火交济之法，亦添精补髓之良剂；砂仁随附子通达于阴阳会通之处，意希水火变化得灵，阴阳燮理更佳。此乃四逆填精之法也。

羌活与独活，一茎独上，不为风摇，故名能活者为独活；羌活入太阳，独活走少阴，一表一里，一气一血，在上者在表者可去游风，在下在里者能除伏风，贯督脉携膀胱寒水而气化。白芷辛温芳香，入肺达络，化清中之浊，化阴中之秽，分金土之郁，涤脏腑之秽；黄芩中空色黄味苦，入少阳地界相火得以流行；金银花含苞待发，借水火功夫得以怒放，一切秽浊郁滞皆随徐长卿辛温通达之性，走皮肤毛孔随汗而解，郁热皆能消矣。

处方二：

广紫菀 15g，石菖蒲 20g，苍术 15g，生姜 30g，炙甘草 5g，陈皮 15g，法半夏 20g，土茯苓 25g，杏仁 15g，桔梗 15g，黄芩 15g，木蝴蝶 20g，浙贝母 15g，全瓜蒌 30g，北沙参 30g。5剂。注：不发热咳嗽时服用。

处方排序：

广紫菀+石菖蒲、苍术、生姜、炙甘草。陈皮+法半夏+土茯苓、杏仁+桔梗、黄芩+木蝴蝶+浙贝母、全瓜蒌、北沙参。

法药意解：

处方是扶阳医学非附桂法，即广紫菀法（广紫菀+石菖蒲、苍术、生姜、炙甘草），用广紫菀疏通肺络，荡动膻中，启发贲门，呼吸之道路得其开阖，升降之气机得其流行；借石菖蒲水石之精而生，开心窍，传达心神于肺宫，引水精于肺胃，是用水火调济之法；二者合则一进一出，一开一阖，呼吸畅达，气道宣降得以自然，咳嗽可解矣。苍术分土中之湿，脾得其运化，肺更滋化源。用生姜通神明，炙甘草奠中宫，务期水温土暖，神明化照四方，为上下相照之用，呼吸宣降得以恢复自然也。

陈皮由络而肌腠而皮毛，是引太阳之气，内外相通之意也；法半夏拨网油调顺逆，使网油中之脂膏流达于筋络，转逆为顺之意，亦降浊之意也；土茯苓化太阳之气，行太阴之湿，借气化之机决渎得以畅行矣。杏仁利肺胃间之逆气，使肺升而胃降，肠通而毛开，内外显微，成为流通之路，下泻而外疹，中间无壅寒之虞；桔梗有开提之性，分清别浊之能，得杏仁利肺气，升降可和。木蝴蝶清肝润肺，乃木火刑金之要药，咳嗽剧烈并咽喉痒者，借浙贝母疏肝理脾，木成理脾疏肺，土成燥湿之机，咳嗽得以解矣。全瓜蒌有瓤同气相求入胸膈，外达肌腠，内通膈膜，仁可润通大肠，肺与大肠互通一气矣。北沙参通达脾肺，意在与辛甘之品，引五液交流于运化化源之中，而卫外营内，更期呼吸开阖得以自然也。

处方三：

桂枝15g，苍术15g，生姜30g，炙甘草5g，南山楂20g，陈皮15g，法半夏20g，土茯苓25g，黄芩15g，木蝴蝶20g，桔梗15g，广紫菀15g，石菖蒲20g，浙贝母15g，党参30g。5剂。

处方排序：

桂枝、苍术、南山楂、生姜、炙甘草。陈皮+法半夏+土茯苓、黄芩+木蝴蝶+桔梗、广紫菀+石菖蒲+浙贝母、党参。

法药意解：

处方是扶阳医学桂枝法（桂枝、苍术、南山楂、生姜、炙甘草），用桂枝引少阴之气与太阳相接，使太阳由水而土，由土而木，由木而火，随脾之运化通于上下内外。苍术燥土泄水，阳上行，阴下降，成自然之气。南山楂快肠快胃，与桂枝辛温之品，通达于出入生化之路，使阳明太阳无阻，膀胱脉紧可解矣。生姜拨通神明，下与相火相接，中宫得其温暖，生化循环无间，炙甘草奠安中土，使运化通达于四旁，阴阳之往来，即成轻车熟路，为引通道路之大法也。

处方四：

桂枝15g，苍术15g，生姜30g，炙甘草5g，小茴香20g，陈皮15g，法半夏20g，土茯苓25g，白芷15g，天麻15g，徐长卿15g，吴茱萸10g，茵陈30g，党参 30g，鹿角片 15g。10 剂。

处方排序：

桂枝、苍术、小茴香、生姜、炙甘草。陈皮+法半夏+土茯苓、白芷+天麻+徐长卿、吴茱萸+茵陈、党参+鹿角片。

法药意解：

处方是扶阳医学桂枝法（桂枝、苍术、小茴香、生姜、炙甘草），用桂枝起太阳之气交于太阴阳明，胃升而脾运，气动而化源达心达膻中，引气归神之意也。借苍术泄土之湿，土之运行得力，生金之气必富，肺更得其清。使用小茴香香以通秽，甜以醒脾，凡空虚之处，有瘀凝之物，随辛温之品，消化于无有之乡。炙甘草奠定中宫，使土气活跃于四旁，生姜宣君火之神明，与相火相接，成为上下交蒸，五脏得其缓和，正气乃可伏藏。

用天麻镇阳明少阳两经之气，用苍术微开茅塞，与白芷芳香之品，透达腠理，借徐长卿辛温之品，启开毛窍，邪气皆从汗而解矣。吴茱萸温木热土，使土木畅达，上下皆通；白茵陈启菀陈，动微阳，通纤维，达肌腠，凡燥湿未分蕴于肌腠网膜之中，皆可清之化之。

二诊（2021 年 3 月 7 日）：

病症：服完上面处方后，发热已经基本控制住，目前睡眠不好，很难入睡，吃饭还可以，大便每天 1 次，小便不黄，流汗不多，月经 6 天已经过去，有血块，腰酸，无其他异常，手脚凉、怕冷。舌诊：舌体大致正常，舌淡嫩，舌边缘有齿痕，舌尖左高可低并伴有散在�点，舌根平坦、苔薄腻，舌中线靠左侧。诊脉：右手脉浮稍滑数，沉取脉紧滞滑数，寸关脉滑数；左手脉浮关滑数，沉取脉稍滑数，心脉弱，关脉细滑数，膀胱脉稍滑滞数，左尺脉短滑数。证属虚阳上浮、火不归元，治宜引火归元、大补气血。处方用药：

处方一：

朱茯神 15g，琥珀 15g，青皮 10g，砂仁 15g，藿香 15g，厚朴 15g，淫羊藿 20g，苍术 15g，炙甘草 5g，全瓜蒌 30g，薤白 15g，苦参 15g，党参 15g，鹿角片 15g，鹿角霜 40g。10 剂。

处方排序：

朱茯神+琥珀、青皮、砂仁、藿香、厚朴、淫羊藿、苍术、炙甘草。全瓜蒌+薤白+苦参、党参+鹿角片+鹿角霜。

法药意解：

处方是扶阳医学非附桂法，即朱茯神法中的镇八方之法（朱茯神+琥珀、青皮、砂仁、藿香、厚朴、淫羊藿、苍术、炙甘草），用朱茯神交纳于火土木中，使火生土，土生金，制水而木畅，木易生二火，火土变化，使凝滞五郁能随生机而化。砂仁带壳开上膈，心肺可通，开中膈而脾胃得和，开下膈而肝肾得交，五脏开合自然。青皮引离火交于皮毛，肌腠得畅，肾肺必然相通。淫羊藿引阴阳交合，导脾胃之精气归于沤渎之中，使水沸而气升。南藿香与油厚朴，通上中之关窍，清浊得分。借苍术泄土之湿，土之运行得力，水火自然交于中宫，八方之气机无不燮理。炙甘草缓中，四旁得其调理，内外得其安和，二五之气得其交合。总之一切滞气无不化焉，是谓镇八方之法。又借琥珀松木之精，日月之华，有分昼夜交于气血之能使；人生于天地之间，借日精月华，以养其身，水火调护其形，且人之气，为天之正，人之血，为地之用，凡七情六欲扰于者，用此安之镇之，人体之精气神紧紧地抱成一团和气也。

瓜蒌壳拨开胸膈，引余蕴外出，仁则润水行舟以通大肠；薤白开胸膈，疏胃结，使胃气下降，与脾阳相协，四方之气机得以畅行矣；苦参入少阴，引离火中真阴下达坎水，水火得以交融也。党参滋肺营心，上焦之雾露湛湛清清；鹿角片壮督脉添阳精，阴阳之精在鹿角霜收纳封藏之下，紧紧地抱为一团也。

处方二：

朱茯神 15g，柏子仁 30g，远志 15g，紫石英 30g，石菖蒲 20g，高良姜 15g，肉桂 15g，砂仁 15g，炙甘草 5g，葱白 4 节，全瓜蒌 30g，薤白 15g，苦参 15g，党参 30g，鹿角片 30g。10 剂。

处方排序：

朱茯神、柏子仁、远志、紫石英、石菖蒲、高良姜、肉桂、砂仁、炙甘草、葱白。全瓜蒌+薤白+苦参、党参+鹿角片。

法药意解：

处方是扶阳医学非附桂法，朱茯法中的平巽大法（朱茯神、柏子仁、远志、紫石英、石菖蒲、高良姜、肉桂、砂仁、炙甘草、葱白），巽者，风也，胆也，顺势而为谓之平。十一脏取决于胆者，乃肝借风势而升，胆借风行而降，升以降为先，人不是从天而升，而是从地而降，故平巽者，下降之用也，右手脉大于左手，降下不力而用之也。

处方三：

桂枝 15g，生白术 15g，生姜 30g，炙甘草 5g，南山楂 20g，陈皮 15g，法半夏 20g，朱茯神 15g，全瓜蒌 30g，薤白 15g，苦参 15g，吴茱萸 10g，茵陈 30g，党参 30g，鹿角霜 40g。10 剂。

处方排序：

桂枝、生白术、南山楂、生姜、炙甘草。陈皮+法半夏+朱茯神、全瓜蒌+薤白+苦参、吴茱萸+茵陈、党参+鹿角霜。

法药意解：

处方是扶阳医学桂枝法（桂枝、生白术、南山楂、生姜、炙甘草），用桂枝打开太阳，引水泉微阳上沸，与三焦气机联系，意在分拨清浊，通达枢纽。生白术强脾土，助运化，上下内外更能协和。南山楂化积滞调肝脾，木土交质，化机自转，生机自动，胃中之宿积倾然而下，阳明降而太阳升，膀胱脉紧滞可解矣。且桂枝与炙甘草通达阴阳交点，与生姜逐寒之性，会合于阴阳往来之路，气血更能流通。

用陈皮疏通腠理，与毛窍相合，使营卫协和；法半夏拨动阴道，降清中之浊，起浊中之清，升降自然；朱茯神镇心神，心灵而肺之治节可行，五脏皆能听命，瘀浊随太阳之气机，从小肠膀胱而降。吴茱萸温木热土，使土木畅达，上下皆通；茵陈金木交并，肝升胆降，肝胆相照，八方之气机得以通无阻矣。

三诊（2021 年 4 月 27 日）：

病症：上面处方服完之后，感觉身体已经恢复正常，已经上班了，除偶尔活动后感觉心跳加快外，平时自觉测量心率在每分钟 80 次左右，因为久病，身体本来就比较清瘦，现在体重只有 40 多千克，但自己觉得还是比较精神，偶尔觉得心慌胸闷气短，曾经描述心电图提示心动过速，余下无异常。目前月经正常，睡眠不佳，夜里醒后半小时左右难入睡，每天晚上 3—4 点间容易醒来，目前胃口好，大小便正常，手脚凉，汗不多。舌诊：舌呈长条样，舌尖有烔点，中线不居中，舌质轻度凹陷，苔薄白。诊脉：右手脉关浮滑稍数，沉取脉短滑稍数，肺脉微弹指稍数，脾脉滑滞稍数，右尺脉稍数；左手脉有点浮意，沉取脉细滞稍数，心脉微洪稍数，肝脉细滑稍数，膀胱脉细紧，尺脉短滑；整体右手脉大于左手脉。证属病后大虚、气血不足，治宜引火归元、大补气血。处方用药：

处方一：

朱茯神 15g，柏子仁 20g，远志 15g，紫石英 30g，石菖蒲 20g，高良姜 15g，肉桂 15g，砂仁 15g，炙甘草 5g，葱白 4 节，全瓜蒌 15g，薤白 15g，苦参 10g，党参 30g，鹿角片 15g。10 剂。

处方排序：

朱茯神、柏子仁、远志、石菖蒲、高良姜、肉桂、砂仁、炙甘草、葱白。全瓜蒌+薤白+苦参、党参+鹿角片+紫石英。

法药意解：

处方是扶阳医学非附桂法，朱茯神法中的平巽大法（朱茯神、柏子仁、远志、石菖蒲、高良姜、肉桂、砂仁、炙甘草、葱白），用朱茯神安定神志，上通下达，奠安中宫，务使三焦往来之气机，贯通一致；借石菖蒲引通心窍与肺相连，与膻中相接。柏子仁通达心脾，有交合神意之用；再用远志引宥密中之微阴，归于气化之中。高良姜擅化脾胃之阴，助收纳消磨之机；上肉桂温脾热血，使运化大行，而血液润泽坤土，草木皆得其畅。佐砂仁纳阴阳交会之气，通达于百脉空虚之地；炙甘草安定脾胃，使阳明太阴之气无损，用葱白引通脉络，舒解阳明之肌，胃降而脾升，生机化机无限矣。

全瓜蒌内有实膈，通达上中下三膈与网油，润土清木，理肺开膈，化郁引清阳，舒三焦网油气机之滞；薤白再化肠胃之阴凝，使肠胃多气多血，刻刻温暖，时时通达；苦参禀离火中真阴，直下入于坎水，得中土之化，以使坎离相交，水火相融。党参益肺脾，滋肺源而行运转，养五脏而六腑畅通；鹿角片再壮督脉而助阳气，阴阳和合，借鹿角霜收纳之性，阴阳相交，坎离既济，先后二天得以壮健；紫石英乃水火相间之色，是水合于火而生气，火合于水而气化，坎离得以交会，以使水火合和之神品也。

处方二：

桂枝 15g，生白术 15g，生姜 30g，炙甘草 5g，南山楂 20g，陈皮 15g，法半夏 20g，朱茯神 15g，砂仁 15g，全瓜蒌 15g，薤白 15g，苦参 10g，党参 30g，鹿角片 15g，鹿角霜 40g。10 剂。

处方排序：

桂枝、生白术、南山楂、生姜、炙甘草。陈皮+法半夏+朱茯神、全瓜蒌+薤白+苦参、党参+鹿角片+鹿角霜+砂仁。

法药意解：

处方是扶阳医学桂枝法（桂枝、生白术、南山楂、生姜、炙甘草），用桂枝开太阳，大气随机而升，无往不利。生白术能崇土燥湿，使土温而运机可行，肾也，肺也，都能上下相照。南山楂再化脾胃中之积滞，使阳明太阳无阻。生姜助桂枝化气通幽交纳阴阳，邪出而正复；炙甘草与桂枝相合，务期化阴为阳，内外之通达皆成自然。炙甘草、生姜交纳心肾，与桂枝合用，化阴为阳，使阳气易复。

陈皮由络而肌腠而皮毛，是引太阳之气，内外相通之意也；加法半夏降胃逆，以随桂枝之性，借陈皮达皮毛之力，内凝随太阳膀胱之气机，转输于大小肠，糟粕水道行矣；朱茯神镇心神，心灵而肺之治节可行，五脏皆能听命，瘀浊随太阳之气机，从小肠膀胱而降；与砂仁合成一路，引五脏之气归于坎水，水得温气得升，亦洗清道路之用也。

处方三：

制川乌 20g（先煎半小时），生黄芪 45g，党参 30g，阿胶 10g（另煎），炙甘草 5g，瓜蒌壳 15g，薤白 15g，苦参 10g，天花粉 15g，瞿麦 15g，墓头回 15g，石菖蒲 10g，独活 15g，蒲公英 15g。10 剂。

处方排序：

制川乌、生黄芪、党参、阿胶、炙甘草。瓜蒌壳+薤白+苦参、天花粉+瞿麦+墓头回、石菖蒲+独活+蒲公英。

法药意解：

处方是扶阳医学非附桂法，即川乌法（制川乌、生黄芪、党参、阿胶、炙甘草），川乌乃精空以质为用，风行数变，无处不达，七经八脉、诸级网络其皆可深入到隐曲之地，阴阳末端交汇点皆能如潮汐而动也。党参益气益肺，使神志之清、化源之用，真阿胶乃驴皮之精血，滋血润肺，交纳于气血之中，与北黄芪偕行于上，使精华布露于上，七窍得其宣明，且头为诸阳之首，今得此引太阳之气，腾于头顶，头目不清可医。炙甘草崇脾以养木，木调而生火，火壮而气流，气行而精随，为借火化精生气益气归根。

天花粉洒水从天而降，瞿麦即去霾也，水洗尘埃从决渎而下；墓头回擅洁净会阴隐曲之处，海底得以清净也。石菖蒲拨开心窍门之动机，佐独活开启浊路，使阳能入内，鼓荡寒湿流行于外；蒲公英禀天地中和之性，得水之冲气，太阴阳明交流不息，走厥阴而阴尽阳升也。

处方四：

党参30g，红参15g，阿胶20g（另煎），黄芪45g，炮姜30g，白术15g，淫羊藿20g，炙甘草5g，瓜蒌壳15g，薤白15g，丹参20g，苦参10g，鹿角片30g，银杏叶15g，红景天15g。10~30剂。

处方排序：

党参+红参+黄芪、炮姜、白术、淫羊藿、炙甘草。瓜蒌壳+薤白+丹参+苦参、鹿角片+阿胶、银杏叶+红景天。

法药意解：

处方是扶阳医学非附桂法，即党参黄芪综合法（党参+红参+黄芪、炮姜、白术、淫羊藿、炙甘草），党参滋润肺液，使化源充实；人参有人形而益人之五脏六腑、四肢百骸，禀于阴而生阳气，以使气血流行刻刻无间，魂魄自然得养；得北黄芪引精气通达于上，雾露乃布，化源润下，八脉得养，冲带任三脉会归于至阴起点之处，达于胞室，是助太脉之冲，任脉之盛，坤性之机能，可期发动。炙甘草与炮姜苦甘化阴，脾心肾三部连系，而三焦之气机亦成自然，气血亦分合有路。生白术奠安中土，期运化源源不息，淫羊藿引脾土之气，达入乾金，使乾与坤合，而阴阳协和自然。

丹参更开心之神明，助土之分化清浊，神也、气也，知周而出焉，引气入血，导气血之畅流，化血脉之凝瘀，瘀祛而新生，务期化尽周身瘀滞；再借银杏味通达于枝末，红景天富含气血，气血相伴而阴阳和合，生机化机无限矣。鹿角片壮督脉添坎水以助阳气，东阿胶滋血精再降离火，水升火降，阴阳往来不息，任督循环无端矣。

按语与治病次第：

本例患者在治疗过程中，曾经怀疑风湿免疫性疾病，也称为变应性亚败血症等，其发病原因不明。中医学认为其与外感风寒、郁而化热有直接的关系，它的侵害可涉及多个脏器与器官，而她症状表现以高热与心跳加速为主，说明这种情况已经损害到了心脏，前期虽然经西药治疗但是效果不明显，后来积极采用以中医扶阳医学系列处方治疗，才慢慢地达到了治疗目标。虽然说在三诊时活动后心跳加快，西医认为没有多大的问题，但是在扶阳医学看来，这是离火不能正常降下导致的后果，需要积极调整才能达到最终治疗目标。本病在治疗次第上，节奏与次第非常明确，即第一阶段是去邪为主，第二阶段以建中为主，第三阶段以大补气血填精为主。

第一阶段以治疗发热与咳嗽为主，采用四逆败毒法、广紫菀法、桂枝法，以祛邪为主，兼顾扶正固本，因为患者体质差消瘦，采用步步填精之法非常重要。第二阶段以安神调中为主，采用朱茯法中镇八方之法、平巽大法与桂枝法，重点治疗心跳过速，处处不忘步步填精扶正固本。第三阶段扶阳固本为主，即采用朱茯神法、桂枝法、川乌法、党参黄芪综合填精之法，特别是最后一个处方党参黄芪综合填精之法，才能解决改善体质恢复的问题。后来访问远期效果显著，身体越来越好，比发病之初体质有很大的改善。

9. 心脏早搏案

张某某，女，40 岁，河南省平舆县人。时间：2020 年 9 月 19 日就诊。

病症：患者心慌心悸胸闷半年余，动态心电图报告有早搏，其症状在活动后加剧，平时月经正常，7 天可以过去。目前正在月经期，有痛经、血块、量稍多，睡眠不佳、梦多，胃口不好，大便正常，小便黄，平时汗比较多，手脚凉。舌诊：舌形正常，质润，在心胃区有反光点，舌根平坦，苔薄白。脉诊：右手脉有一点浮稍滑、关明显，沉取脉紧滞滑，肺脉湿滞，脾脉滑滞弱，右尺脉有点弱；左手脉弱一点浮，沉取脉细紧滞，心脉气滞，肝脉细紧稍滑，膀胱脉细紧滞，左尺脉弱短。证属表里两寒，治宜温里开表。处方用药：

处方一：

桂枝 20g，生白术 15g，制川乌 15g，炮姜 30g，炙甘草 5g，杜仲 20g，当归 15g，川芎 15g，吴茱萸 15g，延胡索 15g，血竭 10g，肉桂 20g，怀牛膝 15g，仙鹤草 20g，蛇床子 15g。5 剂。注：月经期服用。

处方排序：

桂枝、生白术、炮姜、炙甘草。制川乌+杜仲、当归+川芎、吴茱萸+延胡索、血竭+肉桂、怀牛膝+仙鹤草、蛇床子。

法药意解：

处方是扶阳医学桂枝法（桂枝、生白术、炮姜、炙甘草），即桂枝调月经法，用桂枝由少阴出于太阳膀胱之表，引交太阴，太阴肺脾也，肺脾得其辛温之性，一施运化，一施化源交诸于心，心离火也，真阴寄焉；下与小肠相通，小肠与膀胱相并，胞宫即在此处安身，借心肾即水火变化，经气可以化为乌血而出焉。生白术强脾土，助运化，上下内外更能协和。炮姜能分浊中之清，又能行气消瘀；使甘草奠中宫，是为上通下达之法也。

制川乌专走无形之经络，借杜仲环任督而间接下行直达胞宫。用当归与川芎化血之瘀，行气中之滞，使气血交流无阻。吴茱萸引肝木升发于上，延胡索再破其瘀滞，以使上下通达，痛经即可解矣。上肉桂温血热血，使血液流行于经络网膜之间，引血竭达于空窍，化窍中之瘀，行窍中之滞，务期窍窍得通，运化更能无阻，痛经即可自已也。怀牛膝一茎直下，仙鹤草飞升达天，升降相协而经量得以调控自如。蛇床子透达皮肤筋络肌腠之中，引瘀浊外出，阴浊可消矣。

处方二：

朱茯神 15g，琥珀 15g，柏子仁 20g，远志 15g，石菖蒲 20g，高良姜 15g，肉桂 20g，砂仁 15g，炙甘草 5g，葱白 4 节，瓜蒌壳 15g，薤白 15g，厚朴 15g，党参 15g，鹿角片 15g。5 剂。

处方排序：

朱茯神+琥珀、柏子仁、远志、石菖蒲、高良姜、肉桂、砂仁、炙甘草、葱白。瓜蒌壳+薤白、厚朴、党参+鹿角片。

法药意解：

处方是扶阳医学非附桂法，即朱茯神法中的平巽大法（朱茯神+琥珀、柏子仁、远志、石菖蒲、高良姜、肉桂、砂仁、炙甘草、葱白），平巽者，息风之用也，巽者，风也，胆也；十一脏取决于胆，胆乃是顺势下行以为功也。且朱茯神先安神志，引水润下；而琥珀得土水金与日月之精华而成之物，是用以洁神明，化蕴藏，通幽微，并以奠安精神魂魄刻刻归舍，精气神紧紧地抱为一团和气也。

瓜蒌壳外达肌腠，内通膈膜；与薤白并用，开胸膈，疏胃结，使胃气下降，与脾阳相接，阴阳气血进出无阻矣。厚朴再微降逆气，是阳行而阴留，阴守而阳正。党参滋肺液，藏大气，使气血循循不休，源源而生，协助鹿角片温精助阳，安魂益智，脑中之神经可期敏活，坎离中之真阴真阳常常护卫，为强身固本之良品也。

处方三：

桂枝 15g，生白术 15g，淫羊藿 20g，生姜 30g，炙甘草 5g，白芷 15g，天麻 15g，厚朴 15g，瓜蒌壳 15g，薤白 15g，丹参 20g，朱茯神 15g，砂仁 15g，党参 30g，鹿角片 15g。10 剂。

处方排序：

桂枝、生白术、淫羊藿、生姜、炙甘草。白芷+天麻+厚朴、瓜蒌壳+薤白+丹参、朱茯神+砂仁、党参+鹿角片。

法药意解：

处方是扶阳医学桂枝法（桂枝、生白术、淫羊藿、生姜、炙甘草），用桂枝开启太阳，上达于天，是上下相照，日月得明矣。生白术助中土，奠安中宫，用淫羊藿引阴阳之交会，炙甘草与生姜，使心脾之互照，两神明可通，正气可复。

白芷香窜之品，拨开隐微之路，气血流通无阻；用天麻镇定风邪，使不内窜；厚朴降胃中之逆气归于下焦，清阳无阻，双关脉浮象可解矣。丹参更开心之神明，助土之分化清浊，神也、气也，知周而出焉。朱茯神再降心与包宫中之真液，归于坎宫，与肾中微阳相接，水火乃能得济；与砂仁合成一路，引五脏之气归于坎水，水得温气得升，亦洗清道路之用也。

处方四：

制川乌20g（先煎半小时），生黄芪75g，党参30g，丹参20g，炙甘草5g，法半夏20g，郁金15g，朱茯神15g，瓜蒌壳15g，薤白15g，天花粉15g，瞿麦15g，石菖蒲20g，独活15g，蒲公英15g。10~30剂。

处方排序：

制川乌、生黄芪、党参、丹参、炙甘草。法半夏+郁金+朱茯神、瓜蒌壳+薤白、天花粉+瞿麦、石菖蒲+独活+蒲公英。

法药意解：

处方是扶阳医学非附桂法，即川乌法（制川乌、生黄芪、党参、丹参、炙甘草），制川乌专走络脉而下行，阴阳末端气血交流皆可以如潮汐而动。党参大补肺脾，生化之源源而动，更助黄芪迎水精达于四方，化精为气，气盛于上，化源之润下，滴滴归根，是先后并养之意也。丹参有四物之能，含丹而有大补五脏六腑、四肢百骸之功；借炙甘草缓诸药性，调济生化之机，使五脏都归于气血之中，且还能缓扶正气，缓即藏之意也，使正气得藏，阴阳两气刻刻交会，清浊必无缪行之势。

法半夏降逆气，助运转，通网膜，理肌腠，化内外凝滞之瘀，清道可无阻；郁金解五脏之郁，即解五行之制，使五行生克自然，生长收藏之里，依时而运，精津气血液，亦应时而长，上与天接，下与地通，务期完成地天成泰之意。天花粉如洒水车从天而降，瞿麦，去霾也，借水雾下焦如渎之势而浊污得以排出矣。石菖蒲引通心窍与肺相连，与膻中相接；佐独活开启浊路，使阳能入内，鼓荡寒湿流行于外；蒲公英天下之大英雄，扫尽体内空间污秽尘埃矣。

处方五：

党参30g，生黄芪45g，阿胶20g（另煎），炮姜30g，肉桂20g，山萸肉20g，炙甘草5g，瓜蒌壳15g，薤白15g，丹参20g，甘松15g，鹿角片40g，银杏叶15g，红景天15g，广木香15g。10~30剂。

处方排序：

党参、生黄芪、炮姜、炙甘草。肉桂+山萸肉、瓜蒌壳+薤白+丹参、鹿角片+阿胶、银杏叶+红景天、甘松+广木香。

法药意解：

处方是扶阳医学非附桂法，即党参黄芪法（党参、生黄芪、炮姜、炙甘草），黄芪、党参迎水主之精华归于华盖，党参益肺之气，使化源之下降，无差分毫；且黄芪迎坎中之微阳，随冲督任三脉，过三焦而达于巅顶，脑海得其清朗，血海得其润泽，成为上下相通，瘀污必然遁形。炮姜分浊中之清，又能行气消瘀，使甘草莫中宫，是为安内攘外之法也。

肉桂温血附气，是引血与气，刻刻不离，阴与阳刻刻无间，山萸肉使阳正而阴守，魄镇而魂通，冀期营卫协和，全身皆得其养。鹿角片壮督脉添阳精，真阿胶滋任脉育阴精，阴阳合而任督通，先天得以重建。银杏叶精华在末端，红景天富含气血，气血流畅而阴阳交通无限。甘松香通脾，肝脾相通，木土和合而共荣；再用广木香通中宫而疏脉道，通网膜而三焦一齐相贯，扫尘氛而阴霾尽净。

二诊（2021年5月15日）

病症：上面处方，连续服用3个月后，心慌胸闷心悸消失，去医院检查心电图、动态心电图恢复正常，停中药3个月后，又感觉活动后有点累，气短乏力，复查心电图未有什么问题，故又来复诊。目前活动后感觉有点累、乏力，睡眠一般多梦，月经仍然有痛经，月经前一周就有少腹隐痛不适，并伴有头顶痛，与月经周期有关系，吃饭正常，大便每天1次，小便黄，平时出汗比较多，手脚凉，怕冷又怕热，上火时有头晕与小便黄赤热。舌诊：舌形正常，舌润胖大，舌尖处有小突出，胃区有反光点，舌根平坦，苔薄白。脉诊：右手脉关有点浮滑，沉取脉滑滞欠缓，寸脉弹指，关脉滑滞，右尺脉命门火行；左手脉微浮细滞，沉取脉细紧滞，寸脉微洪，关脉湿滞，膀胱脉紧滞，左尺脉短滑欠缓。证属阳虚邪侵、经络不通，治宜顺势治疗调整月经。处方用药：

处方一：

桂枝15g，生白术15g，生姜30g，炙甘草10g，南山楂20g，陈皮15g，法半夏20g，朱茯神15g，砂仁15g，石菖蒲20g，天麻15g，厚朴15g，刺五加15g，党参30g，鹿角片15g。5剂。注：月经前期服用。

处方排序：

桂枝、生白术、南山楂、生姜、炙甘草。陈皮+法半夏+朱茯神、石菖蒲+砂仁、天麻+厚朴+刺五加、党参+鹿角片。

法药意解：

处方是扶阳医学桂枝法（桂枝、生白术、南山楂、生姜、炙甘草），用桂枝引少阴之气与太阳相接，使太阳由水而土，由土而木，由木而火，随脾之运化通于上下内外。生白术强脾土，助运化，上下内外更能协和。南山楂化脾胃中之积滞，使阳明太阳无阻，助桂枝拨转阴阳道路易进易出。借生姜、炙甘草化阴为阳，阳动而阴随，气行而血流，意在通达内外，疏导四肢，阴凝化去，痛即自己。

陈皮开腠理，通皮毛，使腠理之风邪随桂枝鼓荡从皮行而泄；加法半夏降胃逆，以随桂枝之性，内凝随太阳膀胱之气机，转输于大小肠，糟粕水道行矣；而朱茯神镇心导水，神明可清，君火自明，相火自位，是使两火相照，中间无丝毫云翳。石菖蒲宣心窍，令臣使，清秽浊，胃之囊廓必开，逆更能下，清更能升；借砂仁纳五脏之精微交流于六腑，使阴阳密藏，气血循行于脉中，上下内外都能通达，乾能健坤能守，是强健先后之妙旨也。用天麻镇定风邪，使不内窜；厚朴借南山楂降胃中之逆气归于下焦，清阳无阻；刺五加皮通达薄膜筋络毛窍，与桂枝化气化凝，从毛窍而出。党参，佐鹿角片刚柔相和，气血交流，凡阳损阴掣，皆能润泽。

处方二：

制附片30g，制川乌20g（前两味先煎2小时），桂枝15g，炮姜30g，炙甘草10g，杜仲20g，当归15g，生蒲黄15g，吴茱萸15g，延胡索15g，血竭10g，肉桂25g，怀牛膝15g，仙鹤草20g，蛇床子15g。5剂，注：月经期服用。

处方排序：

制附片、桂枝、制川乌、炮姜、炙甘草。杜仲、当归+生蒲黄、吴茱萸+延胡索、血竭+肉桂、怀牛膝+仙鹤草、蛇床子。

法药意解：

处方是扶阳医学附子桂枝法，即附子桂枝+制川乌法（制附片、桂枝、制川乌、炮姜、炙甘草），附片加川乌乃为天雄法也，用天雄大暖肾水，化精为气，气升而神随，神气得交，精血得固，血流而精动，精动而阳生，阳生而火发，火动而气团，意在使坎离相合，心肾相交，为水火既济之用。更用桂枝开太阳，使阴云散播，晴空得其朗照，二火得其宣明。借桂枝与炙甘草，辛甘化阳，与炮姜苦甘化阴，脾心肾三部连系，而三焦之气机亦成自然，气血亦分合有路，清升浊降而易于进出。

当归与杜仲引血液濡润筋络，肝得其养；蒲黄再化血中之瘀；与姜、附温暖气血，任带更得其养，经血自不衍期，生化必成自然，是引血归经，调气统血，以使月月如初也。吴茱萸引肝木升发于上，延胡索再化血中之瘀滞，以使上下通达，痛经即可解矣。上肉桂温血热血，使血液流行于经络网膜之间，引血竭达于空窍，化窍中之瘀，行窍中之滞，务期窍窍得通，运化更能无阻，痛经即自己也。怀牛膝下行，仙鹤草上达，协调月经之量有约；借蛇床子分泌清浊之力，海底得以宁静也。

处方三：

制川乌 20g，制附片 30g（前二味先煎 2 小时），生黄芪 45g，党参 30g，益母草 15g，炙甘草 10g，酸枣仁 15g，柏子仁 20g，桃仁 15g，生薏苡仁 30g，酒大黄 15g，墓头回 15g，石菖蒲 20g，独活 15g，蒲公英 15g。5 剂。注：月经后期服用。

处方排序：

制川乌、制附片、生黄芪、党参、益母草、炙甘草。酸枣仁+柏子仁、桃仁+生薏苡仁+酒大黄+墓头回、石菖蒲+独活+蒲公英。

法药意解：

处方是扶阳医学非附桂法，即川乌法（制川乌、制附片、生黄芪、党参、益母草、炙甘草），亦为川乌附子法、天雄法，制川乌擅行透达，风药之性，无处不行，阴阳之末端毛络气血交汇之地，借以如潮汐而动矣；更用制附子烈火烹之，化气上行，使三焦分明，气血阴阳，皆得其畅，而闭塞之经络，自然得其畅通。党参益肺脾，滋肺源而行运转，养五脏而六腑畅通；生黄芪再迎坎中之微阳，随冲督任三脉，过三焦而达于巅顶，脑海得其清朗，血海得其润泽，成为上下相通，瘀污必然遁形。益母草擅行胞宫瘀滞，水运借决渎之力，秽浊湿污得以排出矣。炙甘草奠安四旁，使寒凝不能壅塞清道，一切污秽随乌附而行，无处遁形矣。

酸枣仁、柏子仁引火土相合，土温而火旺，清可升，浊可降；且养心益脾，宁魄肃清，使精神魂魄，各归其所。桃仁破血消瘀，润肠降气；生薏苡仁直达下焦，阳明气利，湿浊可化；大黄借酒性推陈致新力缓，浊瘀走入阳明之道；墓头回再理崩漏、气血之不畅，天癸卵子得以通行无阻矣。石菖蒲通达膻中，火自得明，血自得活，气自得化；独活借外焦如化之力，由百会直入九泉之地；蒲公英于扫尽天地间之尘俟。

处方四：

制附片 30g（先煎 1 小时），炮姜 30g，炙甘草 10g，肉桂 25g，山萸肉 20g，白芷 15g，茵陈 30g，瓜蒌壳 15g，薤白 15g，阿胶 20g（另煎），红参 15g，党参 30g，生黄芪 45g，鹿角片 30g，木蝴蝶 20g。5 剂，注：接着上方服用。

处方排序：

制附片、炮姜、炙甘草。肉桂+山萸肉、白芷+茵陈、瓜蒌壳+薤白、党参+红参+生黄芪、鹿角片+阿胶、木蝴蝶。

法药意解：

处方是扶阳医学四逆法（制附片、炮姜、炙甘草），用附片大辛大温之品，使肾水沸腾，大气得以升举，行上而成雾，与沤渎相谐，上下得以交通，阴阳得以互流。附子与炙甘草，辛甘化阳，炙甘草与炮姜苦甘化阴，脾心肾三部连系，而三焦之气机亦成自然，气血亦分合有路。山萸肉沟通心肾，引离火交于坎水之地；肉桂温血驭气，使气能充外，血能营内。是燮理阴阳，拨乱反正之旨主。

白芷清香之品，化瘀浊并通九窍；茵陈金木一气，引燥热随二便而下。瓜蒌壳拨开胸膈，引余蕴外出；薤白开胸膈，疏胃结，使胃与脾相接，太阴阳明交流不息。人参禀阴中之阳以生，其形像人，于人身五脏六腑身躯百骸之阴阳皆有补益；鹿角片再壮督脉添阳精，阿胶滋任脉育阴精，阴阳和合，任督循环，先天得助后天可行。木蝴蝶再金生丽水，以助外焦如化，精气神得以资助矣。

按语与治病次第：

本例患者复诊时，与月经周期关系密切的病症仍然存在，如痛经与头痛等，这说明在前期的治疗过程中，我们虽然也是以"人"为本，病脉舌症并治的思路，也兼顾治疗月经期，但没有以月经周期调整为主干线，虽然治疗后"心脏病"好，但是月经周期所伴随的病症没有完全恢复正常。故此，我们二诊时仍然把治疗放在调整月经周期上，顺势而治，按照月经周期的三个规律进行调整，才能最终达到真正"治人"的目标，一切问题最终才能得到解决。事实证明，扶阳医学按照月经前期、月经期、月经后期三个规律进行调整，伴随女性的绝大数病症与不适，都与月经周期运行有着千丝万缕的关系，只有紧紧抓住女性这个治疗规律，才能解决诸多的女性多种病症与不适，这就是扶阳脉法的神奇之处。

10. 心源性咳嗽案

朱某某，女，60岁，河南省平舆县人。时间：2022年1月6日就诊。

病症：患者有冠心病多年，最近一个月感冒之后咳嗽，开始有痰比较多，经过住院治疗半个月后，咳嗽仍然比较频繁，特别是间断痉挛性干咳不断，伴有气喘胸闷等，出院后专门求治中医。目前患者咳嗽，痰少，白天间断时间比较长，夜晚平卧后咳嗽比较厉害，无法睡眠，伴有胸闷、气短、乏力等，食欲不佳，胃胀胃酸打嗝明显，大便正常，小便黄，出汗多，手不凉，脚凉。舌诊：舌形正常，淡胖润，边缘有齿痕，舌苔薄白，舌根部腻厚，舌中线隆起伴膻中突出，舌根平坦苔腻。脉诊：右手脉一点浮，沉取脉滑滞，寸脉滑滞，关脉滑，右尺脉行；左手脉有一点浮，沉取脉细紧滞、稍滑，寸脉有点滑，关脉滑滞，膀胱脉稍滑，左尺脉滑欠缓。证属阳虚阴盛、气机不畅，治宜扶阳抑阴、宣畅气机。处方用药：

处方一：

广紫菀15g，石菖蒲20g，生白术15g，煨姜30g，炙甘草5g，陈皮15g，法半夏20g，朱茯神15g，杏仁15g，桔梗15g，黄芩15g，浙贝母15g，九香虫15g，瓦楞子 15g，葶苈子 15g，仙鹤草 15g。5 剂。

处方排序：

广紫菀+石菖蒲、生白术、煨姜、炙甘草。陈皮+法半夏+朱茯神、杏仁+桔梗、黄芩+浙贝母、九香虫+瓦楞子、葶苈子+仙鹤草。

法药意解：

处方是扶阳医学非附桂法，即广紫菀法（广紫菀+石菖蒲、生白术、煨姜、炙甘草），用广紫菀疏导肺络，膻中胃口呼吸更能转换，与坎中微阳相会，大气必能升举；石菖蒲引拔重楼降下之路，使膻中传意交达于贲门，收纳无阻；二者相合，一升一降，一宣一肃，呼吸开阖得以自然也。用生白术崇土燥湿，使土温而运机可行，肾也肺也，都能上下相照。炙甘草与煨姜辛甘化阳，精液通于五脏，气机传达三焦，使雾露沤渎流行自然。

陈皮通达肺窍，与胃相合，迎清气上升，导浊瘀下降；法半夏降胃中之逆，由脾之运化交达于二肠，糟粕可分，浊凝可下；朱茯神再导上焦之浊阴，下降于决渎。杏仁与桔梗同用，肺气降而清气升，大肠润而重楼洁。黄芩行相火、达网膜、走水道；浙贝母润燥痰涎可化，少阳行而金气降，气机流行。九香虫温以暖脾，行以通胃；瓦楞子分散之力，中焦如沤，胃行脾运，痰涎无再生之理也。葶苈子温苦之性，借仙鹤草以升正气，水湿邪浊随决渎而下排出焉。

处方二：

桂枝 15g，生白术 15g，煨姜 30g，淫羊藿 20g，小茴香 20g，炙甘草 5g，陈皮 15g，法半夏 20g，朱茯神 15g，石菖蒲 20g，广紫菀 15g，葶苈子 15g，九香虫 15g，瓦楞子 15g，仙鹤草 20g。5 剂。

处方排序：

桂枝、生白术、淫羊藿、小茴香、煨姜、炙甘草。陈皮+法半夏+朱茯神、石菖蒲+广紫菀、九香虫+瓦楞子、葶苈子+仙鹤草。

法药意解：

处方是扶阳医学桂枝法（桂枝、生白术、淫羊藿、小茴香、煨姜、炙甘草），用桂枝开启太阳，上达于天，是上下相照，日月得明矣。用桂枝领淫羊藿归于分合之处，西茴香香甜之味，通运化之门，使传变无阻。用白术奠安中土，期运化源源不息。炙甘草再奠中宫，煨姜引二火交于坤土，土温而水暖，水暖而气行，气行而血化，清浊得其升降之路。

处方三：

桂枝 15g，生白术 15g，煨姜 30g，淫羊藿 20g，小茴香 20g，青皮 15g，法半夏 20g，朱茯神 15g，吴茱萸 10g，茵陈 30g，广紫菀 15g，石菖蒲 20g，九香虫 15g，瓦楞子 15g，仙鹤草 30g。10 剂。

处方排序：

桂枝、生白术、煨姜、淫羊藿、小茴香。青皮+法半夏+朱茯神、吴茱萸+茵陈、广紫菀+石菖蒲、九香虫+瓦楞子、仙鹤草。

法药意解：

处方是扶阳医学桂枝法（桂枝、生白术、煨姜、淫羊藿、小茴香），用桂枝法打开太阳之门，水气沸腾缘肝木而升，精随阳转，亦随胆火而运，火得其水，水温而气流，气流而阳生，阳生而神化，于是情也，意也乃能随气机而动，鼓荡元阴元阳交合出入之路，是火发之本旨。

吴茱萸温苦之性，升多降少；茵陈青寡白富，降多升少；二者相合，肝升胆降，相火流行，肝胆相照矣。

处方四：

制附片60g（先煎2小时），煨姜50g，桂枝25g，生白术15g，淫羊藿20g，炙甘草5g，陈皮15g，法半夏20g，朱茯神15g，葶苈子15g，瓜蒌壳15g，薤白15g，党参30g，鹿角片30g，生龙骨30g，生牡蛎30g。10剂。

处方排序：

制附片、桂枝、生白术、淫羊藿、煨姜、炙甘草。陈皮+法半夏+朱茯神、葶苈子+瓜蒌壳+薤白、党参+鹿角片、生龙骨+生牡蛎。

法药意解：

处方是扶阳医学附子桂枝法（制附片、桂枝、生白术、淫羊藿、煨姜、炙甘草），用附子大暖肾水，化精为气，气升而神随，神气得交，精血得固，血流而精动，精动而阳生，阳生而火发，火动而气团，意在使坎离相合，心肾相交，为水火既济之用。桂枝领附子雄烈之性，通达于三焦网膜，引阳气上至天空，雾露易于下布，地气更能上升，成为天地交泰之象。生白术安定坤土，引附子之气机，通达于四旁。用淫羊藿引肾中微阳，与桂、附、姜、草联合起来，透达于元阴元阳交会之处，使内外畅通无阻。用姜草甘温并进，引附子之辛烈，由水泉冲入三焦，使网膜自然开放，气机自然分化。

瓜蒌壳拨开胸膈，引余蕴外出，阴阳易进易出，气血交换不息；薤白引辛温之品，行诸经络脉道，使气血得以互流。党参滋肺液，藏大气，使气血循循不休，源源而生，协助鹿角片添精助阳，通达督脉而贯脑髓，脑中之神经可期敏活，坎离中之真阴真阳常常护卫，为强身固本之良品也。龙骨纯阳之物，纯阴之用，潜纳离火从右而降，直达坎水之中；牡蛎则纯阴之物，纯阳之用，其善从坎水之中顺左路而升达于离火，其与龙骨相合，则左升而右降，左升则坎水中一阳可升，右降则离火中真阴其可降，离降坎升则水火既济，心肾相交，则成先天乾坤之势，而生命则生生不息也。

处方五：

制附片 60g（先煎 2 小时），炮姜 50g，炙甘草 5g，生白术 15g，淫羊藿 20g，瓜蒌壳 15g，薤白 15g，三七 10g，党参 30g，生黄芪 45g，红参 15g，九香虫 15g，瓦楞子 30g，土茯苓 25g，生龙骨 30g，生牡蛎 30g。10 剂。

处方排序：

制附片、生白术、淫羊藿、炮姜、炙甘草。瓜蒌壳+薤白+三七、党参+红参+生黄芪、九香虫+瓦楞子+土茯苓、生龙骨+生牡蛎。

法药意解：

处方是扶阳医学附子法（制附片、生白术、淫羊藿、炮姜、炙甘草），用附子法大辛大温之品，使肾水沸腾，大气得以升举，行上而成雾，与沤渎相谐，上下得以交通，阴阳得以互流。红参有人形而益元阴能生气，可助离中之真阴也。然补坎阳之药，以附子为主；补离阴之药，以人参为先，调和上下，权司中土，用药又以甘草为归。此皆立极药品，生命之火得助也。况且又借三七通脉络之能，循环无端；为防止壅滞之弊端，用土茯苓化中土之浊气，浊气降而清气升，生机化机无限也。

复诊（2022 年 2 月 12 日）：

病症：复诊，一切恢复正常，咳嗽消失，夜晚睡眠安稳，要求巩固治疗，防止冠心病与脑梗复发，给予培元固本散。

处方六：

紫河车 100g，鹿茸片 100g，三七粉 100g，琥珀 50g，五灵脂 50g，红参 50g，肉桂 40g，珍珠母 45g，硫黄 50g，炮附片 100g，藏红花 50g。用法：打粉做成小药丸如绿豆大，每次 3g，每天 2 次。

处方排序：

紫河车、鹿茸片、三七粉、琥珀、五灵脂、红参。肉桂+珍珠母、硫黄+炮附片、藏红花。

法药意解：

处方是扶阳医学非附桂法，即培元固本散法（紫河车、鹿茸片、三七粉、琥珀、五灵脂、红参），李可老中医经验方培元固本散，可培补先天之元阴元阳，先天壮旺而后天得助也。

用炮附片雄烈之品，大起真阳，合肉桂温脾温血，使肾暖而脾温，血热而气行，意在先后双调，强助生化之机。珍珠母再镇潜虚阳上浮，相火下行直入坎水；硫黄再大助命门，温暖丹田，意壮火壮气，生精生血，以助生化之机，借红花流畅血脉之性，以使体魄神魂交通不息，精气神紧紧团为太和之气，还会何患之有呢？

按语与治病次第：

本例患者看起来只是咳嗽，其实本质的问题，还是因为她原来有冠心病未彻底恢复，加之与她前几年又患脑梗有密切的关系，这就是她为什么因感冒咳嗽等症状，曾在县市医院治疗一个多月，都没有解决问题之关键。久病之人必然是阳虚精亏，特别是本例患者早在 30 年前就找我看过病，原来有轻度二尖瓣狭窄，手术治疗后很好，这恰恰说明她的心脏自小就是有问题的，随着年纪的增长而又患过冠心病与脑梗等，都与她的心脏功能差而火力减弱有密切的关系，心脏功能差又与肾精亏损有直接的关系。单纯从理解她的咳嗽很难治疗，觉得不可思议，仔细分析起来我们就会知道，这些都是有前因后果的。

因此，我们在采用治疗咳嗽的同时，积极治疗心脏功能不佳，特别是她夜晚平卧时咳嗽加剧，更说明其心脏功能是很差的，扶阳助阳通阳，姜桂附一把火，改善了人体内部的气化功能，以使她上焦如雾、中焦如沤、下焦如渎、外焦如化，随着气化功能的增强，心脏功能恢复正常，其咳嗽问题就随之解除了。这就是《黄帝内经》所说的"五脏六腑皆令人咳"的道理，而我们的治疗扶阳助阳通阳，正是治疗咳嗽的关键。处方一是专门治疗咳嗽的广紫菀法，处方二是桂枝法兼顾治疗咳嗽，处方三是桂枝法，兼顾治疗心脏，处方四是附子桂枝法，重点治疗心脏兼顾治疗咳嗽，处方五是附子法参芪填精之法，重点是治疗心脏才能达到最终治愈目标。特别是培元固本散之长期巩固治疗，对于防止本病的复发与反复具有重要的作用与价值。

11. 中风后遗症案

张某某，男，65 岁，河南省平舆县人。时间：2020 年 6 月 23 日初诊。

病症：患者有脑梗已经 6 年余，血压仍然较高，长年口服西药维持治疗，并且长年处于贫血状态，血色素 9 克左右，未查出原因，整天感觉到气短乏力、没劲，不想活动，动后更加疲劳。目前睡眠还好，吃饭正常，大便正常，小便黄，出汗比较多。舌诊：舌形大致正常，舌尖歪向左侧，舌尖左侧低而右侧高，舌中线弯向左侧，舌根部隆起，舌苔稍白腻后部较腻厚。诊脉：右手关脉稍浮滑，沉取脉紧滞、稍滑、微劲，寸脉滑滞，关脉微劲、滑滞，右尺脉行有滞象；左手关脉浮滑，沉取脉细紧滞、稍滑，寸脉微洪有滞，关脉气滞，膀胱脉紧滞滑，左尺脉短滑。证属阳虚血瘀、经络不通，治宜扶阳通络。处方用药：

处方一：

朱茯神 15g，琥珀 15g，砂仁 15g，青皮 10g，藿香 15g，厚朴 15g，淫羊藿 20g，生白术 15g，炙甘草 5g，白芷 15g，天麻 15g，吴茱萸 15g，茵陈 30g，党参

30g，鹿角片 15g。5 剂。

处方排序：

朱茯神+琥珀、砂仁、青皮、藿香、厚朴、淫羊藿、生白术、炙甘草。白芷+天麻、吴茱萸+茵陈、党参+鹿角片。

法药意解：

处方是扶阳医学非附桂法，即朱茯神法中的镇八方之法（朱茯神+琥珀、砂仁、青皮、藿香、厚朴、淫羊藿、生白术、炙甘草），用朱茯神借土木之精，得水上之华，以朱砂之赤色为衣，交纳于水土木中，使火能生土，土能生金、制水而木畅，使木易生二火，火之变化都归于燮理之中，凝滞五郁都可随气机而化。再用琥珀，得土水金与日月之精华而成之物，是用以洁神明，化蕴藏，通幽微，并以奠安精神魂魄刻刻归舍。借砂壳以开上膈而心肺可通，开中膈而脾胃得和，开下膈而肝肾得交，五脏开合自然。青皮引离火交于皮毛，肌腠得畅，肾肺必然相通。藿香、厚朴，通上中之关窍，清浊得其分矣。淫羊藿引阴阳交合，导脾肾之精气，归于沤中，使水沸而气升。生白术奠安中宫，水火自然既济，八方之气机，无不燮理。以炙甘草缓中，四旁得其调理，内外得其安和，二五之气得其交合。一切滞气无不化焉。是为镇八方之大法也。

白芷香窜之品，拨开隐微之路，气血流通无阻；加天麻镇风透肌，助气血更能润泽于肤表。吴茱萸温木热土，使土木畅达，上下皆通；茵陈启菀陈，动微阳，达纤维，达肌腠，肝升胆降，中正乃行。党参滋肺营心，上焦之雾露湛湛清清；鹿角片再助上焦雾露之力，精气大行于天下。

处方二：

桂枝 15g，生白术 15g，生姜 30g，炙甘草 5g，南山楂 20g，陈皮 15g，法半夏 20g，土茯苓 25g，白芷 15g，天麻 15g，厚朴 15g，吴茱萸 15g，茵陈 30g，党参 30g，鹿角片 20g。10 剂。

处方排序：

桂枝、生白术、生姜、炙甘草、南山楂。陈皮+法半夏+土茯苓、白芷+天麻+厚朴、吴茱萸+茵陈、党参+鹿角片。

法药意解：

处方是扶阳医学桂枝法（桂枝、生白术、生姜、炙甘草、南山楂），用桂枝引少阴之气与太阳相接，使太阳由水而土，由土而木，由木而火，随脾之运化通于上下内外。借生白术强脾土，助运化，上下内外更能协和。南山楂快肠快胃，与桂枝、生姜辛温之品，通达于出入生化之路。生姜通神明，使火明而下安，脾温而火伏，是缓气复气之意也，期正气可复，性命可固。炙甘草奠中宫，务期水温土暖，神明化照四方，为上下相照之意。

陈皮通达肺窍，与胃相合，迎清气上升，导浊瘀下降；引法半夏、厚朴之气，流归于肠胃，使浊阴易于下降；土茯苓行太阴之浊，土中之秽，浊降而清扬可升。

处方三：

制附片60g（先煎2小时），生姜50g，桂枝25g，苍术15g，炙甘草15g，陈皮15g，法半夏20g，土茯苓25g，吴茱萸15g，茵陈30g，酸枣仁15g，丹参20g，党参30g，鹿角片30g，砂仁15g。10剂。

处方排序：

制附片、桂枝、生白术、生姜、炙甘草。陈皮+法半夏+土茯苓、吴茱萸+茵陈、酸枣仁+丹参、党参+鹿角片+砂仁。

法药意解：

处方是扶阳医学附子桂枝法（制附片、桂枝、生白术、生姜、炙甘草），用附子大温肾水，使火盛而水沸，精化成气，气升于中，五脏得其荣养，气升于上，大气聚于华盖，化源可降，中下之物皆得润泽，清浊自然分化，气血自然交流。更用桂枝开太阳，使阴云散播，晴空得其朗照，二火得其宣明。用白术崇土燥湿，使土温而运机可行，肾也肺也，都能上下相照。炙甘草与生姜，借桂枝之力透达于太阳所行之路，风阴中之凝，膈中之格，均归于通化之机，气血交换不断，筋络骨节动静归于自然矣。

酸枣仁敛神安志，丹参有宁神之能，使神志团结，魂魄亦常常相合，气血亦常常相调，君火必然照临下土，相火必温暖于上，清浊易举易降，神气更能相保。砂仁安心益脾，使精神魂魄，各归其位，生化更得其畅。

处方四：

制川乌30g（先煎1小时），生黄芪90g，党参30g，益母草15g，炙甘草5g，川芎15g，杜仲20g，松节15g，吴茱萸15g，茵陈30g，酸枣仁15g，三七15g，石菖蒲20g，独活15g，蒲公英15g。10~30剂。

处方排序：

制川乌、生黄芪、党参、益母草、炙甘草。川芎+杜仲+松节、吴茱萸+茵陈、酸枣仁+三七、石菖蒲+独活+蒲公英。

法药意解：

处方是扶阳医学非附桂法，即川乌法（制川乌、生黄芪、党参、益母草、炙甘草），用川乌阴阳未分之物，质空而具风性，无处不达，无处不行，阴阳末端交汇之地，得以开阖自如焉。党参益肺脾，滋肺源而行运转，养五脏而六腑畅通；且扶黄芪迎水精达于四方，化精为气，气盛于上，化源之润下，滴滴归根，是先后并养之意也。益母草入坤土，土健而水湿得以分化自然；炙甘草莫安四旁，使手足之气机灵活，阴阳之照耀无阻，日月之往来处处皆光，一切阴霾随光而化。

川芎行气中之滞，血中之凝，破内膜之凝结，为内外通达之良品也；松节与杜仲引大气达到于筋络骨节，迎肌肉与骨节筋络相保，以使气血之往来无阻，营卫之交合必畅；且松节乃松木之精华而成，日月照临而生，通全身百节，引辛温之品透达于百节之中，是助肾脾之生化。扶肝木之曲直，木土相并，四肢之运动则渐渐而起，动静伸缩指日可控也。三七非三即七，木火之性使然，心火生血，肝木应势而动，瘀血凝结之滞皆可得畅通无阻也。石菖蒲直达膻中，拨通心窍，与臣使贯通一气，一切膈阂可解；佐独活开启浊路，使阳能入内，鼓荡寒湿流行于外；蒲公英有飞天之能，扫尽人体四焦空间之尘埃焉。

处方五：

制附片90g，制川乌30g（前二味先煎2小时），生姜30g，筠姜60g，炙甘草10g，山萸肉20g，肉桂20g，党参30g，生黄芪45g，丹参20g，鹿角片40g，龟板20g，瓜蒌壳15g，薤白15g，砂仁15g。10~30剂。

处方排序：

制附片+制川乌、生姜、筠姜、炙甘草。山萸肉+肉桂、党参+生黄芪、鹿角片+龟板+砂仁、瓜蒌壳+薤白+丹参。

法药意解：

处方是扶阳医学四逆法，即附子川乌法（制附片+制川乌、生姜、筠姜、炙甘草），也称为天雄法，用天雄阴阳气血都能流畅，恐有时间断，停温停暖，用附子之嫩者名曰天雄，再起肾中之微阳，引大气归于六合之内，如炉中添炭是也。生姜通神明，夺造化，筠姜再温暖中宫，助土之运转，是升清而降浊，温中而暖四末之法也。炙甘草崇脾以养木，木调而生火，火壮而气流，气行而精随，为借火化精生气益气归根。

鹿角片添阳精通督脉，龟板育阴精润任脉，借砂仁以使任督二脉循环无端，先后二天立极之有功矣。瓜蒌壳开胸膈，是迎阳于内，换阴外出；薤白化肠胃之阴凝，使肠胃多气多血，刻刻温暖，时时通达。山萸肉直通心肾，恐温暖不足，加上肉桂以温血，使血能归脉，血之能归，气能外护，气之能护血更流通无阻，阴阳之和合都成太和之春，全身百骸都成灵活之体，是匡正黜邪之法也。

随访（2021年6月4日）：

病症：今天带其家人来看病，询问他的情况说，已经服用半年左右，刚停药两个月，过去所有不适全部恢复正常，看起来很有精神，舌已经居中不喎斜，而且贫血也没有了，服用一辈子高血压药也停止半年，血压非常正常而稳定，更为神奇的是，他过去有白癜风也有显著的改善，这也是他没有想到的。

按语与治病次第：

中风后遗症临床上比较常见，但是治之并非易事也。为什呢？因为中风之后，神明之地，阳气丰盛之处，由于筋络不畅而气血难于达顶入脑，导致神明之府成为日月侮暗弥漫，故而现代医学又诊断为中风后抑郁症。由于阳虚精气神之不足，精神魂魄四者不能团结为一团太和气，又影响到肢体功能的恢复与灵敏，久而久之，导致不治而留下后患，影响到正常生活与活动。

鉴于此种情况，首治我们就应用朱茯神法，即镇八方、抚九州、安神魂、定体魄，上工守之用意也。再用桂枝法立后天之极，又用附子桂枝法再立水极、立火极、立土极，三立之法以使先后二天得以强健；后用川乌法通达脉络、流动气血，运行任督二脉，把人活一口气的阴阳最大实体，再次通畅无阻；最后用附子川乌法填精收功，以使生生不息之功，达到自然而然的良性循环状态之中，故此神与形体方面的恢复，远远超出了我们的想象，这就是上工守神之巨大的作用。

二、肺系疾病医案

12. 10 年哮喘案

吴某某，女，36 岁，河南省桐柏县人。时间：2021 年 11 月 18 日就诊。

病症：患者确诊为哮喘病 10 年余，平时不咳嗽，活动后即出现哮喘、气急、胸闷、憋气等，需吸入气雾剂后才能缓解，有时间会夜里睡眠中因闷气而憋醒，而后出现气喘等，需吸入气雾剂后才再次入睡，已经 10 年余，曾经多地求治而效果不佳。目前检查肺部无异常，心电图描述缺血明显；睡眠时平卧尚可，偶尔出现夜间憋醒而坐起，并咳嗽吐痰黄黏稠，纳可，但有胃酸与胃痛，大便每天 1 次，小便黄，出汗不多，手脚凉，冬天怕冷。月经 7 天可以过去，未异常的不适。舌诊：舌形大致为方形，舌质暗红伴紫色，舌尖部稍凹陷，舌根稍凹陷，舌面上散在团状云雾影，舌苔薄白。脉诊：右手脉浮细滑滞，沉取脉微弹指，寸脉滑滞，关脉滑滞，右尺脉行；左手脉微浮，沉取脉滑滞欠缓，寸脉微洪，关脉稍洪，尺脉滑滞，左尺脉短弱、稍滑。证属阴盛阳衰、气机不降、中焦壅滞，治宜扶阳抑阴、运化中宫、降气纳下。处方用药：

处方一：

广紫菀 15g，石菖蒲 20g，苍术 15g，生姜 30g，炙甘草 5g，陈皮 15g，法半夏 20g，朱茯神 15g，桔梗 15g，杏仁 15g，黄芩 15g，木蝴蝶 20g，浙贝母 15g，苏子 15g，北沙参 20g。5～10 剂。

注 1：诊完开方后，给予调气针法治疗，并且打开双侧肩胛骨，患者感觉病情突然减轻大半，运动起来哮喘也没有发作，告诉说回家进行药物巩固治疗。

注 2：每次月经来临时，服用云南白药胶囊 4 粒，每天 3 次，连续服用 3～5 天，直至月经结束。

处方排序：

广紫菀+石菖蒲、苍术、生姜、炙甘草。陈皮+法半夏+朱茯神、杏仁+苏子、黄芩+浙贝母、桔梗+木蝴蝶、北沙参。

法药意解：

处方是扶阳医学非附桂法，即广紫菀法（广紫菀+石菖蒲、苍术、生姜、炙甘草），用广紫菀疏通肺络，荡动膻中，启发贲门，石菖蒲再引通心窍与肺相连，与膻中相接，呼吸之道路得其开阔，升降之气机得其流行。用苍术引风湿外流，生姜通达阴阳，使阳行而阴随，湿流而滞消；炙甘草再崇脾土而四旁得运，清浊得分。

陈皮通达肺窍，与胃相合，迎清气上升，导浊瘀下降；法半夏再降胃中之逆，由脾之运化交达于二肠，糟粕可分，浊凝可下；朱茯神导逆流降于浊路，清浊可分矣。杏仁降肺气而润大肠，苏子降逆气而气喘可平。用黄芩之苦以泻少阳之里热，三焦之气机畅通无阻；浙贝母疏肝理脾，木成调达之象，土成燥湿之机，痰浊可化。桔梗戴舟楫而上达于膻中，重楼可开；木蝴蝶润金平木，丽水可生，二者合则升降相协，呼吸道路得以畅通矣。

处方二：

丹参 20g，檀香 15g，三七 15g，砂仁 15g，百合 15g，乌药 15g，高良姜 15g，香附 15g，五灵脂 15g，生蒲黄 15g，九香虫 15g，瓦楞子 15g。5 剂。

处方排序：

丹参、檀香、三七、砂仁。百合+乌药、高良姜+香附、五灵脂+生蒲黄。九香虫+瓦楞子。

法药意解：

处方是扶阳医学非附桂法，即四合汤法（丹参、檀香、三七、砂仁。百合+乌药、高良姜+香附、五灵脂+生蒲黄），四合汤法由丹参饮、百合乌药汤、良附丸与失笑散组成，此乃焦树德老中医之经验方，专治心胃诸痛，即对胃脘胀酸痛者效果如神，对于舌诊胃区有纵横形裂缝者，最擅长修复能完好如初也。九香虫阳极而动，理气活血；瓦楞子制酸降逆、消痰散结，二者合则脾升而胃降，太阴阳明交换不息，中焦如沤焉。

处方三：

朱茯神 15g，柏子仁 20g，远志 15g，石菖蒲 20g，高良姜 15g，肉桂 15g，砂仁 15g，炙甘草 10g，广紫菀 15g，浙贝母 15g，瓜蒌壳 15g，薤白 15g，九香虫 15g，瓦楞子 15g，仙鹤草 20g。10 剂。

处方排序：

朱茯神+砂仁、炙甘草、柏子仁、远志、高良姜、肉桂。广紫菀+石菖蒲+浙贝母、瓜蒌壳+薤白、九香虫+瓦楞子、仙鹤草。

法药意解：

处方是扶阳医学非附桂法，即朱茯神法中的平巽大法（朱茯神+砂仁、炙甘草、柏子仁、远志、高良姜、肉桂），巽者，风也，风来顺势而为也，即右手脉大于左手者，借朱茯神镇心宁神，使心安而火明，必可照临下土，相火得其安位，助成上下交蒸，阴霾必然能散，气机必然宣朗，生化必然可归。此乃"上工守神"之用意也。

瓜蒌壳开胸膈，是迎阳于内，换阴外出；薤白化肠胃之阴凝，使肠胃多气多血，刻刻温暖，时时通达；二者合则气血阴阳交换不息也。仙鹤草再收纳正气，阴阳得以紧紧相抱矣。

处方四：

桂枝 15g，苍术 15g，生姜 30g，炙甘草 5g，小茴香 20g，陈皮 15g，法半夏 20g，朱茯神 15g，砂仁 15g，石菖蒲 20g，广紫菀 15g，浙贝母 15g，瓜蒌壳 15g，薤白 15g，仙鹤草 20g。10 剂。

处方排序：

桂枝、苍术、小茴香、生姜、炙甘草。陈皮+法半夏+朱茯神、广紫菀+石菖蒲+浙贝母、瓜蒌壳+薤白、仙鹤草+砂仁。

法药意解：

处方是扶阳医学桂枝法（桂枝、苍术、小茴香、生姜、炙甘草），用桂枝由太阳少阴升举于上，建立中都，温益上下，使四旁运化无阻，上下交通得利。苍术渗湿泄湿，燥土制水，亦助化气行水之功能，分别清浊之道路也。小茴香香甜之品，引辛甘之气味，偷窜于阴阳出入之处，使久留之邪，由内而外，久散之阳，由外而内，是扶正去邪之旨主。用姜草辛甘通阳，化阴化瘀，合之为方，阳能化阴，阴能助阳，气能交血，血能随气，使清升而浊降，止痛而健食。

处方五：

桂枝 15g，苍术 15g，生姜 30g，炙甘草 10g，小茴香 20g，青皮 15g，法半夏 20g，朱茯神 15g，砂仁 15g，吴茱萸 10g，茵陈 30g，瓜蒌壳 15g，薤白 15g，丹参 20g，仙鹤草 20g。10 剂。

处方排序：

桂枝、苍术、小茴香、生姜、炙甘草。青皮+法半夏+朱茯神、吴茱萸+茵陈、瓜蒌壳+薤白+丹参、仙鹤草+砂仁。

法药意解：

处方是扶阳医学桂枝法（桂枝、苍术、小茴香、生姜、炙甘草），法解见上。

青皮辛苦之性，上通下达，肝脾之滞则无束缚之害，脉之逆象可解。吴茱萸引肝木升发于上，使上下通达；茵陈入肝行胆，胆气禀中正之用，金木一气，其痛即可解矣。丹参更开心之神明，助土之分化清浊，神也、气也，知周而出焉，引气入血，导气血之畅流，化血脉之凝瘀，瘀祛而新生，心胃诸痛可解矣。

处方六：

制川乌 15g，制附片 15g（前二味先煎 1 小时），生黄芪 45g，党参 30g，丹参 20g，炙甘草 5g，广紫菀 15g，石菖蒲 20g，鹿角片 30g，水牛角 40g，肉苁蓉 20g，紫石英 45g，杜仲 15g，松节 15g，狗脊 15g。10 剂。

处方排序：

制川乌+制附片、生黄芪、党参、丹参、炙甘草。广紫菀+石菖蒲、鹿角片+水牛角+肉苁蓉+紫石英、杜仲+松节+狗脊。

法药意解：

处方是扶阳医学非附桂法，即川乌法（制川乌+制附片、生黄芪、党参、丹参、炙甘草），川乌乃风药也，风性数变而无处不达，循经达络，直入阴阳末端交换之地，又借附子温行之推，阴阳之沟通如常也。生黄芪由下而上，由上而中，是天地人交通之处，气血津液都归于本，使生生化化之机刻刻不停；党参滋肺益气又安神魂，又助化源；紫丹参养血通脉，神魂可安；且用黄芪与党参引气达血，丹参迎气归舍，气血能卫能守，阴阳互相抱负。炙甘草奠定中宫，得乌附温通之力，化阴为阳，四旁自然温暖，八方之邪化为乌有。

鹿角片与水牛角循督脉上达巅顶，壮阳添精而郁滞可散；肉苁蓉与紫石英沉海底直至会阴重地，冲脉得助而血海源丰。松节通骨节，使筋络与骨节相联，气血之往来无阻，营卫之交合必畅；杜仲续接筋络纤维，引气血交通隐微之处，使筋络骨节相连；金毛狗脊壮督脉龙行畅达。

处方七：

党参30g，红参20g，生黄芪45g，阿胶15g，炮姜30g，肉桂20g，山萸肉40g，炙甘草5g，瓜蒌壳15g，薤白15g，丹参20g，鹿角片30g，生龙骨30g，生牡蛎30g，木蝴蝶20g。10剂。

处方排序：

党参+红参+生黄芪、丹参、炮姜、炙甘草。肉桂+山萸肉、瓜蒌壳+薤白、鹿角片+阿胶、生龙骨+生牡蛎、木蝴蝶。

法药意解：

处方是扶阳医学非附桂法，即党参黄芪法（党参+红参+生黄芪、丹参、炮姜、炙甘草），用黄芪引坎中之阳，交于离宫，转输巅顶，充润髓海，阳能举，阴能化，内外都得气血之来往；红参大补元气，五脏得助；党参滋化源而雾露下降，百脉皆调；二者与黄芪相合，气血相依，上下内外更能协和。丹参入血脉，神魂皆安，与黄芪相合则有气血相生之用意也。炙甘草辛甘化阳，与炮姜苦甘化阴，脾心肾三部连系，而三焦之气机亦成自然，气血亦分合有路。

山萸肉与上肉桂再壮火原，鼓荡泉水上举，中焦得成其沤，上焦得成其雾，务期天地交泰，气血交流，阴阳交会，精神魂魄自然达到无穷景况。生龙骨、生牡蛎乃为有情之物，龙骨禀阳之灵，牡蛎禀阴之灵，二物合而为一，以使阴阳互根紧紧相抱焉。阿胶乃驴皮之精血，与东阿井之水混合而成，其能滋血润肺，清风润木，心脾有用。与参芪合，则气血相依，气可生血，血能载气，气血互生又互长，气血乃阴阳之用，阴阳相生而生生不息，后天又养先天之用；木蝴蝶再助金降以生丽水，坎水旺而气血足，生命之源泉不竭也。

随访（2022年5月10日）：

病症：其亲属来看病，咨询说患者已经恢复正常，即活动后没有哮喘；在吃药过程，由于在春节期间感冒后，其病情又有反复，电话咨询后嘱其要从头开始吃，又从头开始服药，已经服至4月份，西药和中药都停止，目前一切恢复正常，问是否还需要继续巩固治疗，告诉其亲戚说，可以服用中成药进行巩固治疗。

按语与治病次第：

患者已经哮喘发作有 10 年余，虽然多处医院诊治确诊为哮喘，但检查肺部无异常，而心脏却有明显的缺血表现，说明肺部问题已经影响到心脏功能。询问患者 10 年前发病经过，就是在感冒之后，出现发热、咳嗽吐痰等，经过反复静脉滴注，应用抗生素、激素等，咳嗽总是不好，后又转多地医院就诊，最后确诊为哮喘，只有用吸入雾化剂，来缓解胸闷、憋气、出气困难等症状，一应用就是 10 年余，已经对治疗失去了信心。为此，当患者求助于我们的时候，动手应用调气针法，让患者的痛苦症状立即得到缓解，这样患者才会有信心，而只有坚持服用中药系列处方，最终体质改善，才能撤除西药喷雾剂，而停药后才能达到彻底治愈之目标。

处方一是广紫菀法加味，专门治疗咳嗽。处方二是四合汤法，专门治疗胃病，民以食为天，人以胃为本，只有把这两个问题都及时地解决，才能顺利向下治。处方三是朱茯神法加味，兼顾治疗咳嗽气喘，神是无形的，但是它是决定能否坚持把病治愈的信心，本处方看似什么都不治，却有"上工守神"之用。处方四桂枝调肺气法。处方五调肝气法。处方六是川乌法。最后处方是党参、黄芪大补气血填精之法。从处方三开始，每处方都是在法的框架下，加用治疗胃病与咳嗽的对药，只有这样最终才能解决"以人为本，病脉症舌并治"的关键性问题，最后患者得以治愈本病。

13. 30 年咳嗽案

李某某，男，36 岁。河南省浚县人。时间：2020 年 11 月 10 日就诊。

病症：患者有咳嗽气喘病史约 30 年，自幼在一次感冒发热咳嗽之后，由于治疗不彻底而留下咳嗽病根，每到冬天必然发作咳嗽、吐痰，咯痰不多，比较黏稠，一病就是一冬天，天气暖和后就会慢慢好起来，几十年反复如此，并对治愈缺乏信心。目前已经咳嗽月余，痰少难以吐出、黏稠、痰色黄，睡眠一般，晚上咳嗽有时候影响睡觉，易醒动，胃口一般，大便每天 1 次，小便不黄，平时出汗不多，手脚凉、怕冷。舌诊：方形舌，舌尖处有凹陷，膻中隆起有阴影，心区有凹陷，舌质淡白润，舌苔白腻厚，根部有郁热点，肺区有斜形裂纹，根部平坦，舌中线靠右。脉诊：左手脉有点浮、稍滑，沉取脉细滞、有点滑，肺脉不毛有点滑，脾脉滑，尺脉可；左手脉浮细，沉取脉细滞稍紧，心脉有点滑，肝脉细，膀胱脉紧滞长，尺脉短弱有点滑。证属肺肾阳虚、痰湿不化，治宜按照治病次第进行，先去邪，再建中，后扶阳填精。处方用药：

处方一：

广紫菀 15g，石菖蒲 20g，苍术 15g，生姜 30g，炙甘草 5g，陈皮 15g，法半夏 20g，朱茯神 15g，杏仁 15g，苏子 15g，桔梗 15g，黄芩 15g，木蝴蝶 20g，浙贝母 15g，北沙参 15g。3 剂。

处方排序：

广紫菀+石菖蒲、苍术、生姜、炙甘草。陈皮+法半夏+朱茯神、杏仁+苏子+桔梗、黄芩+木蝴蝶+浙贝母、北沙参。

法药意解：

处方是扶阳医学非附桂法，即广紫菀法（广紫菀+石菖蒲、苍术、生姜、炙甘草），用广紫菀疏通肺络，荡动膻中，启发贲门，借石菖蒲再宣通心窍，使君臣相依为命，一出一入，通达于膻中，心坎之中，呼吸之道路得其开阖，升降之气机得其流行，咳嗽、吐痰、气喘得以宁静也。苍术可燥土泄湿，土燥湿流，胃中之积气随湿而溜化。炙甘草温暖脾土，生姜引火归土，与神明相接，胸膈之气机，开阖即成自然，呼吸之气宣降无阻焉。

陈皮开腠理，通皮毛；法半夏拨动阴道，降清中之浊，起浊中之清，升降自然；用朱茯神借苍术渗湿泄湿，燥土制水，亦助化气行水之功能，分别清浊之道路也。杏仁利肺胃间之逆气，使肺升而胃降，肠通而毛开，内外显微，成为流通之路；再得苏子金气之厚而善降气下行，决渎行而大肠节节润下；桔梗运身楫循重楼直达膻中，亦有疏通呼吸宣降之用焉。黄芩中空以气为用，专入空窍气化之孔道；木蝴蝶黑白相间，金生丽水以降下可助肾气；浙贝母疏肝理脾，木成调达之象，土成燥湿之机。北沙参又名羊乳，色白如乳汁，中黄外白，土能生金之象，亦有专补肺气之功。

处方二：

桂枝 15g，炙麻黄 15g，木瓜 30g，干姜 15g，细辛 15g，法半夏 20g，炙甘草 5g，五味子 15g，党参 30g，山萸肉 20g，生龙骨 30g，生牡蛎 30g，浙贝母 15g，鹿角片 30g，鹿角霜 40g。5 剂。

处方排序：

桂枝+炙麻黄、炙甘草、干姜。木瓜+法半夏+五味子、党参+山萸肉+生龙骨+生牡蛎、细辛+浙贝母、鹿角片+鹿角霜。

法药意解：

处方是扶阳医学桂枝法（桂枝+炙麻黄、炙甘草、干姜），本法加木瓜+法半夏+五味子、细辛+浙贝母亦暗合小青龙汤之法，郑钦安说到：按小青龙一方，乃发汗行水之方也。因太阳表邪未解……皆水气上逆之咎也；今得麻、桂、细辛，发太阳之表，行少阴之水，干姜、半夏、五味子，降上逆之水下行，甘草补土，木瓜（由芍药而变）敛阴，最为妥切。此方重在解表，表解而水自不聚，以龙名汤；是取麻黄轻清发汗行水，如龙之得雨水而飞腾变化莫测也；岂果若龙哉？此详解说甚妙。

久病咳嗽必伤正气，用党参交纳脾肺，使化源与运化交达于气血之中；山萸肉敛正气而不留邪，通心肾、济水火，以使坎离交济；又取龙骨、牡蛎有情之物，且龙骨禀阳之灵，牡蛎禀阴之灵，二物合而为一，取阴阳互根、交合有序，则正气得复也；此乃近代名家张锡纯先生之来复汤，变取正气来复之用意也。再合鹿角片壮督脉以添肾精，借鹿角霜封藏之用，精得以气化、阳可布行以复常焉。

处方三：

桂枝 15g，苍术 15g，生姜 30g，炙甘草 5g，陈皮 15g，法半夏 20g，土茯苓 25g，广紫菀 15g，石菖蒲 20g，浙贝母 15g，瓜蒌壳 15g，薤白 15g，党参 30g，鹿角片 15g，鹿角霜 30g。10 剂。

处方排序：

桂枝、苍术、生姜、炙甘草。陈皮+法半夏+土茯苓、广紫菀+石菖蒲+浙贝母、瓜蒌壳+薤白、党参+鹿角片+鹿角霜。

法药意解：

处方是扶阳医学桂枝法（桂枝、苍术、生姜、炙甘草），用桂枝引气机由土而木，由木而心肺，仍降于土，为助五行之运化，交流于五脏六腑；苍术燥土泄水，阳上行，阴下降，成自然之气；生姜、炙甘草辛甘化合，化阴为阳，血气互助，大小皆安。

陈皮由络而肌腠而皮毛，是引太阳之气，内外相通之意也；法半夏降胃中之凝瘀导归于决渎；土茯苓化气行水，善行决渎之道路，而污浊之气得以排出焉。瓜蒌壳入胸部阴阳易进易出，薤白头温滑之性，中空通气道而畅达，胸闷气短皆可由此而解也。

处方四：

制附片 60g（先煎 2 小时），生姜 50g，桂枝 25g，苍术 15g，炙甘草 10g，陈皮 15g，法半夏 20g，土茯苓 25g，广紫菀 15g，石菖蒲 20g，浙贝母 15g，瓜蒌壳 15g，薤白 15g，党参 30g，鹿角片 30g。10 剂。

处方排序：

制附片、桂枝、苍术、生姜、炙甘草。陈皮+法半夏+土茯苓、广紫菀+石菖蒲+浙贝母、瓜蒌壳+薤白、党参+鹿角片。

法药意解：

处方是扶阳医学附子桂枝法（制附片、桂枝、苍术、生姜、炙甘草），用附片大暖肾水，化精为气，气升而神随，神气得交，精血得固，血流而精动，精动而阳生，阳生而火发，火动而气团，意在使坎离相合，心肾相交，为水火既济之用；再借桂枝法打开太阳之门，水气沸腾缘肝木而升，精随阳转，亦随胆火而运，火得其水，水温而气流，气流而阳生，阳生而神化，于是情也，意也乃能随气机而动，鼓荡元阴元阳交合出入之路，是火发之本旨，亦是上焦如雾、中焦如沤、下焦如渎之用意也。

处方五：

制川乌25g，制附子30g（前二味先煎2小时），生黄芪90g，党参30g，益母草15g，炙甘草10g，吴茱萸10g，茵陈30g，桃仁15g，生薏苡仁30g，酒大黄15g，硫黄30g，石菖蒲20g，独活15g，蒲公英15g。10剂。

处方排序：

制川乌+制附子、生黄芪、党参、益母草、炙甘草。吴茱萸+茵陈、桃仁+生薏苡仁+酒大黄+硫黄、石菖蒲+独活+蒲公英。

法药意解：

处方是扶阳医学非附桂法，即川乌法（制川乌+制附子、生黄芪、党参、益母草、炙甘草），亦是卢铸之天雄法之用意也；用川乌轻疏去风，气暴走而冲开道路，无处不达；然其行快而不温，再借用附子之温通以助其行运之力，其络脉更易畅通焉；其二者合力之功，则类似于天雄也。黄芪、党参迎水主之精华归于华盖，党参益肺之气，使化源之下降，无差分毫。益母草出坤土而阳气行，水湿得以畅行，炙甘草再建立中土，使运化通达于四旁。

吴茱萸辛温大热，震坤合见，色皮皆青绿，有旺木疏土之用；白茵陈可沟通金木一气，金木土三家相互为用，则肝胆相照、中正之官得以宣行焉。桃仁辛苦性温，阳中降阴，破血逐瘀，泻而不补；生薏苡仁入太阴而阳中降阴，淡渗之性水湿可化；酒大黄苦寒减而行动力增，通达瘀滞结闭，开通下焦决渎从大肠而出焉；硫黄壮先天之火，直达海底而生生不息之功大焉。蒲公英飞天之力，由海底循任脉直达膻中；石菖蒲开膻中传达神明之意，君主即宣，君火得明，上下气机乃能交通；独活由神明之顶百会处，如瀑布而下，循膀胱直入九泉之地，其任督二脉得以畅行无阻，坎离交济，乾坤重建，人活一口气者，阴阳转换、任督如环无端也。

处方六：

制附片75g，制川乌25g（前二味先煎2小时），筠姜50g，炙甘草10g，肉桂10g，山萸肉40g，党参30g，生黄芪45g，丹参20g，瓜蒌壳15g，薤白15g，鹿角片40g，龟板20g，甘松20g，土茯苓25g。10剂。

处方排序：

制附片+制川乌、筠姜、炙甘草。肉桂+山萸肉、党参+生黄芪+丹参、瓜蒌壳+薤白、鹿角片+龟板、甘松+土茯苓。

法药意解：

处方是扶阳医学附子法（制附片+制川乌、筠姜、炙甘草），本法也称为天雄法，用附片大辛大温之品，使肾水沸腾，大气得以升举，行上而成雾，与沤渎相谐，上下得以交通，阴阳得以互流。用炙甘草安定脾胃，使阳明太阴之气无损；且筠姜温暖中宫，助土之运转，是升清而降浊，温中而暖四末之法也。

肉桂佐姜附通达阴阳交会之地，引气血运行于全身内外荣卫之处，处处皆春，清浊无混矣；山萸肉通心肾而秘精气，以助坎离既济，乃有秘精之功甚大焉。黄芪引泉水于艮山，由震而巽而离，成为天地交泰，乾坤合和之用也；党参滋肺益气又安神魂，又助化源；丹参更开心之神明，助土之分化清浊，神也、气也，知周而出焉，引气入血，导气血之畅流，化血脉之凝瘀，瘀祛而新生，借黄芪与党参之力，务期化尽周身瘀滞焉。鹿角片壮督脉而添肾中阳气，龟板育任脉而滋润阴精，任督合和，坎离既济，乾坤再立，生生不息之功大也。再用甘松香以入脾，温以运胃，后天脾胃太阴阳明升降不息，化源有本也。

随访（2021年1月16日）：

病症：复诊，患者吃完三个疗程药后，现在一点也没有咳嗽了，感觉自己的体质也有明显的改善。患者问，如何改善体质，以使病情以后不再复发？告诉他说，如果没有咳嗽气喘，想要改善体质，从第三方开始再服用三个疗程，以彻底改善体质，因为他的舌仍然是方形舌，而且舌苔白腻而厚，说明寒湿之证还未完全改善，需要把整个舌苔白腻消失，其体质才能完全恢复正常，因为从小的病症，只有体质恢复正常才能治愈。

按语与治病次第：

患者从小肺炎导致的咳嗽气喘，当时由于多种因素没有能够彻底治愈，遗留下咳嗽反复发作症状多年，已经是比较顽固的咳嗽疾病了。针对这样的情况，按照扶阳法脉的治疗规律，一步一步地来，才能从根本上解决体质虚弱与邪气难消的困境。

处方一是扶阳医学广紫菀法，专门治疗咳嗽吐痰，对于咳嗽吐痰有很好的效果。处方二是小青龙汤与来复汤合用，目的是温通表里、收敛正气、协调阴阳，把前面治疗效果巩固下来。处方三是扶阳医学桂枝法加味，专治偶尔咳嗽没有彻底改善。处方四是扶阳医学附子桂枝法加味，再加专门治疗咳嗽胸闷等药物，从根本上解决表里两寒的问题。处方五是扶阳医学川乌法加味，解决下焦垃圾过多，影响任督二脉循环运行的关键，只有任督二脉循行正常，本病才能彻底改变。处方六是扶阳医学四逆填精之法，也称为附子川乌填精收功之法，只有把精填足了，邪气才不会干扰人体正常的功能，而且本处方与前处方交替使用，进行巩固治疗才能彻底根治本病，防止咳嗽再次发作与反复。

14. 咳嗽 20 余年案

王某某，男，41 岁，河南省平舆县人。时间：2022 年 1 月 6 日就诊。

病症：患者在 20 年前感冒咳嗽之后，由于治疗不及时，遗留下咳嗽吐痰等症状，后来断续治疗 20 余年，仍然没有治疗彻底。目前仍然间断性咳嗽，以晚上咳嗽为多，痰不多，咽喉痒明显，一痒就想咳嗽，睡眠还行，有时因为咳嗽而多次醒来，但还能入睡，胃口不错，大便正常，小便有点黄，出汗不多，有时候夜晚会有汗出，手脚热。舌诊：伸舌困难，无法伸出口，舌上部隆起显著，因舌下韧带短所致，舌质暗红，舌苔薄白，中线弯曲，膻中有反光点。脉诊：左手脉有点浮，沉取脉滑滞，寸脉洪，关脉滑滞，膀胱脉滑滞，左尺脉弱；右手脉有一点浮，沉取脉滑滞，寸脉微弹指，关脉滑滞，右尺脉行。证属肺失宣肃、气化不及，治宜宣发上焦、清除肺寒、扶阳助正。处方用药：

处方一：

广紫菀 15g，石菖蒲 20g，苍术 15g，生姜 30g，炙甘草 5g，陈皮 15g，法半夏 20g，土茯苓 15g，杏仁 15g，桔梗 15g，黄芩 15g，木蝴蝶 20g，浙贝母 15g，瓜蒌壳 15g，仙鹤草 15g。10 剂。

处方排序：

广紫菀+石菖蒲、苍术、生姜、炙甘草。陈皮+法半夏+土茯苓、杏仁+桔梗、黄芩+木蝴蝶+浙贝母、瓜蒌壳+仙鹤草。

法药意解：

处方是扶阳医学非附桂法，即广紫菀法（广紫菀+石菖蒲、苍术、生姜、炙甘草），用广紫菀疏通肺络，荡动膻中，启发贲门，呼吸之道路得其开阔，升降之气机得其流行；石菖蒲引拨重楼降下之路，使膻中传意交达于贲门，收纳无阻，肺之宣发肃降自然。借苍术泄土之湿，土之运行得力，生金之气必富，肺更得其清。炙甘草奠定中宫，使土气活跃于四旁，生姜宣君火之神明，与相火相接，成为上下交蒸，五脏得其缓和，正气乃可伏藏。

陈皮通达肺窍，与胃相合，迎清气上升，导浊瘀下降；用法半夏以佐之，降胃逆而浊阴易降，清阳得循清道而升，清浊分合得宜；土茯苓借机把秽浊之邪由决渎而下。用杏仁降肺胃之逆，微通肺液，胃得其养；桔梗借身楫而上，重楼得清，气管开阔自如。黄芩行相火、畅三焦、通水道，网油郁滞可解；木蝴蝶降肺气，丽水生而重楼清；浙贝母再协调金木，痰黏可化。瓜蒌壳开三壳，膈开而气下；仙鹤草收纳正气，升降相因，呼吸得以顺畅矣。

处方二：

桂枝 15g，苍术 15g，生姜 30g，淫羊藿 20g，炙甘草 5g，陈皮 15g，法半夏 20g，土茯苓 25g，石菖蒲 20g，广紫菀 15g，浙贝母 15g，白芷 15g，天麻 15g，仙鹤草 20g，鹿角片 15g。10 剂。

处方排序：

桂枝、苍术、生姜、淫羊藿、炙甘草。陈皮+法半夏+土茯苓、石菖蒲+广紫菀+浙贝母、白芷+天麻、仙鹤草+鹿角片。

法药意解：

处方是扶阳医学桂枝法（桂枝、苍术、生姜、淫羊藿、炙甘草），用桂枝引太阳之气，由下而上，复降而中而外，使内外六合，阳长而阴消，阳正而阴守，百脉皆得从令。用苍术泄湿暖脾，使运化之机与太阳之气并进。淫羊藿交济阴阳，纳正御邪，使正复而邪消。炙甘草与生姜，借桂枝之力透达于太阳所行之路，风阴中之凝，膈中之格，均归于通化之机。

天麻祛风镇风，使风循序而出，白芷芬香之品，清肺中之浊，导胃中之凝。鹿角片再入督脉而添阳精，正气足而邪自难容。

处方三：

桂枝 15g，苍术 15g，生姜 30g，淫羊藿 20g，小茴香 20g，炙甘草 5g，青皮 15g，法半夏 20g，土茯苓 25g，吴茱萸 10g，茵陈 30g，广紫菀 15g，石菖蒲 20g，仙鹤草 20g，大麦芽 20g。10 剂。

处方排序：

桂枝、苍术、生姜、淫羊藿、小茴香、炙甘草。青皮+法半夏+土茯苓、吴茱萸+茵陈、广紫菀+石菖蒲、仙鹤草+大麦芽。

法药意解：

处方是扶阳医学桂枝法（桂枝、苍术、生姜、淫羊藿、小茴香、炙甘草），用桂枝拨动太阳，阳明开合之机，扶助内外交通之意。西茴香香甜之品，引辛甘之气味，偷窜于阴阳出入之处，使久留之邪，由内而外，久散之阳，由外而内，是扶正去邪之旨主。淫羊藿交合阴阳，引姜草辛甘化阳之能使，务使元阴元阳交合中之风湿，随桂枝、苍术一拥而出。

吴茱萸与茵陈，化厥阴之尽，行少阳之气，使阴尽而阳生，阳气即可大行于天下。大麦芽调和肝脾，使土运而木达，更使生化之机务期自然。

处方四：

制附片 60g（先煎 2 小时），生姜 50g，桂枝 30g，生白术 15g，淫羊藿 20g，炙甘草 5g，陈皮 15g，法半夏 20g，土茯苓 25g，瓜蒌壳 15g，薤白 15g，丹参 20g，党参 30g，鹿角片 30g，生龙骨 30g，生牡蛎 30g。10 剂。

处方排序：

制附片、桂枝、生白术、淫羊藿、生姜、炙甘草。陈皮+法半夏+土茯苓、瓜蒌壳+薤白+丹参、党参+鹿角片、生龙骨+生牡蛎。

法药意解：

处方是扶阳医学附子桂枝法（制附片、桂枝、生白术、淫羊藿、生姜、炙甘草），用附子拨动火炉，温暖水泉，使水气沸腾，升于天宫，使清道清明；且与姜、桂、草连成一气，务化尽群阴，真阳起伏连续不息，生生化化变化无穷，是助长成春之意。白术与淫羊藿，引阳入阴，使阴阳相会，精气神三者乃能团聚于阴阳会合之中，为伏火温水之旨。且姜草微甘之品，与大温之性，交纳于阴阳要道之地，使阴阳协和为要。

丹参开心之神明，助土之分化清浊，神也、气也，知周而出焉，薤白随离宫之意，通肺达络，周身过往神经刻刻来往不绝；用党参助肺源，以达运化，冀期缓伏正气。龙骨纯阳之物，纯阴之用；牡蛎则纯阴之物，纯阳之用，离降坎升则水火既济，心肾相交，则成先天乾坤之势，而生命则生生不息也。

处方五：

制川乌20g，制附片30g（前二味先煎2小时），生黄芪45g，党参30g，益母草15g，炙甘草5g，广紫菀15g，石菖蒲20g，桃仁15g，生薏苡仁30g，酒大黄15g，硫黄30g，杜仲15g，松节15g，狗脊15g。10剂。

处方排序：

制川乌+制附片、生黄芪、党参、益母草、炙甘草。广紫菀+石菖蒲、桃仁+生薏苡仁+酒大黄+硫黄、杜仲+松节+狗脊。

法药意解：

处方是扶阳医学川乌法（制川乌+制附片、生黄芪、党参、益母草、炙甘草），川乌精空以气为用，风性善行无处不达，冲撞出一条无形之路，附子再助其一臂温通之力，毛络尽开，阴阳与气血交换不息焉。党参滋肺益气又安神魂，又助化源，扶黄芪迎水精达于四方，化精为气，气盛于上，化源之润下，滴滴归根，是先后并养之意也。炙甘草奠安脾土，坤草再化土中之浊，生机化机无限矣。

桃仁有仙气，通天入地；薏苡仁水生之物，生于水而利于水；酒大黄斩关夺将之性缓；硫黄乃天成之仙丹，入命门暖丹田徐徐而温，先天之元阴元阳得助矣。杜仲、松节引刚柔之精气交纳于筋络骨节之意；狗脊再聚精血津气血液归于全身筋络，使筋络得柔，骨节坚强、脊椎得固也。

处方六：

制附片60g，制川乌20g（前二味先煎2小时），筠姜50g，炙甘草10g，肉桂20g，山萸肉20g，鹿角片40g，龟板20g，瓜蒌壳15g，薤白15g，丹参20g，党参 30g，生黄芪 45g，生龙骨 30g，生牡蛎 30g。10 剂。

处方排序：

制附片+制川乌、筠姜、炙甘草。肉桂+山萸肉、鹿角片+龟板、瓜蒌壳+薤白+丹参、党参+生黄芪、生龙骨+生牡蛎。

法药意解：

处方是扶阳医学四逆法（制附片+制川乌、筠姜、炙甘草），用附子大暖肾水，化精为气，气升而神随，神气得交，精血得固，血流而精动，精动而阳生，阳生而火发，火动而气固，意在使坎离相合，心肾相交，为水火既济之用。加筠姜辛温之性，辛能润，温能和，使肾精温和，化气上举，心肺得养，脾土温和，化源必强，交通四行，以助生长收藏之妙用。用炙甘草温燥脾土，土暖而金生，金生而化源可行，丽水可丰，乃能与火相交，是化气之本能。

肉桂与山萸肉，温血附气，降离入坎，是引血与气，刻刻不离，阴与阳刻刻无间，是阳正而阴守，魄镇而魂通，冀期营卫协和，全身皆得其养。鹿角片通督脉而壮阳精，龟板行任脉而润阴精，阴阳合而任督通，先天又得以重建矣。

复诊（2022 年 3 月 18 日）：

病症：上述处方药吃完后，咳嗽吐痰等均消失，而且停药后也无咳嗽反复。本次复诊的目的是想解决夜尿多，前列腺有轻度增大与炎症，调整处方进一步治疗下焦的问题，告诉他说，最后两个处方交替服用，就能解决前列腺的问题。舌诊复诊发现，舌下韧带剪断之后，舌头目前已经能够伸出口，舌形正常，中线两侧略有隆起，舌根平坦，中线居中，舌苔薄白。而且患者感觉，舌下韧带剪断之后，患者突然感觉自己腰背可以挺直了，咳嗽好的比较快，没有想到还有这么神奇的方法。

随访（2022 年 5 月 12 日）：

病症：患者带其他人来看病，顺便咨询一下，目前已经没有咳嗽吐痰等反复，而且夜晚尿多也显著改善，如何进行巩固治疗呢？告诉他仍然是坚持服用最后两个处方，就可以解决问题。

按语与治病次第：

患者一个咳嗽吐痰能够治疗 20 余年未能痊愈，可见一个小病并不小，因为反复咳嗽吐痰，患者拍胸片与 CT 没有大的问题，就不会引起临床上的重视。为什么感冒发热咳嗽后期，遗留咳嗽吐痰而无法治疗彻底，这里面一定存在着先天与后天关系上的问题。

我们在多年的临床研究中发现，少数患者由于舌下韧带短，导致伸舌困难，特别是伸不出口，会导致一系列的后天问题出现。这就是扶阳医学上常说的先后天的关系，即舌能否正常伸出口，标志着先天的舌象是否正常，而后天上舌形能够正常开口立起来，就可以正常发音与吃东西，如果先天性舌无法伸出口，就代表着这个人的先天舌象有了问题，而在后天用舌上一旦有问题，就陷入出现久病难治的困境，本例患者就是这个问题。而我们在积极治疗的同时，顺便改善先天舌形的异常象，使其恢复到正常的舌象状态，而后天的用舌也会得到极大的改善，我们临床上多年研究与应用这种方法，解决了不少困扰患者一辈子的问题。

同时，再借助我们的扶阳法脉系列处方治疗思路，即以"人"为本，兼顾病脉舌症并治之套路，即采用广紫菀法、桂枝调肺气法、桂枝调肝法、附子桂枝法、川乌附子法、附子川乌填精之法，经过一系列整体的体质调治之后，不仅多年困扰的咳嗽吐痰问题得到了解决，而体质也得到了改善与增强，只有内外兼治的综合治疗思路与方法，才能解决好多年困扰患者这样的小毛病。

15. 慢性阻塞性肺疾病案

王某某，男，71岁，河南省浚县人。时间：2021年3月30日就诊。

病症：患者有肺心病与糖尿病数年余，每年几乎都要咳嗽、吐痰、气喘几个月，特别是活动后气喘、胸闷等，虚汗淋漓，上身汗多下身少。目前睡眠有时不好，胃口可以，偶尔胃胀打嗝，大便每天1~2次，小便正常，双下肢腿脚凉。舌诊：舌体大体正常，舌面左腿区有裂纹，舌质红嫩，两肺区有郁热点，苔腻根厚腻，中线下沉，双肩部两侧高耸。脉诊：右手脉浮，沉取脉滑滞，寸脉弹指，关脉湿滞，尺脉可。左手脉有点浮，沉取脉微劲，寸脉微洪、欠缓，关脉洪，膀胱脉滑滞，尺脉短滑。证属阳虚阴盛、精气亏损，治宜扶阳抑郁、益肾填精。处方用药：

处方一：

广紫菀15g，石菖蒲20g，生白术15g，鲜竹沥50mL，炙甘草10g，陈皮15g，法半夏20g，朱茯神15g，杏仁15g，苏子15g，桔梗20g，黄芩15g，浙贝母15g，葶苈子15g，全瓜蒌15g。5剂。

处方排序：

广紫菀+石菖蒲、生白术、炙甘草、鲜竹沥。陈皮+法半夏+朱茯神、杏仁+苏子+桔梗、黄芩+浙贝母、葶苈子+全瓜蒌。

法药意解：

处方是扶阳医学非附桂法，即广紫菀法（广紫菀+石菖蒲、生白术、炙甘草、鲜竹沥），用广紫菀疏理肺络，使肺络通，而膻中可开，君火可明，阴凝必化，胃气可降，浊阴乃下，使中下二焦通达，上焦之雾露可布，意在引气上升，重楼乃可得清；加石菖蒲引拔重楼降下之路，使膻中传意交达于贲门，收纳无阻，呼吸宣肃得以恢复如初也。生白术助脾强土之运化，交流可畅；炙甘草建立中土，使运化通达于四旁。鲜竹沥和营气以入脉，利经络以渗痰液，有形之痰聚集皆可化为乌有矣。

陈皮迎皮毛清阳，归于脏腑，使气血上下相照，内外相合；法半夏降浊逆，涌归于大肠，得溏泻而下，是降痰不伤气，化浊反迎清；朱茯神上通下达，奠安中宫，务使三焦往来之气机，贯通一致。杏仁与苏子，利肺胃间之逆气，使肺升而胃降，肠通而毛开，内外显微，成为流通之路；桔梗有开提之性，分清别浊之能，借二降一升，气机得以开阖自如也。黄芩中空通三焦、达网油、行水道，相火借势流行而气化不断；浙贝母再疏肝理脾，木成调达之象，土成燥湿之机。葶苈子降法涎，消壅滞，借全瓜蒌化膈间之痰涎，降冲脉之瘀壅，利肺润肠，表里通达而无滞机矣。

处方二：

桂枝 15g，白术 15g，生姜 30g，炙甘草 10g，小茴香 20g，青皮 15g，法半夏 20g，朱茯神 15g，广紫菀 15g，石菖蒲 20g，浙贝母 15g，杏仁 15g，葶苈子 15g，仙鹤草 15g，生龙骨 30g，生牡蛎 30g。10 剂。

处方排序：

桂枝、白术、小茴香、生姜、炙甘草。青皮+法半夏+朱茯神、广紫菀+石菖蒲+浙贝母、杏仁+葶苈子、仙鹤草+生龙骨+生牡蛎。

法药意解：

处方是扶阳医学桂枝法（桂枝、白术、小茴香、生姜、炙甘草），用桂枝打开太阳，引水泉微阳上沸，与三焦气机联系，意在分拨清浊，通达枢纽。用白术崇土燥湿，使土温而运机可行，肾也肺也，都能上下相照。使用小茴香以通秒，甜以醒脾，凡空虚之处，有瘀凝之物，随辛温之品，消化于无有之乡。炙甘草再奠安中土，使运化通达于四旁，阴阳之往来，即成轻车熟路；生姜可通达神明，引通三焦来往之游行，凡天空中之厉秽尘氛无不冰消。

青皮、法半夏降胃逆理肌肉，胃空而肌肉通调，无束缚之害；仙鹤草升提收纳，扶助正气。生龙骨性阳在天而降，生牡蛎性阴在水而升，升降行而气化开，如雾如沤如化如渎，阴阳出入自由，痰涎无再生之源矣。

处方三：

制附子 60g（先煎 2 小时），生姜 50g，炙甘草 10g，桂枝 25g，生白术 15g，陈皮 15g，法半夏 20g，土茯苓 25g，广紫菀 15g，石菖蒲 20g，瓜蒌壳 15g，薤白 15g，党参 30g，鹿角片 30g，生龙骨 30g，生牡蛎 30g。10 剂。

处方排序：

制附子、桂枝、生白术、生姜、炙甘草。陈皮+法半夏+土茯苓、广紫菀+石菖蒲、瓜蒌壳+薤白、党参+鹿角片、生龙骨+牡蛎。

法药意解：

处方是扶阳医学附子桂枝法（制附子、桂枝、生白术、生姜、炙甘草），用附片大温肾水，使火盛而水沸，精化成气，气升于中，五脏得其荣养，气升于上，大气聚于华盖，化源可降，中下之物皆得润泽，清浊自然分化，气血自然交流；附子与姜、桂、草连成一气，务化尽群阴，真阳起伏连续不息，生生化化变化无穷，是助长成春之意；且附子先壮坎中一阳，生白术健立坤土，使乾坤易于立极，先天得以资助也。

加鹿角片壮督脉添精益髓，党参滋肺益气，与姜、附、桂连成一片，使阳能制阴，阴能附阳，阴阳得其爕理，病根之除在此一举。土茯苓再健脾土以助运化，分清泌浊，清升而浊降矣。

处方四：

制川乌 30g，制附子 30g（前二味先煎 2 小时），生黄芪 45g，党参 30g，益母草 15g，炙甘草 10g，天花粉 15g，瞿麦 30g，桃仁 15g，薏苡仁 30g，酒大黄 15g，硫黄 30g，石菖蒲 20g，独活 15g，蒲公英 15g。10 剂。

处方排序：

制川乌+制附子、生黄芪、党参、益母草、炙甘草。天花粉+瞿麦、桃仁+生薏苡仁+酒大黄+硫黄、石菖蒲+独活+蒲公英。

法药意解：

处方是扶阳医学非附桂法，即川乌法、川乌附子法、天雄法（制川乌+制附子、生黄芪、党参、益母草、炙甘草），天雄乃乌头未育附子之根系者，自身壮大，包阴含阳，且交达于元阴元阳，其能拨动火炉，温暖水泉，使水气沸腾，升于天宫，使清道清明。生黄芪由下而上，由上而中，使天地人交通之处，气血津液都归于本，使生生化化之机刻刻不停；党参益肺之化源，使水主能升，阳光可镇，与乌附连成一气，火源可益，瘀污渐渐冰消，如此气血之交流无阻，精神魂魄必然各归各舍，不但病祛，而此人之体亦逐渐康复矣。益母草入坤土而湿浊可化，炙甘草缓扶正气，缓即藏之意也，使正气得藏，阴阳两气刻刻交会，清浊必无缪行之势。

天花粉天女散花如洒水车，如雾露而下；瞿麦借中空以通达为用，下焦决渎畅通无阻矣。桃仁有仙木之气而先升后降；生薏苡仁借水中一阳升而湿浊可化；酒大黄调中化食，安和五脏，推陈致新，过五关斩六将之力缓矣；硫黄再益命门之火，入丹田温温而暖，为坎中一阳添油加柴矣。独活借附子之力起微阳交于木土，开启浊路，使阳能入内，鼓荡寒湿流行于外；蒲公英再汲坎水出艮土，徐徐而升，扫尽天地人间秽浊之尘埃焉。

处方五：

生附子 40g，制川乌 30g（前二味高压锅先煮 2 小时），筠姜 30g，炙甘草

10g，肉桂 20g，山萸肉 20g，鹿角片 40g，龟板 20g，瓜蒌 15g，薤白 15g，党参 30g，生龙骨 45g，生牡蛎 45g，生黄芪 45g，丹参 20g，天竺黄 15g。10 剂。

处方排序：

生附子+制川乌、筠姜、炙甘草。肉桂+山萸肉、鹿角片+龟板、瓜蒌壳+薤白+丹参、党参+生黄芪、生龙骨+牡蛎、天竺黄。

法药意解：

处方是扶阳医学四逆法（生附子+制川乌、筠姜、炙甘草），故凡人一身，全赖一团真火，久病而真火欲绝，故病见一派纯阴之象。故急用生附子之力能补先天欲绝之火种，壮先天之火又使阳气回头而潜入坎水中。又虑群阴阻塞，不能直入根蒂，故用川乌以疏通七经八脉十二经络，又佐以筠姜之辛温而散，以为前驱，荡尽阴邪，迎阳归舍，火种复兴，而性命立复。阳气既回，若无土覆之，光焰易熄，虽生不永，故继以甘草之甘，以缓其正气，缓者即伏之之意也。真火伏藏，命根永固，又得重生也。

肉桂再温肝脾之余蕴，使乾坤之奇偶得配，气血之交流得畅；山萸肉引离火降于坎水，坎离既济，乾坤得以重建矣。丹参入血脉而安心神，化瘀滞而清心烦；天竺黄化痰热而开心窍，一切有形无形之痰皆得化为乌有矣。

处方六：

紫河车 100g，鹿茸 100g，三七 100g，五灵脂 50g，红参 50g，琥珀 50g，肉桂 40g，硫黄 40g，珍珠母 40g，蛤蚧一对。用法：共为细末，每次 2～3g，每天两次。

处方排序：

紫河车、鹿茸、三七、五灵脂、红参、琥珀。肉桂+珍珠母+硫黄、蛤蚧。

法药意解：

处方是扶阳医学非附桂法，即培元固本散法（紫河车、鹿茸、三七、五灵脂、红参、琥珀），本法即李可老中医之经验方，培补先天之元气，强身以固本。上肉桂佐培元固本通达阴阳交会之地，引气血运行于全身内外荣卫之处，处处皆春，清浊无混矣。珍珠母再镇潜虚阳外浮，以使下潜沉入海底；用石硫黄大助命门，意壮火壮气，生精生血，以助生化之机，使体魄神魂交通不息。蛤蚧乃阴阳同用，借以使元阴元阳合和而无间，阴阳合二为一而太和之气充满全身矣。

随访（11 月 23 日）：

病症：患者服药 3 个月之后，活动气喘已经不发作，胃胀、打嗝消失，大便每天一次，汗出已经少了。每年冬天气喘必然发作要住院治疗，今年冬天没有出现这种现象，也没有因咳喘住院。偶尔有咳嗽一声。嘱咐他，有咳嗽吐痰时就服用处方一，没有咳嗽吐痰时就继续服处方六进行巩固治疗，没有症状时，就继续服用培元固本散，进行巩固治疗，防止复发。

按语与治病次第：

本例老年人多病共存，特别是咳痰喘就已经是很顽固性病症，再加上糖尿病其病情就更为复杂化。针对这样的情况，扶阳医学切入点就是"以人为本"，怎样才能达到以人为本呢？那就从治疗咳嗽开始，咳嗽就是肺有问题，就是人体的天气不能晴朗，先把肺气的阴霾邪之气，一点点地清除干净，才能为下一步治疗打下基础。

即处方一就是应用广紫菀法，专门宣降肺气、化痰止咳、平喘扶正等。处方二应用桂枝法加味，继续开表建中、化痰止咳、扶阳助正等，把前面的治疗效果巩固下来。处方三附子桂枝法加味，继续温阳化痰、宣肺降气、宽胸理气、扶阳助正等，以使正气来复。处方四是川乌法，透经达络、益气活血、清除下焦污染、运行任督二脉等。处方五是生附子大补气血填精之法，本处方应用生附子其目的就是快速回阳填精，久病之体虚弱难支，只有快速扶阳填精之法，才能解决最根本的问题，应用之后的确就达到了预期的目标。而最后一张散剂处方，这才是真正长治久安的方法，只有培补元固本，人体根本强健之后，疾病才不会反复发作，特别是体质的改善，元气充足，才是治疗本病的关键环节。

16. 慢性支气管炎肺气肿案

王某某，男，71岁，河南省浚县人。时间：2021年3月31日初诊。

病症：患者有老慢支肺气肿病史30多年，每遇感冒或天冷时就发作咳嗽、吐痰、气喘等，长年靠西药喷药与平喘药维持现状，中药也没有少服用，但是效果平平，未有明显的疗效。现在仍然咳嗽吐痰、痰白色泡沫，气喘，特别是活动后气喘加剧，睡眠也不好，吃饭胃口还行，偶尔胃胀、打嗝，大便每天1~2次，小便正常，上身有汗、下身无汗，上热下寒，双脚腿凉。舌诊：舌体大致正常，左侧有脑梗瘀血点，舌质嫩红，两肺区有郁热点，舌苔根部腻厚，舌中线下沉，舌尖平、两侧高。诊脉：右手脉浮，沉取脉滑滞，寸脉弹指滑滞，关脉湿滞滑，右尺脉可；左手脉有点浮，沉取脉微劲，心脉微洪欠缓，关脉洪，膀胱脉滑滞，左尺脉短滑。证属阳虚夹郁、气机不畅，治宜扶阳通络、疏理气机。处方用药：

处方一：

广紫菀15g，石菖蒲20g，生白术15g，鲜竹沥50mL，炙甘草10g，陈皮15g，法半夏20g，朱茯神15g，杏仁15g，苏子15g，桔梗15g，黄芩15g，浙贝母15g，葶苈子15g，全瓜蒌15g。5剂。

处方排序：

广紫菀+石菖蒲、生白术、鲜竹沥、炙甘草。陈皮+法半夏+朱茯神、杏仁+

苏子+桔梗、黄芩+浙贝母、葶苈子+全瓜蒌。

法药意解：

处方是扶阳医学非附桂法，即广紫菀法（广紫菀+石菖蒲、生白术、鲜竹沥、炙甘草），广紫菀润金气以通肺络，石菖蒲开肺气可达膻中，一升一降，一宣一肃，呼吸畅达，开阖得以自然如初也。生白术健运中宫，中土运而湿浊可化，痰湿聚集无由生矣。鲜竹沥和营阴以入肺络，利经络而渗痰浊，肺张肺阖畅通无阻矣。炙甘草崇脾土而四旁得运，清浊得分，清气升而浊秽降焉。

陈皮与法半夏，一开外二降逆，清浊得其分别，痰浊无由生矣；朱茯神导上焦之浊阴，下降于决渎、痰浊污物无上再生之源矣。杏仁降肺气以滑大肠，苏子降逆气而喘息得平；桔梗再载身桴上升，降多而升少，呼吸可平矣。黄芩清相火而三焦油网无滞郁之机，浙贝母降肺气而肝木可升，金木交并，呼吸得以自然。葶苈子属火性急，走而不守，浚下水饮，喘促可平；借全瓜蒌宽胸通肠之力，上焦水饮下从决渎而泄矣。

处方二：

桂枝 15g，生白术 15g，生姜 30g，炙甘草 10g，小茴香 20g，青皮 15g，法半夏 20g，朱茯神 15g，广紫菀 15g，石菖蒲 20g，浙贝母 15g，杏仁 15g，葶苈子 15g，仙鹤草 15g，生龙骨 30g，生牡蛎 30g。10 剂。

处方排序：

桂枝、生白术、生姜、炙甘草、小茴香。青皮+法半夏+朱茯神、广紫菀+石菖蒲+浙贝母、杏仁+葶苈子+仙鹤草、生龙骨+生牡蛎。

法药意解：

处方是扶阳医学桂枝法（桂枝、生白术、生姜、炙甘草、小茴香），用桂枝引少阴之气与太阳相接，使太阳由水而土，由土而木，由木而火，随脾之运化通于上下内外。小茴香香甜之味，通运化之门，使传变无阻；生白术强脾土，助运化，上下内外更能协和。用姜草微甘之品，与辛温之性，交纳于阴阳要道之地，使阴阳协和为要。

青皮引离火，交于皮毛，肌腠得畅，肾肺必然相通；仙鹤草收纳正气，阳能正而阴可守；龙骨性阳而下潜，牡蛎归阴而上达，阴阳相合，正气得复，咳嗽气喘可平矣。

处方三：

制附片 60g（先煎 2 小时），生姜 50g，炙甘草 10g，桂枝 25g，生白术 15g，陈皮 15g，法半夏 20g，土茯苓 25g，广紫菀 15g，石菖蒲 20g，瓜蒌壳 15g，薤白 15g，党参 30g，鹿角片 30g，生龙骨 30g，生牡蛎 30g。10 剂。

处方排序：

制附片、桂枝、生白术、生姜、炙甘草。陈皮+法半夏+土茯苓、广紫菀+石菖蒲、瓜蒌壳+薤白、党参+鹿角片、生龙骨+生牡蛎。

法药意解：

处方是扶阳医学附子桂枝法（制附片、桂枝、生白术、生姜、炙甘草），用附子烈火烹之，化气上行，使三焦分明，气血阴阳，皆得其畅，外焦如化，任督循环，自然得其畅通。桂枝再开太阳，大气随机而升，无往不利。生白术、炙甘草建立中土，使运化通达于四旁。生姜可通达神明，引通四焦来往之游行，凡天空中之厌秽尘氛无不冰消。

瓜蒌壳宽胸开膈，阴阳易进易出，气血交流不断；薤白头上通下达，通行百脉，胸闷气短可消。土茯苓再化土中浊，湿中之秽由决渎而出。党参益肺脾，滋肺源而行运转，养五脏而六腑畅通，后天得助；鹿角片再壮督脉以添肾精，先天可强，乾坤再建而坎离既济交换不断矣。

处方四：

制川乌30g，制附片30g（前二味先煎2小时），生黄芪45g，党参30g，益母草15g，炙甘草10g，天花粉15g，瞿麦15g，桃仁15g，生薏苡仁30g，酒大黄15g，硫黄30g，石菖蒲20g，独活15g，蒲公英15g。10剂。

处方排序：

制川乌+制附片、生黄芪、党参、益母草、炙甘草。天花粉+瞿麦、桃仁+生薏苡仁+酒大黄+硫黄、石菖蒲+独活+蒲公英。

法药意解：

处方是扶阳医学非附桂法，即川乌法，或称为川乌附子法、天雄法（制川乌+制附片、生黄芪、党参、益母草、炙甘草），用川乌杀出一条无人之路，借风动无处不到之力，阴阳交界之地得以如潮汐而动矣。党参大助化源，使地气与天气相接，雾露布满全躯；加生黄芪以助之，迎胃中之真阳，归于太空，太空得其清朗，输转脏腑内外，使上下内外，交合有用。炙甘草奠安中土，借坤草化土中之浊、血中之秽，中宫得洁而运化四方畅达焉。

天花粉似洒水车上焦如雾露大行；瞿麦借水势下焦秽污得以如渎外出也。桃仁破血滞而阳明大行；薏苡仁借阳气上达而湿浊可化；酒大黄推陈致新而力缓，先升后降而阳明借力糟粕由魄门下行；硫黄交达于元阴元阳，使阴阳互相为用，魂魄交合有期，命门火旺而坎水沸腾，下焦海底源源而升矣。石菖蒲开膻中，通心窍，循重楼上行，直达巅顶；独活由百会顺外焦急势而下，引邪气外出；蒲公英由海底轮飞升上行，扫尽人体空间秽浊。

处方五：

生附子40g，制川乌30g（前二味高压锅先煮2小时），筠姜30g，炙甘草10g，肉桂20g，山萸肉40g，鹿角片40g，龟板20g，瓜蒌壳15g，薤白15g，党参30g，生黄芪45g，丹参20g，天竺黄15g，生龙骨45g，生牡蛎45g。10~

30 剂。

处方排序：

生附子+制川乌、筠姜、炙甘草。肉桂+山萸肉、鹿角片+龟板、瓜蒌壳+薤白、党参+生黄芪+丹参、天竺黄、生龙骨+生牡蛎。

法药意解：

处方是扶阳医学四逆法，或称为附子川乌法、天雄法（生附子+制川乌、筠姜、炙甘草），生附子之力能补先天欲绝之火种，又可引外面浮阳下行入坎水之中，用之以为君；用筠姜辛温而散，以为前驱，荡尽阴邪，迎阳归舍，火种复兴，而生命立复，故曰回阳；又恐经络不畅而精气难入，故借川乌风速快通之力，以使离火入于坎水之中。阳气既回，若无土覆之，光焰易熄，虽生不永，又继以炙甘草之甘，以缓其正气，缓者即伏之之意也，真火伏藏，命根永固，又得重生也。此乃阴平阳秘、阳正阴守之用意也。

肉桂佐姜附通达阴阳交会之地，引气血运行于全身内外荣卫之处，处处皆春，清浊无混矣；山萸肉由离火直下坎水之中，坎离既济，而乾坤得以重建再立。鹿角片壮督脉以助阳精，龟板育任脉以润阴精，阴阳合而任督通，先天与后天交换不断矣。丹参更开心之神明，助土之分化清浊，神也、气也，知周而出焉，引气入血，导气血之畅流，化血脉之凝瘀，瘀祛而新生，务期化尽周身瘀滞；滤湿浊痰饮未尽得化，又用天竺黄渗化痰液黏稠之滞，一切有形之痰皆可化为乌有也。

处方六：

紫河车100g，鹿茸片100g，三七100g，五灵脂50g，红参50g，琥珀50g，肉桂40g，硫黄50g，珍珠母40g，蛤蚧一对。

用法：共为细末，每天2次，每次3g。

处方排序：

紫河车、鹿茸片、三七、五灵脂、红参、琥珀。肉桂+硫黄、珍珠母+蛤蚧。

法药意解：

处方是扶阳医学非附桂法，即培元固本散法（紫河车、鹿茸片、三七、五灵脂、红参、琥珀），培元固本散乃由李可老中医所创，经临床大量的验证，其效果确切，对于久病难疗之人确有起死回生之效果。培元，培补先天之元气，紫河车通先天之阴精，鹿茸片壮人体先天之阳精，阴阳合而先天得补，先天之元气得以充足也。

肉桂引火下行，借硫黄再助先天之元阴元阳，命门之火温温而燃烧也。珍珠母镇潜虚阳之外越，合蛤蚧阴阳之气，以助呼吸开阖之用，久病气喘之顽疾得以平复焉。散者，慢慢地向全身散发精微物质，以藏于五脏六腑的宥密之处；散者，缓也，缓缓填精之用意也。

随访（2021 年 7 月 22 日）：

病症：患者复诊说，目前已经吃药 3 个多月，感觉非常好，而且西药逐步减量，喷药偶尔应急用一下，体力大有改善，而且精气神好，咳嗽吐痰很少，在活动后才有些气喘，但是已经非常轻微了。问下一步药物怎么吃法？告诉其说，坚持服用最后一个处方 3 个月左右，散剂可以长期服用，进行巩固治疗，然后把西药做为应急备用。

按语与治病次第：

慢支肺气肿是支气管炎后患，由于当时治疗得不够彻底，导致每次感冒之后留下咳嗽、吐痰、气管发炎等，在日积月累的情况下逐渐形成了慢性支气管炎、肺气肿、肺心病、喘症等病症，治疗起来也并非易事。因此，我们按照扶阳医学的思路与方法，从治疗感冒与咳嗽开始，由表及里、由上及下，最后以扶正填精以改善体质的思路，最终达到了初步的治疗目标。

开始应用广紫菀法加味，治疗咳嗽吐痰同时，兼顾治疗喘症；此后开始应用桂枝法继续开表建中、化痰平喘等；再往下应用附子桂枝法，表里两治、心肾兼顾、平喘治咳等；应用川乌附子法通达肺络、益气活血、清除下焦污染、运行任督二脉等，以解决患者三焦气化与外焦如化同步的进行；最后以生附子川乌填精之法来收功，服药 3 个月左右患者感觉良好，觉得病症去掉了大部分。但是，最后的散剂要长期服用，三年之后体质改善，病症才能得以完全缓解或治愈。针对这样的情况，看起来临床是比较复杂的，可治疗起来步步为营、一步一个脚印，紧紧围绕"祛邪、建中、填精"的治病次第进行，水到渠成而病症得以治愈还是有希望的。

17. 肺结节案

刘某某，女，46 岁，湖北省武汉市人。时间：2021 年 5 月 14 日初诊。

病症：患者 CT 报告肺内有结节多个，曾经治疗效果欠佳，目前咽喉长期有痰，偶尔咳嗽，且月经已不规律，时间长短不定，3~4 天可以过去。目前睡眠不好，颈部有时汗出，吃饭还行，大便每天 1 次，小便不黄，平时流汗不多，手脚感觉正常。舌诊：舌形正常，舌质嫩红，舌前面显著，双肺区布满反光点，舌左低右高，中线靠右侧，舌根凹陷，舌苔薄白。脉诊：右手脉关有点浮，沉取脉滑滞，寸脉湿滞，关脉缓滑，右尺脉弱；左手脉寸稍浮滑，沉取脉细滞稍紧短，寸脉微洪不匀，关脉气滞，膀胱脉细滞，左尺脉短滞弱。证属阳虚阴盛、虚阳上浮，治宜扶阳抑阴、引火归元。处方用药：

处方一：

制附片 30g（先煎 2 小时），生姜 50g，炙甘草 15g，党参 30g，鹿角片 30g，砂仁 15g，羌活 15g，独活 15g，白芷 50g，黄芩 25g，金银花 40g，徐长卿 15g。5 剂。

处方排序：

制附片、生姜、炙甘草。党参+鹿角片+砂仁、羌活+独活、白芷+黄芩+金银花、徐长卿。

法药意解：

处方是扶阳医学四逆法（制附片、生姜、炙甘草），用附子壮水主益火源，使水火交济，升降无阻；且生姜与炙甘草甘温并进，引附子之辛烈，由水泉冲入三焦，使网膜自然开放，气机自然分化。党参益肺脾，后天化源不断；鹿角片壮先天，精能化气，精气相合，以使天地交泰，水火相调，中下自然温暖，肺气自然润下；与砂仁同谐于膻中，使臣使自然，天君得其泰然，火土传其化机，而营卫阴阳，自然协和，升降无不得其畅矣。此乃四逆填精之法也。

羌活与独活，二者皆由坎水外出太阳，羌活由下直上，独活则由上直下，太阳经络畅行无阻，邪气自无停留之机。白芷香窜之品，拨开隐微之路，气血流通无阻；金银花含苞待放之势，借水火功夫怒放外出，郁滞焉有可停之机；黄芩色黄味苦中空，入三焦走水道，三焦相火得以顺势流动；再借徐长卿辛温通达之能，邪由皮毛随汗而魄门解矣。此乃四逆败毒之大法也。

处方二：

朱茯神 15g，柏子仁 20g，远志 15g，石菖蒲 20g，高良姜 15g，肉桂 15g，砂仁 15g，炙甘草 5g，葱白 4 节，广紫菀 15g，黄芩 15g，木蝴蝶 20g，桔梗 15g，吴茱萸 10g，茵陈 30g。10 剂。

处方排序：

朱茯神+砂仁、柏子仁、远志、石菖蒲、高良姜、肉桂、炙甘草、葱白。广紫菀、黄芩+木蝴蝶+桔梗、吴茱萸+茵陈。

法药意解：

处方是扶阳医学非附桂法，即朱茯神法中平巽大法（朱茯神+砂仁、柏子仁、远志、石菖蒲、高良姜、肉桂、炙甘草、葱白），巽者，风也，胆也，中正之官，况且《黄帝内经》有"十一脏取决于胆"之说，皆是说顺势化解之降意也。用朱茯神镇心导水，神明可清，君火自明，相火自位，是使两火相照，中间无丝毫云翳；砂仁纳五脏之气达于水火交济之中。柏子仁敛安神智，使魂魄相交；远志再达冲脉，使离火降于坎水之中；石菖蒲引拨重楼降下之路，使膻中传意交达于贲门，收纳无阻。高良姜温胃热脾，化滞开膈；上肉桂再温血温经，脾肝之滞机可化，生化之动静咸宜。用炙甘草安定脾胃，使阳明太阴之气无损，用葱白引通脉络，舒解阳明之肌，生机化机交流不断矣。

广紫菀与石菖蒲，二者联袂而用，一降一升，一开一阖，一宣一肃，呼吸功能得以自然如初也。桔梗引舟楫上达重楼之地；木蝴蝶润金肃降，金生丽水矣。吴茱萸温肝以热脾土，升多降少；茵陈微青而白，升少降多，二者合则肝升胆降，肝胆相照矣。

处方三：

桂枝15g，苍术15g，生姜30g，炙甘草5g，南山楂20g，陈皮15g，法半夏20g，朱茯神15g，砂仁15g，广紫菀15g，石菖蒲20g，浙贝母15g，黄芩15g，木蝴蝶20g，仙鹤草20g。10剂。

处方排序：

桂枝、苍术、生姜、炙甘草、南山楂。陈皮+法半夏+朱茯神、广紫菀+石菖蒲、黄芩+浙贝母+木蝴蝶、仙鹤草+砂仁。

法药意解：

处方是扶阳医学桂枝法（桂枝、苍术、生姜、炙甘草、南山楂），用桂枝大开太阳，使肺肾心开阖自然，成阳动而阴流，气血往来有路；苍术化气燥脾，使阳行而阴随，生化可转。南山楂化积滞调肝脾，木土交质，化机自转，生机自动，胃中之宿积倾然而下。生姜通达神明，寒凝易消，浊秽自然。炙甘草奠安中宫，四旁可达，生机化机必成自然。

用陈皮开腠理，通皮毛，使腠理之风邪随桂枝鼓荡从皮行而泄；法半夏拨动阴道，降清中之浊，起浊中之清，升降自然；用朱茯神安定神志，引凝瘀之水，下通于决渎，务期浊降而清升。浙贝母降肺气其肝郁可舒；仙鹤草升提收纳，正气可扶。

处方四：

桂枝15g，生白术15g，生姜30g，炙甘草15g，小茴香20g，陈皮15g，法半夏20g，朱茯神15g，砂仁15g，石菖蒲20g，瓜蒌壳15g，薤白15g，党参30g，鹿角霜40g。10剂。

处方排序：

桂枝、生白术、生姜、炙甘草、小茴香。陈皮+法半夏+朱茯神、石菖蒲+砂仁、瓜蒌壳+薤白、党参+鹿角霜。

法药意解：

处方是扶阳医学桂枝法（桂枝、生白术、生姜、炙甘草、小茴香），用桂枝开太阳，大气随机而升，无往不利；炙甘草、生姜与桂枝之力透达于太阳所行之路，风阴中之凝，膈中之格，均归于通化之机。生白术助脾强土之运化，交流可畅；使用小茴香以通秽，甜以醒脾，凡空虚之处，有瘀凝之物，随辛温之品，消化于无有之乡。

瓜蒌壳拨开胸膈，引余蕴外出，更导桂枝宣化之气，达于肌腠；薤白化肠胃之阴凝，使肠胃多气多血，刻刻温暖，时时通达。党参滋肺益气又安神魂，又助化源；鹿角霜再收纳精气，扶阳助正。

处方五：

制川乌20g，制附片20g（前二味先煎1小时），生黄芪45g，党参30g，阿胶15g，炙甘草5g，吴茱萸10g，茵陈30g，鹿角片30g，水牛角40g，肉苁蓉20g，紫石英45g，石菖蒲20g，独活15g，蒲公英15g。10剂。

处方排序：

制川乌+制附片、生黄芪、党参、阿胶、炙甘草。吴茱萸+茵陈、鹿角片+水牛角+肉苁蓉+紫石英、石菖蒲+独活+蒲公英。

法药意解：

处方是扶阳医学非附桂法，即川乌法，又称为川乌附子法、天雄法（制川乌+制附片、生黄芪、党参、阿胶、炙甘草），川乌乃风性无处不达，专行毛络浮络，在阴阳汇合之地得以闯出一条道路；借附子温通之力，阴阳末端得以如潮汐而动也。用生黄芪引气达血，阿胶迎气归舍，气血能卫能守，阴阳互相抱负；黄芪、党参迎水主之精华归于华盖，党参益肺之气，使化源之下降，无差分毫。炙甘草崇脾以养木，木调而生火，火壮而气流，气行而精随，为借火化精生气益气归根。

鹿角片与水牛角上头顶，壮阳精并祛郁热，肉苁蓉与紫石英沉海底，坎水得温而肠润大运；上下通达而冲脉流畅，任督循环而阴阳合二为一之气，源源而生矣。石菖蒲通达膻中，火自得明，血自得活，气自得化；独活借外焦气化下行，邪气可出；蒲公英由海底上行，走四焦而扫尽天地间污秽阴霾矣。

处方六：

制附片30g（先煎1小时），炮姜30g，炙甘草10g，肉桂25g，山萸肉20g，瓜蒌壳15g，薤白15g，阿胶20g，红参15g，党参30g，生黄芪45g，鹿角片30g，生龙骨30g，生牡蛎30g，木蝴蝶20g。10~30剂。

处方排序：

制附片、炮姜、炙甘草。肉桂+山萸肉、瓜蒌壳+薤白、红参+党参+生黄芪、鹿角片+阿胶、生龙骨+生牡蛎、木蝴蝶。

法药意解：

处方是扶阳医学四逆法（制附片、炮姜、炙甘草），用制附片益火原温水主，使水火交济，升降无阻。炮姜辛苦之性，引隐瘀归于血海，随水主化源，交于决渎，精窍尿窍，乃可得分。炙甘草缓诸药性，调济生化之机，使五脏都归于气血之中。

肉桂温化气血，山萸肉再沟通气血，以使气血交流无阻。人参益元阴，党参助肺脾，化源不断；生黄芪升大气，且迎坎中之微阳，随冲督任三脉，过三焦而达于巅顶，脑海得其清朗，血海得其润泽，成为上下相通，肺中之瘀污必然遁形。鹿角片壮督脉添阳精，东阿胶育任脉润阴精，阴阳和合而任督循环，先天乾坤得以重建矣。生龙骨与生牡蛎皆有情之物，生龙骨禀阳之灵下潜为用，生牡蛎禀阴之灵上达有功，二物合而为一，有阴阳互根之用，则为人活者一口气也，生生不息之谓也。

随访（2021年9月4日）：

病症：患者手机微信联系要来复诊，告诉其进行肺内结节复诊，当天患者就进行了CT肺部检查，发现肺内结节已全部消失，只有少许的炎症还未消失，告诉她需要调整处方，进一步治疗，患者安排行程过来复诊。

按语与治病次第：

肺内结节性病变，近些年来有增多的趋势，这可能与两个方面的因素有关系：一是空气的污染导致尘埃被吸入肺部，形成慢性炎症包裹而成为结节；二是长期的感冒与肺部的炎症未得到及时治疗，肺部的清除能力下降，分泌物堆积而久而久之形成结节。这两因素若从扶阳医学角度来看，就是人体正气阳气弱了，导致自身的清除能力下降，杂物在肺内蓄积而成。因此，我们积极扶助人体正气阳气，让自身的清除能力加强，特别是肺部的问题，都是因为人体内的"天"内被污染与阴霾过重而导致的结果，扶阳抑阴，阳光普照，阴云自然消退。故而只有扶助人体的阳虚正气，肺内的结节才能消散而不在聚焦。

此病当今随着CT的普及发现的人数比较多，究其原因多与感冒导致呼吸道慢性炎症有关系。本例患者系列处方遵循扶阳医学"以人为本"的思想，及"病脉症舌并治"方法，循序渐进，开始四逆败毒法、朱茯神法、桂枝法调肺气、桂枝法调肝气，川乌法透邪通络、益气活血等，最后应用小量附子党参黄芪综合填精之法收功，就达到了预期的治疗目标，这就是扶阳医学处处以人为本的核心思想体现，千万不能跟着西医的病跑，不然我们会离中医学越来越远，切记！

三、脾胃系疾病医案

18. 顽固性胃病案

池某某，女，33岁，河南省浚县人。时间：2021年3月6日初诊。

病症：患者有多年胃病，家人说从小就是个病秧子，曾确诊过胆汁反流性胃炎、非萎缩性胃炎等，目前经常打嗝、恶心，胃中嘈杂难以表述，并有腰酸怕冷，月经提前，有痛经史，3~5天过去，有血块、小腹凉等。目前睡眠一般，以前靠吃西药助眠，不然难入睡，食欲差，大便每天1次，小便正常，手脚凉，无汗。舌诊：舌呈长条方形样，中上焦区像个船仓一样凹陷下去，周围一圈隆起，靠近心区有纵形裂纹，舌系韧带短而且拉的很紧，舌尖无法上卷。脉诊：左手脉有点浮，沉取脉紧滞稍滑，心脉微洪有滞象，肝脉稍洪、微有逆象，膀胱脉紧滞稍滑，尺脉短滑缓欠柔和；右手脉微浮、寸脉气滞，沉取脉滑滞，肺脉滑滞微弹指，脾脉滑滞，右尺脉弱。证属阳虚阴盛、郁滞不通，治宜扶阳温通。处方用药：

处方一：

丹参20g，檀香15g，三七15g，砂仁15g，百合15g，乌药15g，高良姜15g，香附15g，五灵脂15g，生蒲黄15g，九香虫15g，瓦楞子15g。5剂。

处方排序：

丹参、檀香、三七、砂仁。百合+乌药、高良姜+香附、五灵脂+生蒲黄、九香虫+瓦楞子。

法药意解：

处方是扶阳医学非附桂法，即丹参饮法（丹参、檀香、三七、砂仁），丹参肉紫而味苦，为得全金水之气以昌火木之用，降离火以滋坎水，贯流一身之血气，以养神定志为旨归。檀香上通霄汉，下洁阴冥，扫净空中之秽浊，凡人身秽浊之尘氛皆可使其如朗朗天空矣。三七非三即七之数，木火之性使然，入血脉而无坚不催，但凡凝滞之癥皆化为乌有矣。再借砂仁纳五气归于下元，复返于天空，使清浊各行其道，而升降自然无阻，是借古人化尽群阴之法。即后世之丹参饮之名也。

百合乃百脉之宗，通心窍，宁肺魄，润肺养心之圣药也；乌药气厚于味得之阳性，入坎水以助膀胱之气化，决渎出焉。香附与高良姜相合，理肠胃之结气，助脾肝之温暖，期运化得强，生机更旺。五灵脂扩开胃囊，使胃气渐渐而动，脾亦渐渐而运，是进收纳强运化为主；蒲黄生于水中，色黄归土又属水，其花黄色而香，行气分而能化瘀止血矣。九香虫阳极而动，瓦楞子有分散之能，凝滞之痰核皆能分消而化焉。

处方二：

朱茯神 15g，柏子仁 20g，远志 15g，石菖蒲 20g，高良姜 15g，肉桂 15g，砂仁 15g，炙甘草 5g，葱白 4 节，九香虫 15g，瓦楞子 15g，瓜蒌壳 15g，薤白 15g，党参 30g，鹿角片 30g。10 剂。

处方排序：

朱茯神、柏子仁、远志、石菖蒲、高良姜、肉桂、砂仁、炙甘草、葱白。九香虫+瓦楞子、瓜蒌壳+薤白、党参+鹿角片。

法药意解：

处方是扶阳医学非附桂法，即朱茯神法中的平巽大法（朱茯神、柏子仁、远志、石菖蒲、高良姜、肉桂、砂仁、炙甘草、葱白），用朱茯神先安定神志，再导上焦之浊阴，下降于决渎而出焉，降下之能乃为顺势之力；且巽者，风也，胆也，凡十一脏取决于胆，胆者中正之官，以降为功，降者以助阳明太阴生化之机，可助阴守之用，以达阳正之功，实乃是"上工守神"之意也。

瓜蒌壳外达肌腠，内通膈膜，清肌腠膈间之郁，宣胸中大气之滞；薤白温中助阳，下气散血，胸膈开而胃结气得降，清阳自然可升矣。党参、佐鹿角片精气相接，刚柔相和，气血交流，凡阳损阴掣，皆能润泽，气血往来为续，生机化机无限矣。

处方三：

桂枝 15g，苍术 15g，生姜 30g，炙甘草 5g，小茴香 20g，陈皮 15g，法半夏 20g，朱茯神 15g，砂仁 15g，九香虫 15g，瓦楞子 15g，瓜蒌壳 15g，薤白 15g，党参 30g，鹿角片 30g。10 剂。

处方排序：

桂枝、苍术、生姜、炙甘草、小茴香。陈皮+法半夏+朱茯神、九香虫+瓦楞子、瓜蒌壳+薤白、党参+鹿角片+砂仁。

法药意解：

处方是扶阳医学桂枝法（桂枝、苍术、生姜、炙甘草、小茴香），用桂枝拨动太阳，阳明开合之机，扶助内外交通，且迎太阳之气透达于上下内外，是阳长而阴水消。借苍术泄土之湿，土之运行得力，生金之气必富，肺更得其清。使用小茴香以通秽，甜以醒脾，凡空虚之处，有瘀凝之物，随辛温之品，消化于无有之乡。炙甘草奠定中宫，使土气活跃于四旁，生姜宣君火之神明，与相火相接，成为上下交蒸，五脏得其缓和，正气乃可伏藏。

陈皮内通网络，外通肌腠皮毛，引风寒从鬼门而化；法半夏拨网油调顺逆，使网油中之脂膏流达于筋络，转逆为顺之意，亦降浊之意也；朱茯神镇心宫行水道，与砂仁合成一路，引五脏之气归于坎水，水得温气得升，亦洗清道路之用也。

处方四：

制附片 60g（先煎 2 小时），生姜 50g，桂枝 30g，苍术 15g，炙甘草 5g，陈皮 15g，法半夏 20g，朱茯神 15g，砂仁 15g，九香虫 15g，瓦楞子 15g，瓜蒌壳 15g，薤白 15g，党参 30g，鹿角片 30g。10 剂。

处方排序：

制附片、桂枝、苍术、生姜、炙甘草。陈皮+法半夏+朱茯神、九香虫+瓦楞子、瓜蒌壳+薤白、党参+鹿角片+砂仁。

法药意解：

处方是扶阳医学附子桂枝法（制附片、桂枝、苍术、生姜、炙甘草），用附子大暖肾水，化精为气，气升而神随，神气得交，精血得固，血流而精动，精动而阳生，阳生而火发，火动而气团，意在使坎离相合，心肾相交，为水火既济之用。更用桂枝开太阳，使阴云散播，晴空得其朗照，二火得其宣明。苍术再泄土中之湿，归于木本，木润而风清，魂乃能守，炙甘草奠安脾土，运化灵活，阴阳之机，生生化化，自然透彻于八方。生姜通神明，心君朗照，脏腑自然分明，气血自然随之运转，一切凝瘀渐渐化为乌有矣。

处方五：

制川乌 20g，制附片 30g（前二味先煎 2 小时），生黄芪 45g，党参 30g，龙血竭 10g，炙甘草 10g，九香虫 15g，瓦楞子 15g，天花粉 15g，瞿麦 15g，墓头回 15g，硫黄 15g，瓜蒌壳 15g，薤白 15g，丹参 20g。10 剂。

处方排序：

制川乌+制附片、生黄芪、党参、龙血竭、炙甘草。九香虫+瓦楞子、天花粉+瞿麦、墓头回+硫黄、瓜蒌壳+薤白+丹参。

法药意解：

处方是扶阳医学非附桂法，即川乌法（制川乌+制附片、生黄芪、党参、龙血竭、炙甘草），亦称为天雄法、川乌附子法，川乌乃风药中之极品，无往而不达，充满天地人之空间，阴阳末端气血交换之地开阖动静皆可控可调也。生黄芪再温精温血，升气助阳，由坎底上升，与附子大温通行交于中上，清阳温和，浊阴下流，是清升而浊降，卫外营内，都归自然，气血必然畅运，寒热必不再作，精神亦为之归纳。党参、血竭与辛温之品会合一起，意在温气温血，使化源与运化长期运转不息，并与丽水相济，为乾坎回还之意。用得乾方纯阳之物附子以阳壮阳，与炙甘草得坤方纯阴之性以阴治阴，使阴阳互相结构，正守合一，乾坤交合，先后两用，天地两通，而气质之生化，升降之转环，可能纳谐一处。

天花粉入阳明行太阴，理肌腠达经络，交皮毛与太阳相协；瞿麦只用其蕊壳，通心经而下小肠，有上通下达之能。墓头回走下焦入会阴三尺之禁地；硫黄火之精华，纯阳之性，纯阴之质，外阴而内阳，通达于元阴元阳之地，以使精神魂魄紧紧抱为一团太和之气矣。

处方六：

制附片75g，制川乌25g（前二味药先煎2小时），筠姜50g，炙甘草10g，肉桂20g，山萸肉20g，瓜蒌壳15g，薤白15g，丹参15g，党参30g，生黄芪45g，阿胶15g，鹿角片40g，杜仲15g，松节15g。10剂。

处方排序：

制附片+制川乌、筠姜、炙甘草。肉桂+山萸肉、瓜蒌壳+薤白+丹参、党参+生黄芪、鹿角片+阿胶、杜仲+松节。

法药意解：

处方是扶阳医学四逆法，又称为附子川乌法（制附片+制川乌、筠姜、炙甘草）、天雄法，用附子大辛大温之品，与川乌为先锋，引入气血凝聚之处，使阳能化阴，凝能流动，积去而瘀凝得化，阳达而气血可行，是引通气血交流之意。筠姜温土热血，化精化浊，清浊易于分明，二火得其相照，中宫自然轩朗，使精气神三者连续相合，能通达于上下内外，出入机能有力。炙甘草崇脾以养木，木调而生火，火壮而气流，气行而精随，为借火化精生气益气归根。

用上肉桂温经热血，使血温而气流，经温而脉通，精神魂魄刻刻安宁；借山萸肉引离火下降，再助坎水升达，坎离既济，水火相交而互生矣。鹿角片壮督脉以助阳精，真阿胶育任脉润泽阴精，阴阳和合，乾坤得以重建再立，先后得以生生不息也。杜仲与松节，透达于薄膜骨节之中，使五脏之精气流行无阻，冀期引辛甘之品缓缓藏于正元之中，使困者得亨，未济得济，完成女子生生不息为佳。

二诊（2021年7月14日）：

病症：上处方共计服用3个多月，效果非常好，多年的胃病去掉九成之多，偶尔有返酸。特别是嘱其舌下系带剪开之后，感觉多年的毛病一下子消失大半，人有脱胎换骨的感觉，原来舌上船样的凹陷彻底消失，而且中间上督脉区整个变成平整，只是薄白苔尚未布满。舌诊：整个舌形基本恢复平整的长形舌，舌苔薄白，仔细看一下舌下系带仍然有一点短，继续再剪一次，以配合治疗。本次治疗按照月经周期治疗，目前当饥饿时有胃酸出现，余下无异常，大便每天1~2次，便而不爽，小便黄，汗出减少，怕冷腿凉，月经还有轻微痛经与血块，5天可以过去。诊脉：右手脉稍浮，沉取脉细滞，肺脉滑滞，脾脉湿滞，右尺脉弱；左手脉浮细滞，膻中脉略滑，沉取脉细紧滞，心脉滑滞，肝脉气滞，膀胱脉细，左尺脉短滑。证属阳虚阴盛，治宜扶阳抑阴。处方用药：

处方一：

桂枝15g，苍术15g，生姜30g，炙甘草5g，小茴香20g，陈皮15g，法半夏20g，朱茯神15g，砂仁15g，石菖蒲20g，天麻15g，五灵脂15g，海螵蛸15g，广木香15g，党参30g。5剂。注：月经前服用。

处方排序：

桂枝、苍术、生姜、炙甘草、小茴香。陈皮+法半夏+朱茯神、石菖蒲+天麻、五灵脂+海螵蛸+广木香、党参+砂仁。

法药意解：

处方是扶阳医学桂枝法（桂枝、苍术、生姜、炙甘草、小茴香），用桂枝引太阳之气，由下而上，复降而中而外，使内外六合，阳长而阴消，阳正而阴守，百脉皆得从令。苍术泄土中之湿，归于木本，木润而风清，魂乃能守，炙甘草奠安脾土，运化灵活，阴阳之机，生生化化，自然透彻于八方。与小茴香香甜之味，通运化之门，使传变无阻。生姜通神明，心君朗照，脏腑自然分明，气血自然随之运转，胃脘中之凝瘀渐渐化为乌有，其痛自己。

陈皮调理肌腠，开通膈膜，使升降次第升举；法半夏降逆逐痰，拔动阻碍，使气机流行；朱茯神化浊为清，使阳上而阴下，神魂自安。石菖蒲引通离卦，使君火得明；天麻镇定阴阳，使邪不能再侵，用桂枝起少阴之，与太阳相合，使阴阳协和为主。五灵脂扩开胃囊，使胃气渐渐而动，脾亦渐渐而运，是进收纳强运化为主；海螵蛸阴中之阳也，使清浊能升能降，胞室中之污浊，随膀胱气化而出；广木香通达三焦，化滞开气。调气导滞，疏木和土，运化条达畅通。党参交纳脾肺，使化源与运化交达于气血之中，砂仁纳摄正气，为太阴阳明转运之用，生机化机均成自然之势矣。

处方二：

制附片60g（先煎2小时），干姜50g，桂枝30g，生白术15g，淫羊藿20g，炙甘草5g，小茴香20g，吴茱萸15g，延胡索15g，龙血竭10g，肉桂20g，怀牛膝15g，仙鹤草15g，蛇床子15g。5剂。注：月经期服用。

处方排序：

制附片、桂枝、生白术、淫羊藿、小茴香、干姜、炙甘草。吴茱萸+延胡索、龙血竭+肉桂、怀牛膝+仙鹤草、蛇床子。

法药意解：

处方是扶阳医学附子桂枝法（制附片、桂枝、生白术、淫羊藿、小茴香、干姜、炙甘草），用附子大辛大温之品，使肾水沸腾，大气得以升举，行上而成雾，与沤渎相谐，上下得以交通，阴阳得以互流。与桂枝为先锋，引入气血凝聚之处，使阳能化阴，凝能流动，积去而瘀凝得化，阳达而气血可行，是引通气血交流之用。借白术安定坤土，土燥而金生，与姜附桂合作，浊化而清扬，血室中之瘀浊化为乌有，带下可清，癸水可行，月信可如期而至。借淫羊藿以引之，使阴者归阴，阳者归阳，使气机之旋转刻刻无停。小茴香清理秽浊中，引肝脾之气，使上与心相接，下与肾相通。干姜温中热土，土运而四方皆动，炙甘草奠安四旁，运化得其交流，使凝滞渐消，痛经得以渐解矣。

　　吴茱萸化肝脾之滞，生化之机，自然无乖，一切症瘕、虚痛、凝结均可得解；延胡索乃药中之吗啡，能破积消阴，化开土木之郁，大助生化之用，逐膈间之滞气，行阴阳界中之留污，一切凝滞瘀血之滞皆可化为乌有矣。肉桂再温血热血，使血液流行于经络网膜之间，引血竭达于空窍，化窍中之瘀，行窍中之滞，务期窍窍得通，运化更能无阻，痛经即自已。怀牛膝引血下行，仙鹤草提气上达，气血行而升降协，月信经量开阖有节矣。蛇床子透达皮肤筋络肌腠之中，引瘀浊温毒外出，带污可消矣。

　　处方三：

　　制川乌20g，制附片30g（前二味先煎2小时），生黄芪45g，党参30g，益母草15g，炙甘草10g，五灵脂15g，海螵蛸15g，桃仁15g，生薏苡仁30g，酒大黄15g，硫黄30g，石菖蒲20g，独活15g，蒲公英15g。5剂。注：月经后期服用。

　　处方排序：

　　制川乌+制附片、生黄芪、党参、益母草、炙甘草。五灵脂+海螵蛸、桃仁+生薏苡仁+酒大黄+硫黄、石菖蒲、独活+蒲公英。

　　法药意解：

　　处方是扶阳医学非附桂法，即川乌法（制川乌+制附片、生黄芪、党参、益母草、炙甘草）、川乌附子法、天雄法，川乌如乌鸦之嘴，弯曲走络，寻蹊达经，直达病所，至为捷利，阴阳未分之地皆能使其开阖有约矣。加附子与党参，刚柔相济，使气血合，五液得升，阴阳之枢纽更成自然。北黄芪再温精温血，升气助阳，由坎底上升，与附子大温通行交于中上，清阳温和，浊阴下流，是清升而浊降，卫外营内，都归自然，气血必然畅运，寒热必不再作，精神亦为之归纳。益母草入坤土，三棱之体乃成木性，木气足能生二火，木火土三家为用；炙甘草温固生化，是调清而清升，降浊而浊行，使三焦会通交点之外，轻拨而解。是为透络活血之用意也。

　　桃仁乃有仙木之气，辟邪气有破血化瘀之能；薏苡仁水中之物，滋润网油，直达下焦，阳明气利，体强而气充；酒大黄升中有降，通中有柔，推陈致新缓缓而有功矣；借硫黄直入命门之火，元阴元阳交换不息，乾坤与坎离先后二天循环无端，精神魂魄紧紧抱为一团太和之气。石菖蒲引通心窍，使君火得明，照临下土，与相火相接，温暖脏腑；独活凡少阴直达太阳之表，气化大行，雾露雨下；蒲公英飞黄腾达，扫尽人世间之尘埃矣。

　　处方四：

　　制附片75g，制川乌25g（前二味先煎2小时），筢姜50g，炙甘草10g，肉桂20g，肉苁蓉30g，全瓜蒌30g，薤白15g，当归15g，党参30g，生黄芪45g，阿胶15g，鹿角片40g，海螵蛸15g，五灵脂15g。5剂。注：接着上方服用。

处方排序：

制附片+制川乌、筠姜、炙甘草。肉桂+肉苁蓉、全瓜蒌+薤白、党参+生黄芪+当归、鹿角片+阿胶、海螵蛸+五灵脂。

法药意解：

处方是扶阳医学四逆法，也是附子川乌法（制附片+制川乌、筠姜、炙甘草）、天雄法，用得乾方纯阳之物附子以阳壮阳，与炙甘草得坤方纯阴之性以阴治阴，使阴阳互相结构，正守合一，借筠姜沟通上下，使脾肾交通，更能与乾坤交合，先后两用，天地两通，而气质之生化，升降之转环，可能纳谐一处。川乌再助附子一臂之力，以使气血交换不断，阴阳分合不息，生命之火得以永固也。

肉苁蓉乃水土之精而成，滋肾精而补骨髓，有阴阳会合之妙用；与肉桂相合，温血附气，是引血与气，刻刻不离，阴与阳刻刻无间，是阳正而阴守，魄镇而魂通，冀期营卫协和，全身皆得其养。全瓜蒌内有膈实，通达上中下三焦与网油，开两膈而舒气机之滞；薤白再化肠胃之阴凝，使肠胃多气多血，刻刻温暖，时时通达，八方之机皆得以畅行无阻；当归再润木镇风，化肠脏中之燥结，是引气血交于肠胃之意。鹿角片壮督脉引坎中一阳上升，阿胶润任脉使离中一阴下降，坎离既济，乾坤重建，先后二天互助资用，生生不息之功大焉。

按语与治病次第：

本例患者的治疗可谓是一波三折，为什么呢？因为他患胃病多年，药食混杂，久病之人是难于调整的，俗话讲，民以食为天，人为胃为本，脾胃功能不行，一切药食都是难以取得治疗效果的。故此，第一个阶段乃是以治胃病为主，兼顾治人，经过四合汤法、朱茯神法、桂枝法、附子桂枝法、川乌法、附子填精法治疗后，情况大有改观，症状得到很好的改善，但是其舌诊发现先天性胃区凹陷，与舌下韧带短有直接的关系，借助口腔科的配合治疗后，舌形完全平展了，这给最后胃病的治愈奠定了基础，这就是扶阳医学上常说的："无先天而后天不立，无后天而先天亦不生。"先天的舌形而决定了后天舌的运行与功能，而改善先天的形体，对于后天的活动才能彻底的改善。

同时，我们还是觉得其胃病与月经周期有密切的关系，因为她的痛经呈显著的规律性特征，故此第二个阶段的治疗，我们又重新改为顺势而调整月经，按照月经前、月经期、月经期后的三个特点，特别是月经期附子桂枝法重点解决痛经的问题，久病难治就是因为瘀血存于血室中反复发作导致的，而上面的胃病与其有密切的关系，只有把月经周期调整的如日月同辉，月信月月如期而至，其胃病才能真正达到治愈的最终目标。为什么扶阳医学总是强调益肾填精呢？这个就是要改善患者的体质，只有体质恢复正常，人体才能真正进入自我生生不息之良性循环状态。

19. 反流性食管炎案

高某某，男，31岁，河南省浚县人，时间：2020年5月12日就诊。

病症：患者反流性食管炎多年，做胃镜检查后，又出现严重的过敏反应与哮喘，平时经常上火，牵涉到耳朵，舌头发麻，虽然反复治疗，但是效果不明显。目前睡眠可，食欲好，食凉东西容易腹泻，怕凉，小便黄，出汗不多，经常有咳嗽，痰少。舌诊：舌呈长条形，有轻度舌上苔，舌根轻度凹陷，苔薄白。脉诊：右手脉关浮滑明显，沉取脉细紧滞稍滑，肺脉气滞，脾脉湿滞滑滞，命门脉火可；左手脉关滑，沉取脉紧滞，微有弹指，肝脉洪滞有逆象，膀胱脉紧滞滑，尺脉短滑滞。证属阴盛阳衰、气机不畅，治宜扶阳抑阴、流畅气机。处方用药：

处方一：

广紫菀15g，石菖蒲20g，苍术15g，生姜30g，炙甘草5g，陈皮15g，法半夏20g，土茯苓25g，杏仁15g，桔梗15g，黄芩15g，木蝴蝶20g，浙贝母15g，北沙参30g，鲜陈皮一个。3剂。

处方排序：

广紫菀+石菖蒲、苍术、生姜、炙甘草。陈皮+法半夏+土茯苓、杏仁+桔梗+陈皮、黄芩+木蝴蝶+浙贝母、北沙参。

法药意解：

处方是扶阳医学非附桂法，即广紫菀法（广紫菀+石菖蒲、苍术、生姜、炙甘草），广紫菀疏导肺络，膻中胃口呼吸更能转换，与坎中微阳相会，大气必能升举；石菖蒲再引通心窍与肺相连，与膻中相接，十二重楼可开，呼吸得以开阖有度；用苍术引风湿外流，生姜通达阴阳，使阳行而阴随，湿流而滞消，炙甘草是调清而清升，降浊而浊行，使三焦会通交点之外，轻拨而解。

法半夏降胃中之逆归于肠，使下通而上达，往来之道路无阻，更借土茯苓化污秽之浊毒，降阴浊而清气升；陈皮佐广紫菀疏通腠理，皮毛易开，邪气易出。白杏仁通肺气而润大肠，气机得降，桔梗载舟船上行，再借陈皮拨通内之网络，可与外之皮毛相应。黄芩通三焦而降相火，少阳借木蝴蝶金生丽水，浙贝母圆润通滑之性，痰涎可消。北沙参滋肺生肺液，以壮丽水，水主火原，两相交合，大气更能升举，肌腠网油，更加润泽。

处方二：

制附片30g（先煎1小时），生姜50g，炙甘草15g，党参30g，鹿角片30g，砂仁15g，羌活15g，独活15g，白芷50g，黄芩25g，金银花45g，徐长卿15g。3剂。

处方排序：

制附片、生姜、炙甘草。党参+鹿角片+砂仁、羌活+独活、白芷+黄芩、金银花+徐长卿。

法药意解：

处方是扶阳医学四逆法（制附片、生姜、炙甘草），用附子猛烈之性，大起太阳之气机，使大气得以上升；炙甘草奠定中宫，使土气活跃于四旁，生姜宣君火之神明，与相火相接，成为上下交蒸，五脏得其缓和，正气乃可伏藏。

党参益肺脾，滋肺源而行运转，养五脏而六腑畅通；鹿角片通督脉以添阳精；与砂仁同谐于膻中，使臣使自然，天君得其泰然，火土传其化机，而营卫阴阳，自然协和，升降无不得其畅矣。羌活一茎直上可通天，独活色黑下行而入地，沟通天地而膀胱督脉得以畅行。白芷与黄芩有白虎汤之功，可入少阳之禁地，上达下行而邪无停留之机。金银花轻轻上达，徐长卿有通达皮毛之能，邪易出而正可复矣。此乃扶阳医学四逆败毒之大法也。

处方三：

朱茯神15g，琥珀10g，砂仁15g，青皮15g，藿香15g，厚朴20g，淫羊藿20g，苍术15g，炙甘草10g，白芷15g，天麻20g，徐长卿15g，吴茱萸15g，茵陈30g，鹿角片15g。5剂。

处方排序：

朱茯神+琥珀、砂仁、青皮、藿香、厚朴、淫羊藿、苍术、炙甘草。白芷+天麻+徐长卿、吴茱萸+茵陈、鹿角片。

法药意解：

处方是扶阳医学非附桂法，即朱茯神法（朱茯神+琥珀、砂仁、青皮、藿香、厚朴、淫羊藿、苍术、炙甘草），用朱茯神行君火之明，舒膻中之质交于胃，当于脾，脾，土也，土得火生得水泽，土质润泽，木得其养，筋络得其柔和，肌肉得其条理，皮毛乃能开放，使阳能正位，邪化于无形；其携镇八方之法，可镇八方、抚九州、安心神、宁魂魄、疏气机、通经络，上工守神之用意也。

用天麻镇阳明少阳两经之气，与白芷芳香之品，透达腠理，用徐长卿微开芽塞，启开毛窍，皮毛之邪气易出也。吴茱萸温木热土，使土木畅达，上下皆通；茵陈通金木交并，互通一气，升降出入次第有序。

处方四：

桂枝25g，苍术15g，生姜50g，生陈皮1个，炙甘草15g，陈皮15g，法半夏20g，土茯苓25g，白芷15g，天麻20g，徐长卿15g，吴茱萸15g，茵陈30g，党参30g，鹿角片15g。10剂。

处方排序：

桂枝、苍术、生姜、生陈皮、炙甘草。陈皮+法半夏+土茯苓、白芷+天麻+

徐长卿、吴茱萸+茵陈、党参+鹿角片。

法药意解：

处方是扶阳医学桂枝法（桂枝、苍术、生姜、生陈皮、炙甘草），用桂枝由太阳少阴升举于上，建立中都，温益上下，使四旁运化无阻，上下交通得利；借苍术泄土之湿，土之运行得力，生金之气必富，肺更得其清，生陈皮开腠理，通皮毛，使腠理之风邪随桂枝与苍术鼓荡从皮行而泄；用姜草辛甘通阳，化阴化瘀，合之为方，阳能化阴，阴能助阳，气能交血，血能随气，使清升而浊降，阳能正而阴可守矣。

处方五：

制川乌 30g（先煎 1 小时），生黄芪 90g，党参 30g，丹参 20g，炙甘草 15g，白芷 15g，天麻 20g，徐长卿 15g，吴茱萸 15g，茵陈 30g，青葙子 15g，密蒙花 15g，石菖蒲 15g，独活 15g，蒲公英 15g。10 剂。

处方排序：

制川乌、生黄芪、党参、丹参、炙甘草。白芷+天麻+徐长卿、吴茱萸+茵陈、青葙子+密蒙花、石菖蒲+独活+蒲公英。

法药意解：

处方是扶阳医学非附桂法，即川乌法（制川乌、生黄芪、党参、丹参、炙甘草），川乌有冲撞之性，鼓荡水火之沸腾，扫除阴霾，拨开云雾，使中天丽日照耀于无微之中，阴阳交汇之地皆可如潮汐而动也；借生黄芪引水阴中之真阳，透达于华盖，使雾露大行，化源降下，五脏六腑，无不得其润泽；党参滋肺益气又安神魂，又助化源，丹参一味功同四物，养血益阴更助离火之降，神魂可安；炙甘草缓诸药性，调济生化之机，使五脏都归于气血之中。

青葙子与密蒙花直通心灵之窗口，借厥阴木气上达而郁滞可解，阴尽阳升。石菖蒲宣通心窍，使君臣相依为命，神魂可安；蒲公英轻轻上达循任脉而行，独活走督脉顺势而下，任督二脉循行不停，坎离交换不已，阴阳合二为一气生生不息矣。

处方六：

党参 30g，生黄芪 45g，丹参 20g，生姜 50g，炙甘草 15g，白芷 15g，天麻 20g，徐长卿 15g，瓜蒌壳 15g，薤白 15g，银杏叶 30g，红景天 30g，鹿角片 40g，龟板 20g，砂仁 15g。10 剂。

处方排序：

党参、生黄芪、丹参、生姜、炙甘草。白芷+天麻+徐长卿、瓜蒌壳+薤白、银杏叶+红景天、鹿角片+龟板+砂仁。

法药意解：

处方是扶阳医学非附桂法，即参芪综合法（党参、生黄芪、丹参、生姜、炙甘草），用北黄芪与丹参，使气血双调，且黄芪引泉水归于化源，意在乾金富庶，更生丽水，大气既举，清浊已分，更加党参滋肺液，益肺气，助化源，使运化更不停息；生姜通达神明，使二火相照，炙甘草上下更能相亲，中州得其温暖，运化兴，大气举，气血交流无阻，生化更能有用。

瓜蒌壳开胸膈，是迎阳于内，换阴外出；薤白化肠胃之阴凝，使肠胃多气多血，刻刻温暖，时时通达，胸膈气机升降出入皆可自然也。银杏叶精华聚集于枝末，红景天富含大气，气血交流不断，刻刻无停息也。鹿角片通督脉以助坎中一阳，龟板润任脉可育离中真阴，与砂仁合成一处，使脾肾交通，更能与乾坤交合，先后两用，天地两通，而气质之生化，升降之环转，可能纳谐一处，太和之气充满全身也。

复诊（2020 年 8 月 12 日）：

病症：今天带其爱人一起来看病，顺便复诊一下，说食管反流症状与咳嗽全部消失，感觉非常好，只是每天早晨起来时，感觉有一点气短憋气，问以后药物怎样吃法？观察其舌诊形体已经大体正常，只有心区与小肠区舌苔稍厚腻，嘱其服用最后两张处方，交替使用，直到舌上的白腻苔消失，即可停药观察。

按语与治病次第：

现代医学认为食管反流与咳嗽是两个疾病，但中医学看来这是一码子事。因咳嗽而肺气上逆，导致胸部压力向上提拉，导致食管的气机向上升提过度，因此而导致食管反流，故而出现一系列相关性问题。随着咳嗽的消失，肺气宣发与肃降功能恢复正常，而食道功能也自然能够恢复正常。

处方一是扶阳医学广紫菀法加味，专门治疗咳嗽等症状，服后效果显著。处方二是扶阳医学四逆败毒法，一方面扶阳填精，另一方面解决三阳病郁热的问题，标本兼顾，效果显著。处方三是扶阳医学朱茯法中的镇八方之法加味，镇八方、抚九州、疏气机、畅经络、通双关、调肝胆等，重点在于疏通气机流行。处方四是扶阳医学桂枝法加味，开表建中、疏风去邪、降逆化痰、温肝降胆、协调气机、扶阳填精等，为开道处方。处方五是扶阳医学川乌法加味，疏通经络、益气活血、去风除浊、温肝降胆、运行任督二脉等，重在疏通经络、流动气血。处方六是扶阳医学党参黄芪综合填精收功之法，也称为大补气血填精之法，重在益气填精收功，兼顾治疗心肺功能问题，有标本双治之作用。

20. 胆胃综合征案

张某某，男，57 岁，河南省驻马店市人。时间：2021 年 2 月 2 日就诊。

病症：患者每天早上空腹时吐黄水，或绿色痰涎，曾经怀疑是胆汁反流性胃炎，彩超检查发现有胆囊壁毛糙。目前患者睡眠不佳，凌晨 2 点左右容易醒来，胃口食欲还行，大便每 2 天一次，小便不黄，平时汗不多，手脚无异常感觉。舌诊：舌形大致正常，淡胖润滑，左边缘有齿痕，膻中隆起伴反光点，舌根隆起并伴有腻苔，舌尖有陈旧性郁热点，余下舌苔薄。脉诊：右手脉有点浮滑，沉取脉滑缓迟，寸脉稍滑，关脉滑缓，右尺脉行；左手脉浮细滞紧，沉取脉细紧滞、稍滑，寸脉气细滞，关脉有点湿滞，膀胱脉紧滞稍滑，左尺脉有紧滞象。证属离火不降、坎水不升、阴阳失调，治宜降离火、温坎水、协调阴阳。处方用药：

处方一：

黄连 10g，丹参 20g，黄芩 15g，木瓜 30g，炙甘草 5g，党参 30g，制附片 15g，肉桂 15g，九香虫 15g，瓦楞子 15g，生龙骨 45g，生牡蛎 45g，砂仁 15g。5 剂。

处方排序：

黄连、丹参、黄芩、木瓜、炙甘草。党参+制附片+肉桂、九香虫+瓦楞子、生龙骨+生牡蛎、砂仁。

法药意解：

处方是扶阳医学非附桂法，即黄连阿胶汤法（黄连、丹参、黄芩、木瓜、炙甘草），盖其夜晚定点醒来，再难入睡，乃是阴阳不能紧紧环抱所引起，即阳不入阴，虚阳外浮，故用黄芩、黄连、木瓜之苦，直清其虚热，直折其热而又引火下行，再得党参以补离中之气，丹参以补离中真阴，附子以补坎中之精，又用炙甘草调和中宫，沟通上下，黄连与肉桂再交济坎离以成泰势，则坎离得补，阴阳之气自调，升降不乖，而水火互为其根，阴阳自然当抱则抱，当开则开，其痹癖自然与日月同归矣。

九香虫阳极而动，瓦楞子有分散之能，脾升胃降，太阴阳明交流不断，自然无腐败之物在中焦存留矣。又加龙骨、牡蛎二物，取龙骨、牡蛎有情之物，龙骨禀阳之灵从天而降，牡蛎禀阴之灵由水中上达，二物升降合而为一，阴阳得以互根之用；与砂仁合为一处，使脾肾交通，更能与乾坤交合，先后两用，天地两通，而气质之生化，升降之环转，可能纳谐一处。

处方二：

朱茯神 15g，柏子仁 40g，远志 15g，紫石英 30g，石菖蒲 20g，高良姜 15g，肉桂 20g，砂仁 15g，炙甘草 5g，葱白 4 节，九香虫 15g，瓦楞子 15g，全瓜蒌 30g，薤白 15g，鹿角霜 40g。10 剂。

处方排序：

朱茯神+砂仁、柏子仁、远志、紫石英、石菖蒲、高良姜、肉桂、炙甘草、葱白。九香虫+瓦楞子、全瓜蒌+薤白、鹿角霜。

法药意解：

处方是扶阳医学非附桂法，即朱茯神法中的平巽大法（朱茯神+砂仁、柏子仁、远志、紫石英、石菖蒲、高良姜、肉桂、炙甘草、葱白），用朱茯神镇心宫而行水，使膻中无水之侵扰，膏肓能收能放，上与肺源相接，呼吸不乱，下与贲门相连，放纳无错；加远志、石菖蒲，拨开呼吸清阳道路，使心窍开启然，膏肓之机即无壅塞；用高良姜温胃而壮火，乃能下交于脾；用肉桂暖土温血，使土运不息，血气之流无碍；柏子仁宁心益脾，使火土相亲相助，更能火得生土，土能伏火，中宫之气机常常温暖，水气易升，肺源得润，清虚得其清矣，呼吸脉络来往自然顺机而动；再用葱白通冲脉，百脉之流行，分清浊之往来；借砂仁纳五脏之精气，交流于阴阳变化之中；炙甘草奠坤土，而四旁得其利矣。五行之变化，清浊易于分明，升降自然。平巽此乃是以降为先，其乃升降无阻之法也。

全瓜蒌生于春而成于秋，内有实膈，通达上中下三膈与网油，三焦之气机无不畅通无阻，仁通阳明而润滑大肠；与薤白并用，开胸膈，疏胃结，使胃气下降，与脾阳相协，太阴与阳明交流不息矣。鹿角霜再扶阳助正，收纳阳气，以助生人之本也。

处方三：

桂枝 15g，苍术 15g，生姜 30g，炙甘草 5g，小茴香 20g，陈皮 15g，法半夏 20g，朱茯神 15g，砂仁 15g，九香虫 15g，瓦楞子 15g，全瓜蒌 30g，薤白 15g，党参 30g，鹿角片 15g。10 剂。

处方排序：

桂枝、苍术、生姜、炙甘草、小茴香。陈皮+法半夏+朱茯神、九香虫+瓦楞子、全瓜蒌+薤白、党参+鹿角片+砂仁。

法药意解：

处方是扶阳医学桂枝法（桂枝、苍术、生姜、炙甘草、小茴香），用桂枝引气机由土而木，由木而心肺，仍降于土，为助五行之运化，交流于五脏六腑。桂枝与苍术，化太阳之气，行太阴之湿。小茴香香甜之味，通运化之门，使传变无阻。生姜、炙甘草，辛甘通阳，化阴化瘀，合之为方，阳能化阴，阴能助阳，气能交血，血能随气，使清升而浊降，自无恶心呕吐之发作矣。

陈皮与法半夏，一开外二降逆，清浊得其分矣；朱茯神能上通下达，奠安中宫，务使三焦往来之气机，贯通一致。鹿角片与党参，以使天地交泰，精气相调，脾胃得助，中下自然温暖，肺气自然润下，自无气机逆上之理，胆胃得以顺降矣。

处方四：

制附片 60g（先煎 2 小时），生姜 50g，桂枝 30g，苍术 15g，炙甘草 5g，陈皮 15g，法半夏 20g，土茯苓 25g，九香虫 15g，瓦楞子 15g，全瓜蒌 30g，薤白

15g，党参 30g，鹿角片 30g，紫石英 45g。10 剂。

处方排序：

制附片、桂枝、苍术、生姜、炙甘草。陈皮+法半夏+土茯苓、九香虫+瓦楞子、全瓜蒌+薤白、党参+鹿角片+紫石英。

法药意解：

处方是扶阳医学附子桂枝法（制附片、桂枝、苍术、生姜、炙甘草），用附子大辛大温之品，与桂枝为先锋，引入气血凝聚之处，使阳能化阴，凝能流动，积去而瘀凝得化，阳达而气血可行，是引通气血交流之意。且附片益火原温水主，苍术燥脾湿，使土燥而养肝，土燥而制水，水热得火之力，火位而土更强，精得其化，气得其升，迎气归肺，肺得清朗，金水更洁，上下得其交通。生姜宣君火之神明，与相火相接，成为上下交蒸，炙甘草再奠安中宫，以助运化，五脏得其缓和，正气乃可伏藏。

鹿角片与党参，刚柔相济，使精气相合，精能化气，气可化阳，阳动阴随，五液得升，阴阳之枢纽更成自然。紫石英再交济水火，直入海底，借土茯苓水湿大行，污秽决无再有停留之机矣。

处方五：

制川乌 30g，制附片 30g（前二味先煎 2 小时），生黄芪 45g，党参 30g，益母草 15g，炙甘草 5g，天花粉 15g，瞿麦 15g，吴茱萸 15g，茵陈 30g，生薏苡仁 30g，酒大黄 15g，石菖蒲 20g，独活 15g，蒲公英 15g。10 剂。

处方排序：

制川乌+制附片、生黄芪、党参、益母草、炙甘草。天花粉+瞿麦、吴茱萸+茵陈、生薏苡仁+酒大黄、石菖蒲+独活+蒲公英。

法药意解：

处方是扶阳医学非附桂法，即川乌法、川乌附子法、天雄法（制川乌+制附片、生黄芪、党参、益母草、炙甘草），川乌有通达之性，附子有温阳之力，二者并行则经络可通、道路能畅，七经八脉十二经筋、毛络、孙络、浮络，无不都成如环无端之径也。加黄芪引坎中之阳，交于离宫，转输巅顶，充润髓海，阳能举，阴能化，内外都得气血之来往；党参滋肺液，藏大气，使气血循循不休，源源而生，苍术强脾土，上下内外更能协和。炙甘草安定脾胃，使阳明太阴之气无损；益母草再入坤土，其湿滞瘀污可化。

天花粉与瞿麦，为医圣仲景专治下焦污染之对药，以助下焦如渎推动之力也。吴茱萸温苦之性升多降少；白茵陈青白相兼降多升少，二者联袂而用，以助肝升胆降，肝胆相照矣。生薏苡仁通肺达脾，湿浊可化；酒大黄调中化食，推陈致新，中焦能沤，下焦可渎也。石菖蒲宣心窍，令臣使，清秽浊，胃之囊廓必开，逆更能下，清更能升；佐独活开启浊路，使阳能入内，鼓荡寒湿流行于外；

蒲公英再由坎水出胃土上达，扫尽天地人空间污染矣。

处方六：

生附子40g，制川乌25g（前二味高压锅先煮2小时），筠姜40g，炙甘草10g，肉桂20g，山萸肉20g，鹿角片40g，龟板20g，全瓜蒌30g，薤白15g，三七15g，党参30g，生黄芪45g，生龙骨30g，生牡蛎30g，土茯苓25g。10~30剂。

处方排序：

生附子+制川乌、筠姜、炙甘草。肉桂+山萸肉、鹿角片+龟板、全瓜蒌+薤白+三七、党参+生黄芪、生龙骨+生牡蛎、土茯苓。

法药意解：

处方是扶阳医学四逆法（生附子+制川乌、筠姜、炙甘草），生附子仲景都是用来回阳潜下的，而正常的睡眠就是要阳能入阴，医圣仲景于此，专主回阳以祛阴，是的确不易之法。仲景深通造化之微，知生附子之力能补先天之火种，以使阳气入于坎水之中，故用之以为君。又虑群阴阻塞，不能直入根蒂，又用川乌以疏通奇经八脉十二经络，以为开通道路，再佐以筠姜之辛温而散，温脾暖肾，直入下元，以为前驱，荡尽阴邪，迎阳归舍，火种复兴，而性命立复，故曰回阳；阳气既回，若无土覆之，光焰易熄，虽生不永，故继以甘草之甘，以缓其正气，缓者即伏之之意也，真火伏藏，阴平阳密，寐寤自然与日月天人相应矣。

山萸肉再壮壬水，使先天与后天，两相并茂，肉桂温血迎气，是水火交济之用，再助英壮之力。鹿角片壮督脉而添阳精，龟板充任脉而润阴精，阴阳和合而任督循环无端，先天乾坤得以重建；又借三七入血脉，血脉畅通而气血交流不息也。

随访（2021年11月25日）：

病症：学生专门随访说到，患者坚持服用3个月左右，整体感觉非常好，恶心呕吐苦水等症状均未再出现过，夜晚睡眠安稳，也没有固定点醒来，准备进行彩超检查看看胆囊炎恢复了没有。

按语与治病次第：

患者出现胆汁反流的现象与症状，临床多误认为是胃病的问题，其实根本问题是在胆囊的问题上，因此现代医学有个诊断就是胆胃综合征。中医学在临床诊治过程中，不仅只盯着胃看着胆，而是要着手于人的整体去调整，特别是睡眠在凌晨2点左右醒来，就是肝的问题而影响胆，而胆囊为中正之官，失去了春生之气，肝胆不能相照，肝升胆降失调，脾升胃降功能随之失职，导致升者不升，降者不降，由此而导致临床上一系列病症的发生发展。故此我们在治疗过程中，不能仅盯着胃的功能异常，而是要从源头上温肝降胆，以助脾升胃降功能重新再回到本位。而凌晨2点钟自动醒来就是肝气阴阳失和，才导致了胆囊的功能紊乱，最后影响到脾胃的功能上。故而扶阳医学就是从人体五行功能失调着手进行调整，循着人体吃喝拉撒睡上做功，因为人体任何异常首先是导致天人相应这个问题的发生，只有"人"正常了，而一切病症还会发生吗？显然是不可能发生任何疾病的，这就是扶阳医学治"人"与治"病"的关系与奥妙所在。

扶阳医学"以人为本，病脉症舌并治"，而几乎所有的处方都并非针对胃病，这就是扶阳医学独特思维方式。处方一是黄连阿胶汤法专治睡眠不佳，兼顾治胃等。处二方是朱茯神法走"上工守神"之路，也兼顾治睡眠不安。处方三是桂枝法加味，针对脉浮而紧滑等。处方四是附子桂枝法加味，解决阳虚扶阳兼顾治疗舌诊上膻中心脏问题。处方五是川乌法加味，重点解决下焦舌根污染，并解决舌上肝胆问题。处方六是生附子回阳填精之法，解决最根本之精亏阳弱的关键，特别是回阳填精之法，是解决填精与睡眠两项的保证。

21. 胃与肠息肉案

高某某，女，48岁，河南省浚县人。时间：2019年12月8日就诊。

病症：患者月经时有时无，毫无规律，表明已经进入更年期状态，多次胃镜与肠镜检查发现有息肉，曾经手术切除后，复诊时又发现胃与肠息肉，HP化验（+），而且胃痛明显，睡眠还好，未发生阵发性烘热汗出，但时有烦躁不安，大便每天1次，小便不黄，平时汗不多，手脚凉、怕冷，目前有咳嗽、吐痰。舌诊：舌形正常，根部突起明显，心区凹陷，后面有棱形，苔薄白。脉诊：左手脉稍浮寸明显，沉取脉紧滞滑，寸脉气滞，关脉滑，尺脉弱；右手脉浮细稍紧，沉取脉紧滞滑，寸脉气滞，关脉洪，膀胱脉滞滑，尺脉滑紧。证属阳虚郁滞、经络不通，治宜顺势而为，以调整更年期为主。处方用药：

处方一：

丹参20g，檀香15g，三七15g，砂仁15g，香附15g，高良姜15g，百合15g，乌药15g，五灵脂15g，生蒲黄15g，九香虫15g，瓦楞子15g。3剂。

处方排序：

丹参、檀香、三七、砂仁。高良姜+香附、百合+乌药、五灵脂+生蒲黄、九香虫+瓦楞子。

法药意解：

处方是扶阳医学非附桂法，即丹参饮法（丹参、檀香、三七、砂仁），丹参一味，功同四物，养血化瘀安神，通畅血脉以行瘀滞；檀香纯香之味，生于南国，得火性最富，香气弥漫，用此消阴化秽，污瘀消而痛自己；三七其叶非三即七，木火之性使然，通血脉而化瘀滞，止中有散，散中有化之妙；与砂仁合成一路，引五脏之气归于坎水，水得温气得升，亦洗清道路之用，一切污秽皆可化为乌有之乡矣。

佐高良姜、香附，行气开滞，阴阳来往之机自然活跃，一切胀痛消，眠足食化。百合有收纳之用，神魂得安；乌药有车幅之纹路，入厥阴而透少阳，气机可动。五灵脂括开胃囊，强胃之收纳，通脾之运化；生蒲黄化滞瘀，而行气血，气血畅行而痛自已。九香虫阳极而动，气通血行而壅滞可除；瓦楞子有分散之用，以助太阴阳明运化之功。

处方二：

广紫菀 15g，石菖蒲 20g，苍术 15g，生姜 30g，陈皮 15g，法半夏 20g，土茯苓 25g，浙贝母 15g，杏仁 15g，苏子 15g，黄芩 15g，木蝴蝶 20g，桔梗 15g，北沙参 15g，鲜竹沥 20mL 冲入。3 剂。注：上面两张处方交替服用。

处方排序：

广紫菀+石菖蒲、苍术、生姜。陈皮+法半夏+土茯苓、杏仁+苏子+桔梗、黄芩+木蝴蝶+浙贝母、北沙参、鲜竹沥。

法药意解：

处方是扶阳医学非附桂法，即广紫菀法（广紫菀+石菖蒲、苍术、生姜），广紫菀能疏通肺络，荡动膻中，启发贲门，呼吸之道路得其开阔，升降之气机得其流行；石菖蒲开膻中传达神明之意，君主即宣，君火得明，上下气机乃能交通；用苍术引风湿外流，生姜通达阴阳，使阳行而阴随，湿流而滞消，肺气得以宣通矣。

用二陈汤（陈皮+法半夏+土茯苓）化痰湿之祖方，乃病痰饮者"当以温药和之"之意也。杏仁与苏子，降肺胃中之浊阴归于下焦，决渎可分；取桔梗之苦以开提肺气，而伏热立消，两降一升，肺气宣肃，呼吸得以自然也。黄芩之苦以泻少阳之里热，相火可降；木蝴蝶润金而降，金足生丽水矣；借贝母疏肝理脾，木成调达之象，土成燥湿之机，痰湿皆可化除。北沙参润肺益脾，助气生精，五脏六腑都归于润泽，鲜竹沥有化痰之能，润泽气道得以清爽矣。

处方三：

桂枝 15g，苍术 15g，生姜 30g，小茴香 20g，陈皮 15g，法半夏 20g，土茯苓 25g，九香虫 15g，瓦楞子 15g，吴茱萸 15g，茵陈 30g，广紫菀 15g，石菖蒲 20g，党参 30g，鹿角片 15g。10 剂。

处方排序：

桂枝、苍术、生姜、小茴香。陈皮+法半夏+土茯苓、九香虫+瓦楞子、吴茱萸+茵陈、广紫菀+石菖蒲、党参+鹿角片。

法药意解：

处方是扶阳医学桂枝法（桂枝、苍术、生姜、小茴香），用桂枝拨动太阳，透达少阴，使里面通达，气机可行；苍术分湿燥土，土气运行，金木得其调达，火也水也，自然互相往来；使用小茴香以通秽，甜以醒脾，凡空虚之处，有瘀凝之物，随辛温之品，消化于无有之乡；生姜宣君火之神明，与相火相接，成为上下交蒸，五脏得其缓和，正气乃可伏藏。

吴茱萸消浊中之瘀污，归于大肠膀胱两条道路；茵陈金木相通，胆气下降而十一脏皆有春生之机也。党参滋肺液，藏大气，使气血循循不休，源源而生，以助鹿角片添阳精以壮督脉，阴阳得以合和以为用。

处方四：

制川乌25g（先煎1小时），生黄芪75g，党参30g，益母草15g，炙甘草5g，法半夏20g，郁金20g，朱茯神15g，九香虫15g，瓦楞子15g，吴茱萸15g，茵陈30g，石菖蒲20g，独活15g，蒲公英15g。10～20剂。

处方排序：

制川乌、生黄芪、党参、益母草、炙甘草。法半夏+郁金+朱茯神、九香虫+瓦楞子、吴茱萸+茵陈、石菖蒲+独活+蒲公英

法药意解：

处方是扶阳医学非附桂法，即川乌法（制川乌、生黄芪、党参、益母草、炙甘草），用川乌乃有风药之能，透达经络，开辟出一条奇曲小道，以使经络末端阴阳如潮汐而动也；生黄芪由下而上，由上而中，使天地人交通之处，气血津液都归于本，使生生化化之机刻刻不停；党参益肺脾，滋肺源而行运转，养五脏而六腑畅通，借益母草坤顺之体，天地得以滋润也；炙甘草奠定中宫，得乌芪之温力，化阴为阳，四旁自然温暖，八方之邪化为乌有。

法半夏降胃中之逆，由脾之运化交达于二肠，糟粕可分，浊凝可下；五行郁滞可解是郁金；朱茯神可降心与包宫中之真液，归于坎宫，与肾中微阳相接，水火乃能得济。石菖蒲引通心窍与肺相连，与膻中相接；蒲公英再顺任脉而上升，交独活于百会之地，独活顺督脉顺势而下行，任督二脉得以回环相接，阴阳二气合二为一也。

处方五：

党参30g，生黄芪45g，丹参20g，炮姜30g，肉桂20g，炙甘草10g，九香虫15g，瓦楞子15g，瓜蒌壳15g，薤白15g，银杏叶30g，红景天30g，鹿角片30g，甘松15g，砂仁15g。10～30剂。

处方排序：

党参、生黄芪、丹参、炮姜、肉桂、炙甘草。九香虫+瓦楞子、瓜蒌壳+薤白+甘松、银杏叶+红景天、鹿角片+砂仁。

法药意解：

处方是扶阳医学非附桂法，即参芪综合法（党参、生黄芪、丹参、炮姜、肉

桂、炙甘草），丹参得黄芪而血有所附，黄芪得丹参而气有所依，古人称为补血汤者，取阳生阴长之义也；党参再滋润肺源，使化源有归，万物皆成春夏生长之气；且黄芪下引黄泉达于巅顶，上肉桂再温肝脾之余蕴，使乾坤之奇偶得配，气血之交流得畅；炮姜分浊中之清，又能行气消瘀；炙甘草缓诸药性，调济生化之机，使五脏都归于气血之中。

瓜蒌壳开胸膈，是迎阳于内，换阴外出；薤白头透达于上下，百脉皆畅；甘松香以入脾，空以通胃，太阴阳明协和而枢纽畅行也。千年银杏叶精华聚集于枝末，红景天富含大气以生血，气血相依且流行不息矣。鹿角片壮阳精以通督脉，砂仁纳五脏之气，归于肾宫，使肾水温温不息，气流源源而升，心肺得其润泽，水火土更能相照，欲助全身大气流行无间。

随访（2020 年 9 月 24 日）：

病症：今天患者来复诊，服用上面处方 3 个疗程后，复查胃镜与肠镜息肉全部消失，而且患者感觉一切都好，只是有时感觉精力不足，问怎么服药？告诉其说，最后一张处方可以服用一两个月，进行巩固治疗就可以。

按语与治病次第：

本例患者胃与结肠息肉，且手术之后又出现反复生长，说明体内的环境有了问题，只有从根本上改善人的体质环境，本病治愈才有希望，而且本病的整个治疗过程，证明了改善体质的重要性，以及发病的核心思想，乃是人体质的问题，即扶阳医学的核心内容，就是以人为本。

处方一是扶阳医学四合汤法，即四合汤加九香虫与瓦楞子而成，主要是解决胃酸胀痛的问题。处方二是扶阳医学广紫菀法加味，本法主要是治疗亚急性咳嗽、吐痰等，因为咳嗽证明肺部有问题，肺是扶阳医学认为的"天"，天气一定要清朗，而且本方与前面交替服用，既要解决肺部问题，又要兼顾治疗胃病。处方三是扶阳医学桂枝法加味，同时治胃与治肝，兼顾治疗咳嗽，即开表建中、理气止痛、温肝降胆、宣降肺气等，乃为开道之方。处方四是扶阳医学川乌法加味，即疏通经络、益气活血、化湿去浊、温胃止痛、疏理肝胆、运行任督二脉，本方重在疏通经络与气机。处方五是扶阳医学参芪综合法加味，即大补气血填精收功之法，本方重在益肾填精、温补脾肾，兼顾益心气、通血脉，以促使心肾相交，才能达到长治久安之目标。

22. 胃病高血压案

苏某某，男，35 岁，甘肃省平凉县人。时间：2021 年 10 月 12 日就诊。

病症：患者有胃病多年，久治总是反反复复，无法稳定，患有高血压数年，正在服用降压西药，血压为 160/100mmHg（1mmHg=0.133kPa）。目前睡眠差，入睡困难，胃脘不适，食欲差，恶心，活动后心慌气短，二便正常，汗少，手脚凉，怕冷。舌诊：呈轻度布袋舌形，舌尖凹陷，中区有纵形裂纹。脉诊：右手脉浮稍滑数、欠缓，沉取脉微劲滑滞，肺脉有弹指，脾脉微劲滑，命门脉火微劲；左手脉有点浮，膻中脉明显，沉取脉细滞稍紧、稍数，心脉微洪、有紧滞象，肝脉紧滞，膀胱脉紧滞滑稍数，左尺脉紧滞、稍滑、欠缓。证属阳虚阴盛、经络不通，治宜扶阳通络、安神降火。处方用药：

处方一：

丹参 20g，檀香 15g，三七 15g，砂仁 15g，百合 15g，乌药 15g，高良姜 15g，香附 15g，五灵脂 15g，生蒲黄 15g，九香虫 15g，瓦楞子 15g。5 剂。

处方排序：

丹参、檀香、三七、砂仁。百合+乌药、高良姜+香附、五灵脂+生蒲黄、九香虫+瓦楞子。

法药意解：

处方是扶阳医学非附桂法，即丹参饮法（丹参、檀香、三七、砂仁），或四合汤法（丹参、檀香、三七、砂仁。百合+乌药、高良姜+香附、五灵脂+生蒲黄），四合汤法源于北京焦树德老中医的经验方，他是这样说的："痛在心窝窝，三合加四合。"三合汤指的是丹参饮、百合乌药汤、良附丸，再加五灵脂与生蒲黄失笑散则称为四合汤，专门治疗心痛胃痛，效果显著。我们在其基础上，加上九香虫与瓦楞子对药后，称为四合汤法，由专方汤转变为法，四合汤法针对的是胃酸、胃胀、胃痛，以及心脏病疼痛反映在胃区的也可以治疗，效果显著。

特别是加入九香虫与瓦楞子温阳止痛、制酸散结作用增强，一切胃病皆治疗。特别是随症加味，法的方向性准确，成为非附桂法中专门治疗胃病的又一个法。

处方二：

朱茯神 15g，琥珀 15g，青皮 10g，砂仁 15g，南藿香 15g，厚朴 15g，苍术 15g，炙甘草 5g，淫羊藿 20g，白芷 15g，天麻 15g，瓜蒌壳 15g，薤白 15g，苦参 6g，党参 15g。10 剂。

处方排序：

朱茯神+琥珀、青皮、砂仁、南藿香、厚朴、苍术、淫羊藿、炙甘草。白芷+天麻、瓜蒌壳+薤白+苦参、党参。

法药意解：

处方是扶阳医学非附桂法，即朱茯神法中的镇八方之法（朱茯神+琥珀、青皮、砂仁、南藿香、厚朴、苍术、淫羊藿、炙甘草），舌象为布袋样，说明其头部能量郁滞不散，导致失眠与头部不适等，而镇八方之法加琥珀之后，成为镇八方、抚九州、安神魂、理气机、调阴阳、运中宫、助睡眠，其能量能够得到疏散，舌象可破而症状得解，则睡眠安稳矣。

白芷乃清香之品，化瘀浊并通九窍；用天麻镇定风邪，使不内窜；二者合则头风可去。瓜蒌皮宽胸膈，薤白头通脉道，苦参再沟通心肾，气行血运而阴阳和合。与党参随化源流行于五脏之间，使精津气血液，处处充分。

处方三：

朱茯神 15g，柏子仁 20g，远志 15g，石菖蒲 20g，高良姜 15g，肉桂 20g，砂仁 15g，炙甘草 5g，葱白 4 节，九香虫 15g，瓦楞子 15g，瓜蒌壳 15g，薤白 15g，党参 15g，苦参 6g。10 剂。

处方排序：

朱茯神、柏子仁、远志、石菖蒲、高良姜、肉桂、砂仁、炙甘草、葱白。九香虫+瓦楞子、瓜蒌壳+薤白+苦参、党参。

法药意解：

处方是扶阳医学非附桂法，即朱茯神法中的平巽大法（朱茯神、柏子仁、远志、石菖蒲、高良姜、肉桂、砂仁、炙甘草、葱白），舌象见有布袋样，切脉有浮，说明其头部有风邪袭扰，风邪上注巅顶只能顺势而化解，顺势者，平巽大法是也。巽者，风也，借朱茯神行君火之明，舒膻中之质交于胃，镇定精神魂魄，都归于温性药品之中，使气机绵绵接续为要，且上通下达，奠安中宫，务使三焦往来之气机，贯通一致，精神魂魄紧紧抱为一团太和之气也。

处方四：

桂枝 15g，苍术 15g，生姜 30g，炙甘草 5g，南山楂 20g，陈皮 15g，法半夏 20g，朱茯神 25g，石菖蒲 20g，瓜蒌壳 15g，薤白 15g，苦参 10g，党参 15g，鹿角片 15g，广木香 15g。10 剂。

处方排序：

桂枝、苍术、南山楂、生姜、炙甘草。陈皮+法半夏+朱茯神、石菖蒲+广木香、瓜蒌壳+薤白+苦参、党参+鹿角片。

法药意解：

处方是扶阳医学桂枝法（桂枝、苍术、南山楂、生姜、炙甘草），用桂枝拨动太阳，阳明开合之机，扶助内外交通之意。用苍术再泄水燥土，土暖而木养，水温而木畅，肝脾肾三者皆通。南山楂化脾胃中之积滞，使阳明太阳无阻。用生姜通神明，炙甘草奠中宫，务期水温土暖，神明化照四方，为上下相照之意。

陈皮、法半夏，一开外二降逆，清浊得其分；朱茯神上通下达，奠安中宫，务使三焦往来之气机，贯通一致。石菖蒲宣心窍，令臣使，清秽浊，胃之囊廓必开，逆更能下，清更能升；广木香通达三焦，化滞开气，调气导滞，疏木和土，运化条达畅通。鹿角片再扶阳助正、壮督填精。

处方五：

桂枝 15g，苍术 15g，生姜 30g，小茴香 20g，炙甘草 5g，青皮 15g，法半夏 20g，朱茯神 25g，砂仁 15g，吴茱萸 10g，茵陈 30g，瓜蒌壳 15g，薤白 15g，苦参 10g，党参 15g。10 剂。

处方排序：

桂枝、苍术、小茴香、生姜、炙甘草。青皮+法半夏+朱茯神、吴茱萸+茵陈、瓜蒌壳+薤白+苦参、党参+砂仁。

法药意解：

处方是扶阳医学桂枝法（桂枝、苍术、小茴香、生姜、炙甘草），用桂枝起少阴之气，与太阳相合，使阴阳协和为主。加小茴香甜香之品，随桂枝用阳逐阴，务期丝丝入彀，寒湿易出难留。生姜通神明，心君之火易于照临；相火接天之阳，木土火旋转于中，五脏六腑，常常温暖，无凝滞之害。甘草奠安中宫，四旁可达，生机化机必成自然。

青皮引离火，交于皮毛，肌腠得畅，肾肺必然相通；吴茱萸温木热土，使土木畅达，上下皆通；茵陈再沟通金木，肝气升而胆火降，升降相协矣。砂仁纳五脏之正气归于坎宫，使微阳鼓荡，大气得以升举，乃能交通升降。

处方六：

制附片 60g（先煎 2 小时），桂枝 25g，生姜 50g，炙甘草 5g，苍术 15g，陈皮 15g，法半夏 20g，朱茯神 25g，砂仁 15g，瓜蒌壳 15g，薤白 15g，苦参 10g，九香虫 15g，瓦楞子 15g，党参 30g。10 剂。

处方排序：

制附片、桂枝、苍术、炙甘草、生姜。陈皮+法半夏+朱茯神、瓜蒌壳+薤白+苦参、九香虫+瓦楞子、党参+砂仁。

法药意解：

处方是扶阳医学附子桂枝法（制附片、生姜、桂枝、苍术、炙甘草），用附子启少阴之阳，交于少阳，引少阳之火寄于膻中，使二火对照，土得其生，土畅而金生，金生而水暖，水暖而木调，木调而周身气血循筋络达肌腠归四肢，是助火之法也。与桂枝为先锋，引入气血凝聚之处，使阳能化阴，凝能流动，积去而瘀凝得化，阳达而气血可行，是引通气血交流之意。且附子温肾水启坎阳，与姜、术、草连成一气，务化尽群阴，真阳起伏连续不息，生生化化变化无穷，是助长成春之意。

处方七：

制川乌 20g，制附子 30g（前二味先煎 2 小时），生黄芪 45g，党参 30g，益母草 15g，炙甘草 5g，九香虫 15g，瓦楞子 15g，桃仁 15g，生薏苡仁 30g，酒大黄 15g，硫黄 30g，杜仲 15g，松节 15g，狗脊 15g。10 剂。注：主打处方一。

处方排序：

制川乌+制附子、生黄芪、党参、益母草、炙甘草。九香虫+瓦楞子、桃仁+生薏苡仁+酒大黄+硫黄、杜仲+松节+狗脊。

法药意解：

处方是扶阳医学非附桂法，即川乌法（制川乌+制附子、生黄芪、党参、益母草、炙甘草），川乌精空以质为用，风药也，迅捷而无处不达，专行络脉之弯曲小道，直达阴阳汇合之地，借附子辛温之助，乃有回天雄壮之力。党参益肺之化源，使水主能升，阳光可镇，交黄芪缘木而升，上下天地，都成润泽；益母草再入坤土，土运其湿浊可化。与乌附连成一气，火源可益，瘀污渐渐冰消，如此气血之交流无阻，精神魂魄必然各归各舍。炙甘草缓诸药性，调济生化之机，使五脏都归于气血之中。

桃仁乃仙果之仁；生薏苡仁再化湿浊；酒大黄有推陈致新之用；硫黄再壮元阴元阳，以使阴阳相互为用，生生不息之功大焉。松节与杜仲引大气达到于筋络骨节，迎肌肉与骨节筋络相保；金毛狗脊再入督脉而壮阳气，此精此气都随辛温之品，转输于阴阳交会之中，透骨节，达脑而通神，使神志清朗，清明无秽浊之扰，更无丝毫尘氛之涸浊，州都作强，无不健焉。

处方八：

生附子40g，制川乌20g，制附片30g（前三味高压锅先煮2小时），筠姜40g，炙甘草5g，肉桂20g，山萸肉20g，鹿角片40g，龟板20g，瓜蒌壳15g，薤白15g，丹参20g，党参30g，生黄芪45g，紫石英45g。10剂。注：主打处方二。

处方排序：

生附子、制川乌+制附片、筠姜、炙甘草。肉桂+山萸肉、鹿角片+龟板、瓜蒌壳+薤白+丹参、党参+生黄芪、紫石英。

法药意解：

处方是扶阳医学四逆法（生附子、制川乌+制附片、筠姜、炙甘草），用生附子力能补先天欲绝之火种，用之以为君。又虑群阴阻塞，不能直入根蒂，故佐以筠姜之辛温而散，并借天雄温通之力，以为前驱荡尽阴邪，迎阳归舍，火种复兴，而性命立复，故可回阳入于坎水。阳气既回，若无土覆之，光焰易熄，虽生不永，故继以甘草之甘，以缓其正气，缓者即伏之之意也。真火伏藏，命根永固，又得重生，即生命又得以重建焉。

肉桂温血附气，山萸肉引血与气，刻刻不离，阴与阳刻刻无间，是阳正而阴守，魄镇而魂通，冀期营卫协和，全身皆得其养；且佐姜附通达阴阳交会之地，引气血运行于全身内外荣卫之处，处处皆春，清浊无混矣。鹿角片壮阳气通督脉以添阳精，龟板润阴气行任脉可助阴精，阴阳和合而先天得助，借紫石英沟通水火之能，阴阳紧紧地抱为一团太和之气也。

随访（2022年4月21日）：

病症：服药3个月左右，学生随访说，胃病已愈，现在血压130/80mmHg，西药已经停用几个月，血压仍然正常，目前睡眠良好，胃口正常，一切都好，只有活动后偶尔有胸闷气短等，问是否可用培元固本丸进行巩固治疗？告诉学生说，可以，也可以最后两张处方再交替服用一两个月后，无症状时再服培元固本丸进行巩固更好，让患者自己选择吧。

按语与治病次第：

此例患者开始来求治时，主要是想解决胃病与睡眠问题，根本就是没有讲自己高血压已有好几年，在学生进行随访时才知道，经过扶阳医学系统的药物治疗，睡眠安稳，胃病复愈，血压也恢复了正常，这是患者怎么也不会想到的，这就是扶阳医学"以人为本，病脉症舌并治"的结果。

扶阳医学在临床上，重视以人为本，什么是"以人为本"呢？就是围绕患者的"吃喝拉撒睡"来做文章，此例患者就是以治疗胃病开始。四合汤法专治胃病酸胀痛，兼顾有安神的作用。而处方二与处方三，两张朱茯神法，即镇八方法、平巽大法，安神为主，兼顾治疗其胃病与心动过速。处方四与处方五两张桂枝法加味，一调肺气，一调肝气，二者都兼顾治疗心动过快，同时还有很好的安神助眠作用，这就是扶阳医学所说的金木一气。处方六是附子桂枝法，即表里两治就是在心与肾脏，兼顾安神助正，本处方就是卢铸之的三立之法，即立水极、立火极、立土极。处方七是川乌法，重点在于疏通经络、益气活血、通下去污、运行任督二脉等，为收功打下基础。最后一张处方是生附子川乌附子法填精之法，重点在恢复人体阴平阳秘之状态，彻底解决心跳过快影响睡眠的问题，睡眠问题得到很好的解决之后，其血压、胃病等一系统问题，都得到了很好的恢复，每一张处方都是针对患者症、舌、脉、病而用，循序渐进、水到渠成，这就是扶阳医学以人为本的治疗思路与方法。

23. 多年胃病案

单某某，女，36岁，河南省平舆县人。时间：2022年4月16日就诊。

病症：患者有胃病多年，长年服药时好时坏，经常胃胀、胃痛、胃内烧灼、偶尔恶心、总想吐，口水多，目前睡眠差，入睡慢，大便1~3天排一次，小便不黄，出汗不多，手脚心发热；月经3天左右可以过去，月经前期容易感冒、发热等不适。舌诊：舌形正常，舌质嫩红，舌苔白腻分布不均，心肺区有凹陷，舌根突起，舌尖红，舌呈现地图形。脉诊：右手脉关有一点浮滑，沉取脉细滞滑，肺脉滑滞，脾脉有点滑，右尺脉有点弱；左手脉关有点浮滑，沉取脉细滞滑，心脉微洪，肝脉细滞紧，膀胱脉细滞紧滑，左尺脉细滞稍滑。证属阳虚阴盛、中焦不畅、气化不行，治宜扶阳抑阴、运化中宫、通达经络、大补气血。处方用药：

处方一：

丹参20g，檀香15g，三七15g，砂仁15g，百合15g，乌药15g，高良姜15g，香附15g，五灵脂15g，生蒲黄15g，九香虫15g，瓦楞子15g。5剂。

处方排序：

丹参、檀香、三七、砂仁。百合+乌药、高良姜+香附、五灵脂+生蒲黄。九香虫+瓦楞子。

法药意解：

处方是扶阳医学非附桂法，即四合汤法（丹参、檀香、三七、砂仁。百合+乌药、高良姜+香附、五灵脂+生蒲黄），"痛在心窝窝，三合加四合"，这是北京焦树德老中医的经验方，治疗心胃诸痛有神效，照搬应用果然如此。九香虫温阳益肾、理气活血、止痛调中，瓦楞子化腐制酸、消痰散结，但凡久病不愈之胃病，即酸胀痛显著者，皆有迅速之效也。

处方二：

朱茯神15g，柏子仁20g，远志15g，石菖蒲20g，高良姜15g，肉桂15g，砂仁15g，炙甘草5g，葱白4节，九香虫15g，瓦楞子15g，紫石英45g，五灵脂15g，海螵蛸15g，肉苁蓉20g。5剂。注：月经前期服用。

处方排序：

朱茯神+砂仁、炙甘草。石菖蒲、柏子仁、远志、高良姜、肉桂、葱白。九香虫+瓦楞子、五灵脂+海螵蛸、肉苁蓉+紫石英。

法药意解：

处方是扶阳医学非附桂法，即朱茯神法中的平巽大法（朱茯神+砂仁、炙甘草、石菖蒲、柏子仁、远志、高良姜、肉桂、葱白），巽者，胆也，风也，平巽者，顺势而为是也。朱茯神可上通下达，奠安中宫，务使三焦往来之气机，贯通一致；与砂仁合成一路，引五脏之气归于坎水，水得温气得升，亦洗清道路之用也；葱白再通心达肺，肺之化源可归，脾之运化得力，肾气精气乃能交通于六合之中，是扶正而消阴，洁腑而安脏，化滞而气通，痛胀可解，食乃可进，精神魂魄亦可能归于自然之乡。

五灵脂括开胃囊，强胃之收纳，通脾之运化；海螵蛸阴中之阳也，使清浊能升能降，胃脘中腐败酸秽，借太阴阳明交接之机，得以分消而化也。肉苁蓉益肾精滋肺液，泽大肠；紫石英再沉入海底，大肠糟粕乘势可出焉。

处方三：

桂枝15g，制川乌15g，高良姜15g，炙甘草5g，小茴香20g，杜仲15g，当归40g，生蒲黄15g，吴茱萸10g，郁金15g，血竭10g，肉桂15g，怀牛膝15g，仙鹤草 15g，檀香 15g。5 剂。注：月经期服用。

处方排序：

桂枝、制川乌、小茴香、高良姜、炙甘草。当归+生蒲黄、吴茱萸+郁金、血竭+肉桂、怀牛膝+仙鹤草、檀香+杜仲。

法药意解：

处方是扶阳医学桂枝法（桂枝、制川乌、小茴香、高良姜、炙甘草），用桂枝拨动太阳，透达少阴，使里面通达，气机可行；川乌代替术，最擅长走冲任二脉，顺势下达于胞宫也。小茴香香甜之味，通运化之门，使传变无阻。高良姜能温肾热脾，以助脾胃之消磨。炙甘草崇脾土，使桂枝助运化，而四旁互通。

当归调润肝木，滋生阴血；生蒲黄化血中之瘀，气血流行无阻。吴茱萸引肝木升发于上，使上下通达；郁金行气中之滞，五郁可解，滞去而凝化，气机得以条达。肉桂温血热血，使血液流行于经络网膜之间，引血竭达于空窍，化窍中之瘀，行窍中之滞，务期窍窍得通，运化更能无阻，月信如期而至也。怀牛膝与仙鹤草升降相协、通补兼施，月经之量得以自然如初也。用檀香化空中之秽，使清虚之府得清，重楼得其宣朗；得杜仲下行入胞室，清浊可分，污染之地得以洁净如初焉。

处方四：

制川乌 15g，制附片 15g（前二味先煎 1 个小时），生黄芪 45g，党参 30g，益母草 15g，炙甘草 5g，九香虫 15g，瓦楞子 20g，鹿角片 30g，水牛角 30g，肉苁蓉 30g，紫石英 60g，石菖蒲 20g，独活 15g，蒲公英 15g。5 剂。注：月经后期服用。

处方排序：

制川乌+制附片、生黄芪、党参、益母草、炙甘草。九香虫+瓦楞子、鹿角片+水牛角、肉苁蓉+紫石英、石菖蒲+独活+蒲公英。

法药意解：

处方是扶阳医学非附桂法，即川乌法（制川乌+制附片、生黄芪、党参、益母草、炙甘草），川乌老阴生育已竟，中空以气为用，擅长发散外达腠理，循蹊达络，直入阴阳交接之地，阴阳沟通得以如潮汐而作也。又借附子温性之助，其功如有天雄之力矣。黄芪甘温补肺，肺者正气之宗也；党参主补五脏，安精神，元气大增。益母草入坤土，运化大行而水湿可消。炙甘草以奠之安之，心脾上下相照，而五行之大运，处处皆通，一切凝结不通之瘀，自然渐渐而消，是为疏通经络之要法也。

鹿角片与水牛角均通督脉上达巅顶，一壮阳填精一清除郁热，脑部细胞活跃，神明灵敏。石菖蒲开心窍，理膈膜，开贲门，循膻中而上；独活如瀑布顺膀胱经引邪气向下而出；蒲公英再由海底升散而上，任督二脉得以畅通无阻，天下之尘埃得以尽扫矣。

处方五：

党参 30g，红参 15g，生黄芪 45g，阿胶 10g（另煎），生白术 15g，淫羊藿 20g，干姜 30g，炙甘草 5g，九香虫 15g，瓦楞子 15g，远志 15g，紫石英 45g，肉苁蓉 30g，砂仁 15g，木蝴蝶 20g。5 剂。注：接着上方服用。

处方排序：

党参+红参+生黄芪、阿胶、生白术、淫羊藿、干姜、炙甘草。九香虫+瓦楞子、远志+紫石英+肉苁蓉、砂仁+木蝴蝶。

法药意解：

处方是扶阳医学非附桂法，即党参黄芪综合法（党参+红参+生黄芪、阿胶、生白术、淫羊藿、干姜、炙甘草），用黄芪引坎中之阳，交于离宫，转输巅顶，充润髓海，阳能举，阴能化，内外都得气血之来往。党参滋肺益气、安神魂、助化源；人参再大补元气，精神魂魄能安；借用黄芪引气达血，阿胶迎气归舍，气血能卫能守，阴阳互相抱负。生白术强脾土，助运化，上下内外更能协和；用淫羊藿引阴阳之交会，炙甘草与干姜，使心脾之互照，两神明可通，正气可复。

用远志引宥密中之微阴，归于气化之中；木蝴蝶再助金生丽水，精气神得以封藏矣。

随访（2022 年 5 月 15 日）：

病症：患者手机发微信告诉说，胃这一阶段可舒服了，饭量也增加，没有出现过胃部不适，还有腹股沟的囊肿也消下去了，原来还担心需要进行手术切除呢，现在都好了，非常开心。现在平时头还有点蒙的感觉，吃药期间大便非常好，这两天有事没有吃药，又有点便秘，问如何解决呢？告诉她说，目前方法对症，已经解决了胃病的问题，其他的问题也会随着时间好起来的，建议坚持服用 3 个周期。患者回答继续坚持用药，直到病情完全治愈。

按语与治病次第：

本例患者多年胃病反复难以治疗，从中我们发现一个规律，这个规律就是每次来月经就感冒发热等，治疗感冒发热经常服用一些退热药，就会导致胃病反复发作而难以治疗。这个特点告诉我们，她的胃病是因为反复服用感冒药导致的结果，而反复在月经前感冒发热，中医学上有热入血室、少阳症等说法，就是因为患者在月经期间遇上感冒，然后随着月经而停留在血室，这是女性最为特殊的地方，每次来月经都会发作一次，这就是月经期感冒而导致的严重循环问题的前奏。扶阳医学治疗女性疾病，就是要顺着女性的月经周期而治疗，即月经前期、月经期、月经后期三个时间段进行顺势治疗，顺便把其兼顾的所有问题，慢慢地都能够顺势化解消除。此例患者的治疗结果就是如此，仅治疗 1 个月就解决了感冒发热，而胃病也兼顾得到有效的治疗，这就是治人的结果，兼顾病脉症舌并治，才能真正解决诸多复杂的问题与疾病。

处方一是四合汤法加味，专门针对性治疗胃病，服药后效果显著。处方二朱茯神法中的平矍大法，治疗失眠入睡困难，兼顾治疗胃病，一举两得而效果显著。处方三是桂枝法调整月经期方，顺势治疗其长期发热热入血室症，效果良好。处方四是川乌法加味，解决患者经络不通、任督循环不畅的困境。最后一张处方是党参黄芪大补气血填精之法，以解决心脏功能弱与体质差的问题，只要把体质改善之后，一切问题都能得到有效的解决与恢复。

24. 打嗝两个月案

刘某某，女，50 岁，河南省驻马店市人。时间：2022 年 5 月 4 日就诊。

病症：两个月前不知道什么原因，开始打嗝。间断打嗝已经有两个多月，也找了几个医生诊治，但都没有解决问题，仍然打嗝不断。目前月经已紊乱，几个月来一次，睡眠还行，吃饭还可以，但打嗝频繁时影响胃口，甚至把吃的东西给嗝出来，大便每天 1 次，小便黄，流汗不多，手脚比较凉。舌诊：呈布袋样，舌质紫暗，舌根与舌尖稍有凹陷，胃区有裂纹，舌苔薄白，舌下静脉怒张紫暗黑明显。脉诊：右手脉不浮，沉取脉细滞稍滑，寸脉滑滞，关脉稍滑，右尺脉稍弱；左手脉有一点浮，沉取脉细滞，寸脉微洪，关脉细气滞，膀胱脉细，左尺脉细滞稍紧。证属天癸竭而精气亏、寒邪侵袭，造成表里两寒，治宜安神定志、温通表里、疏通经络。处方药用：

处方一：

丹参 20g，檀香 15g，三七 15g，砂仁 15g，百合 15g，乌药 15g，高良姜 15g，香附 15g，五灵脂 15g，生蒲黄 15g，九香虫 15g，瓦楞子 15g。5 剂。

处方排序：

丹参、檀香、三七、砂仁。百合+乌药、高良姜+香附、五灵脂+生蒲黄。九香虫+瓦楞子。

法药意解：

处方是扶阳医学非附桂法，即四合汤法（丹参、檀香、三七、砂仁。百合+乌药、高良姜+香附、五灵脂+生蒲黄），四合汤法由丹参饮、百合乌药汤、良附丸、失笑散四个小方组成，具有活血化瘀、理气止痛、温中暖胃、宁神调中之用，对于心胃诸疼痛，其效如神。再加九香虫益肾温阳、理气活血、止痛化瘀，瓦楞子制酸化腐、消痰散结，针对于胃脘胀痛酸者，其效更佳。

处方二：

朱茯神 15g，琥珀 10g，青皮 10g，砂仁 15g，藿香 15g，厚朴 15g，淫羊藿

20g，苍术 15g，炙甘草 5g，白芷 15g，天麻 15g，九香虫 15g，瓦楞子 15g，党参 15g，鹿角片 15g。10 剂。

处方排序：

朱茯神+琥珀+砂仁、苍术、炙甘草、青皮、藿香、厚朴、淫羊藿。白芷+天麻、九香虫+瓦楞子、党参+鹿角片。

法药意解：

处方是扶阳医学非附桂法，即朱茯神法中的镇八方之法（朱茯神+琥珀+砂仁、苍术、炙甘草。青皮、藿香、厚朴、淫羊藿），打嗝日久人神不宁，故用朱茯神法走"上工守神"之路，用朱茯神安定神志，引凝瘀之水，下通于决渎，务期浊降而清升；更借琥珀再安神智，交纳于坎离之中，意期上下交通；砂仁纳五脏之正气归于坎宫，使微阳鼓荡，大气得以升举，乃能交通升降，其膈阖可解矣。苍术再泄水燥土，炙甘草再奠安中宫，土暖而木养，水温而木畅，肝脾肾三者皆通。青皮疏通气机，胃空而肌肉通调，无束缚之害；藿香化秽浊，交纳脾胃，与厚朴偕行，使胃脾连成一片，而收化自然。用淫羊藿以佐之，使邪去而正即复。

天麻镇定阴阳，使邪不能再侵；白芷芬香之品，清肺中之浊，导胃中之凝，太阴阳明交换不息。党参滋肺营心，上焦之雾露湛湛清清，借鹿角片壮督脉添阳精，神灵清聪敏捷，魂魄皆安。

处方三：

桂枝 15g，苍术 15g，生姜 30g，炙甘草 5g，南山楂 20g，陈皮 15g，法半夏 20g，朱茯神 15g，砂仁 15g，石菖蒲 20g，白芷 15g，天麻 15g，九香虫 15g，瓦楞子 15g，党参 30g。10 剂。

处方排序：

桂枝、苍术、南山楂、生姜、炙甘草。陈皮+法半夏+朱茯神、石菖蒲+白芷+天麻、九香虫+瓦楞子、党参+砂仁。

法药意解：

处方是扶阳医学桂枝法（桂枝、苍术、南山楂、生姜、炙甘草），用桂枝引少阴之气与太阳相接，使太阳由水而土，由土而木，由木而火，随脾之运化通于上下内外。用苍术泄湿暖脾，使运化之机与太阳之气并进；南山楂再化脾胃中之积滞，使阳明太阳无阻。用炙甘草安定脾胃，使阳明太阴之气无损，生姜通达神明，引通三焦来往之游行，凡天空中之厌秽尘氛无不冰消。

法半夏降胃中之逆，由脾之运化交达于二肠，糟粕可分，浊凝可下；陈皮以佐之，外开肌腠皮毛，内理阴阳之膈间；朱茯神再降雾露中之凝瘀归于沤渎，上焦如雾，天地间尘埃无不化为乌有矣；石菖蒲拨通心窍，与臣使贯通一气，一切膈阖可解。

处方四：

制川乌15g，制附子15g（前二味先煎1小时），生黄芪45g，党参30g，丹参20g，炙甘草10g，九香虫15g，瓦楞子15g，鹿角片30g，水牛角30g，肉苁蓉20g，紫石英45g，杜仲15g，松节15g，狗脊15g。10剂。

处方排序：

制川乌+制附子、生黄芪、党参、丹参、炙甘草。九香虫+瓦楞子、鹿角片+水牛角+肉苁蓉+紫石英、杜仲+松节+狗脊。

法药意解：

处方是扶阳医学非附桂法，即川乌法（制川乌+制附子、生黄芪、党参、丹参、炙甘草），川乌有冲撞之性，鼓荡水火之沸腾，扫除阴霾，拨开云雾，使中天丽日照耀于无微之中，借附子温性再助一臂之力，其通经达络之能，更可流畅无阻矣。加黄芪引坎中之阳，交于离宫，转输巅顶，充润髓海，阳能举，阴能化，内外都得气血之来往；且用黄芪引气达血，丹参迎气归舍，气血能卫能守，阴阳互相抱负。加党参滋肺液，益肺气，助化源，炙甘草奠安中宫，以使运化更不停息。

鹿角片与水牛角循督脉直达巅顶，一壮阳精一清郁热；肉苁蓉与紫石英沉入海底，助坎水以使水火既济，冲脉通达，脊背得壮，龙骨循循而动矣。加松节松木之精华而成，日月照临而生，通全身百节，引辛温之品透达于百节之中；杜仲引五脏之精气，都归于经络薄膜骨节之中，冀期得筋骨相连；引狗脊之性，能达于骨空，髓温而脑充，骨强而筋柔，为刚柔协和之用。

处方五：

党参30g，红参15g，生黄芪45g，阿胶15g，生白术15g，淫羊藿20g，炮姜30g，炙甘草10g，瓜蒌壳15g，薤白15g，丹参20g，鹿角片30g，九香虫15g，瓦楞子15g，木蝴蝶20g。10剂。

处方排序：

党参+红参+生黄芪、丹参、生白术、淫羊藿、炮姜、炙甘草。瓜蒌壳+薤白、鹿角片+阿胶、九香虫+瓦楞子、木蝴蝶。

法药意解：

处方是扶阳医学非附桂法，即党参黄芪综合法（党参+红参+生黄芪、丹参、生白术、淫羊藿、炮姜、炙甘草），用党参与红参、丹参引气血交达于百脉之中，使脉畅而筋柔，筋柔而髓灵，筋骨柔灵；再交黄芪缘木而升，上下天地，都成润泽，气血源源不断而生。淫羊藿，引阴阳也，使火能生土，生白术再奠安中宫，土能运化，火土合德，上下相照，四维相合，阴阳得其燮理。炙甘草，与炮姜苦甘化阴，脾心肾三部连系，而三焦之气机亦成自然，气血亦分合有路。

瓜蒌壳拨开胸膈，引余蕴外出；薤白头通达百脉，气血流动循行不断。阿胶乃驴皮之精血，与东阿井之水混合而成，其能滋血润肺，清风润木，心脾有用。与参芪合，则气血相依，气可生血，血能载气，气血互生又互长，气血乃阴阳之用；木蝴蝶再金降而丽水生，阴阳相生而生生不息，后天又养先天之用意也。

随访（7 月 31 日）：

病症：陪其爱人过来看病，说自己的打嗝服药到处方四时，就已经基本不打嗝了，同时，多年的关节腰腿痛，也已经没有再犯过，感觉服药情况非常好。目前有时睡眠不是太好，胃有点胀，告诉她说把最后两处方中的瓦楞子加量到 30g，就可以，最后两个处方继续巩固治疗。

按语与治病次第：

本例女性更年期患者，月经已经紊乱半年左右，但是没有出现烘热汗出、睡眠障碍等异常，却意外出现反复性打嗝 2 个多月，而且没其他的特殊表现，考虑到患者的顽固性打嗝，也是一种气机上逆现象，这与更年期烘热汗出的病机是一样的，只是她反映在胃上的毛病，也是一种特殊情况下的更年期综合征表现。故此，我们并没有单纯去治疗打嗝，而是去积极治疗其更年期综合征，兼顾治疗其胃病，通过这样的调整 2 个月后，患者的打嗝竟然也痊愈了，证明了我们的分析是正确的。表明更年期妇女假设她没有典型的烘热汗出、失眠多梦等表现时，就一定会有其他的气机阵发性上冲之表现，而打嗝就是典型的气机上逆表现，通过积极调整全身，病症得到了有效的治疗。证明女性更年期患者往往会伴有多种的异常出现，都要考虑到从根本上进行治疗，而不是去舍本求末，只治标症，往往达不到根治的目标。

处方一是四合汤法，专门治疗胃病酸胀痛，患者虽然没有这些表现，但是我们仔细想一下就会发现，打嗝能把胃中食物吐出来，而且气机上冲，导致胃中气机无法降下，就是本病矛盾的焦点。处方二是朱茯神法中的镇八方之法，继续疏理八方之气机，走《黄帝内经》"上工守神"之路，多能事半功倍。处方三桂枝调肺气法，兼顾调整中焦脾胃功能。处方四是川乌法，重点疏通经络、益气活血，因为患者舌质紫暗，说明患者久病多瘀血，只有疏理气血，人体根本上才能得到修复。处方五是党参黄芪大补气血填精之法，也就是收功之法，毕竟患者已经处在更年期阴阳两虚的阶段，只有本处方才能达到根治之目标，不仅只是治疗打嗝，而治疗更年期才是最为根本的问题。

25. 周期性呕吐案

王某，女，41 岁，河南省平舆县人。时间：2020 年 5 月 24 日就诊。

病症：患者在半年前因子宫肌瘤等问题，而行子宫切除术，然后出现周期性剧烈呕吐，曾多方检查原因不明。目前睡眠好，经常胃脘胀疼，打嗝、呃逆，发现时剧烈呕吐，痛苦难忍，大便不通，4~5天1次，小便不黄，平时出汗比较多，呕吐时更加出汗，仔细询问病情后得知，其发现仍然与月经周期有关系，即每次感觉乳房胀痛月经要来时，便会出现呕吐，平时容易上火，上火时满脸痤疮。舌诊：舌形大体正常，两边有齿印，舌苔薄白，舌质稍暗紫，舌中线偏左，舌根部有凹陷，舌苔稍腻厚。脉诊：右手脉寸关稍浮，沉取脉紧滞滑，肺脉滑滞，脾脉滑缓，命门脉有细紧象；左手脉有点浮，沉取脉细稍紧滞，心脉细滞，肝脉弱，膀胱脉有一点细滞象，尺脉短细滑。证属气机不畅、升降失常，治宜顺势而为、通达上下。处方用药：

处方一：

吴茱萸30g，生姜50g，大枣5枚，炙甘草15g，党参30g，陈皮15g，法半夏20g，朱茯神15g，火麻仁60g。3剂。注：药物浓煎，发作时少量频服。

处方排序：

吴茱萸、生姜、大枣、炙甘草、党参。陈皮+法半夏+朱茯神、火麻仁。

法药意解：

处方是扶阳医学非附桂法，即吴茱萸汤法（吴茱萸、生姜、大枣、炙甘草、党参），夫吴茱萸辛苦温，乃降逆补肝之品，逆气降而吐自不作，即能补中；肝得补而木气畅达，即不侮土，又与生姜之辛温同声相应，合大枣与炙甘草之甘，能调胃阳，权司中宫，复得党参甘温，功专滋养脾阴；二土得补，皆具生机，转运复行，呕吐立止也。

朱茯神安定魂魄，心神得以安宁，胆火得以安位，并降雾露中之凝瘀归于沤渎之中；法半夏再降逆逐痰，拨动阻碍，使气机流行；陈皮调理肌腠，开通膈膜，使升降次第升举。火麻仁润肠脏，生津液，使阳明大肠，余尽而新来，下通而上开，呕吐自然可止也。

处方二：

朱茯神30g，柏子仁40g，远志15g，石菖蒲20g，高良姜15g，肉桂20g，砂仁15g，炙甘草5g，葱白4节，九香虫15g，瓦楞子15g，吴茱萸15g，茵陈30g，党参30g，鹿角片30g。3剂。注：药物浓煎，接着上方服用。

处方排序：

朱茯神、柏子仁、远志、石菖蒲、高良姜、肉桂、砂仁、炙甘草、葱白。九香虫+瓦楞子、吴茱萸+茵陈、党参+鹿角片。

法药意解：

处方是扶阳医学非附桂法，即朱茯神法中的平巽大法（朱茯神、柏子仁、远志、石菖蒲、高良姜、肉桂、砂仁、炙甘草、葱白），用朱茯神镇心宫而行水，使膻中无水之侵扰，膏肓能收能放，上与肺源相接，呼吸不乱，下与贲门相通，收纳无错。加远志、石菖蒲拨开呼吸清阳道路，使心窍开放自然，膏肓之机即无壅塞。柏子仁宁心益脾，使火土相亲相助，更能使火生土，土能伏火，中宫之气机常得其温暖之性，水气易升，肺源得润，清虚得其清矣，呼吸脉络之往来自然，顺机而动，且仁润而通肠以增液行舟。用高良姜温胃而壮火，乃能下交于脾。用肉桂暖土温血，使土运无息，血气交流无碍。再用葱白通冲脉，与任督相遇。得砂仁纳五脏之精气，交纳于阴阳变化之中。炙甘草奠坤土而四旁得其利矣，是为利用五行之变化，清浊易于分明，升降即无碍矣。诚为平冀之大法也。

九香虫香极阳兴而动，借瓦楞子分散之能，阳明太阴得以分功而行，胃脘中郁久腐化之滞皆可分消化为乌有矣。吴茱萸引肝木升发于上，使上下通达，借茵陈左右互通一气，呕吐与疼痛即可解。党参滋肺液，藏大气，使气血循循不休，源源而生，以助鹿角片温精热血，安魂益智，脑中之神经可期敏活，坎离中之真阴真阳常常护卫，为强身固本之良品也。

处方三：

丹参20g，檀香15g，三七15g，砂仁15g，百合15g，乌药15g，高良姜15g，香附15g，五灵脂15g，生蒲黄15g，九香虫15g，瓦楞子15g。3剂。注：专治胃病。

处方排序：

丹参、檀香、三七、砂仁。百合+乌药、高良姜+香附、五灵脂+生蒲黄、九香虫+瓦楞子。

法药意解：

处方是扶阳医学非附桂法，即丹参饮法（丹参、檀香、三七、砂仁），用丹参以开心之神明，助土之分化清浊，神也、气也，知周而出焉，引气入血，导气血之畅流，化血脉之凝瘀，瘀祛而新生，务期化尽周身之瘀滞；檀香化空中之秽，使清虚之府得清，重楼得其宣朗，且纯香之味，生于南国，得火性最富，用此消阴化秽，一切秽霾邪气导致的疼痛均可化为乌有矣；三七其叶非三即七，木火之性，助离火以行血，血脉中瘀滞皆可遁消于无形之中；砂仁纳五脏之气归于经络百脉，使内外相通，痛可自已。

百合有收纳合和之功，乌药暖厥阴而疏气机，顺从腑以通降为顺也。高良姜大温脾胃，化脾胃中之滞与脾胃之阴，助收纳消磨之机，香附血中之气药，入厥阴而出少阳，三焦气化如常也。五灵脂括开胃囊，强胃之收纳，通脾之运化，蒲黄再化血中之瘀滞，痛即自已也。

处方四：

制附子30g（先煎1小时），生姜50g，炙甘草15g，党参30g，鹿角片30g，砂仁15g，羌活15g，独活15g，白芷50g，黄芩25g，金银花45g，徐长卿15g。3剂。

处方排序：

制附子、生姜、炙甘草。党参+鹿角片+砂仁、羌活+独活、白芷+黄芩、金银花+徐长卿。

法药意解：

处方是扶阳医学四逆法（制附子、生姜、炙甘草），用附子大起坎阳，化冰体为液体，化液体为气流；生姜通神明，心君之火易于照临；相火接天之阳，木土火旋转于中，五脏六腑，常常温暖，无凝滞之害，炙甘草奠安中宫，四旁可达，生机化机必成自然；且姜草甘温并进，引附子之辛烈，由水泉冲入三焦，使网膜自然开放，气机自然分化。

羌活与独活根系皆长，入走督脉往返于两侧太阳膀胱经之境地，卫周身而风寒可解矣。白芷与黄芩仿白虎与少阳之用意，上通下通而邪气无处独留也。金银花轻轻上达，借水火功夫而花蕾开放，郁滞借徐长卿透达之性，得以化解于无形之中矣。

随访（2020 年 8 月 30 日）：

病症：今天其同事来看病，顺便访问一下患者的情况，打电话之后说，每次赶到月经前期服上面处方，三个周期过后，一切恢复正常，再也没有出现剧烈呕吐的情况。

按语与治病次第：

本例患者情况比较少见，因为剧烈周期性呕吐发作后在子宫切除之后，现代医学认为与月经周期已经没有大的关系，但是从中医学角度来看，仍然与月经周期发作有密切的关系。因为当她预示快来月经，出现乳房肿痛时，才开始出现剧烈的呕吐，同时也发现呕吐与大便不通相关。因子宫切除之后，女性周期的排出污秽通道没有了，只有通过大便下降而排出体外，恰巧的是她大便秘结不通，而一通大便之后，一切症状均得以解除。故治疗仍然遵循月经周期，即所有处方均在预示月经前期开始服用，以顺势上下通达，解决了体内升降之势，故疾病得以解决并治愈。

处方一是扶阳医学吴茱萸汤法，专门解决疼痛与呕吐的问题，特别是小量频服，以知为度，乃为治标之法，中病即止。处方二是扶阳医学朱茯神法加味，降离火、安心神、温脾胃、暖命门、温中土、降逆气、疏肝胆等，以一路右降为主，把前面的效果巩固下来。处方三是扶阳医学四合汤法，专门治疗胃病，即治疗胃酸胀痛以及打嗝呃逆等，以降逆活血、温通下行为主。处方四是扶阳医学四逆败毒法，专门解决上热下寒，解决上火长痘长疮等，乃是标本兼治之法。

四、肝系疾病医案

26. 慢性肝病案

杨某某，男，56岁，河南省商城县人。时间：2021年1月19日就诊。

病症：患者有乙肝病多年，最近检查发现肝脏内有结节形成，即早期肝硬化趋势，正在服用抗病毒药物，但仍然无法阻挡病情进展。目前睡眠还行，吃饭也好，大便每天1次，小便不黄，流汗不多，手脚无异常。舌诊：伸舌费力，舌形大致正常，舌胖边缘嫩红，舌中线有深纵裂纹，舌根平坦稍有凹陷，舌苔稍腻厚，舌尖向左歪，伸舌有点困难。脉诊：右手脉浮滑，沉取脉微劲、滑滞，寸脉弹指，关脉微劲，右尺脉弹指；左手脉有点浮，沉取脉细滞，寸脉滑滞，关脉细滞，膀胱脉细紧滞，左尺脉短滑、欠缓。证属经络瘀滞、血脉不畅，治宜扶阳温通、疏通脉络。处方用药：

处方一：

朱茯神15g，琥珀15g，青皮10g，砂仁15g，藿香15g，厚朴15g，淫羊藿20g，苍术15g，炙甘草5g，白芷15g，天麻15g，延胡索15g，郁金15g，杜仲15g，松节15g。10剂。

处方排序：

朱茯神+琥珀+砂仁、苍术、淫羊藿、炙甘草。青皮、藿香、厚朴。白芷+天麻、延胡索+郁金、杜仲+松节。

法药意解：

处方是扶阳医学非附桂法，即朱茯神法中的镇八方之法（朱茯神+琥珀、青皮、砂仁、藿香、厚朴、淫羊藿、苍术、炙甘草），走"上工守神"之路，先用镇八方之法，镇八方、抚九州、安神魂、理气机、运中宫、疏郁滞，且朱茯神能降雾露中之凝瘀归于沤渎；借琥珀再安神智，交纳于坎离之中，意期上下交通；砂仁安心益脾，使精神魂魄，各归其位，生化更得其畅。

用天麻镇阳明少阳两经之气，用苍术微开芳塞，与白芷芳香之品，透达腠理。用延胡索化空隙中之余蕴，务期净尽；借郁金疏五郁之滞，气血得以流畅，滞开瘀化而病可解矣。用松节通骨达节，使气血流行无碍，筋络肝脉，皆得其养；杜仲续接筋络纤维，引气血交通隐微之处，使筋络肝脉相连；二者合则体阴而用阳，肝胆得以相照矣。

处方二：

朱茯神15g，柏子仁20g，远志15g，石菖蒲20g，高良姜15g，肉桂15g，砂仁15g，炙甘草5g，葱白4节，吴茱萸10g，茵陈30g，延胡索15g，郁金15g，杜仲15g，松节15g。10剂。

处方排序：

朱茯神+砂仁、炙甘草。石菖蒲、远志、柏子仁、高良姜、肉桂、葱白。吴茱萸+茵陈、延胡索+郁金、杜仲+松节。

法药意解：

处方是扶阳医学非附桂法，即朱茯神法中的平巽大法（朱茯神+砂仁、炙甘草、石菖蒲、远志、柏子仁、高良姜、肉桂、葱白），巽者，风气，胆也，胆腑行中正之令，春生之气借胆气降而生，顺势而用。朱茯神镇心宫行水道，与砂仁合成一路，引五脏之气归于坎水，水得温气得升，亦洗清道路之用也；葱白可通心达肺，肺之化源可归，脾之运化得力，肾气精气乃能交通于六合之中，是扶正而消阴，洁腑而安脏，化滞而气通，胁痛可解，食乃可进，精神魂魄亦可能归于自然之乡。

吴茱萸化肝脾之滞，生化之机，自然无乖，一切症瘕，虚痛，凝结可解；茵陈再助其一臂之力，先升后降，金化木气，肝胆相照矣。

处方三：

桂枝 15g，苍术 15g，生姜 30g，炙甘草 5g，南山楂 20g，陈皮 15g，法半夏 20g，土茯苓 25g，石菖蒲 20g，白芷 15g，天麻 15g，吴茱萸 10g，茵陈 30g，延胡索 15g，郁金 15g。10 剂。

处方排序：

桂枝、苍术、南山楂、生姜、炙甘草。陈皮+法半夏+土茯苓、石菖蒲+白芷+天麻、吴茱萸+茵陈、延胡索+郁金。

法药意解：

处方是扶阳医学桂枝法（桂枝、苍术、南山楂、生姜、炙甘草），用桂枝开化太阳，使一阳之气，逐渐流行于三阴三阳之中，阴阳得以谐和，生化更能有用。苍术泄土中之湿，归于木本，木润而风清，魂乃能守；南山楂化脾胃之结滞，肌肉可松，肝脉柔润，结节可化。用姜草辛甘通阳，化阴化癥，合之为方，阳能化阴，阴能助阳，气能交血，血能随气，使清升而浊降，胁痛止而纳食香。

陈皮由络而肌腠而皮毛，是引太阳之气，以使内外相通；法半夏降胃中之逆，由脾之运化交达于二肠，槽粕可分，浊凝可下；土茯苓入坤土而湿浊可化，浊毒可消。石菖蒲开心窍，导膻中，臣使与制节相互得令，清浊自然得分；用天麻镇阳明少阳两经之气，与白芷芳香之品，透达腠理，与陈皮苦辛之品，启开毛窍；太阳升而阳明降，天地得以交泰矣。

处方四：

桂枝 15g，苍术 5g，生姜 30g，炙甘草 5g，小茴香 20g，青皮 15g，法半夏 20g，土茯苓 25g，吴茱萸 10g，茵陈 30g，瓜蒌壳 15g，薤白 15g，大麦芽 20g，党参 15g，鹿角片 15g。10 剂。

处方排序：

桂枝、苍术、小茴香、生姜、炙甘草。青皮+法半夏+土茯苓、吴茱萸+茵陈+大麦芽、瓜蒌壳+薤白、党参+鹿角片。

法药意解：

处方是扶阳医学桂枝法（桂枝、苍术、小茴香、生姜、炙甘草），法解见上。

小茴香调土木之运转，脾畅而木达，生化有用；青皮降胃逆理肌肉，胃空而肌肉通调，无束缚之害，脉劲逆之象可解也；大麦芽调摄肝脾，中宫得运，是缓伏之用意也。瓜蒌壳宽胸达膈，气血易进易出，薤白擅通脉道，气血流畅；二者合则气血交流不息，阴阳相合刻刻不停，胸闷气短可解矣。党参滋肺液，藏大气，使气血循循不休，源源而生，协助鹿角片温精热血，安魂益智，脑中之神经可期敏活，坎离中之真阴真阳常常护卫，为强身固本之良品也。

处方五：

制川乌20g，制附片20g（前二味先煎1小时），生黄芪45g，党参30g，益母草20g，炙甘草5g，吴茱萸10g，茵陈30g，桃仁15g，生薏苡仁30g，酒大黄15g，炙鳖甲15g，杜仲15g，松节15g，狗脊15g。10剂。

处方排序：

制川乌+制附片、生黄芪、党参、益母草、炙甘草。吴茱萸+茵陈、桃仁+生薏苡仁+酒大黄+炙鳖甲、杜仲+松节+狗脊。

法药意解：

处方是扶阳医学非附桂法，即川乌法（制川乌+制附片、生黄芪、党参、益母草、炙甘草），用川乌乃附子之母也，阴阳未分之物，借以破阴阳凝对之所，阴阳末端交流得以如潮汐而作；佐附子辛温之性，更能通达幽微之处。党参滋肺益气又安神魂，又助化源；益母草再入脾土，中宫得运湿浊可化；黄芪由下而上，由上而中，使天地人交通之处，气血津液都归于本，使生生化化之机刻刻不停。炙甘草缓诸药性，调济生化之机，使五脏都归于气血之中。

桃仁破血化瘀润大肠；生薏苡仁生于水并化水中之浊；酒大黄推陈致新力量变缓；鳖甲透厥阴入肝经软坚散结，木气柔润。金毛狗脊壮督柔筋，龙脉畅达。

处方六：

制附片30g（先煎1小时），炮姜30g，炙甘草5g，党参30g，红参15g，生黄芪45g，丹参20g，瓜蒌壳15g，薤白15g，鹿角片30g，炙鳖甲15g，吴茱萸10g，茵陈30g，杜仲15g，松节15g。10剂。

处方排序：

制附片、炮姜、炙甘草。党参+红参+生黄芪、瓜蒌壳+薤白+丹参、鹿角片+炙鳖甲、吴茱萸+茵陈、杜仲+松节。

法药意解：

处方是扶阳医学四逆法（制附片、炮姜、炙甘草），用得乾方纯阳之物附子以阳壮阳，与炙甘草得坤方纯阴之性以阴治阴，使阴阳互相结构，正守合一；附子与炮姜之辛苦入心，引离火与土相合，胃气上通于咽嗌，下达坤元，而阳明太阴，两相旋转，使阴阳更有协和之路，气血必有升降之能，清升而浊可降。是借引瘀邪外出之意。

人参有人形大补五脏六腑、四肢百骸，入阴而出阳，化阴补气之圣品，与附子合则坎离既济、水火相交、阴阳和合矣。丹参更开心之神明，助土之分化清浊，神也、气也，知周而出焉。

处方七：

紫河车100g，鹿茸片100g，三七100g，琥珀50g，红参50g，五灵脂50g，肉桂40g，炙鳖甲40g，穿山甲30g。用法：共为细末，每天2次，每次3g，晚上服药时配合服用大黄䗪虫丸1丸。

处方排序：

紫河车、鹿茸片、三七、琥珀、红参、五灵脂。肉桂、炙鳖甲+穿山甲。

法药意解：

处方是扶阳医学非附桂法，即李可老中医培元固本散法（紫河车、鹿茸片、三七、琥珀、红参、五灵脂），散者，缓也，慢慢进补是也。培元者，先天之元阴元阳，父精母血之真精也；固本，强身之意也，本也，生命之活力也。壮先天，益后天，先后互助互用之功大矣。上肉桂温血热血，使血液流行于经络网膜之间，引穿山甲与鳖甲达于空窍，化窍中之瘀，行窍中之滞，务期窍窍得通，运化更能无阻，肿痛即自己，结节亦自散矣。

随访（2022年7月15日）：

病症：汤药吃过半年之后，改为散剂一直在服用，曾经化验一次，各项指标均好，肝硬化趋势明显减慢，且右侧胁肋隐疼已经基本消失，正在服用散剂已经半年左右，一切均感良好，正常坚持服药。

按语与治病次第：

乙肝并慢性肝病，是一个非常缓慢与隐匿的过程，因此早期的中医药积极的干预，防止肝硬化的发展并阻挡其病程进展，并配合抗病毒药物，具有很好的效果。虽然说很多的乙肝患者，没有什么表现或轻微的右胁不适，并没有引起人们的重视，但是从扶阳医学角度来看，患者外象可能非常轻微，但是内部脉象的劲，已经表明里的问题已经比较严重了。因此，积极地应用扶阳医学以切脉为主的方法，在解决本身的症状同时，重点解决劲脉的问题。特别是最后的散剂长期服用，配合用大黄䗪虫丸软坚散结，才能长期有效地巩固治疗，以达到扭转乾坤的目的。

　　处方一与处方二都是朱茯神法,《黄帝内经》上有"上工守神"之说,只有这样患者才能够有信心坚持用药。处方三是桂枝法调理肺气。处方四桂枝法调理肝气。处方五是川乌法,重点解决脉劲的问题。处方六是附子大补气血调肝之法,最后是培元固本散加味,以备长期服药。

五、肾系疾病医案

27. 肾病并更年期案

刘某某，女，57岁，河南省焦作市人。时间：2021年10月19日就诊。

病症：患者有肾病综合征多年，经常服用中西药物维持治疗，病情还比较稳定。自停月经一年来，出现双下肢水肿，肾功能正常，化验血尿（++），血脂高。目前睡眠入睡困难，阵发性烘热汗出比较频繁，偶尔咳嗽一声，少量黏痰，饮食可以，大便每天1次，小便短少并有泡沫，手不凉，双脚凉且冬天更甚。舌诊：舌中线上7椎8椎附近有裂纹，舌前质稍红，根部凹陷苔稍腻，余下苔薄白。脉诊：右手脉浮，沉取脉细滞弱、微弱滑滞，脾脉湿滞，命门脉火弱；左手脉有点浮，沉取脉细滞滑，心脉滑滞，肝脉气滞，膀胱脉细，左尺脉弱。证属阴盛阳衰、气化不行、水湿郁滞，治宜扶阳抑阴、引阳入阴、化湿利水。处方用药：

处方一：

朱茯神30g，柏子仁20g，远志15g，石菖蒲20g，高良姜20g，肉桂20g，砂仁15g，葱白4节，陈皮15g，法半夏20g，茯苓15g，泽泻15g，党参15g，鹿角片15g。10剂。

处方排序：

朱茯神+砂仁、葱白。石菖蒲、远志、柏子仁、高良姜、肉桂。陈皮+法半夏+茯苓+泽泻、党参+鹿角片。

法药意解：

处方是扶阳医学非附桂法，即朱茯神法中的平巽大法（朱茯神+砂仁、葱白。石菖蒲、远志、柏子仁、高良姜、肉桂），遵循《黄帝内经》"上工守神"之意，先用朱茯神法，朱茯神行君火之明，舒膻中之质交于胃，当于脾，脾，土也，土得火生得水泽，土质润泽，木得其养，筋络得其柔和，肌肉得其条理，皮毛乃能开放，使阳能正位，邪化于无形；且与砂仁合成一路，引五脏之气归于坎水，水得温气得升，亦洗清道路之用；葱白引再通百脉，引于空际之中，意在肃清秽浊，化为纯阳之体，阳极而气化大行，水湿可化。

用陈皮由络而肌腠而皮毛，是引太阳之气，内外相通之意；法半夏降胃中之逆归于肠，使下通而上达，往来之道路无阻；茯苓与泽泻再化太阴之水，水肿可消。党参滋肺液，藏大气，使气血循循不休，源源而生，协助鹿角片温精热血，安魂益智，脑中之神经可期敏活，坎离中之真阴真阳常常护卫，为强身固本之良品也。

处方二：

桂枝 15g，生白术 15g，煨姜 30g，南山楂 15g，陈皮 15g，法半夏 20g，朱茯神 30g，砂仁 15g，石菖蒲 15g，广紫菀 15g，浙贝母 15g，木蝴蝶 20g，党参 15g，鹿角片 15g，泽泻 15g。10 剂。

处方排序：

桂枝、生白术、南山楂、煨姜。陈皮+法半夏+朱茯神、广紫菀+石菖蒲+浙贝母、木蝴蝶+泽泻、党参+鹿角片+砂仁。

法药意解：

处方是扶阳医学桂枝法（桂枝、生白术、南山楂、煨姜），用桂枝打开太阳，引水泉微阳上沸，与三焦气机联系，意在分拨清浊，通达枢纽。生白术强脾土，助运化，上下内外更能协和。南山楂快肠快胃，与桂枝辛温之品，通达于出入生化之路。煨姜可温暖中宫，使上下相照，通达自然。

广紫菀舒通肺络，使化源与运化两相亲治，天地得通；石菖蒲开胸快膈，随浙贝母之性交流于水道浊道与呼吸之道，痰湿可化。木蝴蝶以助金降丽水，随泽泻分消而化，清浊可分。

处方三：

桂枝 15g，生白术 15g，煨姜 30g，淫羊藿 20g，小茴香 20g，青皮 15g，法半夏 20g，朱茯神 30g，砂仁 15g，吴茱萸 15g，茵陈 20g，瓜蒌壳 15g，薤白 15g，党参 15g，鹿角片 15g。10 剂。

处方排序：

桂枝、生白术、小茴香、淫羊藿、煨姜。青皮+法半夏+朱茯神、吴茱萸+茵陈、瓜蒌壳+薤白、党参+鹿角片+砂仁。

法药意解：

处方是扶阳医学桂枝法（桂枝、生白术、小茴香、淫羊藿、煨姜），桂枝法解见前面。使用小茴香以通秽，甜以醒脾，凡空虚之处，有瘀凝之物，随辛温之品，消化于无有之乡。生白术与淫羊藿合，则助阳行，以使脾肾相连，水土有依傍之处，阴阳自然燮理，元气自然归华。

青皮引药归肝，与吴茱萸相合，行肝脾之气，使土木协和，郁结乃解；白茵陈再助木升，而金能化木，胆行中正之令，升降相协。瓜蒌壳拨开胸膈，引余蕴外出；薤白化肠胃之阴凝，使肠胃多气多血，刻刻温暖，时时通达；二者合则气血交流不断，阴阳易进易出。

处方四：

制附片 60g（先煎 2 小时），桂枝 25g，生白术 15g，生姜 50g，淫羊藿 20g，陈皮 15g，法半夏 20g，朱茯神 30g，砂仁 15g，瓜蒌壳 15g，薤白 15g，益母草 15g，党参 30g，鹿角片 30g，紫石英 45g。10 剂。

处方排序：

制附片、桂枝、生白术、淫羊藿、生姜。陈皮+法半夏+朱茯神、瓜蒌壳+薤白+益母草、党参+鹿角片+砂仁、紫石英。

法药意解：

处方是扶阳医学附子桂枝法（制附片、桂枝、生白术、淫羊藿、生姜），用附子壮水主益火源，使水火交济，升降无阻。借桂枝法化气行水，务期浊降清升，中宫廓廓容易通调，沤雾并行，如渎下排，外焦如化也。

益母草入坤土，湿浊化而助中宫；紫石英再交济水火，沉入海底，以助坎离既济，阴阳紧紧抱为一团太和之气也。

二诊（2021年12月3日）：

病症：患者服完药来复诊，自己整体感觉比较好，小便泡沫减少，双下肢脚水肿减轻大半，目前睡眠时好时坏，吃饭胃口还好，大便每天1次，小便夜晚不多，原来比较多，流汗不多，手脚已经不凉。舌诊：舌形正常，舌质嫩燥稍红，胃区有横形裂纹，舌根平坦，舌苔薄白。脉诊：右手脉有点滑，沉取脉细滞稍滑，肺脉滑滞，关脉细滞，右尺脉弱；左手脉有点浮，沉取脉滑滞欠缓，心脉微洪，关脉细滞，膀胱脉细，左尺脉微劲滑。证属阴盛阳衰、经络不通，治宜扶阳抑阴、运化中宫、疏通经络、益肾填精。处方用药：

处方五：

丹参20g，檀香15g，三七15g，砂仁15g，百合15g，乌药15g，高良姜15g，香附15g，五灵脂15g，生蒲黄15g，九香虫15g，瓦楞子15g。5剂。

处方排序：

丹参、檀香、三七、砂仁。百合+乌药、高良姜+香附、五灵脂+生蒲黄。九香虫+瓦楞子。

法药意解：

处方是扶阳医学非附桂枝，即四合汤法（丹参、檀香、三七、砂仁。百合+乌药、高良姜+香附、五灵脂+生蒲黄），四合汤法专治心胃诸痛，或舌诊上胃区布满裂纹者，其效如神，神者，上工之路也。再加九香虫阳极而动，化瘀益肾，合瓦楞子则胃腐可消，酸胀痛皆可化为乌有矣。

处方六：

制川乌20g，制附片30g（前二味先煎2小时），生黄芪60g，党参30g，益母草15g，炙甘草5g，酸枣仁15g，柏子仁20g，桃仁15g，生薏苡仁30g，酒大黄15g，泽泻15g，独活15g，车前子30g（包），土茯苓25g。10剂。注：主打处方一。

处方排序：

制川乌+制附片、生黄芪、党参、益母草、炙甘草。酸枣仁+柏子仁、桃仁+

生薏苡仁+酒大黄、泽泻+独活+车前子+土茯苓。

法药意解：

处方是扶阳医学非附桂法，即川乌法（制川乌+制附片、生黄芪、党参、益母草、炙甘草），川乌与附子相合则有天雄之性也，天雄乃附子之嫩阳，内通网油，外开毛塞，使浊阳从鬼门而出，清阳可能往返于腠理之中。更佐黄芪与党参，加于乌附之中，辛甘合用，脏腑畅达，使水火更能有济，亦有阳长阴长之用意也。益母草入坤土，湿浊瘀血可化；炙甘草再调合脾胃，佐五行之运化，生机化机无限矣。

酸枣仁与柏子仁，仁引火土相合，土温而火旺，清可升，浊可降；且养心益脾，宁心益智，使精神魂魄，各归其所。桃仁有破血通下之功；生薏苡仁有化湿浊之用；酒大黄推陈致新，浊降而清升矣。独活与车前子引气机下行，决渎大下而水湿皆随小便而去矣。

处方七：

制附片60g（先煎2小时），生姜50g，炙甘草5g，肉桂20g，山萸肉40g，全瓜蒌30g，薤白15g，丹参20g，党参30g，红参15g，生黄芪50g，鹿角片30g，制升麻15g，木蝴蝶20g，杜仲15g。10剂。注：主打处方二。

处方排序：

制附片、生姜、炙甘草。肉桂+山萸肉、全瓜蒌+薤白+丹参、党参+红参+生黄芪、鹿角片+制升麻、木蝴蝶+杜仲。

法药意解：

处方是扶阳医学四逆法（制附片、生姜、炙甘草），古人云："热不过附子"，可知附子是一团烈火也。凡人一身，全赖一团真火，真火欲绝，水湿泛滥，故病见纯阴。附子之力能补先天欲绝之火种，用之以为君。又虑群阴阻塞，不能直入根蒂，故佐以生姜之辛温而散，以为前驱，荡尽阴邪，迎阳归舍，火种复兴，而性命立复，故曰回阳。阳气既回，若无土覆之，光焰易熄，虽生不永，故继以甘草之甘，以缓其正气，缓者即伏之之意也。真火伏藏，命根永固，又得重生也。

肉桂与山萸肉，佐姜附通达阴阳交会之地，引气血运行于全身内外荣卫之处，处处皆春，清浊无混矣。人参再大补元气，升麻有举气之能；木蝴蝶以助金生丽水，精气自然得以封藏；以借杜仲以疏导筋络，迎辛温之品，流达于筋络薄膜之间，清更能升，浊更能化，太阳阳明之交合，得成自然。

随访（2022年5月15日.）：

病症：患者发微信告知说，过年的时候血压很高，每天吃3次降压药物，也没有办法降下来，上周感觉有点头晕，测量血压90/60mmHg，马上就减少降压药物，继续减少西药降压剂量，还有点头晕，休息一会儿就会好，血压在停服降压药物后，也能维持在正常范围，同我们以前讲的完全一样，会越来越正常，偶尔牙痛上火，对症处理一下就好，现在腿已经完全不肿了，睡眠也好，自己感觉身体显著上了一个台阶，她觉得扶阳医学有这么神奇的功效，太不可思议了。

按语与治病次第：

患者有肾病综合征多年，并长期服用西药，虽然有很好的治疗效果，但其副作用也是十分明显的，特别是已经到了更年期的时候，整个人体都发生了很大的变化。什么变化呢？这就是绝经之后所带来的烘热汗出、睡眠困难等一系列问题，最重要的是其旧病复发，或者把过去的小毛病都给放大了，导致身体心理困扰与疾病加剧，本例患者就是典型的更年期导致病情复发与加重。因此，扶阳医学在临床上是"以人为本、病脉症舌并治"的治疗思路，以脉为切入点，切脉辨证立法遣药出方一气呵成。针对性解决水肿的问题，方方都要兼顾到的核心问题，在治疗过程中已经告诉患者血压会有比较大的波动，事实上就是如此，早期让患者有心理上的准备与应对方法，一旦中医药发挥作用其血压就会慢慢降下而恢复至正常水平，这个我们需要与患者做好有效的沟通。

一诊处方是朱茯神法，先解决睡眠的问题；次用桂枝法调理肺气，再用桂枝法调理肝气，处方四附子桂枝法，通阳化气、利水消肿、补气填精等，解决睡眠与水肿的两个问题。二诊之时，由于胃病出现影响到整个治疗过程，故先用四合汤法解决吃饭的大问题，然后按照上次的治病次第，继续向下应用川乌法通达经络、益气活血，最后应用四逆党参黄芪综合填精之法来收功，达到了预期的治疗目标，患者反映自我感觉良好。

28. 肾病综合征案

徐某某，女，42岁，河南省平舆县人。时间：2021年7月7日就诊。

病症：患者有肾病综合征多年，从2020年12月20日开始进行治疗，目前已经显著改善，而且西药已减量至最小维持剂量。目前没有水肿，主要是睡眠不好，入睡困难，吃饮胃口还行，大便每天1次，小便量与次均正常，出汗不多，手脚温感正常，月经不正常，3天过去，无特殊异常。舌诊：舌形大致正常，体胖润边有齿痕，中线靠左，胃区有反光点，舌根部凹陷，苔白腻稍薄。脉诊：右手脉关浮滑，沉取脉细滞稍滑，寸脉稍滑数，关脉滑滞，右尺脉行；左手脉浮细滞，沉取脉细紧滞稍滑，寸脉气滞，关脉有点微洪，膀胱脉有点滑，左尺脉短滑缓。证属阴盛阳衰，治宜扶阳抑阴、化湿去浊。处方用药：

处方一：

黄连10g，阿胶15g，黄芩15g，木瓜30g，炙甘草5g，党参30g，制附片

15g，肉桂15g，酸枣仁15g，柏子仁20g，生龙骨45g，生牡蛎45g，砂仁15g。
5剂。

处方排序：

黄连、阿胶、黄芩、木瓜、炙甘草。党参+制附片+肉桂、酸枣仁+柏子仁、
生龙骨+生牡蛎+砂仁。

法药意解：

处方是扶阳医学非附桂法，即黄连阿胶汤法（黄连、阿胶、黄芩、木瓜、炙
甘草），仲景指出，少阴病，心烦不得眠者，黄连阿胶汤主之。告诉我们的是，
少阴病失眠就是四逆汤加黄连阿胶汤，形成了我们的黄连阿胶汤法。盖心烦难眠
者，坎中之精不能上交于心；不得卧者，离中之阴不能下降于肾。方中黄芩、黄
连、木瓜之苦，直清其热，又得党参以补离中之气，阿胶以补坎中之精，附子以
助坎中之阳，坎离得补，阴阳之气自调，炙甘草再调和中宫，肉桂与黄连，调其
升降，交济坎离，而水火互为其根，睡眠得以安稳也。

用酸枣仁收敛神魂，与魄相附；柏子仁再敛安神智，使魂魄相交，精神魂魄
抱为一团，睡眠得以与日月同辉也。龙骨乃纯阳之物，纯阴之用，潜纳离火从右
而降，直达坎水之中；牡蛎则纯阴之物，纯阳之用，其善从坎水之中顺左路而升
达于离火，其与龙骨相合，则左升而右降，左升则坎水中一阳可升，右降则离火
中真阴其可降，离降坎升则水火既济，心肾相交，与砂仁合成一路，则成先天乾
坤之势，而生命则生生不息也。

处方二：

朱茯神15g，柏子仁20g，远志15g，石菖蒲20g，高良姜15g，肉桂15g，砂
仁15g，葱白4节，吴茱萸10g，茵陈30g，白蔻仁15g，厚朴15g，党参30g，鹿
角片30g，泽泻15g。10剂。

处方排序：

朱茯神+砂仁、葱白。石菖蒲、远志、柏子仁、高良姜、肉桂。吴茱萸+茵
陈、白蔻仁+厚朴、党参+鹿角片、泽泻。

法药意解：

处方是扶阳医学非附桂法，即朱茯神法中的平巽大法（朱茯神+砂仁、葱
白。石菖蒲、远志、柏子仁、高良姜、肉桂），用茯神得土之精华而成，砵砂得
水石之精气而生，二物交用，是引肾以达心，亦宁神而生智，并能引土气以护
金，引君火以昌明传于肺金之中，是肃清之意；砂仁再纳五脏之气达于水火交济
之中；葱白引通百脉，引于空际之中，意在肃清秽浊，化为纯阳之体。石菖蒲上
通包络，下引膀胱，与水泉之气机相合；用远志引宥密中之微阴，归于气化之
中；柏子仁引神灵归于心主，神则明矣。高良姜化脾胃之阴，助收纳消磨之机；
肉桂温血温经，脾肝之滞机可化，生化之动静咸宜。

吴茱萸化厥阴之尽，使阴尽而阳生，阳气即可大行于天下；茵陈升少降多，以助胆腑行其春生之令。白蔻仁括充胃囊，使廓廓开郎，食欲可进；厚朴可降膈中之凝，肠脏得以疏通，气机得以流行，清浊之道路壅者开，塞者通，脏腑更能安和。党参，佐鹿角片刚柔相和，气血交流，凡阳损阴掣，皆能润泽。泽泻其功尤长于行水，且能泻伏水，去留垢，下达膀胱之专品，以助下焦如渎之排泄，使其体内郁滞污浊之水有路可行，水肿可消矣。

处方三：

桂枝 15g，苍术 15g，生姜 30g，小茴香 20g，南山楂 20g，陈皮 15g，法半夏 20g，朱茯神 15g，白蔻仁 15g，砂仁 15g，瓜蒌壳 15g，薤白 15g，党参 30g，鹿角片 30g，泽泻 15g。10 剂。

处方排序：

桂枝、苍术、小茴香、南山楂、生姜。陈皮+法半夏+朱茯神、白蔻仁+砂仁、瓜蒌壳+薤白、党参+鹿角片、泽泻。

法药意解：

处方是扶阳医学桂枝法（桂枝、苍术、小茴香、南山楂、生姜），用桂枝引太阳之气，由下而上，复降而中而外，使内外六合，阳长而阴消，阳正而阴守，百脉皆得从令。用苍术引风湿外流，生姜通达阴阳，使阳行而阴随，湿流而滞消。小茴香调肝脾，使木土相制，务期克中变旺，阳动阴流；南山楂化积消凝，使桂枝拨转阴阳道路易进易出，清浊得以分明矣。

陈皮，由络而肌腠而皮毛，是引太阳之气，内外相通之意；加法半夏降胃逆，以随桂枝之性，内凝随太阳膀胱之气机，转输于大小肠，糟粕水道行矣；用朱茯神养心宁神，移水于木，肝肾乃交，膀胱得利，决渎乃下，水肿可消矣。瓜蒌壳宽胸膈，气血易进易出；薤白再通于上下，脉络畅行，胸闷气短可解矣。

处方四：

制附片 60g（先煎 2 小时），生姜 50g，桂枝 30g，苍术 15g，陈皮 15g，法半夏 20g，朱茯神 15g，砂仁 15g，吴茱萸 10g，茵陈 30g，瓜蒌壳 15g，薤白 15g，党参 30g，鹿角片 30g，徐长卿 15g。10 剂。

处方排序：

制附片、桂枝、苍术、生姜。陈皮+法半夏+朱茯神、吴茱萸+茵陈、瓜蒌壳+薤白、党参+鹿角片、砂仁+徐长卿。

法药意解：

处方是扶阳医学附子桂枝法（制附片、桂枝、苍术、生姜），用附子大辛大温之品，使肾水沸腾，大气得以升举，行上而成雾，与沤渎相谐，上下得以交通，阴阳得以互流。桂枝法，内通网油，外开毛塞，借附子之力，使浊阳从鬼门而出，清阳可能往返于腠理之中。

徐长卿通达十二经络，肝脾相协，太阴阳明交流不断矣。

处方五：

制附片30g（先煎1小时），炮姜30g，炙甘草5g，肉桂25g，山萸肉20g，制升麻15g，酸枣仁15g，柏子仁20g，党参30g，红参15g，阿胶20g，生黄芪45g，杭巴戟20g，菟丝子20g，鹿角片30g。10~30剂。

处方排序：

制附片、炮姜、炙甘草。制升麻+肉桂+山萸肉、酸枣仁+柏子仁、党参+红参+生黄芪、鹿角片+阿胶、杭巴戟+菟丝子。

法药意解：

处方是扶阳医学四逆法（制附片、炮姜、炙甘草），用附片大温肾水，使火盛而水沸，精化成气，气升于中，五脏得其荣养，气升于上，大气聚于华盖，化源可降，中下之物皆得润泽，清浊自然分化，气血自然交流。佐以炮姜辛苦之性，引隐瘀归于血海，随水主化源，交于决渎，精窍尿窍，乃可得分。用甘草奠安脾土，使阳气布于四旁为要。

用升麻迎清降浊，清气浊气各寻道路而行，元气自然而归，浊阴逐渐而消；与山萸肉联袂而用，收肝敛脾，使精气之用不宜升发太过，使精气之用封藏与释放有度，尿中蛋白可消矣。杭巴戟通筋达骨，迎五液濡润筋骨，与辛温一起，迎精血充实于内外；菟丝子生精主水，水温而气暖，气布而血施，是壮水主，益水源，润肝肺，益脾土，四脏皆和，都是得火之能，内伏下元常常温暖，内外不断交合，气血与日月往来无异，阴阳得于合二为一矣。

复诊（2022年8月8日）：

病症：上面处方连续服半年以上，睡眠等已恢复正常，只有小剂量西药维持，目前感觉良好，复诊前到医院化验检查，尿化验蛋白消失，24小时尿蛋白含量正常，肝肾功能正常，只有血压时有波动，但也处于正常范围内，告诉其说，所有西药逐渐减量全部停完，然后用调整月经方法，进行巩固治疗。舌诊：舌呈三角形，舌质嫩红，舌根凹陷，胃区有纵形裂纹，舌尖有轻微隆起，苔薄白。脉诊：双手脉有点浮，沉取右手微劲滑，左手沉取紧滞稍滑，双尺脉还行。治疗方法，顺势调整月经，以进行巩固治疗。月经前用四合汤5天，镇八方之法5天；月经期用桂枝川乌法加味5天；月经后期用川乌附子法加味5天，党参黄芪大补气血法加味5天。继续巩固治疗3个月。

按语与治病次第：

肾病综合征是以"三高一低"为临床特点，早期多以西药激素等免疫控制治疗，虽然有一定的效果，但其副作用也比较明显。特别在治疗过程中人体阴阳的变化，以及反复感染可能是导致病程漫长的主要因素。扶阳医学切入后，对于防止西药的毒副作用，在改善体质、防止感染等方面具有显著的优势，特别是扶阳医学的系列处方，能够比较切合实际"以人为本"，并兼顾"病脉症舌并治"的思路，顺利撤减西药、防止西药毒副作用，并成功过渡到以中医药为主的治疗，最终使得本病能够完全缓解并治愈。

　　本例患者二诊的表现，虽然没有水肿，但是大量蛋白尿与低蛋白血症，单纯应用西药已经无法控制，并且失眠严重就是难以使病情稳定的核心因素。扶阳医学应用系列处方，黄连阿胶汤法专治睡眠困难，再用朱茯神法疏理气机、安神调肝，继续应用桂枝法调中助运，以助后天运化功能，再用附子桂枝法调理心脏与肝脏，最后应用附子党参黄芪大补气血填精之法，作为收功长期治疗的主打处方，经过半年多的系统治疗，达到了临床缓解的目的。为进一步巩固治疗，恢复其月经周期，这个对于女性来讲是非常重要的环节，故最后一诊顺势调整月经，这样才能在西药停完、中医药巩固治疗后治愈本病。

六、头部疾病医案

29. 脑梗死后头痛案

苏某某，男，53 岁，河南省浚县人，时间：2019 年 11 月 22 日就诊。

病症：患者头痛年余，曾经 CT 检查确诊为脑梗死，吃药后疼痛减轻，但停药后又有反复，且背部感觉凉时就会出现头痛。目前睡眠好，胃口还行，大便每天两次，小便黄，出汗不多，手脚凉。舌诊：舌质红，瘀点布满全舌，中部有深沟，并有苔，两侧不平，根部苔腻凹陷。脉诊：右手脉关浮滑明显，沉取脉紧滞稍滑，寸脉弹指，关脉滑滞，尺脉可；左手脉关浮滑，沉取脉微劲滑，寸脉滑洪而不勾，关脉洪滑滞，膀胱脉紧滞滑，尺脉短弱滑。证属虚阳上浮，火不归元，治宜引火归元、通络活血。处方用药：

处方一：

制附子 30g（先煎 1 小时），生姜 50g，炙甘草 15g，党参 30g，鹿角片 30g，羌活 15g，独活 15g，白芷 50g，黄芩 25g，金银花 60g，砂仁 15g，徐长卿 15g。3 剂。

处方排序：

制附子、生姜、炙甘草。党参+鹿角片+砂仁、羌活+独活、白芷+黄芩+金银花+徐长卿。

法药意解：

处方是扶阳医学四逆法（制附子、生姜、炙甘草），用姜草甘温并进，引附子之辛烈，由水泉冲入三焦，使网膜自然开放，气机自然分化。党参佐附子刚柔相和，气血交流，凡阳损阴掣，皆能润泽；鹿角片入颠顶壮督脉、添精充髓，与砂仁联袂而行，气升而精流，阳行而浊化，亦助生化之本，扶正除邪之旨。

羌活从膀胱经由下而上交达于太阳之表，行于肌腠皮毛之间，意在引邪外出；佐独活开启浊路，使阳能入内，鼓荡寒湿流行于外。白芷乃香窜之品，拨开隐微之路，气血流通无阻；金银花先白后黄，土中生金，适冬来年又生，更替之性昭然可知；黄芩中空以气为用，降相火、达三焦；徐长卿通达之性、除风之用，借香窜肃杀之性，以使郁热之邪化解于无形之乡。此乃扶阳医学四逆败毒之法也。

处方二：

朱茯神 30g，琥珀 15g，砂仁 15g，青皮 15g，厚朴 15g，藿香 15g，炙甘草 5g，淫羊藿 20g，苍术 15g，山萸肉 20g，白芷 15g，天麻 20g，怀牛膝 15g，枳壳 15g，党参 30g，鹿角霜 30g。5 剂。

处方排序：

朱茯神+琥珀、砂仁、青皮、厚朴、藿香、炙甘草、淫羊藿、苍术。白芷+天麻、怀牛膝+枳壳、党参+鹿角霜+山萸肉。

法药意解：

处方是扶阳医学非附桂法，即朱茯神法中镇八方之法（朱茯神+琥珀、砂仁、青皮、厚朴、藿香、炙甘草、淫羊藿、苍术），用朱茯神安定神志，魂者阳中之神，魄者阴中之质，人身气血之变化，纯在神之灵活，质之变化，今用此以安魂魄是使气机交于精神魂魄之中，更借琥珀再安神智，交纳于坎离之中，意期上下交通；且镇八方、抚九州、安神魂、宁肺魄，以使精气神紧紧抱为一团也。

白芷清香之品，化瘀浊并通九窍；再用天麻镇定风邪，使不内窜，则邪正分明焉。枳壳苦温之性，通脾肺而达肝，疏郁滞到皮毛，借牛膝引通十二经络，交于任带而上下通达，气机流行畅通无阻。党参滋润肺源，使化源有归，万物皆成春夏生长之气，佐鹿角霜壮阳温纳之性，气血收缩自然，更用山萸肉收纳正气，以使太和之气充满而邪气自消。

处方三：

桂枝 15g，苍术 15g，生姜 30g，小茴香 25g，白芷 15g，天麻 20g，厚朴 15g，吴茱萸 15g，茵陈 30g，九香虫 15g，瓦楞子 15g，怀牛膝 15g，枳壳 15g，党参 30g，鹿角霜 30g。10 剂。

处方排序：

桂枝、苍术、生姜、小茴香。白芷+天麻+厚朴、吴茱萸+茵陈、九香虫+瓦楞子、怀牛膝+枳壳、党参+鹿角霜。

法药意解：

处方是扶阳医学桂枝法（桂枝、苍术、生姜、小茴香），用桂枝引少阴之气与太阳相接，使太阳由水而土，由土而木，由木而火，随脾之运化通于上下内外，更用小茴香香甜之味，通运化之门，使传变无阻。借生姜通达神明，苍术化湿浊，厚朴微降逆气，是阳行而阴留，阴守而阳正。

九香虫阳数而黑色，益肾通阳之性，佐瓦楞子疏导之能则分散有用，邪正分明，阳能正而阴能守也。吴茱萸大温肝木，茵陈擅降胆火，肝升胆降，金木协调矣。

处方四：

制川乌 25g（先煎 1 小时），生黄芪 75g，党参 30g，丹参 20g，炙甘草 10g，川芎 15g，杜仲 20g，松节 15g，法半夏 20g，吴茱萸 15g，茵陈 30g，九香虫 15g，瓦楞子 15g，石菖蒲 20g，独活 15g，蒲公英 15g。10 剂。

处方排序：

制川乌、生黄芪、党参、丹参，炙甘草。川芎+杜仲+松节、法半夏+吴茱萸

+茵陈、九香虫+瓦楞子、石菖蒲+独活+蒲公英。

法药意解：

处方是扶阳医学非附桂法，即川乌法（制川乌、生黄芪、党参、丹参、炙甘草），用川乌冲撞之性，阴阳未分之能，可冲开一条道路，然后用黄芪引坎中之水，上达头目，五脏六腑皆得其润泽，正气得复，大气易举；党参、丹参会合一起，意在益气行血，使化源与运化长期运转不息。用炙甘草崇脾土而四旁得运，清浊得分。

川芎行气中之滞，化血中之凝，与杜仲联合起来，引于筋络薄膜三大网油之中，合松节辛温通达之品，使血气卫外营内，一切血瘀自然化为乌有。又恐胃中之逆瘀未尽，加法半夏以降之，豁痰利气，使上下通行无阻。石菖蒲引通心窍与肺相连，与膻中相接，随同独活之气机，布露于外，蒲公英天地间一大英雄，通任脉而疏膻中，任督二脉得以循行不息，气血阴阳交流不断，元阴元阳刻刻不能分离也。

处方五：

乌梅45g，炙甘草15g，制附片60g（先煎2小时），生姜50g，肉桂20g，花椒10g，独活15g，黄连10g，土茯苓25g，丹参20g，党参30g，生龙骨45g，生牡蛎45g，鹿角片40g，龟板20g，砂仁15g。10剂。

处方排序：

乌梅、炙甘草、制附片、生姜、肉桂、花椒、独活、黄连、土茯苓、丹参、党参。鹿角片+龟板、生龙骨+生牡蛎+砂仁。

法药意解：

处方是扶阳医学非附桂法，即乌梅综合法（乌梅、炙甘草、制附片、生姜、肉桂、花椒、独活、黄连、土茯苓、丹参、党参），本法专治厥阴病，仲景立乌梅丸法，寒热并投，大有灼见，且重用乌梅以取大酸之气，以顺木之性，佐以桂、附、独、姜、椒，一派辛热之品，导一阳之气下降，复得连柏泻心包无形之热，更兼燥湿苦寒之品，惟此二味，能清能燥，继以参丹，滋养脾阴，庶几中土立复，厥阴之气畅达而无滞机矣，但凡见到厥阴病者，皆可用也。

鹿角片益骨中真精，添督脉中真髓，龟板通任脉滋阴精，任督二脉得其充养，则先天之元阴元阳得其资助而先天可立，后天得养，阳得其正而阴守其主也。龙骨与牡蛎乃有情之物，龙禀阳之灵，牡禀阴之灵，二物合而为一，阴阳紧紧相抱而为一气，更佐砂仁发动乾坤之机，导五液引归坎宫，意在成全天地交泰，以助生生化化不息为要。

随访（2019年12月13日）：

今天患者头痛发作，但未过去疼痛的严重，进行针刺一次，疼痛立即缓解。回家继续服药。

随访（2020年1月16日）：

处方五吃过，已经不头痛了，因舌象还没有完全改变，嘱咐他处方四和处方五交替再吃一个疗程，彻底治愈头痛。

按语与治病次第：

本例患者患脑梗后出现头痛，显然是由于经络不通、气血不畅，不通则痛。况且郁滞不通日久，郁而化热，头面红肿热痛，心情烦躁郁闷，神灵不明而昏暗也。故而其治疗次第尤为重要。

处方一是扶阳医学四逆败毒之法，用四逆填精法以大补阳气、填精益髓，因久病元气大伤，只先扶正才能考虑祛邪的问题。同时借助通达经络、清热解毒、疏风止痛之品，以达到标本兼治之目的。处方二是扶阳医学朱茯神法加味，朱茯神法疏导神灵之气机，以大脑清静之地得以休养生息，其神灵魂魄自然成为一团精气神。处方三是扶阳医学桂枝法加味，开表建中、疏导气机、疏风止痛、调节脾胃、协调升降、扶阳助正，乃为开表建中疏风调胃之大法。处方四是扶阳医学川乌法加味，透邪通络、益气活血、温肝降胆、协调左右、运行任督二脉等，意为通达经络之用。处方五是扶阳医学乌梅综合收功之法，即乌梅填精收功之法，柔和阴阳以为功，特别是龟鹿二仙填精益髓，乃为本病长治久安而用。

30. 儿童剧烈头痛案

刘某某，男，12岁，河南省浚县人，时间：2020年1月1日就诊。

病症：患者2年前因脑炎而住院治疗，留下来偶尔发作性头痛病，以前比较轻，吃药可缓解，在半个月前因感冒而头痛再次发作，并发有额窦炎，头痛持续不能缓解，故住院进行治疗，当用脱水剂后疼痛减轻，但几个小时后又出现头痛，其疼痛并未完全缓解，目前尚未出院，仍在医院常规治疗。目前无发热，患儿大便秘结，三四天一次，小便黄，平时出汗比较多，舌诊：舌前部瘀热点很多，苔中部腻厚。脉诊：右手脉关脉浮紧，沉取脉紧滞滑稍数，肺脉弹指，脾脉滑滞稍数，命门脉滑滞；左手脉有一点浮象，沉取脉细紧滞稍数，心脉气滞，肝脉有紧象，膀胱脉紧稍滑数，尺脉短有一点跳动。证属虚阳上浮，经脉不畅，治宜引火归元、疏通经络。处方用药：

处方一：

吴茱萸45g，生姜50g，炙甘草15g，党参30g，大枣5枚，陈皮15g，法半夏20g，朱茯神20g，火麻仁45g，徐长卿15g，白芷15g，天麻20g，厚朴25g。3剂。

用法：浓煎少量频服，以保持大便每天通畅，当疼痛发作时服用，减轻时停用。

处方排序：

吴茱萸、生姜、炙甘草、党参、大枣。陈皮+法半夏+朱茯神、白芷+天麻+徐长卿、厚朴+火麻仁。

法药意解：

处方是扶阳医学非附桂法，即吴茱萸汤法（吴茱萸、生姜、炙甘草、党参、大枣），夫吴茱萸辛温，降逆补肝之品，逆气降而头痛呕吐不作，即能补中，肝得补而木气畅达，即不侮土，又与生姜之辛温同声相应，合大枣甘草之甘，能调胃阳，复得党参甘温，功专滋养脾阴，二土得补，皆具生机，转运复行，头痛、烦躁、呕吐立止。

用陈皮疏通腠理与毛窍相合，使营卫协和；朱茯神导上焦之浊阴，下降于决渎；厚朴佐法半夏之降逆，分化脏腑之凝滞，且厚朴并陈皮，一开外二降逆，借火麻仁油润之性直通大肠，增水行舟，其清浊得其分矣。白芷清香之品，化瘀浊并通九窍；天麻镇定风邪；徐长卿辛温之性，通达之能，借香味则风邪可去，头痛可解矣。

处方二：

制附片30g（先煎1小时），生姜50g，炙甘草15g，党参30g，鹿角片30g，砂仁15g，羌活15g，独活15g，白芷50g，黄芩30g，金银花100g，徐长卿15g，火麻仁45g。3剂。

用法：浓煎后小量频服，以保持大便每天二三次为好。

处方排序：

制附片、生姜、炙甘草。党参+鹿角片+砂仁、羌活+独活、白芷+黄芩+金银花、徐长卿+火麻仁。

法药意解：

处方是扶阳医学四逆法（制附片、生姜、炙甘草），附子能补先天之火种，佐以生姜辛散之性以为前驱，荡尽阴邪，迎阳归舍，火种复兴，性命立复；继以甘草之甘，以缓其正气，缓者即伏之意也；真火伏藏，命根永固，又得重生也。

更用鹿角片得坎中一阳之气，通督脉而填精髓，为壮阳补益精血之圣品；后用砂仁纳五脏之气，归于肾宫，使肾水温温不息，气流源源而升；党参再益心肺以助其润泽，水火土更能相照，欲助全身大气流行无间。羌活与独活得黄泉之水气而升，味辛气烈能通达太阳膀胱之经脉，独活又从太阳转归少阴。黄芩味苦，中多虚空之道，入三焦行水气而降相火；金银花味清而质轻，升清气而散头目之热，助黄芩降相火之力，借二活升降之势而无处不达也。此乃四逆败毒之大法也。

二诊（2020年1月7日）：

病症：服完上面处方后，头痛未再发作，已经出院，脉象已经平和，舌象也有明显的改变，自我感觉很好，大便通畅，每天2次，继续按照原计划进行。

处方三：

制川乌25g，制附片25g（前二味先煎2小时），生黄芪90g，党参30g，益母草15g，炙甘草5g，白芷15g，天麻20g，徐长卿15g，吴茱萸15g，茵陈30g，全瓜蒌40g，薤白15g，石菖蒲20g，独活15g，蒲公英15g。10~20剂。每剂可服2天。

处方排序：

制川乌、制附片、生黄芪、党参、益母草、炙甘草。白芷+天麻+徐长卿、吴茱萸+茵陈、全瓜蒌+薤白、石菖蒲+独活+蒲公英。

法药意解：

处方是扶阳医学非附桂法，即川乌法（制川乌、制附片、生黄芪、党参、坤草、炙甘草），川乌中空以气为用乃冲撞之性，鼓荡水火之沸腾，扫除阴霾，拨开云雾，使中天丽日照耀于无微之中，借用附子壮水主益火源，使水火交济，升降无阻；北黄芪缘木上行，百脉皆调，使阳能正而阴能守；党参佐附子刚柔相和，气血交流，凡阳损阴掣，皆能润泽；益母之草，化瘀血而消水湿之气，更用炙甘草奠安中土，养脾土之化，是辛甘与苦甘通达于元阴元阳交会之处，为阴阳合化之法。

瓜蒌壳拨开胸膈，引余蕴外出，瓜蒌仁增水行舟，仁走阳明而壳能达于皮毛，佐以薤白化肠胃之阴凝，使肠胃多气多血，刻刻温暖，时时通达。石菖蒲开胸快膈，随茵陈之性交流于水道浊道，污秽可除；独活根长色黑气味烈，顺督脉膀胱经太阳到少阴，蒲公英轻飘天下，无处不达，走任脉而达巅顶；此乃循行任督二脉之助也。

处方四：

制附片45g，制川乌25g（前二味先煎2小时），生姜30g，筠姜30g，炙甘草5g，陈皮15g，法半夏20g，土茯苓20g，党参30g，生黄芪45g，丹参20g，全瓜蒌40g，薤白15g，鹿角片30g，水牛角40g。10~20剂。每剂可服2天。

处方排序：

制附片、制川乌、生姜、筠姜、炙甘草。陈皮+法半夏+土茯苓、党参+生黄芪+丹参、全瓜蒌+薤白、鹿角片+水牛角。

法药意解：

处方是扶阳医学四逆法（制附片+制川乌、生姜、筠姜、炙甘草），用天雄（制附片+制川乌）大暖肾水，化精为气，气升而神随，神气得交，精血得固，血流而精动，精动而阳生，阳生而火发，火动而气团，意在使坎离相合，心肾相交，为水火既济之用；筠姜温暖中宫，助土之运转，是升清而降浊，温中而暖四末之法也，再佐以姜草辛甘化阳，是阳长而阴消。

土茯苓借乌附之气化之力，渗湿利水以排污，引空隙之湿，归于小肠膀胱，随太阳之气机，随决渎而化；丹参化血之燥、脉中之瘀；水牛角清凉之性直达百会，颠顶郁滞化热可解焉。

随访（2020年1月25日）：

病症：家属用手机微信联系说，处方三已经服用20剂，快要服完，头痛未再发作过，问是否接着服用处方四呢？安排其说继续按照计划进行服用，每剂药可以减量服用。

随访（2020年2月25日）：

病症：家属手机微信联系笔者说，服药处方三与处方四，交替服用已经20多剂，快要服完，加上服用一诊处方，共计52天，头痛未再发作过，情况非常好，目前大便通畅，每天1~2次。观察舌象，舌象接近椭圆形，舌尖稍凹陷，舌苔中间稍白腻，舌根部苔薄，两侧部有小球形突起，舌右侧有嘴唇样轻度突出。与开始舌诊相比较，改善显著，说明正在向好的方面发展。家长说快要开学了，上学怎么服药？告诉其说，没有开学前继续按照目前方法服药，开学后，改为服用大黄附子细辛汤颗粒剂，保持每天大便通畅就可以了。

随访（2020年4月8日）：

病症：家属手机微信联系笔者说，孩子已经服药3个月余，情况一直很好，未再发作过，并发舌苔照片，舌形正常，苔薄白，基本上恢复正常了，问一下药物怎么用法？告诉其说，最后一张处方进行巩固治疗，每周服用一两剂就可以了。

按语与治病次第：

本例儿童头痛，与其脑炎引起的后遗症密切相关，虽然现代医学尚未能定性质，但这并不影响中医药的积极治疗，况且通过扶阳医学介入治疗之后，其效果显著。特别是早期头痛并呕吐，是治疗切入点，也是难点，用吴茱萸汤法浓煎少量频服，针对这样的情况，还是比较好的，这是通过多年的实践与观察得来的体验，因为当中药无法入口的时候，中医药的治疗将无法进行，一旦呕吐得止，才能为治疗带来转机。

处方一是吴茱萸汤法加味，此乃补肝降逆之大法也，头痛并呕吐，只有少量频频服用，每次只喝下一口，一天之中数十次应用，最终才能达到治疗目的。处方二是扶阳医学四逆败毒之法，四逆败毒之法是由四逆填精之法，加通达太阳、解阳明热、清热解毒之品，因为病儿的舌象告诉我们，上热下寒乃是本病的关键所在。处方三是扶阳医学川乌法加味，透邪通络、益气活血、温阳利湿、疏风止痛、宽胸通下、运行任督二脉等，以温通经络为主要目标。处方四是扶阳医学四逆法加味，也称为附子川乌法、天雄法，以温阳通络、用阳化阴、益气活血、宽胸理气、益肾填精等为主，乃为收功之法、四逆填精之法。

31. 头痛胃病案

孙某某，男，38 岁，山东省阳谷县人。时间：2020 年 8 月 13 日初诊。

病症：患者有头痛病史多年，多方治疗时好时坏，始终无法痊愈，并伴有腰后背疼痛，未查出什么原因，患者大红脸如醉酒样，长年睡眠不好，多梦，长年偶尔咳嗽一声，有时有白痰，咽喉痒就引起咳嗽，胃口也不好，胃胀明显，大便每天 1~2 次，小便黄，平时出汗比较多，手足感觉热。舌诊：舌形正常，苔白腻而布满整个舌头，舌质暗紫，舌根隆起，舌中线靠右侧。诊脉：右手脉浮稍滑更明显，沉取脉紧滞滑，肺脉滑滞（有痰），脾脉滑滞，右尺脉火弱；左手脉有一点浮，沉取脉紧滞滑，心脉微洪，肝脉有点洪，膀胱脉细紧滞，左尺脉有点滑弱。证属阳虚阴盛、浮阳外越，治宜扶阳抑阴、引火归元。处方用药：

处方一：

广紫菀 15g，石菖蒲 20g，生姜 30g，生白术 15g，陈皮 15g，法半夏 20g，土茯苓 25g，杏仁 15g，桔梗 15g，黄芩 15g，木蝴蝶 20g，浙贝母 15g，北沙参 30g，鲜竹沥 20mL。5 剂。

处方排序：

广紫菀+石菖蒲、生白术、生姜、鲜竹沥。陈皮+法半夏+土茯苓、杏仁+桔梗、黄芩+木蝴蝶+浙贝母、北沙参。

法药意解：

处方是扶阳医学非附桂法，即广紫菀法（广紫菀+石菖蒲、生白术、生姜、鲜竹沥），广紫菀启动菀陈、疏络润金，石菖蒲通肺窍而达重楼、入水底而引微阳，二者联袂而用，宣肺气而畅肺络、祛肺寒而化污浊，肺气宣降自如，而呼吸开阖得以恢复自然也。生姜通神明、夺造化，合生白术再崇脾土，引火土合德。更用鲜竹沥和营阴而入肺脉，畅经络并渗痰涎，风痰可化于无形之中矣。

陈皮佐紫菀疏通腠理，皮毛易开，邪气易出；法半夏降逆逐痰，拨动阻碍，使气机流行；土茯苓化湿利浊、秽毒可除。桔梗循重楼上达咽喉要地，白杏仁降肺气而润走大肠，升降行而气化得宣，痰浊不聚。黄芩中空通达三焦之相火，相火流行而离火可降；木蝴蝶再金生丽水，肺金得润而水行自下；浙贝母再降肺气以助肝气升达，金木交并，水火相交而痰浊再无聚集之时；北沙参益气生津，使精气成为雾露之质，化源得以润下，三焦膈间可能畅通无阻，是协合营卫，脏腑乃能交相鼓荡，一切浊气秽浊皆随化源运化之机，在升降道路中，无丝毫乖谬为佳。

处方二：

朱茯神 15g，柏子仁 15g，远志 15g，石菖蒲 20g，高良姜 15g，肉桂 20g，砂仁 15g，炙甘草 5g，葱白 4 节，广紫菀 15g，浙贝母 15g，九香虫 15g，瓦楞子 15g，党参 15g，鹿角片 15g。5 剂。

处方排序：

朱茯神、柏子仁、远志、高良姜、肉桂、砂仁、炙甘草、葱白。广紫菀+石菖蒲+浙贝母、九香虫+瓦楞子、党参+鹿角片。

法药意解：

处方是扶阳医学非附桂法，即朱茯神法中的平巽大法（朱茯神、石菖蒲、柏子仁、远志、高良姜、肉桂、砂仁、炙甘草、葱白），巽者，风也，平巽者，息风之用意也，风来时无处不在、不可阻挡，只能是顺势而化解也。朱茯神能镇心宫行水道，与砂仁合成一路，引五脏之气归于坎水，水得温气得升，亦洗清道路之用也。远志拨动膏肓，引升降之机无扰，扰则乱神明，生忐忑，用此骟之阖之，佐石菖蒲清神明，使离火宣明，心君朗照。柏子仁敛安神智，使魂魄相交；肉桂能温脾化湿，脾温而运行有力，胃中之结气随运化而枢转于肠腑；高良姜再化脾胃之阴，助收纳消磨之机，以助后天之运化大行。葱白引通百脉，使四旁之气归于中土，与炙甘草奠之安之，运化乃能大行，风可解矣。

九香虫阳极而动，瓦楞子有分散之能，助脾气升而胃气降，太阴阳明交流互动得以协和，枢纽通衢畅焉。党参滋肺液，藏大气，使气血循循不休，源源而生，协助鹿角片温精壮阳，安魂益智，脑中之神明敏捷，坎离中之真阴真阳常常护卫，为强身固本之良品也。

处方三：

桂枝 15g，生白术 15g，淫羊藿 20g，生姜 30g，陈皮 15g，法半夏 20g，土茯苓 25g，九香虫 15g，瓦楞子 15g，吴茱萸 15g，茵陈 30g，瓜蒌壳 15g，薤白 15g，党参 25g，鹿角片 20g。10 剂。

处方排序：

桂枝、生白术、淫羊藿、生姜。陈皮+法半夏+土茯苓、九香虫+瓦楞子、吴茱萸+茵陈、瓜蒌壳+薤白、党参+鹿角片。

法药意解：

处方是扶阳医学桂枝法（桂枝、生白术、淫羊藿、生姜），用桂枝起太阳之气交于太阴阳明，胃升而脾运，气动而化源达心达膻中，引气归神之意也。生白术与淫羊藿，导阴阳往来之机，一助脾之运化，二助肺之化源，使上下相通源源不息。生姜可通达神明，引通三焦来往之游行，凡天空中之厌秽尘氛无不冰消。

吴茱萸温木热土，使土木畅达，上下皆通；茵陈降胆胃以助木，肝气升而胆腑降，十一脏取决于胆者，以胆降而助肝升矣。瓜蒌壳开胸膈，是迎阳于内，换阴外出；薤白化肠胃之阴凝，使肠胃多气多血，刻刻温暖，时时通达。

处方四：

制附片 60g（先煎 2 小时），生姜 50g，桂枝 25g，生白术 15g，淫羊藿 20g，炙甘草 5g，陈皮 15g，法半夏 20g，土茯苓 25g，九香虫 15g，瓦楞子 15g，吴茱萸 15g，茵陈 30g，党参 30g，鹿角片 30g。10 剂。

处方排序：

制附片、桂枝、生白术、淫羊藿、生姜、炙甘草。陈皮+法半夏+土茯苓、九香虫+瓦楞子、吴茱萸+茵陈、党参+鹿角片。

法药意解：

处方是扶阳医学附子桂枝法（制附片、桂枝、生白术、淫羊藿、生姜、炙甘草），用附子大温肾水，使火盛而水沸，精化成气，气升于中，五脏得其荣养，气升于上，大气聚于华盖，化源可降，中下之物皆得润泽，清浊自然分化，气血自然交流；更用桂枝开启太阳，使阴云散播，晴空得其朗照，二火得其宣明。淫羊藿交合阴阳，生白术运中宫以运四方，可使阴阳之气机通达于上下内外。炙甘草、生姜与桂枝之力透达于太阳所行之路，风阴中之凝，膈中之格，均归于通化之机。

处方五：

制川乌 25g，制附片 25g（前二味先煎 2 小时），生黄芪 90g，党参 30g，益母草 15g，炙甘草 10g，羌活 15g，紫石英 45g，九香虫 15g，瓦楞子 15g，吴茱萸 15g，茵陈 30g，瓜蒌壳 15g，薤白 15g，生薏苡仁 15g。10~30 剂。

处方排序：

制川乌+制附片、生黄芪、党参、益母草、炙甘草。羌活+紫石英、九香虫+瓦楞子、吴茱萸+茵陈、瓜蒌壳+薤白、生薏苡仁。

法药意解：

处方是扶阳医学非附桂法，即川乌法（制川乌+制附片、生黄芪、党参、益母草、炙甘草），或称为川乌附子法、天雄法，川乌有冲撞之性，鼓荡水火之沸腾，扫除阴霾，拨开云雾，使中天丽日照耀于无微之中；更佐附子辛温之性，达幽微之处，亦有天雄之力也。用党参助肺液，以运脾土，扶黄芪迎水精达于四方，化精为气，气盛于上，化源之润下，滴滴归根，是先后并养之意也。益母草入坤土运脾气而中宫得行，炙甘草奠安脾土，通行运化，后天之本得以生生不息矣。

羌活由九泉之地上行，交达于太阳之表，行于肌腠皮毛之间，意在引邪外出；紫石英水火之兼通，沉入海底轮，借生薏苡仁水生之物以化湿浊，决渎之阀门得以开阖自如焉。

处方六：

制附片 75g（先煎 2 小时），筠姜 50g，炙甘草 10g，肉桂 20g，陈皮 15g，法半夏 20g，土茯苓 25g，九香虫 15g，瓦楞子 15g，瓜蒌壳 15g，薤白 15g，丹参 20g，党参 30g，生黄芪 50g，鹿角片 40g，龟板 20g。10~30 剂。

处方排序：

制附片、筠姜、炙甘草。陈皮+法半夏+土茯苓、九香虫+瓦楞子、瓜蒌壳+薤白+丹参、党参+生黄芪、肉桂+鹿角片+龟板。

法药意解：

处方是扶阳医学四逆法（制附片、筠姜、炙甘草），用附子大暖肾水，化精为气，气升而神随，神气得交，精血得固，血流而精动，精动而阳生，阳生而火发，火动而气团，意在使坎离相合，心肾相交，为水火既济之用。筠姜温暖中宫，以为前驱，荡尽阴邪，引阳归舍，火种复兴，而生命立复；阳气既回，若无土覆之，光焰易熄，虽生不永，故更用炙甘草之甘，以缓其正气，缓者即伏之之意也；真火伏藏，命根永固，又得重生也。

上肉桂温血附气，丹参再入血脉，是引血与气，刻刻不离，阴与阳刻刻无间，是阳正而阴守，魄镇而魂通，冀期营卫协和，全身皆得其养。鹿角片壮督脉而增添阳精，龟板育任脉而润泽阴精，阴阳合则任督通，先天乾坤得建与后天坎离则交流不息矣。

二诊（2021 年 7 月 19 日）：

病症：患者复诊说，头痛、胃病、咳嗽、睡眠等痊愈，只有腰背痛偶尔仍然疼痛无法彻底恢复，特别是说每当服到最后一个处方时，就觉得浑身都不舒服，而且上火明显、中间中堵，故此只有放弃最后的处方，即处方一到处方五反复服用，感觉非常好。

我们看过舌诊后发现：舌形大致正常，有轻度布袋样，舌上部分质红苔少，下部分到舌根苔稍腻厚，特别是舌根隆起没有消失，这就是填精难下沉的原因，只有想办法把舌根的隆起挖掉，把精填进去，患者才能达到最终的治疗目标；目前患者睡眠、吃饭、大小便正常，出汗也不多，手脚感觉正常。脉诊：右手脉微浮，沉取脉细滞稍紧，肺脉滑滞，脾脉湿滞，右尺脉有滞象；左手脉稍浮，沉取细紧滞，心脉细紧滞，肝脉细滞稍滑，膀胱脉细滞，左尺脉短滑滞。证属阳虚精亏、郁滞不通，治宜扶阳通络、益肾填精，处方用药：

处方一：

制附片 30g（先煎 1 小时），生姜 30g，炙甘草 5g，党参 30g，鹿角片 30g，砂仁 15g，羌活 15g，独活 15g，白芷 50g，黄芩 25g，金银花 30g，徐长卿 15g。5 剂。

处方排序：

制附片、生姜、炙甘草。党参+鹿角片+砂仁、羌活+独活、白芷+黄芩+金银花、徐长卿。

法药意解：

处方是扶阳医学四逆法（制附片、生姜、炙甘草），用附子小剂量的猛烈之性，大起太阳之气机，使大气得以上升。用生姜通神明，炙甘草奠中宫，务期水温土暖，神明化照四方，为上下相照之意；且姜草甘温并进，引附子之辛烈，由水泉冲入三焦，使网膜自然开放，气机自然分化。党参佐附子刚柔相和，气血交流，凡阳损阴掣，皆能润泽；鹿角片合附子可助阳添精，精能化气，气能助阳；砂仁可纳五脏之精气，归于坎水，水得附子之温，大气乃举。此乃四逆填精之法也。

羌活一茎直行上达，由下而上，由内而外，追邪气外出；独活则由上而下，由外而内，逐邪气下行外泄；二者上通下达，督脉畅而膀胱经外焦如化也。香白芷重用通肺达脾，肺与大肠相表里，脾与胃相表里，使脾肺相照，肠胃得通，上下之气机皆能鼓荡而出；三焦网膜借黄芩通行相火之力，上焦如雾露之大行；金银花再借水火功夫而恕放，一切阴霾浊毒郁热，借徐长卿通达发散外行，鬼门开微汗而解矣。此乃四逆败毒之大法也。

处方二：

桂枝 15g，苍术 15g，生姜 30g，炙甘草 5g，南山楂 20g，陈皮 15g，法半夏 20g，朱茯神 15g，砂仁 15g，石菖蒲 20g，白芷 15g，天麻 15g，葛根 20g，党参 15g，狗脊 15g。10 剂。

处方排序：

桂枝、苍术、南山楂、生姜、炙甘草。陈皮+法半夏+朱茯神、石菖蒲+白芷+天麻、葛根+狗脊、党参+砂仁。

法药意解：

处方是扶阳医学桂枝法（桂枝、苍术、生姜、炙甘草、南山楂），用桂枝拨开太阳，使阴云散播，晴空得其朗照，二火得其宣明。苍术燥土泄水，阳上行，阴下降，成自然之气。南山楂化积消凝，使桂枝拨转阴阳道路易进易出。用生姜与炙甘草辛甘通阳，化阴化瘀，合之为方，阳能化阴，阴能助阳，气能交血，血能随气，使清升而浊降，八方六合之内皆得以畅行无阻矣。

陈皮开腠理，通皮毛，使腠理之风邪随桂枝鼓荡从皮行而泄；法半夏化上膈之痰，逆降于沤渎，水道得通，气机得畅；朱茯神镇心宁神，使心安而火明，必可照临下土，相火得其安位，助成上下交蒸，阴霾必然能散，气机必然宣朗，生化必然可归。石菖蒲引通心窍与肺相连，与膻中相接；用天麻镇定阴阳，使邪不能再侵。葛根升助胃气，外达肌腠，循督脉过大椎再降大肠；金毛狗脊再循督脉而润筋骨，金生丽水以助填精。

处方三：

制附片 60g（先煎 2 小时），生姜 50g，桂枝 30g，苍术 15g，炙甘草 5g，陈皮 15g，法半夏 20g，朱茯神 15g，砂仁 15g，吴茱萸 15g，茵陈 30g，瓜蒌壳 15g，薤白 15g，党参 30g，鹿角片 30g。10 剂。

处方排序：

制附片、桂枝、苍术、生姜、炙甘草。陈皮+法半夏+朱茯神、吴茱萸+茵陈、瓜蒌壳+薤白、党参+鹿角片+砂仁

法药意解：

处方是扶阳医学附子桂枝法（制附片、桂枝、苍术、生姜、炙甘草），用附子大辛大温之品，使肾水沸腾，大气得以升举，行上而成雾，与沤渎相谐，上下得以交通，阴阳得以互流。与术、姜、桂、草连成一气，务化尽群阴，真阳起伏连续不息，生生化化变化无穷，是助长成春之意。

吴茱萸温木热土，使土木畅达，上下皆通，木气可升；茵陈青少白多，入胆腑以行胃降，金木交并，肝胆相照矣。瓜蒌壳拨开胸膈，引余蕴外出，正气内存；薤白擅化肠胃之阴凝，使肠胃多气多血，刻刻温暖，时时通达，胸闷气短可解也。

处方四：

制川乌 25g，制附片 30g（先煎 2 小时），生黄芪 45g，党参 30g，益母草 15g，炙甘草 5g，天花粉 15g，瞿麦 15g，桃仁 15g，生薏苡仁 30g，酒大黄 15g，硫黄 30g，石菖蒲 20g，独活 15g，蒲公英 15g。10 剂。注：主打处方一。

处方排序：

制川乌+制附片、生黄芪、党参、益母草、炙甘草。天花粉+瞿麦、桃仁+生薏苡仁+酒大黄+硫黄、石菖蒲+独活+蒲公英。

法药意解：

处方是扶阳医学非附桂法，即川乌法，或称为川乌附子法、天雄法（制川乌+制附片、生黄芪、党参、益母草、炙甘草），用川乌冲开一条道路，风行速至，寻蹊达径，直入病所；又借附子性温助其一臂之力，毛络得以顺势开启；借党参滋化源而雾露下降，百脉皆调，气血畅达；加黄芪以助之，迎胃中之真阳，归于太空，太空得其清朗，输转脏腑内外，使上下内外，交合有用。坤草再化土中之浊，炙甘草奠安中土，后天之本得以坚固，虽有乌附之猛而不能伤其正也。

天花粉如天女散花，雾露大行于天下；阴霾得以去除（瞿麦）也。桃仁破血通下、肠润可行；薏苡仁生于水中，上升之力湿浊秽物皆化；酒大黄推陈致新，酒性上升而大黄下走，升降行而缓缓而动；硫黄再助命门之火，火中精气旺盛，海底坎水一息真阳生生不息焉。石菖蒲起心窍而达膈膜，循重楼而上；独活由百会如瀑布而循膀胱入九泉之地；蒲公英由海底轮飞天升散，无处不达，扫尽人体空间秽污阴霾之邪焉。

处方五：

制附片 75g，制川乌 25g（前二味先煎 2 小时），筠姜 50g，炙甘草 5g，肉桂

20g，山萸肉 20g，鹿角片 40g，龟板 20g，瓜蒌壳 15g，薤白 15g，丹参 20g，党参 30g，生黄芪 45g，木蝴蝶 20g，狗脊 15g。10 剂。注：主打处方二。

处方排序：

制附片+制川乌、筠姜、炙甘草。肉桂+山萸肉、鹿角片+龟板、瓜蒌壳+薤白+丹参、党参+生黄芪、木蝴蝶+狗脊。

法药意解：

处方是扶阳医学附子法，或称为附子川乌法、天雄法（制附片+制川乌、筠姜、炙甘草），用附子大温肾水，水暖而气行，气行而木畅，木为生火之原，所生之胆火，即肾中之真阳所化，寄居于命门，古人名为相火，即真火也，所生之心火，为离中之假火，即君火为凡火，真火居下，熏蒸于上，凡火居土，照临于下，是离上而坎下，真火藏而不现，凡火露而常用，今得附片，化水为气，气布于上，为云为雨，万物得其润泽，相火居下，温化气机，用以上下相照，首尾相顾，周身全部，皆得其养；借川乌风性无处不达之能，使上焦如雾、中焦如沤、下焦如渎、外焦如化焉。筠姜温暖中宫，助土之运转，是升清而降浊，助之以为前驱，可引阳归舍；炙甘草缓扶正气，缓即藏之意也，使正气得藏，阴阳两气刻刻交会，阳能正而阴可守也。

再借山萸肉入离火直达坎水，木蝴蝶更能金生丽水，以助精藏而达阴平阳秘之状态，生生不息之功莫大焉。此乃四逆填精收功之大法也。

按语与治病次第：

本例患者比较典型的就是收不了功，这是为什么呢？我们从一诊前期治疗结果来看，效果还是非常好的，几乎以前的头痛、胃病、睡眠差、汗多等，都达到了预期的治疗目标，就是腰背疼痛未能彻底的缓解。仔细观察舌根就会发现，舌根部隆起与舌苔腻厚苔未能改善，这个就是在肾区肾精的地方，即男性前列腺的部分，由于垃圾堵塞而影响整个的收功过程，也就是说在下焦清理不完全的情况下，是没有办法把精填进去的。因为人体的精气要填精入下元海底轮与督脉之底部，即会阴部的阀门打开，即只有把这里的垃圾清理干净之后，才能达到把精气填进去，如果精气没有填进去，就会立即上达而形成热能之表现，导致人体浑身不舒服。故此，二诊之后其重点治疗，就在于清除下焦污染，然后借助附子川乌法——即卢铸之所谓的天雄法才能达到填精之目的。

第二诊之处方规律是，先用四逆败毒之法以使邪毒外出，继用桂枝法加味开表建中、运行中宫，再用附子桂枝法温通表里、气化大行，以助肝升胆降之力；关键是应用川乌法搜风通络、通下除浊、运行任督、扫尽阴邪，最后再用四逆填精之法收功，才能最终达到长治久安之目标，而只有体质改善其人，才能真正进入良性循环之状态。

32. 多年头顶晕涨痛案

张某某，女，48岁，山东省荷泽市人，时间：2019年10月1日就诊。

病症：患者有多年头顶晕胀痛病史，曾经多次理化检查，未发现有异常，也经过多年的中西医治疗，但是效果欠佳，且发现头部不适与月经周期有密切的关系，总是在月经期前后容易加剧，但是月经周期正常，时间3~5天，妇科检查也未有异常发现，就诊时月经过后的第5天，白带多，腹部下坠，睡眠不安，凌晨3-4点时总是醒来，饮食还好，但食后容易出现胃酸、胃胀、胃痛等，特别是食后即胃与腹部胀满的明显，B超曾经发现胆囊壁厚，大便每天1次，但是排便费力难解，小便不黄，汗不多。舌诊：舌呈现桃形，心区有阴影，左宽右窄，中线右歪，苔腻。脉诊：左手脉浮细紧，沉取脉紧滞滑，心脉气滞，肝脉洪滑，膀胱脉细紧滞稍滑，尺脉滑紧；右手脉浮滑，沉取脉紧滞稍滑，肺脉滑轻弹指，脾脉滑滞，命门脉火可。证属邪气上扰，阳气不足，治宜扶正祛邪、顺势调经。处方用药：

处方一：

桂枝15g，苍术15g，生姜30g，小茴香20g，炙甘草5g，陈皮15g，法半夏15g，土茯苓15g，白芷15g，天麻15g，厚朴15g，徐长卿15g，吴茱萸15g，茵陈15g，党参15g，鹿角片10g。5剂。注：月经前期服用。

处方排序：

桂枝、苍术、生姜、小茴香、炙甘草。陈皮+法半夏+土茯苓、白芷+天麻+厚朴、徐长卿、吴茱萸+茵陈、党参+鹿角片。

法药意解：

处方是扶阳医学桂枝法（桂枝、苍术、生姜、小茴香、炙甘草），用桂枝开启太阳，上达于天，是上下相照，日月得明，阴云四散，神明之地得以清爽，头顶晕痛渐渐自己；苍术与小茴香，脾肝双调，使木动而土得灵活；用生姜通神明，炙甘草奠中宫，务期水温土暖，神明化照四方，为上下相照之用也。

用桂枝与厚朴、法半夏并进，鼓荡太阳之气，逐出阳明之邪，清气自然能升；陈皮开腠理，通皮毛，使腠理之风邪随桂枝鼓荡从皮行而泄；土茯苓坤土厚重而丽水大生，借下行之力决渎道路上污浊得以清洗尽净。用天麻镇阳明少阳两经之气，与白芷芳香之品，透达腠理，与陈皮苦辛之品，启开毛窍，颠顶邪气得以有外出之机；徐长卿有通达十二经络之能，再助阳气推动邪出之力，清静之地得以空虚也。加吴茱萸辛温行气，化滞行瘀，使气通而痛解；茵陈秉春生之阳，富含金气，金木交并而蕴郁之湿热皆可分消而化。用党参滋肺液，藏大气，使气血循循不休，源源而生，协助鹿角片温精热血，安魂益智，脑中之神经可期敏活，神明之府守舍，坎离中之真阴真阳常常护卫，为助正强身之用意也。

处方二：

桂枝 15g，苍术 15g，炮姜 30g，炙甘草 5g，青皮 15g，生杜仲 15g，当归 15g，川芎 15g，吴茱萸 15g，郁金 15g，香附 15g，龙血竭 10g，怀牛膝 15g，仙鹤草 30g，蛇床子 15g。5 剂。注：月经期间服用。

处方排序：

桂枝、苍术、炮姜、炙甘草。青皮+生杜仲、当归+川芎、吴茱萸+郁金、香附+龙血竭、怀牛膝+仙鹤草、蛇床子。

法药意解：

处方是扶阳医学桂枝法（桂枝、苍术、炮姜、炙甘草），用桂枝由少阴出于太阳膀胱之表，引交太阴，太阴肺脾也，肺脾得其辛温之性，一施运化，一施化源，交诸于心，心离火也，真阴寄焉；心与小肠相通，小肠与膀胱相并，膀胱小肠为心肾之外围，心肾即水火变化，胞宫借此水火之变化，以使精气与污血在此分别；苍术化土中之湿，借炮姜与甘草苦甘化阴，脾心肾三部连系，而三焦之气机亦成自然，气血亦分合有路，月水能如期潮汐而至。

青皮交达到离火，引药尽行木气，与杜仲连续起来，引气血交通隐微之处，冲任带三脉，胞宫产门更能有用。用当归以润之，困泽可化，助地天通达之机；川芎再破内膜之凝结，气血畅行而上下有别也。郁金破肝脾之郁，导阴阳交点之路，务期郁开而阳生气动而凝消；吴茱萸温木热土，使土木畅达，上下皆通。香附行三焦之气，转入厥阴；引血竭达于空窍，化窍中之瘀，行窍中之滞，务期窍窍得通，运化更能无阻。怀牛膝一茎直下，仙鹤草有升提之功，轻降而重升，胞宫产门其开阖有度。蛇床子温苦之能，升能助阳，降可化污，清浊自然分明也。

处方三：

制川乌 25g（先煎 1 小时），生黄芪 75g，党参 30g，龙血竭 10g，炙甘草 5g，白芷 15g，天麻 15g，徐长卿 15g，吴茱萸 15g，茵陈 15g，鹿角片 30g，水牛角 45g，肉苁蓉 20g，紫石英 45g，独活 15g，蒲公英 15g。5 剂。注：月经期后服用。

处方排序：

制川乌、生黄芪、党参、龙血竭、炙甘草。白芷+天麻+徐长卿、吴茱萸+茵陈、鹿角片+水牛角+肉苁蓉+紫石英、独活+蒲公英。

法药意解：

处方是扶阳医学非附桂法，即川乌法（制川乌、生黄芪、党参、龙血竭、炙甘草），川乌精空以气为用，辛烈风性无处不达，诸级网络终末混沌未分之地，皆能冲出一条不毛之道路；党参大助化源，紧紧相随，以助其枢转之力；龙血竭入血脉，但凡凝瘀之处皆可透达；更借黄芪迎坎中之微阳，随冲督任三脉，过三焦而达于巅顶，脑海得其清朗，血海得其润泽，成为上下相通，瘀污必然遁形；炙甘草缓诸药性，调济生化之机，使五脏都归于气血之中。

用四黑散（鹿角片、水牛角、肉苁蓉、紫石英）二角上头顶，一添精益脑髓，一清热除邪气；肉苁蓉益肾精五液大增，紫石英沉海底温暖下元，上通下达，冲脉畅行，一源三岐而有源也。独活由少阴透太阳直达百会，再顺势而下湿浊邪气皆一涌而出，蒲公英汲坎水出艮土顺木而上，通任脉轻轻浮向空中；任督通而回环不尽，一切不正之气，皆可随阴阳交换而正邪得以分明也。

处方四：

党参30g，生黄芪45g，阿胶20g（另煎），炮姜30g，肉桂15g，苍术15g，炙甘草5g，白芷15g，天麻15g，徐长卿15g，瓜蒌壳15g，薤白15g，银杏叶15g，红景天15g，鹿角片40g。5剂。注：接着上方服用。

处方排序：

党参、生黄芪、阿胶、炮姜、肉桂、苍术、炙甘草。白芷+天麻+徐长卿、瓜蒌壳+薤白、银杏叶+红景天、鹿角片。

法药意解：

处方是扶阳医学非附桂法，即参芪综合法（党参、生黄芪、阿胶、炮姜、肉桂、苍术、炙甘草），党参与阿胶会合一起，意在益气生血，使化源与运化长期运转不息；夫阿胶色红入血能补心，心者生血之源也；黄芪甘温补肺，肺者正气之宗也；阿胶得黄芪而血有所附，黄芪得阿胶而气有所依，即古人称为补血汤者，取阳生阴长之用意也；用炮姜分浊中之清，又能行气消瘀，且温暖中宫；肉桂温血生精，骨髓乃得重生，任冲二脉得其交流，太冲脉自然畅旺，任带脉自然通达，可能使先后交合，后天得立，先天得养；苍术泄湿暖脾，使运化之机与太阳之气并进，炙甘草再壮建脾土，以使生机化机源源不断也。

瓜蒌壳拨开胸膈，引余蕴外出，阳气可入；薤白化肠胃之阴凝，使肠胃多气多血，刻刻温暖，时时通达，阴阳交换不断，气血相随而行，心慌胸闷气短渐渐而消矣。银杏叶金木交并，一气通行无阻，红景天富含大气，气血相随，二者合和而气血流畅不息，血脉无凝滞之机矣。

随访（2020年3月9日）：

病症：其家属用微信联系笔者说，上述处方服完3个周期之后，头顶晕涨多年的毛病彻底消失，而且停药这几个月，也未见复发。而且目前已经怀孕40天了，计划生育孩子，原来有两次怀孕后胚胎心脏停止发育，目前仍然有点担心，且有点恶寒、怕冷、恶心、小肚子凉，问以前的处方还能否服用？告诉其说，简单的就是，弄点生姜红糖煮水喝就行，如果想要保胎可以用处方四，每周一或二剂，进行养正气、保胎气。

按语与治病次第：

本例患者头顶晕涨痛多年未愈，分析其原因不外乎阳虚邪侵，正邪交织于头顶部僵持不下而形成这样的困境。针对这样的情况，只有扶阳助正、强健身体才能达到治疗目标，而女性因为月经周期规律的影响，所以病症的发作与月经规律有密切的关系，我们只有遵循治病次第的方法，即顺着月经周期规律下进行调整，才能化解多年的顽固性疾病。

处方一是扶阳医学桂枝二陈法加味，开表建中、化湿运脾、降逆化痰、通阳去风、下达阳明、协调肝胆、扶阳助正等，乃是顺势向上祛邪之法也。处方二是扶阳医学桂枝调经之法加味，通达任脉、化瘀温血、引药归肝、通达胞宫、活血化瘀、理气止痛、温阳化凝、协调升降、扶阳助正等，乃为通阳化瘀调经之大法也。处方三是扶阳医学川乌法加味，本法重点是以通达经络、益气活血为主，因为久病必有瘀血，瘀血阻滞经络必然不通，借透达经络、活血化瘀之作用，才能把这样顽固性病症给予解决。处方四是扶阳医学参芪综合法加味，本法重点在于大补气血、强身健体、益肾填精，针对患者体质虚弱而用，特别是女性月经后期有轻度贫血的特点而用，以快速恢复患者的贫血状态，针对性解决心脏功能火力不足的问题，是非常重要的一个环节，也是最终解决问题的根本方法。

33. 多年失眠头晕案

李某某，女，80岁，山东省荷泽市人，时间：2019年10月1日就诊。

病症：患者有30多年的失眠与头晕病史，曾经多方治疗并进行理化检查，发现有脑梗与心房纤颤，经过反复治疗后，失眠与头晕也未见改善。目前患者心烦失眠，入睡困难，胃痛不适，胃酸胀痛经常出现，大便干，每天1次，小便黄，乏力明显，汗不多。舌诊：舌型正常，苔薄白，质稍红。脉诊：右手脉浮滑微劲，沉取脉紧滑，肺脉滑滞，脾脉滑湿滞，命门脉火弱；左手脉寸滑明显，肝脉稍洪滑，膀胱脉紧滞稍滑，尺脉微弱。证属虚阳外越，肾精亏损，治宜引火归元、温肾填精。处方用药：

处方一：

朱茯神30g，琥珀15g，砂仁15g，青皮15g，广藿香15g，厚朴15g，淫羊藿20g，苍术15g，炙甘草5g，九香虫15g，瓦楞子15g，五灵脂15g，海螵蛸15g，全瓜蒌30g，鹿角片20g。5剂。

处方排序：

朱茯神+琥珀、砂仁、青皮、广藿香、厚朴、淫羊藿、苍术、炙甘草。九香虫+瓦楞子、五灵脂+海螵蛸、全瓜蒌、鹿角片。

法药意解：

处方是扶阳医学非附桂法，即朱茯神法中镇八方之法（朱茯神+琥珀、砂仁、青皮、广藿香、厚朴、淫羊藿、苍术、炙甘草），用朱茯神镇心导水，神明可清，君火自明，相火自位，是使两火相照，中土自然受益；更借琥珀再安神智，交纳于坎离之中，意期上下交通，太阴阳明交流不息；再携镇八方之法，以镇八方、抚九州、安神魂、宁肺魄，以从无形之神灵着手，而调整有形之病症，上工治神之用意，睡眠自然可安。

九香虫乃阳极而动，瘀滞可通，瓦楞子更有分散之能，其胃脘不适能解。五灵脂化木土之杂，海螵蛸有拔转阴阳之能，胃脘中凝滞之腐，借太阴阳明交流之机，得以清升浊降，自然分消，胃脘酸胀痛自己。瓜蒌壳拔开胸膈，引余蕴外出，正气能入，瓜蒌仁增五液润肠下行，浊气下降而清气可升。鹿角片壮督脉添精髓，以助先天之真阳，阳气足而邪自去，乃为助正健身之用也。

处方二：

丹参20g，檀香15g，三七15g，砂仁15g，百合15g，乌药15g，高良姜15g，香附15g，五灵脂15g，生蒲黄15g，九香虫15g，瓦楞子15g。3剂。

处方排序：

丹参、檀香、三七、砂仁。百合+乌药、高良姜+香附、五灵脂+生蒲黄、九香虫+瓦楞子。

法药意解：

处方是扶阳医学非附桂法，即四合汤法（丹参、檀香、三七、砂仁），丹参饮原无三七，加入三七以增加治疗效果，本方有活血祛瘀、行气止痛之作用，专门治疗心胃难分之疼痛，特别是对于胃脘疼痛有显著的效果。百合色白而丽水富足，层层相抱有收纳之能；乌药再入血中，以温散寒气，二者合和则有温纳开合之用，以助脾升胃降。用高良姜温暖中土，化脾胃之阴，助收纳消磨之机；香附子再理三焦开阖厥阴之机，生蒲黄化瘀血中凝滞之机，太阴阳明更能有用，则胃脘酸胀痛自已也。

处方三：

制附片60g（先煎2小时），生姜50g，炙甘草10g，五灵脂15g，海螵蛸15g，瓦楞子15g，九香虫15g，党参30g，砂仁15g，生黄芪45g，白蔻仁15g，全瓜蒌25g，薤白15g，肉苁蓉40g，丹参20g。5剂。

处方排序：

制附片、生姜、炙甘草。党参+生黄芪+肉苁蓉、五灵脂+海螵蛸、瓦楞子+九香虫、白蔻仁+砂仁、全瓜蒌+薤白+丹参。

法药意解：

处方是扶阳医学四逆法（制附片、生姜、炙甘草），考古人云："热不过附子。"可知附子是一团烈火也，故知附子之力能补先天欲绝之火种，用之以为君；又虑群阴阻塞，不能直入根蒂，故佐以生姜之辛温而散，以为前驱，荡尽阴邪，迎阳归舍，火种复兴，而性命立复，故曰回阳；阳气既回，若无土覆之，光焰易熄，虽生不永，故继以甘草之甘，以缓其正气，缓者即伏之意也；真火伏藏，命根永固，又得重生也。

用党参滋肺液，藏大气，使气血循循不休，源源而生，协助黄芪与肉苁蓉温精热血，安魂益智，脑中之神经可期敏活，神明之府得以清爽，坎离中之真阴真阳常常护卫，为强身固本之良品也。白蔻与砂仁通胃中之结气，正阳合阴，元阴元阳，互相协和。薤白化肠胃之阴凝，使肠胃多气多血，刻刻温暖，时时通达；借丹参活血养阴之功，气血相随，交流源源不息也。

处方四：

制附片90g（先煎2小时），生姜30g，筠姜50g，炙甘草10g，党参30g，生黄芪45g，丹参20g，砂仁15g，全瓜蒌30g，薤白15g，银杏叶30g，红景天30g，肉苁蓉40g，鹿角片40g，九香虫15g，瓦楞子15g。10～30剂。

处方排序：

制附片、生姜、筠姜、炙甘草。党参+生黄芪+丹参、砂仁、全瓜蒌+薤白、银杏叶+红景天、肉苁蓉+鹿角片、九香虫+瓦楞子。

法药意解：

处方是扶阳医学四逆法（制附片、生姜、筠姜、炙甘草），用四逆法启少阴之阳，交于少阳，引少阳之火寄于膻中，使二火对照，土得其生，土畅而金生，金生而水暖，水暖而木调，木调而周身气血循筋络达肌腠归四肢，是助火之法也；再用筠姜温土热血，化精化浊，清浊易于分明，二火得其相照，中宫自然轩朗，使精气神三者连续相合，能通达于上下内外，出入机能有力。

银杏叶精华聚集于末端，金木通达之性，血色红景天富含大气，气血相依，流畅无阻，五脏六腑、四肢百骸皆得其润泽矣。鹿角片壮督脉以助坎中一阳真气，肉苁蓉益肾填精五液大增，精火化而能成气，阳气聚集亦化为精，神含其中，精气神紧紧抱成一团太和之气也。

随访（2020年3月10日）：

病症：其孩子用手机微信联系笔者说，30多年的头晕失眠症，经过系统服用中药3个月，特别是头晕病完全好了，也没有复发过，不过最近几天，其母亲又有点睡眠不太好，问上述药物是否能服用？告诉其说，可以服用，特别是等睡眠改善之后，可以应用培元固本丸进行巩固治疗，这样将来才能防止反复。

按语与治病次第：

本例患者年老体衰，精气亏损，故其失眠头晕多年治疗未达到之目的。仔细分析其原因，30年前正好处在更年期综合征的时间，由于更年期时未能达到有效的治疗，故遗留下失眠与头晕病根难以除去，究其原因，仍然是阴阳与水火不能相抱而引起的。按照扶阳医学治病次第规律"祛邪、建中、填精"来行事，但要注意其"邪"乃是离火不降而引起，引火归元、引邪归正才是正道；其次多年吃药胃脘已坏，故"建中"思想步步都考虑进去，而步步填精之思路则是治疗老弱病残的最根本的方法。特别是停药之后，其失眠又有所反复，说明其根基不牢，只有强化益肾填精法，才能彻底达到治疗目的。

处方一是扶阳医学朱茯神法加味，朱神法安神魂以定肺魄，借疏通八方之气机与经络之能，以达到安神魂、助睡眠之目的，更是引火下降的重要手段。处方二是四合汤法加味，本方丹参饮法主要是温中建胃、化腐制酸、行气消胀、理气止痛、活血化瘀等，以解决胃脘酸胀疼痛为主要目标，效果显著。处方三是扶阳医学四逆法加味，益肾填精、专治胃病、益气活血、宽胸理气、扶阳助正等，乃有标本兼治之作用。处方四是扶阳医学四逆填精法加味，在上面处方的基础上，增加益肾填精、流动气血之品，以针对性治疗心脏功能虚弱的关键性问题。

34. 眩晕 10 年案

王某某，女，58 岁，河南省浚县人。时间：2021 年 7 月 15 日初诊。

病症：患者有眩晕病史伴有左手麻 10 年余，目前睡眠可，纳可，偶有胃酸，大小便正常，少汗，手脚不凉。舌诊：舌呈苹果样，舌尖红，苔白，舌质红，舌根平坦，稍隆起，腰椎横纹。诊脉：左手脉稍浮，沉取脉细紧滞，心脉微洪，肝脉细滞，膀胱脉细，尺脉短滑滞；右手脉稍浮，沉取脉细滞，肺脉细滞，脾脉滑滞，命门脉火弱。证属虚阳外浮，治宜引火归元、益肾填精。处方用药：

处方一：

制附子 30g（先煎 1 小时），生姜 50g，炙甘草 5g，党参 30g，鹿角片 30g，砂仁 15g，羌活 15g，独活 15g，白芷 50g，黄芩 25g，金银花 30g，徐长卿 15g。5 剂。

处方排序：

制附子、生姜、炙甘草。党参+鹿角片+砂仁、羌活+独活、白芷+黄芩+金银花、徐长卿。

法药意解：

处方是扶阳医学四逆法（制附子、生姜、炙甘草），用附子大起坎阳，化冰体为液体，化液体为气流，以使上焦如雾，中焦中沤，外焦如沤，下焦如渎。生姜佐附子辛温之性，达幽微之处。附子以阳壮阳，与炙甘草得坤方纯阴之性以阴治阴，使阴阳互相结构，正守合一。生姜与甘草借辛甘化阳之机，使以附子更能有力，阳得其畅，阴更易消。党参佐附子刚柔相和，气血交流，凡阳损阴掣，皆能润泽。附子与鹿角片，精能化气，气能生精，精气互动，神明敏捷矣。附子大温肾水，使大气升举，与砂仁同谐于膻中，使臣使自然，天君得其泰然，火土传其化机，而营卫阴阳，自然协和，升降无不得其畅矣。此乃四逆填精之法也。

羌活浮而升阳，独活沉而升阴中之阳也，循督脉走太阳，有拨乱反正之能。香白芷能量巨大，通肺窍而达皮毛，行阳明且走大肠，人之皮肉气血之秽浊皆以尽扫外出；黄芩中空入三焦网油，水道得行而相火顺势可动；金银花轻轻而上头目，蕴郁之热可化矣。徐长卿辛温透达于皮毛，借魄门之开阖而邪气由汗可化为乌有矣。此乃四逆败毒之大法也。

处方二：

朱茯神 15g，柏子仁 20g，石菖蒲 15g，远志 15g，高良姜 15g，肉桂 15g，炙甘草 5g，砂仁 15g，葱白 4 节，瓜蒌壳 15g，薤白 15g，五灵脂 15g，海螵蛸 15g，党参 15g，鹿角片 15g。10 剂。

处方排序：

朱茯神+砂仁、柏子仁、石菖蒲、远志、高良姜、肉桂、炙甘草、葱白。瓜蒌壳+薤白、五灵脂+海螵蛸、党参+鹿角片。

法药意解：

处方是扶阳医学非附桂法，即朱茯神法中的平翼大法（朱茯神+砂仁、柏子仁、石菖蒲、远志、高良姜、肉桂、炙甘草、葱白），用朱茯神引火中之凡火就下，远志肉拨动膏肓，引升降之机无扰，扰则乱神明，生忐忑，用此驯之阖之，佐石菖蒲清神明，使离火宣明，心君朗照。柏子仁引魂魄于肝脾之内，意期交达心肾；砂仁、肉桂，温血驭气，使气能充外，血能营内，是燮理阴阳，拨乱反正之旨圭。高良姜温胃热脾，化滞开膈；葱白引通脉道，气血循行无阻，炙甘草奠安中土，使运化通达于四旁，阴阳之往来，即成轻车熟路，为引通道路之先锋药也。

瓜蒌壳开胸膈，三膈壳如期而开；薤白交通脉络，是拨动阴阳，务期气血流通，处处皆到。五灵脂扩开胃囊，使胃气渐渐而动，脾亦渐渐而运，是进收纳强运化为主；海螵蛸阴中之阳也，使清浊能升能降，胃腑中之污浊，脾升胃降而动，生机化机无限矣。

处方三：

桂枝 15g，生白术 15g，生姜 30g，炙甘草 5g，小茴香 20g，陈皮 15g，法半夏 20g，朱茯神 15g，吴茱萸 15g，茵陈 30g，瓜蒌壳 15g，薤白 15g，丹参 20g，党参 15g，鹿角片 15g。10 剂。

处方排序：

桂枝、生白术、生姜、炙甘草、小茴香。陈皮+法半夏+朱茯神、吴茱萸+茵陈、瓜蒌壳+薤白+丹参、党参+鹿角片。

法药意解：

处方是扶阳医学桂枝法（桂枝、生白术、生姜、炙甘草、小茴香），用桂枝拨动太阳，阳明开合之机，扶助内外交通之意。桂枝开通太阳表面，与太阴脾土相接，生白术再强脾土，以助生化。加小茴香甜香之品，随桂枝用阳逐阴，务期丝丝入彀，寒湿易出难留。炙甘草、生姜，与桂枝之力透达于太阳所行之路，风阴中之凝，膈中之格，均归于通化之机。

陈皮与法半夏，一开外二降逆，清浊得其分矣；朱茯神上通下达，奠安中宫，务使三焦往来之气机，贯通一致。吴茱萸辛温多于苦，升多降少；茵陈青少白多，升少而降多，肝得助可升，胆有助可降，金木交并，土中变旺；丹参入血脉而心神皆安，精神魂魄紧紧抱为一团太和之气也。

处方四：

制川乌 15g，制附子 30g（前二味先煎 2 小时），生黄芪 45g，党参 30g，益母草 15g，炙甘草 5g，天花粉 15g，瞿麦 15g，桃仁 15g，生薏苡仁 30g，酒大黄 15g，硫黄 30g，石菖蒲 15g，独活 15g，蒲公英 15g。10 剂。

处方排序：

制川乌+制附子、生黄芪、党参、益母草、炙甘草。天花粉+瞿麦、桃仁+生薏苡仁+酒大黄+硫黄、石菖蒲+独活+蒲公英。

法药意解：

处方是扶阳医学非附桂法，即川乌法，或称为川乌附子法、天雄法（制川乌+制附子、生黄芪、党参、益母草、炙甘草），用川乌冲撞之性，鼓荡水火之沸腾，扫除阴霾，拨开云雾，使中天丽日照耀于无微之中，再借辛温附子之一臂之力，透达之性尽发矣。透经达络太快导致人体虚弱，气血难支，再用党参，生肺液而资化源；更借生黄芪，温精温血，升气助阳，由坎底上升，与附子大温通行交于中上，清阳温和，浊阴下流，是清升而浊降，卫外营内，都归自然，气血必然畅运，寒热必不再作，精神亦为之归纳。益母草再入坤土，湿浊可化；炙甘草奠安四旁，使手足之气机灵活，阴阳之照耀无阻，日月之往来处处皆光，一切阴霾随光而化。

天花粉如天女洒水，醍醐灌顶，顺势而下；瞿麦中空而通达，借水势而下焦决渎大行矣。桃仁乃有仙木之气，通心达肠，有拨乱反正之力；薏苡仁入肺脾，走决渎，行下焦，阳明之道路畅行无阻矣；酒大黄荡涤肠胃，推陈致新，安和五脏，调中化食，驱逐阳明停滞之良品；硫黄石中得火之精者，阴中含阳，寓至阳于至阴之中，擅除下焦湿浊污秽之邪滞也。石菖蒲开心窍，理膈膜，并开贲门；独活分化水土中之凝滞，导滞机下行；蒲公英汲坎水一阳出于艮土，化震巽二木火中之郁热，阴尽阳升于天下矣。

处方五：

制附子 30g（先煎 1 小时），炮姜 50g，炙甘草 5g，肉桂 25g，山萸肉 20g，白芷 15g，茵陈 30g，瓜蒌 15g，薤白 15g，丹参 30g，党参 30g，生黄芪 45g，鹿角片 40g，龟板 20g，木蝴蝶 20g。10 剂。

处方排序：

制附子、炮姜、炙甘草。肉桂+山萸肉、白芷+茵陈、瓜蒌壳+薤白+丹参、党参+生黄芪、鹿角片+龟板、木蝴蝶。

法药意解：

处方是扶阳医学四逆法（制附子、炮姜、炙甘草），用得乾方纯阳之物附子以阳壮阳，与炙甘草得坤方纯阴之性以阴治阴，使阴阳互相结构，正守合一，附子与炮姜合，则分浊中之清，又能行气消瘀。

鹿角片合龟板，使脾肾交通，任督畅行，更能与乾坤交合，先后两用，天地两通，而气质之生化，升降之转环，可能纳谐一处。加上肉桂以温血，用山萸肉再直入血脉，使血能归脉，血之能归，气能外护，气之能护血更流通无阻，阴阳之和合都成太和之春，全身百骸都成灵活之体，是匡正黜邪之法也。木蝴蝶再润金以生丽水，外焦如化而精液源而充焉。

复诊（9 月 13 日）：

病症：来复诊时，多年的眩晕已经好了，只是左手稍微有点发麻。已经没有胃酸症状了。舌诊苹果舌已经消失，观察舌形正常，心区略微凹陷。嘱咐她，处方五再吃 10 剂，进行巩固治疗。

按语与治病次第：

患者已经有 10 多年的眩晕病史，说明其体质上一定有了问题，什么地方有问题呢？舌诊给了我们一个明确的答案，即心脏功能低下、大脑营养不足，这才是导致其多年的眩晕关键，而舌诊上看到舌尖区凹陷这个象，就是其典型的"外象"。中医学上有"藏象"理论，即认为脏腑里面如果有了问题，就一定会有"外象"表现出来，全息舌诊观察到的是里面脏腑的"象"，可谓是一览而无余，为什么呢？因为扶阳医学认为，人体的功能每时每刻都处于"气化"状态之中，也就是说人体内"上焦如雾，中焦如沤，下焦如渎"，且背部"外焦如化"，当人体某处的功能低下，或是气化不足的时候，就会在舌形上反应出来，也就是说人体的功能与气化，我们从舌诊观察出来的"象"，就是人体内气化功能正常与不正常的反应。我们在治疗过程中，始终要密切注意观察其舌形上的气化与功能变化，就可以得知其病症是否恢复，为我们扶阳医学治疗提供了有力的证据。

如何增加患者的气化功能呢？姜桂附一把火气化蒸腾，才能恢复舌上象的凹陷与不足，并且要"以人为本，病脉症舌并治"，才能达到解决问题。处方一是四逆败毒之法，解决浮阳郁热与三阴不足的标本问题。处方二朱茯神法的平巽大法，顺势化解风症，兼顾治疗胃病等。处方三是桂枝法调理肝气。处方四是川乌法，透经达络、益气活血、清除下焦染污、运行任督二脉。处方五是四逆大补气血填精之法。本例患者并未用大剂量附子，只是小剂量应用就达到了治疗目标，这是因为本例患者比较清瘦，未达到标准体重，故用小剂量附子推动气化，就达到了治疗目标，并非是盲目追求大剂量应用附子，而是以临床阴阳辨证为准则。

35. 头晕痛高血压案

李某某，女，40 岁。河南省郑州市人。时间：2020 年 7 月 12 日就诊。

病症：患者有周期性头晕、右侧头痛并高血压病史多年，每次来月经前头晕痛高血压发作，月经持续一周左右，前三天量比较大，无痛经，有血块与白带，多年睡眠不好，胃口不好，胃脘酸胀痛经常发作，并打嗝，大便溏泄，小便正常，平时汗不多，偶尔颈部与心口窝处有汗出，目前偶尔有咳嗽、咳痰，有很长时间了。舌诊：三角形样，心脏区有郁热点，舌根平坦，膻中部有隆起，舌苔薄、根部稍腻。脉诊：右手脉寸浮稍滑，膈间脉浮，沉取脉细紧滞稍滑，肺脉气滞，脾脉弱，命门脉火弱有滞象；左手脉稍浮细，沉取脉细紧滞，心脉气滞，肝脉滑紧，膀胱脉细紧滞，尺脉弱短。证属阳虚气弱、邪气难出，治宜温里开表、顺势而治。处方用药：

处方一：

丹参 20g，檀香 15g，三七 15g，砂仁 15g，百合 15g，乌药 15g，高良姜 15g，香附 15g，五灵脂 15g，生蒲黄 15g，九香虫 15g，瓦楞子 15g。3 剂。

处方排序：

丹参、檀香、三七、砂仁。百合+乌药、高良姜+香附、五灵脂+生蒲黄、九香虫+瓦楞子。

法药意解：

处方是扶阳医学非附桂法，即丹参饮法（丹参、檀香、三七、砂仁），又称为四合汤法，用丹参开心之神明，助土之分化清浊，神也、气也，知周而出焉，引气入血，导气血之畅流，化血脉之凝瘀，瘀祛而新生；白檀香纯香之味，生于南国，得火性最富，用此消阴化秽；三七其叶非三即七，木火之性入于血脉，气行血畅而循经有道；借砂仁纳五脏之精微交流于六腑，使阴阳密藏，气血循行于脉中，上下内外都能通达，气血交换刻刻不停，胃痛心烦皆可得以平息矣。

百合乃百脉皆可达于和谐，无不畅行之意；乌药行气血，入少阴气化又降于阳明之道路，雾上溠下得以如恒矣。高良姜化脾胃之阴，助收纳消磨之机；香附行血之中，入厥阴出少阳，通达于十二经脉，得姜之温助而气化于三焦焉。五灵脂与生蒲黄又名失笑散，谓之诸般疼痛无不服之皆可冰消云散也。九香虫行动迅速，气香色黑，助阳气理气机，诸疾疼痛皆可借风动得以解除矣；瓦楞子入胃袋具有分散之能，一切郁滞不化之症皆能消散焉。

处方二：

广紫菀 15g，石菖蒲 20g，苍术 15g，生姜 30g，炙甘草 5g，杏仁 15g，桔梗 15g，黄芩 15g，木蝴蝶 20g，浙贝母 15g，瓜蒌壳 15g，五灵脂 15g，海螵蛸 15g，北沙参 30g。3 剂。

处方排序：

广紫菀+石菖蒲、苍术、生姜、炙甘草。杏仁+桔梗、黄芩+木蝴蝶、浙贝母+瓜蒌壳、五灵脂+海螵蛸、北沙参。

法药意解：

处方是扶阳医学非附桂法，即广紫菀法（广紫菀+石菖蒲、苍术、生姜、炙甘草），用广紫菀疏通肺络，荡动膻中，启发贲门，呼吸之道路得其开阖，升降之气机得其流行；石菖蒲引拔重楼降下之路，使膻中传意交达于贲门，收纳无阻，一呼一吸之气归于自然矣。用术草交纳水土，土燥而湿行，水温而气流，大气升举不息，五液流通无阻，成为上下交通之意。更用生姜引君火照临下土，与相火交相内外，一切阴霾次第而解，清浊得分，呼吸开阖皆成自然之势矣。

杏仁利肺胃间之逆气，使肺升而胃降，肠通而毛开，内外显微，成为流通之路，下泻而外疹，中间无壅塞之虞；桔梗循十二台阶直达重楼要地，借杏仁降下之力而清气得升矣。黄芩中空入三焦行水气之孔道，擅降相火；木蝴蝶再循重楼越肩背而过，金足而水生源泉不断焉。浙贝母疏肝理脾，木成调达之象，土成燥湿之机；瓜蒌壳拨开胸膈，引余蕴外出，有形之浊痰皆得如雾露气化矣。五灵脂扩开胃囊，使胃气渐渐而动，脾亦渐渐而运，是进收纳强运化为主；海螵蛸阴中之阳也，使清浊能升能降，胞室之污浊，随膀胱气化而出，胃脐中之浊污腐物皆可化为乌有焉。北沙参润肺益脾，助气生精，五脏六腑都归于润泽，呼吸之气皆得以滋养也。

处方三：

朱茯神 15g，柏子仁 20g，远志 15g，石菖蒲 20g，高良姜 15g，肉桂 20g，砂仁 15g，炙甘草 5g，葱白 4 节，九香虫 15g，瓦楞子 15g，吴茱萸 15g，茵陈 30g，党参 30g，鹿角片 15g。5 剂。

处方排序：

朱茯神、柏子仁、远志、石菖蒲、高良姜、肉桂、砂仁、炙甘草、葱白。九香虫+瓦楞子、吴茱萸+茵陈、党参+鹿角片。

法药意解：

处方是扶阳医学非附桂法，即朱茯神法中的平冀大法（朱茯神、柏子仁、远志、石菖蒲、高良姜、肉桂、砂仁、炙甘草、葱白)，巽者，风也，顺也，顺势而为之用意也；又解：胆也，中正之官，雷里风行以行春生之气也，因《黄帝内经》云："十一脏取决于胆也。"胆气降而心安，心安神得以宁，胆火得以安位，君火自然以明，借朱茯神魂魄精神得以紧紧抱为一团也。

吴茱萸与白茵陈合作起来，大肆舒肝温胆，使木土克中变旺之意，亦肝胆相照，金木交并，木土共荣之用意也。借鹿角片与党参，一生肾精，一滋肺液，精液圆流，上下通调，心安而意稳，魂归而魄藏，正邪自有攸分。

处方四：

桂枝 15g，苍术 15g，生姜 30g，炙甘草 5g，小茴香 20g，白芷 15g，天麻 20g，徐长卿 15g，吴茱萸 15g，茵陈 30g，九香虫 15g，瓦楞子 15g，党参 30g，鹿角片 15g，砂仁 15g。5 剂。注：月经前期服用。

处方排序：

桂枝、苍术、小茴香、生姜、炙甘草。白芷+天麻+徐长卿、吴茱萸+茵陈、九香虫+瓦楞子、党参+鹿角片+砂仁。

法药意解：

处方是扶阳医学桂枝法（桂枝、苍术、小茴香、生姜、炙甘草），用桂枝开启太阳，上达于天，是上下相照，日月得明矣。苍术燥土泄水，阳上行，阴下降，成自然之气。小茴香香甜之味，通运化之门，使传变无阻。炙甘草再奠定中宫，使土气活跃于四旁，生姜宣君火之神明，与相火相接，成为上下交蒸，五脏得其缓和，正气乃可伏藏。

用天麻镇阳明少阳两经之气，借苍术微开茅塞，与白芷芳香之品，透达腠理，合徐长卿辛温通达之品，启开毛窍，皮之毛孔顺势开阖自如，邪气出而正气复矣。佐砂仁纳阴阳交会之气，通达于百脉空虚之地。

处方五：

桂枝 15g，制川乌 15g，炮姜 15g，炙甘草 5g，小茴香 20g，杜仲 15g，当归 15g，川芎 15g，吴茱萸 15g，郁金 15g，血竭 10g，肉桂 20g，怀牛膝 15g，仙鹤草 30g，蛇床子 15g。5 剂。注：月经期间服用。

处方排序：

桂枝、制川乌、小茴香、炮姜、炙甘草。杜仲、当归+川芎、吴茱萸+郁金、血竭+肉桂、怀牛膝+仙鹤草、蛇床子。

法药意解：

处方是扶阳医学桂枝法（桂枝、制川乌、小茴香、炮姜、炙甘草），用桂枝先锋之使者，由少阴出于太阳膀胱之表也；引交太阴，太阴肺脾也，肺脾得其辛温之性，一施运化，一施化源交诸于心，心离火也，真阴寄焉；借川乌替代苍术而下行，下与小肠相通，小肠与胞宫相并，火行下焦矣。借用小茴香以通秽，甜以醒脾，凡空虚之处，有瘀凝之物，随辛温之品，消化于无有之乡。炮姜辛苦之性，引隐瘀归于血海，随水主化源，交于决渎，精浊之气，乃可得分。炙甘草调脾胃，并能调百药之性能，使歪都归正，正者驭气，是扶正而邪易出。此方之用，注意开阖有路，正邪攸分，但凡后天之瘀蕴，皆能随机而化。

小茴香与杜仲合作，任带易于交纳，且联络筋络，而周身内外薄膜，皆能柔润自然，是血液之有归也。当归迎气归舍，气血能卫能守，阴阳互相抱负；加川芎开郁结，使结气得通，以气血相伴而行。吴茱萸引肝木升发于上，使上下通达，郁金再破肝脾之郁，导阴阳交点之路，务期郁开而阳生气动而凝消，月经如期矣。上肉桂温血热血，使血液流行于经络网膜之间，引血竭达于空窍，化窍中之瘀，行窍中之滞，务期窍窍得通，自然消化于无形，任通太励，经信如期而至。怀牛膝独茎直下，仙鹤草升达上行，升降相合，月经排出得以制约有节矣。蛇床子苦温之性，再助其升降之能，污秽之地得以洁净如初矣。

处方六：

制川乌25g（先煎1小时），生黄芪90g，党参30g，阿胶15g（另煎），炙甘草5g，白芷15g，天麻20g，徐长卿15g，九香虫15g，瓦楞子15g，吴茱萸15g，茵陈30g，石菖蒲20g，独活15g，蒲公英15g。5剂。注：月经后期服用。

处方排序：

制川乌、生黄芪、党参、阿胶、炙甘草。白芷+天麻+徐长卿、九香虫+瓦楞子、吴茱萸+茵陈、石菖蒲+独活+蒲公英。

法药意解：

处方是扶阳医学非附桂法，即川乌法（制川乌、生黄芪、党参、阿胶、炙甘草），借川乌冲撞之性，风性之能，毛络末端阴阳交汇之地，得以开阖如潮汐而动也。生黄芪由下而上，由上而中，使天地人交通之处，气血津液都归于本，使生生化化之机刻刻不停；党参滋肺益气又安神魂，又助化源；借真阿胶再育阴精，又引坎水与离火相合，水火相济，乾坤得以重建矣。炙甘草缓扶正气，缓即藏之意也，使正气得藏，阴阳两气刻刻交会，清浊必无缪行之势。

郭志辰老中医认为蒲公英乃人间一大英雄也，飘浮在人体内部空间，无处不达而扫尽污秽隐曲，直达重楼精气神聚集之地；石菖蒲通达膻中，火自得明，血自得活，气自得化；神明之地阳光普照，借独活下行，循膀胱，过督脉，直入九泉之地；故此任督二脉运行得以推动，循环无端，生生不息这一口气得以健全焉。

处方七：

党参30g，生黄芪45g，阿胶20g（另煎），肉桂20g，炙甘草5g。白芷15g，天麻20g，徐长卿15g，九香虫15g，瓦楞子15g，瓜蒌壳15g，薤白15g，鹿角片30g，银杏叶15g，红景天30g。5剂。注：接着上方服用。

处方排序：

党参+生黄芪、肉桂、炙甘草。白芷+天麻+徐长卿、九香虫+瓦楞子、瓜蒌壳+薤白、鹿角片+阿胶、银杏叶+红景天。

法药意解：

处方是扶阳医学非附枝法，即党参黄芪法（党参+生黄芪、肉桂、炙甘草），党参滋肺液，藏大气，使气血循循不休，源源而生，交黄芪缘木而升，上下天地，都成润泽，坎离中之真阴真阳常常护卫，为大补元气之良品也。用生黄芪下引黄泉达于巅顶，肉桂再温肝脾之余蕴，使乾坤之奇偶得配，气血之交流得畅。炙甘草缓诸药性，调济生化之机，使五脏都归于气血之中。

瓜蒌壳似胸膈，同气相求以使胸部阴阳易进易出；借薤白辛温通达之力，上下左右气血交流无碍矣。鹿角片壮督脉以添阳精，真阿胶育任脉再滋阴精，阴阳合，任督通，坎离济，乾坤得以重建矣。银杏叶精华聚焦于枝末落叶中，红景天富含大气而血运相随，气血畅行而脉络通达，气化道路又现如初，则上焦如雾，中焦如沤，下焦如渎矣。

二诊（2020 年 9 月 20 日）：

病症：服药两个疗程后，头晕头痛消失，且血压恢复正常，胃病与咳嗽也基本恢复正常，目前主要有点怕风，习惯性感冒，并喜好戴帽子，睡眠可以，吃饭正常，偶尔胃痛一下，大小便正常，出汗不多，手脚温度正常。舌诊：舌呈桃形，膻中有隆起，舌边缘有半圈隆起如同帽子象，中线后面有斜形裂纹，边缘稍红，苔薄白。脉诊：右手脉有点浮，寸脉浮有滞象，沉取脉细滞、稍滑，肺脉滑滞，脾脉滑，右尺脉火弱；左手脉轻取有点浮意，沉取脉细滞滑，心脉微洪，肝脉弱、气滞，膀胱脉弱细有点滞，尺脉弱。证属表里两寒，治宜温里开表，按照月经周期顺序治疗，处方用药：

处方一：

桂枝 15g，苍术 15g，生姜 30g，炙甘草 5g，陈皮 15g，法半夏 20g，朱茯神 15g，五灵脂 15g，海螵蛸 15g，广紫菀 15g，石菖蒲 20g，浙贝母 15g，党参 30g，鹿角片 30g，砂仁 15g。5 剂。注：月经前期服用。

处方排序：

桂枝、苍术、生姜、炙甘草。陈皮+法半夏+朱茯神、五灵脂+海螵蛸、广紫菀+石菖蒲+浙贝母、党参+鹿角片+砂仁。

法药意解：

处方是扶阳医学桂枝法（桂枝、苍术、生姜、炙甘草），用桂枝法引气机由土而木，由木而心肺，仍降于土，为助五行之运化，交流于五脏六腑。

陈皮开腠理，通皮毛，使腠理之风邪随桂枝鼓荡从皮行而泄；法半夏降逆浊而涌归于大肠，得溏泻而下，是降痰不伤气，化浊反迎清；借朱茯神上通下达，奠安中宫，务使三焦往来之气机，贯通一致。余下参照前面法药意解。

处方二：

桂枝 20g，制川乌 15g，炮姜 30g，炙甘草 5g，小茴香 20g，杜仲 20g，当归 15g，川芎 15g，吴茱萸 10g，血竭 10g，香附 15g，肉桂 20g，怀牛膝 15g，仙鹤草 20g，蛇床子 15g。5 剂。注：月经期间服用。

处方排序：

桂枝、制川乌、小茴香、炮姜、炙甘草。杜仲、当归+川芎、吴茱萸+香附、血竭+肉桂、怀牛膝+仙鹤草、蛇床子。

法药意解：

处方是扶阳医学桂枝法（桂枝、制川乌、小茴香、炮姜、炙甘草），即桂枝调经法，用桂枝法化气行水，务期浊降清升，中宫廓廓容易通调；借助顺势下行之精华与能量，川乌替代苍术可通行无形道路，直入胞宫少阳厥阴之处。

余下参照前面法药意解。

处方三：

制川乌 20g，制附片 20g（前二味合先煎 1 小时），生黄芪 75g，党参 30g，阿胶 15g（另煎），炙甘草 5g，羌活 15g，紫石英 45g，五灵脂 15g，海螵蛸 15g，瓜蒌壳 15g，薤白 15g，石菖蒲 20g，独活 15g，蒲公英 15g。5 剂。注：月经后期服用。

处方排序：

制川乌+制附片、生黄芪、党参、阿胶、炙甘草。羌活+紫石英、五灵脂+海螵蛸、瓜蒌壳+薤白、石菖蒲+独活+蒲公英。

法药意解：

处方是扶阳医学非附桂法，即川乌法（制川乌+制附片、生黄芪、党参、阿胶、炙甘草），亦称为天难法；川乌轻空以气为用，风性易动，借附子温水化凝之力，其循透络脉之性更易进出；又借生黄芪、党参、阿胶大补元气、益气生血，以助风性透达之功，借此可处处得以温润之地，则川乌法之透达脉络得以尽性展现矣。

羌活走太阳循膀胱直达天空，紫石英重坠直入海底坎水之地，少阴太阳互通有无，气机表里通畅无阻矣。余下参照前面法药意解。

处方四：

制附片 30g（先煎 1 小时），筠姜 30g，炙甘草 5g，肉桂 20g，山萸肉 20g，党参 30g，黄芪 40g，阿胶 20g（另煎），红参 15g，瓜蒌壳 15g，薤白 15g，鹿角片 40g，银杏叶 15g，红景天 30g，甘松 15g。5~10 剂。注：接着上方服用。

处方排序：

制附片、筠姜、炙甘草。肉桂+山萸肉、党参+红参+黄芪、瓜蒌壳+薤白、鹿角片+阿胶、银杏叶+红景天、甘松。

法药意解：

处方是扶阳医学四逆法（制附片、筠姜、炙甘草），用附子大暖肾水，化精为气，气升而神随，神气得交，精血得固，血流而精动，精动而阳生，阳生而火发，火动而气团，意在使坎离相合，心肾相交，为水火既济之用。用筠姜引通火土，上达肺，下暖脾，使金土相合，化运与化源，相互为用。炙甘草与姜同行，亦辛甘化阳之意，脾胃相调，生机化机无不畅通。

肉桂温血附气，是引血与气，刻刻不离，山萸肉由心入肾直通阴精，阴与阳交合刻刻无间，是阳正而阴守，魄镇而魂通，冀期营卫协和，全身皆得其养。甘松气香理元气而祛气郁，芳香醒脾以使太阴阳明交换不息，后天生生不息之本有源矣。

随访（2021年1月30日）：

病症：学生专门进行随访，患者二诊处方坚持服用3个月后，一切都恢复正常，头晕痛未发作过，血压一直都很正常，月经也恢复正常，睡眠、吃饮、大小便等都恢复正常，患者非常感谢。

按语与治病次第：

本例患者比较年轻就出现血压升高，并发现其血压升高与月经周期有一定的关系，特别是月经前期出现头晕头痛，而且这时测量血压就会显著升高。由于女性月经期的特殊规律性，与月经周期伴随的病症，需要顺势调理月经周期才能达到治疗目的，可是患者在一诊时，胃病、咳嗽、失眠乃成为非常关键的因素，因此一诊时重点解决胃病、咳嗽与失眠问题，分别应用对症的处方，效果显著。但是患者仍然有很多的问题需要进一步的解决，这便是二诊之时顺势治疗的重要环节。

女性疾病多与月经周期密切相关，如是则按照月经周期而治，即顺势而为分为月经前期、月经期与月经后期而治，诸多的病症均可迎刃而解，这就是扶阳医学在女性疾病卢铸之的治病次第与节奏，临床中随症变通而用，本例患者的多种病症均得以解除。

36. 年轻高血压案

周某某，男，36岁，河南省商丘市人。时间：2021年4月19日初诊。

病症：患者有高血压病多年，正在服用西药维持治疗，虽然服用降压西药，但仍然经常头晕，早晨起来头晕加重，长年失眠，入睡困难，而且中间易醒，胃纳可以，胸前部发凉，大便每天1次，但是要依靠扶阳药物来通畅大便，小便多

（与用中药有关），手热而脚凉，汗多、活动后更甚。舌诊：舌形类苹果样，中线区隆起而且偏右，舌根稍隆起，苔白腻根为著。脉诊：左手脉关浮，沉取脉滑滞稍数，心脉不洪，肝脉滑滞，膀胱脉沉，尺脉弱，右手脉有点浮，沉取脉细滞，肺脉有点滑滞，脾脉气滞弱，右尺脉命火弱。证属阳虚阴盛、经络不通，治宜安神调中、扶阳通络、益肾填精。处方用药：

处方一：

朱茯神 15g，柏子仁 20g，远志 15g，石菖蒲 20g，高良姜 15g，肉桂 15g，砂仁 15g，炙甘草 5g，葱白 4 节，瓜蒌壳 15g，薤白 15g，丹参 20g，酸枣仁 15g，党参 15g，鹿角片 15g。10 剂。

处方排序：

朱茯神+砂仁、柏子仁、远志、石菖蒲、高良姜、肉桂、炙甘草、葱白。瓜蒌壳+薤白+丹参、酸枣仁、党参+鹿角片。

法药意解：

处方是扶阳医学非附桂法，即朱茯神法中的平巽大法（朱茯神+砂仁、柏子仁、远志、石菖蒲、高良姜、肉桂、炙甘草、葱白），巽者风也，胆也，中正之官，十一脏取决于胆者，降也。用朱茯神镇心宫行水道，与砂仁合成一路，引五脏之气归于坎水，水得温气得升，亦洗清道路之用也。柏子仁引苦泄之性透达于膻中，转交于上焦雾露之中，化源之润下并行，脏腑畅调，凡清虚重楼之秽浊，逐渐而消；用远志、石菖蒲开心窍，理膈膜，并开贲门；高良姜再化脾胃之阴，助收纳消磨之机，太阴阳明交流不断。肉桂温脾热血，使运化大行，而血液润泽坤土，草木皆得其畅；炙甘草迎火土相合，使运化传达不息，大小肠皆得各命而行；加葱白引经脉之流行交通于上下内外，如天行不息之意。

瓜蒌壳开胸膈，是迎阳于内，换阴外出，阴阳易于进出；薤白头青少白多，降肺气通血脉，气血阴阳交流不断；丹参入血脉而心神得安，心悸胸闷短气可解矣。用酸枣仁宁心益脾，党参滋肺益气又安神魂，又助化源；鹿角片纯阳之质，以助真阳之气，阴阳和合，则太合之气充满全身矣。

处方二：

朱茯神 15g，琥珀 15g，青皮 15g，砂仁 15g，藿香 15g，厚朴 15g，淫羊藿 20g，白术 15g，炙甘草 5g，吴茱萸 10g，茵陈 20g，党参 15g，鹿角片 15g，白芷 15g，天麻 15g。10 剂。

处方排序：

朱茯神+砂仁、琥珀、青皮、藿香、厚朴、淫羊藿、白术、炙甘草。吴茱萸+茵陈、党参+鹿角片、白芷+天麻。

法药意解：

处方是扶阳医学非附桂法，即朱茯神法中的镇八方之法（朱茯神+砂仁、琥珀、青皮、藿香、厚朴、淫羊藿、白术、炙甘草），本法镇八方、抚九州、宁神魂、理气机、达六合、经络与气机无不畅通无阻，神魂得安，则天得一清，地得一宁矣。此乃仍是"上工守神"之用意也。

吴茱萸白茵陈合作起来，大肆温脾舒肝，以助胆腑中正，使木土克中变旺之意，且肝升胆降，金木交并，水火得之以交济。左关脉浮胆有风用白芷与天麻，把三阳之气引向头，并有镇风之能；右关脉浮胃腑不降，用油厚朴通达阳明到达大肠，太阳与阳明升降协调，阳得其正而阴则能守矣。

处方三：

桂枝 15g，白术 15g，生姜 30g，炙甘草 5g，小茴香 20g，陈皮 15g，法半夏 20g，朱茯神 15g，砂仁 15g，吴茱萸 15g，茵陈 30g，瓜蒌壳 15g，薤白 15g，党参 15g，鹿角片 15g。10 剂。

处方排序：

桂枝、白术、生姜、炙甘草、小茴香。陈皮+法半夏+朱茯神、吴茱萸+茵陈、瓜蒌壳+薤白、党参+鹿角片+砂仁。

法药意解：

处方是扶阳医学桂枝法（桂枝、白术、生姜、炙甘草、小茴香），用桂枝引气机由土而木，由木而心肺，仍降于土，为助五行之运化，交流于五脏六腑。生白术强脾土，助运化，上下内外更能协和；再用小茴香再醒肝脾，使土木无争。生姜拨通神明，下与相火相接，中宫得其温暖，生化循环无间，炙甘草奠安中土，使运化通达于四旁，阴阳之往来，即成轻车熟路矣。

用陈皮开腠理，通皮毛，使腠理之风邪随桂枝鼓荡从皮行而泄；法半夏拨动阴道，降清中之浊，起浊中之清，升降自然；朱茯神镇心神，心灵而肺之治节可行，五脏皆能听命，湿浊随太阳之气机，从小肠膀胱而降。

处方四：

制附片 60g（先煎 2 小时），桂枝 30g，白术 15g，生姜 50g，炙甘草 5g，陈皮 15g，法半夏 20g，朱茯神 15g，砂仁 15g，瓜蒌壳 15g，薤白 15g，吴茱萸 15g，茵陈 30g，党参 30g，鹿角片 30g。10 剂。

处方排序：

制附片、桂枝、白术、生姜、炙甘草。陈皮+法半夏+朱茯神、瓜蒌壳+薤白、吴茱萸+茵陈、党参+鹿角片+砂仁。

法药意解：

处方是扶阳医学附子桂枝法（制附片、桂枝、白术、生姜、炙甘草），用附子益火原壮水主，使水火两相亲洽，大气乃能升举，二元乃可相会；更用桂枝开太阳，使阴云散播，晴空得其朗照，二火得其宣明；且生白术运化中宫，借附子温肾水启坎阳，水土合德，并与姜、桂、草连成一气，务化尽群阴，真阳起伏连续不息，生生化化变化无穷，是助长成春之意。

处方五：

制川乌25g，制附片30g（前二味先煎2小时），生黄芪45g，党参30g，益母草15g，炙甘草5g，瓜蒌壳15g，薤白15g，桃仁15g，生薏苡仁30g，酒大黄15g，硫黄30g，石菖蒲20g，独活15g，蒲公英15g。10~30剂。注：与后面处方交替使用。

处方排序：

制川乌+制附片、生黄芪、党参、益母草、炙甘草。瓜蒌壳+薤白、桃仁+生薏苡仁+酒大黄+硫黄、石菖蒲+独活+蒲公英。

法药意解：

处方是扶阳医学非附桂法，即川乌法、川乌附子法、天雄法（制川乌+制附片、生黄芪、党参、益母草、炙甘草），川乌精空以质为用，风性而无处不达，经络末端其阴阳交汇处，气血得以潮起潮落交流矣；再借附子助上一臂温热之力，其搜别透达之性得以持续也。党参滋润肺液，使化源充实，气血流行刻刻无间，魂魄自然得养；加黄芪引坎中之阳，交于离宫，转输巅顶，充润髓海，阳能举，阴能化，内外都得气血之来往。益母草再渗土中之浊，炙甘草奠安中宫，以助运化，上下内外更能协和。此乃川乌透邪之大法也。

桃仁破血滞而走阳明大肠；生薏苡仁化湿浊而先上后下；酒大黄有推陈致新之能，借酒性升降相协，其破血通下之功缓也；硫黄大助命门，意壮火壮气，生精生血，以助生化之机，使体魄神魂交通不息，生命之火得以温温而燃也，下焦决渎之道路更能洁净如初矣。石菖蒲引通心窍与肺相连，与膻中相接，臣使得令，布告万方；独活从百会顺势循督脉膀胱经下行，引邪外出；蒲公英升达于天空，扫尽人间秽浊之气，天得一清，地得一宁焉。

处方六：

制附片75g，制川乌25g（前二味先煎2小时），筠姜50g，炙甘草5g，肉桂20g，山萸肉25g，瓜蒌壳15g，薤白15g，丹参20g，党参30g，黄芪45g，鹿角片40g，龟板20g，杜仲20g，松节15g。10~30剂。

处方排序：

制附片+制川乌、筠姜、炙甘草。肉桂+山萸肉、瓜蒌壳、薤白+丹参、党参+黄芪、鹿角片+龟板、杜仲+松节。

法药意解：

处方是扶阳医学四逆法（制附片+制川乌、筠姜、炙甘草），用附片大温肾水，使火盛而水沸，精化成气，气升于中，五脏得其荣养，气升于上，大气聚于华盖，化源可降，中下之物皆得润泽，清浊自然分化，气血自然交流；借川乌透达之能，上焦如雾，中焦如沤，下焦如渎，外焦如化矣。加筠姜辛温之性，辛能润，温能和，使肾精温和，化气上举，心肺得养，脾土温和，炙甘草再运中宫，化源必强，交通四行，以助生长收藏之妙用。

鹿角片壮督脉以添阳精，龟板育任脉以助阴精，阴阳和合而乾坤再建，坎离既济，后天与先天交换不断矣。松节引条达之气，与骨节相通，使筋骨连成一气，内而筋络相协，外而肌肉相附；借杜仲引五脏之津液归于阴维阳维，交养于筋络骨节，使筋柔而骨坚，乾坤更能健立，坎离既济交换不息也。

随访（2021 年 7 月 31 日）：

病症：患者复诊说，已服用中药两个周期，睡眠、血压都已恢复正常，且多年西药也已经停止服用两个月，血压一直正常，现在出汗也不多了，只是感觉精力还不充沛、性功能还差点，观察舌诊后发现，其舌根部厚腻苔仍然没有消失，需要进行巩固治疗了，即最后两个处方继续进行服用，就可以达到预期的治疗目标。

按语与治病次第：

现代医学认为高血压乃是终身疾病，需要用药维持终身服用。若从扶阳医学角度来看这个问题，也并非这么复杂而不可逆转，因为血压升高是人与天地相应的规律给打乱了，没有达到天人相应后，才导致的血压升高而无法降下，如果我们把人恢复到天人相应的同步规律上，高血压是完全可以治愈的，也不需要终身服用药物。这个患者的重点就是睡眠不佳，这就是天人不能相应的关键，白天太阳出来，阳气上行卫外，晚上阳气固密入阴，形成阴平阳密状态，人自然就睡眠安稳，睡眠安稳与天地的一张（白天）一弛（晚上）有密切关系，由于睡眠不安，人体的一张一弛不能与天地保持密切一致，晚上人体该放松的时候，却不能正常地松弛下来，血压自然会升高，而把其睡眠调整到与天地保持同步，达到天人相应、天人一致的时候，一切问题自然能得到恢复，睡眠安稳其高血压自然不复存在。这就是扶阳医学"以人为本，病脉症舌并治"的结果，而以人为本的前提，就是围绕人的饮食起居做文章，而应用的一系列处方，就是出于这样的思路与方法。

处方一与处方二都是朱茯神法，即镇八方之法与平巽大法，都是以安神助睡、疏理气机为主，即以降离火为主导；然后是桂枝法调肺气，附子桂枝法三立之法，二方都重视肝胆的协调与心脏兼顾；再用川乌法疏通经络、益气活血、通利下焦、运行任督二脉等，以解决人体大循环问题；最后应用附子川乌填精之法，以达到阴平阳秘之状态，自然一切都能进入良性循环之中。

37. 高血压案

李某某，男，53 岁，河南省浚县人。时间：2022 年 2 月 27 日就诊。

病症：患者有高血压 5 年余，长年服用西药，期间血压波动比较大不稳定。初诊时因睡眠不佳而服中药，服后睡眠显著改善，感觉身体温暖，饮食正常，大便每天 1 次，小便正常，汗出不多。舌诊：舌形稍有向左侧㖞斜，胃区有反光点，舌淡红苔薄白，舌下静脉郁阻明显。脉诊：右手脉有点浮稍滑，沉取脉滑滞欠缓，肺脉滑滞，关脉滑滞欠缓，右尺脉可；左手脉有点浮，沉取脉细滑滞，心脉洪不匀，肝脉滑不缓，膀胱脉细滞滑不缓，左尺脉滑欠缓。证属血脉瘀滞、气血不畅，治宜温通血脉，按照次第进行。处方用药：

处方一：

桂枝 15g，苍术 15g，生姜 30g，炙甘草 10g，南山楂 20g，陈皮 15g，法半夏 20g，朱茯神 15g，白芷 15g，天麻 15g，徐长卿 15g，石菖蒲 20g，刺五加 15g，川芎 15g，厚朴 20g。10 剂。

处方排序：

桂枝、苍术、南山楂、生姜、炙甘草。陈皮+法半夏+朱茯神、白芷+天麻+厚朴、徐长卿+石菖蒲、刺五加+川芎。

法药意解：

处方是扶阳医学桂枝法（桂枝、苍术、南山楂、生姜、炙甘草），用桂枝引气机由土而木，由木而心肺，仍降于土，为助五行之运化，交流于五脏六腑。苍术引离火旺于脾土，使土能伏火，更与相火相照，成为上下交通之意。南山楂可化脾胃中之积滞，使阳明太阳无阻。姜草相合，辛甘合化，阴能护卫，而少阳阳明两经，旋转交换，使正复而邪衰。

陈皮宣秽浊，开芽塞，而行内外；法半夏降胃中之逆归于肠，使下通而上达，往来之道路无阻；用朱茯神安定神志，引凝瘀之水，下通于决渎，务期浊降而清升。白芷乃清香之品，化瘀浊并通九窍；用天麻镇定风邪，使不内窜；厚朴再降上中之逆，交于中下，是降浊而升清，双关脉浮之风得太阳阳明分消而解也。石菖蒲开胸快膈，随徐长卿透达之性，交流于水道浊道，以使清浊分矣。刺五加以皮合血管之皮，外有芒刺，其刺即人身皮毛，率引辛温之品内达于网膜，借川芎流动气血之力，凡瘀凝之物随辛温之性外达于腠理，由皮毛而化，其脉劲可缓缓而柔润也。

处方二：

桂枝 15g，苍术 15g，生姜 30g，炙甘草 10g，小茴香 20g，青皮 15g，法半夏

20g, 土茯苓 25g, 吴茱萸 10g, 茵陈 30g, 刺五加 15g, 川芎 15g, 杜仲 15g, 松节 15g。10 剂。

处方排序：

桂枝、苍术、小茴香、生姜、炙甘草。青皮+法半夏+土茯苓、吴茱萸+茵陈、刺五加+川芎、杜仲+松节。

法药意解：

处方是扶阳医学桂枝法（桂枝、苍术、小茴香、生姜、炙甘草），桂枝法见上面。

小茴香再醒肝脾，使土木无争，借青皮交达于离火，肝脉之逆借此而疏通之用能得以柔缓也。加吴茱萸化厥阴之尽，使阴尽而阳生，阳气即可大行于天下；遇茵陈可金能化木，胆腑中正之性得以伸缩自如也。松节与杜仲，引大气达到于筋络骨节，迎肌肉与骨节筋络相保，随桂枝之性透达于内外矣。

处方三：

制附片 60g（先煎 2 小时），桂枝 25g, 苍术 15g, 生姜 50g, 炙甘草 10g, 陈皮 15g, 法半夏 20g, 土茯苓 25g, 瓜蒌壳 15g, 薤白 15g, 丹参 15g, 刺五加 15g, 川芎 15g, 党参 30g, 生龙骨 30g, 生牡蛎 30g。10 剂。

处方排序：

制附片、桂枝、苍术、生姜、炙甘草。陈皮+法半夏+土茯苓、瓜蒌壳+薤白+丹参、刺五加+川芎、党参、生龙骨+生牡蛎。

法药意解：

处方是扶阳医学附子桂枝法（制附片、桂枝、苍术、生姜、炙甘草），用附子壮水主益火源，使水火交济、升降无阻、气化乃升，上焦成雾，中沤得沸，下焦如渎，外焦如化；附子与桂枝法联成一片，如引阳能正，阴能守，是正复而邪消，内安而外攘，为中医中气化之本旨也。

土茯苓得附子之气化之力，水湿从膀胱源源而出矣。瓜蒌壳拨开胸膈，引余蕴外出，更导桂枝宣化之气，达于肌腠；薤白化肠胃之阴凝，使肠胃多气多血，刻刻温暖，时时通达；丹参更开心之神明，助土之分化清浊，气血畅通无阻，胸闷疼痛可解矣。党参滋化源而雾露下降，百脉皆调。龙骨性阳出阴，由上而下；佐牡蛎性阴入阳，由下而上；上下相通、阴阳相合，则紧紧抱为一团太和之气也。

处方四：

制川乌 25g, 制附片 30g（前二味先煎 2 小时），生黄芪 45g, 党参 30g, 益母草 20g, 炙甘草 15g, 天花粉 15g, 瞿麦 15g, 桃仁 15g, 生薏苡仁 30g, 酒大黄 15g, 硫黄 30g, 杜仲 15g, 松节 15g, 狗脊 15g。10 剂。主打处方一。

处方排序：

制川乌+制附片、生黄芪、党参、益母草、炙甘草。天花粉+瞿麦、桃仁+生薏苡仁+酒大黄+硫黄、杜仲+松节+狗脊。

法药意解：

处方是扶阳医学非附桂法，即川乌法（制川乌+制附片、生黄芪、党参、益母草、炙甘草），川乌性浮如风而动，走而不守，通经达络，祛除内外之风寒邪气，借附子温性之助，直入阴阳汇集之地，以使阴阳交换不息矣。益母草入坤土，中宫运而湿浊化，党参再润肺脾之气，借黄芪迎肾中之阳气，透达于巅顶，水升于上，胸膈清虚之府，必然长久清朗。炙甘草奠安中土，使脾胃谐和，纵乌附之猛，亦不能伤。

桃仁破血通下，有仙木之气；生薏苡仁生于水而擅化湿浊之秽；酒大黄推陈致新而力缓；石硫黄大助命门，意壮火壮气，生精生血，以助生化之机，使体魄神魂交通不息。天花粉如洒水从上而下，借瞿麦通达之性，下焦污秽得以如渎而出焉。金毛狗脊壮督脉，润筋柔骨，龙脉得以休养生息矣。

处方五：

制附片60g，制川乌25g（前二味先煎2小时），筠姜50g，炙甘草10g，鹿角片40g，龟板20g，肉桂20g，山萸肉20g，瓜蒌皮15g，薤白15g，丹参20g，党参30g，生黄芪45g，银杏叶20g，红景天30g。10剂。主打处方二。

处方排序：

制附片、制川乌、筠姜、炙甘草。鹿角片+龟板、肉桂+山萸肉、瓜蒌皮+薤白+丹参、党参+生黄芪、银杏叶+红景天。

法药意解：

处方是扶阳医学四逆法（制附片、制川乌、筠姜、炙甘草），用附子大温肾水，使火盛而水沸，精化成气，气升于中，五脏得其荣养，气升于上，大气聚于华盖，借川乌下行，化源可降，中下之物皆得润泽，清浊自然分化，气血自然交流。加筠姜辛温之性，辛能润，温能和，使肾精温和，化气上举，心肺得养，炙甘草再奠安中宫，脾土温和，化源必强，交通四行，以助生长收藏之妙用。

鹿角片壮阳精通督脉，龟板润阴精育任脉，任督通而阴阳合，先天得以强健矣。肉桂与山萸肉合，阴阳相助，热血暖精，使精气随姜附草流行于元阴元阳蕴藏之处，会合之地，务期生生不息之意。银杏叶味通达于肢末，红景天富含气血，二者合则气血相依，经络循行，时时通达，毫无障碍矣。

随访（2022年6月25日）：

病症：患者来复诊，说血压下降到110/70mmHg左右，并有头晕现象，问其降压西药还没有完全停止服用，告诉其西药全部停完，血压才能恢复到正常状态，然后再服用最后两个处方，交替使用2个月左右，然后改为中成药进行巩固治疗。

按语与治病次第：

高血压，按照西医的说法需要终身服药以维持，是无法达到根治目的的。但是，若从扶阳医学的角度来看，使血压降下来并不是什么难事，因为扶阳医学以切脉为主干线，当吃喝拉撒睡都调整到正常之后，就是破解脉中的问题，此例患者就是这样的。经过一个周期的扶阳法脉调整之后，患者的吃喝拉撒睡都恢复了正常，但其切脉有劲象、或不缓，这就表明其血管内部的阻力增大，加上舌诊发现舌下静脉瘀阻明显，只有把这个脉象变得缓下来，或变得柔和了，其血压自然就慢慢地就降为正常了，事实就是如此。扶阳医学针对脉劲常用的对药就是刺五加与川芎，刺五加有柔润血管作用，川芎有理气活血作用，加起来就是我们常说的活血化瘀作用。故此在每诊处方中，都加用刺五加与川芎这组对药，随着时间的延长，血脉柔润而气血流畅无阻时，血压自然就恢复了正常，这时候再服原来的降压西药，就会使血压更低而影响到人的正常活动，故需要及时停服药，完全过渡到以中药为主的治疗，这样才能彻底治愈高血压，并防止心脑血管病的并发症。

处方一是桂枝法调肺气，处方二是桂枝法调肝气，处方三是附子桂枝法，即三立之法，处方四是川乌法，主要是透邪通络、疏理气血，最后处方是附子川乌填精之法，3个月下来脉就变得柔和而没有劲象，自然血压就恢复到正常状态。

38. 胃痛失眠案

李某某，男，19岁，河南省浚县人。时间：2019年10月14日就诊。

病症：患者胃病多年，经常胃胀、胃痛、返酸，并且入睡困难，大便便而不爽，小便正常，平时汗多，冬天手脚冰凉，容易上火，脸上长痘，此起彼伏，胃镜检查报告：慢性胃炎。舌诊：舌形正常，舌淡胖、尖部隆起，膻中区有反光点，舌尖部有凹陷，舌根隆起，苔腻厚，其余薄白，胃区有纵横形裂纹。脉诊：右手脉浮细稍紧滑、关明显，沉取脉紧滞滑、有劲象，肺滑滞，脾脉滑，命门火可；左手脉浮细稍紧滑、关明显，沉取脉紧滞滑、微劲，心脉滑气滞，肝脉滑稍洪，膀胱脉紧滞滑，尺脉短弱有滑意。证属阳虚阴盛、虚阳外浮，治宜引火归元、扶阳抑阴、疏通经络。处方用药：

处方一：

丹参20g，檀香15g，砂仁15g，三七15g，百合15g，乌药15g，香附15g，高良姜15g，五灵脂15g，蒲黄15g，九香虫15g，瓦楞子15g。3剂。

处方排序：

丹参、檀香、砂仁、三七。百合+乌药、高良姜+香附、五灵脂+蒲黄、九香虫+瓦楞子。

法药意解：

处方是扶阳医学非附桂法，即四合汤法（丹参、檀香、砂仁、三七），乃丹参饮加三七，专治心胃疼痛；丹参色红入血，血脉得养而神魂可安，神安而气静，气静而病减也；檀香可化空中之秽，使清虚之府得清，阴浊可除，其痛自已；三七之叶非三即七，三入木而七归火，木火之性而血脉得畅，瘀血凝滞之处皆可流通无碍，胃胀可解焉；砂仁纳摄正气，为太阴阳明转换之用，且开关隔而三焦通达，中宫升降自己，四方得以宁静也。

百合收纳和合以助胃腑降下，乌药热木柔金，金木一气。高良姜温木热土、沉寒得化，香附子理三焦以助木土共荣，克制都成相生之用；五灵脂扩开胃囊，使胃气渐渐而动，脾亦渐渐而运，借生蒲黄化空窍中之滞、行血中之瘀，是以痛止而进收纳强、运化中宫；九为阳极之数，虫香而灵动之品，借瓦楞子分散之功，邪可去、正可复，阳能升、阴可降，痛可止、酸可平、胀可行，阳明与太阴运化不息，后天之用得助也。

处方二：

朱茯神 30g，琥珀 15g，砂仁 15g，青皮 15g，藿香 15g，厚朴 20g，淫羊藿 20g，白术 15g，炙甘草 5g，九香虫 15g，瓦楞子 15g，五灵脂 15g，海螵蛸 15g，党参 15g，鹿角片 15g。5 剂。

处方排序：

朱茯神+琥珀、砂仁、青皮、藿香、厚朴、淫羊藿、白术、炙甘草。九香虫+瓦楞子、五灵脂+海螵蛸、党参+鹿角片。

法药意解：

处方是扶阳医学非附桂法，即朱茯神法中镇八方之法（朱茯神+琥珀、砂仁、青皮、藿香、厚朴、淫羊藿、白术、炙甘草），用朱茯神镇心导水，神明可清，君火自明，相火自位，是使两火相照，中间无丝毫云翳；借琥珀再安神智，交纳于坎离之中，意期上下交通，中宫升降运化自如；更用镇八方之法，镇八方、抚九州、安神灵、宁魂魄，以使精神魂魄紧紧抱为一团正气，此乃"上工治神"之用意也。

五灵脂扩开胃囊，使脾胃互相运化，海螵蛸有阴阳转换之能，胃脘酸胀痛皆可随清气升而浊阴降，渐渐化为乌有焉。党参滋润肺源，使化源有归，万物皆成春夏生长之气；鹿角片再壮坎中一阳，以使先天得充而后天得助，先后两天交流不息也。

处方三：

制附片 30g（先煎 1 小时），生姜 50g，炙甘草 15g，党参 30g，鹿角片 30g，砂仁 15g，羌活 15g，独活 15g，白芷 50g，黄芩 30g，金银花 60g，徐长卿 15g。3 剂。

处方排序：

制附片、生姜、炙甘草。党参+鹿角片+砂仁、羌活+独活、白芷+黄芩+金银花、徐长卿。

法药意解：

处方是扶阳医学四逆法（制附片、生姜、炙甘草），用附子温暖中下，使水热而气升，脾温而运转，四方之气逐渐而动；且炙甘草、生姜辛甘化阳之品随附子温热之性，通达于神明出入之地，是照化群阴之意也。党参益气益肺，使神志之清、化源之用，交纳于气血之中，使精华布露于上，七窍得其宣明；鹿角片通督脉以壮坎中一阳，可添先天之精；砂仁纳五脏之气，归于肾宫，使肾水温温不息，气流源源而升，心肺得其润泽，水火土更能相照，欲助全身大气流行无间。此乃四逆填精之法也。

羌活走督脉由少阴循膀胱经直达百会巅顶，独活则由百会如瀑布下行可达九泉。白芷香窜之品，拨开隐微之路，气血流通无阻，化瘀浊并通九窍，神灵得清；黄芩中空入少阳相火可化；金银花花蕾含苞待放，借水火中之气发散凝滞之机，郁热可解；徐长卿通达之性，十二经脉皆可畅行无阻。此乃四逆败毒之大法，火郁发之之用意也。

处方四：

桂枝 15g，白术 15g，生姜 30g，小茴香 20g，陈皮 15g，法半夏 20g，土茯苓 25g，五灵脂 15g，海螵蛸 15g，九香虫 15g，瓦楞子 15g，白芷 15g，天麻 20g，厚朴 20g，党参 15g，鹿角片 15g。10 剂。

处方排序：

桂枝、白术、生姜、小茴香。陈皮+法半夏+土茯苓、五灵脂+海螵蛸、九香虫+瓦楞子、白芷+天麻+厚朴、党参+鹿角片。

法药意解：

处方是扶阳医学桂枝法（桂枝、白术、生姜、小茴香），用桂枝引气机由土而木，由木而心肺，仍降于土，为助五行之运化，交流于五脏六腑；用小茴香以通秒，甜以醒脾，凡空虚之处，有瘀凝之物，随辛温之品，消化于无有之乡；白术崇土燥湿，使土温而运机可行，肾也肺也，都能上下相照；生姜引火归土，与神明相接，胸膈之气机，开阖即成自然。

用法半夏、陈皮之气，流归于肠胃，使浊阴易于下降；土茯苓化阴霾中之浊毒，随降下之力、决渎之能而排出体外，浊污降而清气可升。用天麻镇阳明少阳两经之气，与白芷芳香之品，透达腠理，与陈皮苦辛之品，启开毛窍，借厚朴微降逆气，是阳行而阴留，阴守而阳正。

处方五：

制附片 60g（先煎 2 小时），生姜 50g，桂枝 25g，白术 15g，淫羊藿 30g，炙甘草5g，陈皮15g，法半夏20g，土茯苓25g，五灵脂15g，海螵蛸15g，瓦楞子15g，九香虫15g，党参30g，鹿角片30g。10剂。

处方排序：

制附片、桂枝、生姜、白术、淫羊藿、炙甘草。陈皮+法半夏+土茯苓、五灵脂+海螵蛸、瓦楞子+九香虫、党参+鹿角片。

法药意解：

处方是扶阳医学附子桂枝法（制附片、桂枝、生姜、白术、淫羊藿、炙甘草），用附子法大暖肾水，化精为气，气升而神随，神气得交，精血得固，血流而精动，精动而阳生，阳生而火发，火动而气团，意在使坎离相合，心肾相交，为水火既济之用；更用桂枝法开太阳，使阴云散播，晴空得其朗照，二火得其宣明；再用淫羊藿以引之，使阴者归阴，阳者归阳，使气机之旋转刻刻无停。

处方六：

制附片75g，制川乌25g（前二味先煎2小时），生姜30g，炮姜30g，炙甘草10g，九香虫15g，瓦楞子15g，瓜蒌壳15g，薤白15g，丹参20g，甘松20g，银杏叶15g，红景天30g，鹿角片30g，党参30g，黄芪45g。10~30剂。

处方排序：

制附片+制川乌、生姜、炮姜、炙甘草。九香虫+瓦楞子、瓜蒌壳+薤白、丹参+甘松、银杏叶+红景天、党参+黄芪+鹿角片。

法药意解：

处方是扶阳医学附子法（制附片+制川乌、生姜、炮姜、炙甘草），用附子大辛大温之品，使肾水沸腾，大气得以升举，行上而成雾，与沤渎相谐，上下得以交通，阴阳得以互流；川乌乃阴阳未分之物，通经达络，风性无处不通，不毛之地皆可开通出一条道路来，其络脉末端都可如潮汐而动；生姜通达神明，神光毕照，万化皆空，是阳正而邪消，为化尽弥合中之阴霾，水源火源，如此定温温不息，炮姜辛苦之性，引隐癖归于血海，随水主化源，交于决渎，清升而浊降，乃可得分；炙甘草奠安中土，使脾胃谐和，纵乌附之猛，亦不能伤。

用瓜蒌壳开胸膈，是迎阳于内，换阴外出；借薤白辛温上通下达，血脉流畅，阴阳得以交换不息，阳得正而阴可主也。丹参色红而入血腑之中，甘松性阳而香有通达之用。银杏叶金木一气，红景天色红中空而气血交流有用。党参佐附子刚柔相和，气血交流，凡阳损阴掣，皆能润泽；加黄芪以助之，迎胃中之真阳，归于太空，太空得其清朗，输转脏腑内外，使上下内外，交合有用；鹿角片再壮督脉以助坎中一阳，先天之精得以充添，参芪补肺气、充元气，以助后天之用，先后两天得以互助互用焉。

随访（2020年5月15日）：

今天患者来复诊，已经服药共计3个月左右，说胃病与失眠完全恢复正常，且脸上也不长痘了，因为体重稍有超重，问是不是还需要继续服用药物？仔细询问体重超重在 20% 左右，不算太多，观察舌诊，除舌根稍有隆起之外，余下全部正常，告诉其说，药物不用服了，注意积极活动，不要吃凉东西，就可以了。

按语与治病次第：

本例患者是个中学生，不仅胃病多年，还伴有心脏功能不正常而导致长年失眠，形成焦虑抑郁状态，虽然多年治疗但效果并不佳，因为西药虽然有效，但停药后复发是导致病情难以稳定的主要因素，特别是胃病又引起药食难进，是诸多病症难以达到治疗目标的困境，故治疗次第就显得格外的重要。

处方一是扶阳医学四合汤法加味，专门治疗胃病酸胀痛，专病专方，效果非常好，为下步的治疗奠定的基础。处方二是扶阳医学朱茯神法，即镇八方之法，镇八方、抚九州、安心神、宁魂魄，以上治神，失眠可治，并针对性加入治疗胃病的专药，标本兼治。处方三是扶阳医学四逆法加味，也称之为四逆败毒之法，专门治疗火上头部、长痘等一系列症状，治疗标症，中病即止。处方四是扶阳医学桂枝法加味，切脉表症应用桂枝法，并针对双关脉浮而应用白芷天麻厚朴，并继续治疗胃病酸胀痛等，是脉法药一体论的思路。处方五是扶阳医学附子桂枝法加味，切脉表里皆阳虚应用附子桂枝法，进一步把上面的治疗效果巩固下来，也就是在上方的基础上加入附子，形成表里两治的格局。处方六是扶阳医学附子法加味，加宽胸理气、活血化瘀等药物，以治疗心脏功能低的问题，只有这样的温阳通脉、益肾添精才能使病情达到长治久安的目的。由于患者的体质比较差，肾精亏损严重，考虑与其手淫有直接的关系，故本系列处方体现出步步填精之意图，这才能使得本病达到治疗目标。

39. 顽固性失眠案

唐某某，女，66 岁，辽宁省大连市人。时间：2020 年 5 月 2 日就诊。

病症：患者从 51 岁左右更年期开始失眠，并有习惯性吃冷冻食品而导致长年的贫血，而后失眠与贫血进入恶性循环状态。目前虽说失眠，但其入睡很快，2 个小时醒一次，11 点到 1 点，1 点到 3 点，3 点到 5 点准时醒来，饮食尚可，偶尔胃胀，大小便正常，汗比较多，手脚两侧感觉不对称。舌诊：舌形正常，边缘有齿痕，舌尖左高右低，舌尖部焮点偏左侧，心脏区域有反光点伴有轻度隆起，舌苔薄白散在布满，舌根凹陷，腹部有一条横形裂纹。脉诊：左手脉稍浮滑数，沉取脉缓滑稍数，寸脉稍滑数，关脉滑稍数，膀胱脉紧滞稍滑数，尺脉短滑、稍数；右手脉寸浮滑稍数、关脉稍浮、尺脉不浮，沉取脉微劲滑稍数，寸脉稍滑，关脉湿滞稍数，右尺脉有点弱。证属虚阳外浮，治宜引火归元，并大补气血。处方用药：

处方一：

黄连 10g，丹参 20g，黄芩 15g，白芍 30g，炙甘草 15g，党参 30g，制附片 15g，肉桂 10g，酸枣仁 15g，柏子仁 20g，生龙骨 45g，生牡蛎 45g，砂仁 15g。5 剂。

处方排序：

黄连、丹参、黄芩、白芍。炙甘草+党参+制附片+肉桂、酸枣仁+柏子仁、生龙骨+生牡蛎+砂仁。

法药意解：

处方是扶阳医学非附桂法，即黄连阿胶汤法（黄连、丹参、黄芩、白芍），夫此法为心烦不得卧者立法，盖心烦者，坎中之精不能上交于心；不得卧者，离中之阴不能下降于肾。方中芩、连、芍药之苦，直清其热，又得党参以补离中之气，丹参再助离中真阴，附子以补坎中之阳，炙甘草调和中宫，上下得助，即坎离得补，阴阳之气自调，且黄连与肉桂更沟通心肾，其升降不乖，而水火互为其根，阴阳紧紧抱为一团，阳能入阴，其睡眠得以宁静矣。

酸枣仁与柏子仁引火土相合，土温而火旺，清可升，浊可降，使神志团结，魂魄亦常常相合，气血亦常常相调，君火必然照临下土，相火必温暖于上，清浊易举易降，神气更能相保。取龙骨、牡蛎有情之物，龙骨禀阳之灵，牡蛎禀阴之灵，二物合二为一，取阴阳互根之意，更佐砂仁迎肾气归于心脏，使离阴得肾阳而济，纳五味之气归于五脏，使五脏团结，内外乃能相亲，精神魂魄紧紧抱为一团谐和之气矣。

处方二：

朱茯神 15g，琥珀 15g，砂仁 15g，青皮 15g，藿香 15g，厚朴 15g，淫羊藿 20g，生白术 15g，炙甘草 15g，白芷 15g，天麻 20g，瓜蒌壳 15g，薤白 15g，苦参 10g，党参 30g。5 剂。

处方排序：

朱茯神+琥珀、砂仁、青皮、藿香、厚朴、淫羊藿、生白术、炙甘草。白芷+天麻、瓜蒌壳+薤白+苦参、党参。

法药意解：

处方是扶阳医学非附桂法，即朱茯神法中的镇八方之法（朱茯神+琥珀、砂仁、青皮、藿香、厚朴、淫羊藿、生白术、炙甘草），用朱茯神，以降心与包宫中之真液，归于坎宫，与肾中微阳相接，水火乃能得济，睡眠得以安稳矣；且携其镇八方、抚九州、理气机、运中宫、安神魂、宁肺魄、调阴阳，此乃《黄帝内经》"上工守神"之用意也。

用天麻镇阳明少阳两经之气，用藿香微开茅塞，与白芷芳香之品，透达膝理，启开毛窍；再借厚朴微降逆气，是阳行而阴留，阴守而阳正。瓜蒌壳开胸膈，是迎阳于内，换阴外出，阴阳气机易进易出；薤白再化肠胃之阴凝，使肠胃多气多血，刻刻温暖，时时通达；苦参降离火中真阴，下潜入坎水之中，水火得以交融也。僅党参滋润肺液，使化源充实，气血流行刻刻无间，魂魄自然得养。

处方三：

朱茯神15g，柏子仁20g，远志15g，石菖蒲20g，高良姜15g，肉桂10g，砂仁15g，炙甘草15g，葱白4节，吴茱萸10g，茵陈30g，瓜蒌壳15g，薤白15g，苦参10g，党参30g。5剂。

处方排序：

朱茯神、柏子仁、远志、石菖蒲、高良姜、肉桂、砂仁、炙甘草、葱白。吴茱萸+茵陈、瓜蒌壳+薤白+苦参、党参。

法药意解：

处方是扶阳医学非附桂法，即朱茯神法中的平巽大法（朱茯神、柏子仁、远志、石菖蒲、高良姜、肉桂、砂仁、炙甘草、葱白），巽者，风也，风来只能是顺势而为，无为而治也。用朱茯神引火中之凡水就下，远志肉拨动膏肓，引升降之机无扰，扰则乱神明，生忐忑，用此驷之阔之，佐石菖蒲清神明，使离火宣明，心君朗照。柏子仁通达心脾，有交合神意之用。高良姜温胃热脾，化滞开膈；肉桂再导木火之气降于坎宫，得砂仁以纳之，炙甘草奠安中土，交纳于四旁，是助运化之机。葱白引通心脉，是欲心肾相照，意期迎水就火，引火就下，与水泉之气机相合，水火相交、阴阳和合，睡眠得以安稳矣。

吴茱萸温肝暖脾，木土畅达，运化与调达之气皆富，为行滞化滞之妙品也；白茵陈金木一气，凡燥湿未分蕴于肌腠之中，以此清之化之，肝升而胆降且相照矣。

处方四：

桂枝15g，生白术15g，淫羊藿20g，生姜30g，炙甘草15g，陈皮15g，法半夏20g，土茯苓25g，吴茱萸10g，茵陈30g，瓜蒌壳15g，薤白15g，苦参10g，党参30g，鹿角片20g。10剂。

处方排序：

桂枝、生白术、淫羊藿、生姜、炙甘草。陈皮+法半夏+土茯苓、吴茱萸+茵陈、瓜蒌壳+薤白+苦参、党参+鹿角片。

法药意解：

处方是扶阳医学桂枝法（桂枝、生白术、淫羊藿、生姜、炙甘草），用桂枝开化太阳，使一阳之气，逐渐流行于三阴三阳之中，阴阳得以谐和，生化更能有用，期正复而邪消，是内安外攘之法。淫羊藿，和阴阳也，使火能生土，土能运化，生白术再奠安中土，期运化源源不息，且火土合德，上下相照，四维相合，阴阳得其燮理。炙甘草、生姜与桂枝之力透达于太阳所行之路，风阴中之凝，膈中之格，均归于通化之机。

用陈皮疏通腠理，与毛窍相合，使营卫协和；加法半夏降胃逆，以随桂枝之性，内凝随太阳膀胱之气机，转输于大小肠，糟粕水道行矣；土茯苓禀土性而生金，金足生水，一切阴部尘埃皆由决渎冲洗而洁净如初也。党参滋肺液，藏大气，使气血循循不休，源源而生，协助鹿角片壮阳添精，坎离中之真阴真阳常常护卫，为强身固本之良品也。

处方五：

制川乌30g（先煎1小时），生黄芪100g，党参30g，丹参20g，炙甘草15g，法半夏20g，郁金20g，朱茯神15g，吴茱萸15g，茵陈30g，瓜蒌壳15g，薤白15g，苦参10g，独活15g，蒲公英15g。10~30剂。

处方排序：

制川乌、生黄芪、党参、丹参、炙甘草。法半夏+郁金+朱茯神、吴茱萸+茵陈、瓜蒌壳+薤白+苦参、独活+蒲公英。

法药意解：

处方是扶阳医学非附桂法，即川乌法（制川乌、生黄芪、党参、丹参、炙甘草），川乌乃风药中之极品，风性淫荡无处不在，无孔不入，阴阳末端交会之地皆得如潮汐而动也。党参滋肺营心，上焦之雾露湛湛清清；得生黄芪引精气通达于上，雾露乃布，化源润下，八脉得养，冲带任三脉会归于至阴起点之处，生命得以重建矣。丹参增液养血，安神通脉，借党参黄芪之力，气血相依，气血源源而生矣。炙甘草奠安中土，使脾胃谐和，纵川乌之猛，亦不能伤。

郁金破肝脾之郁，导阴阳交点之路，务期郁开而阳生气动而凝消；随同独活之气机，布露于外；再借蒲公英禀天地中和之气，得水之冲气，太阴阳明交流不息，入厥阴而阴尽阳升矣。

处方六：

乌梅45g，炙甘草15g，制附片60g（先煎2小时），炮姜40g，肉桂20g，独活15g，花椒10g，黄连10g，黄柏15g，丹参20g，党参30g，生龙骨45g，生牡蛎45g，鹿角片40g，阿胶20g（另煎），砂仁15g。10剂。

处方排序：

乌梅、炙甘草、制附片、炮姜、肉桂、独活、花椒、黄连、黄柏、丹参、党参、生龙骨+生牡蛎。鹿角片+阿胶+砂仁。

法药意解：

处方是扶阳医学非附桂法，即乌梅综合法（乌梅、炙甘草、制附片、炮姜、肉桂、独活、花椒、黄连、黄柏、丹参、党参、生龙骨、生牡蛎），仲景着重用乌梅，取大酸之气，以顺木之性，佐以桂、附、辛（独）、姜、川椒，一派辛热之品，导一阳之气下降，又能温中杀虫；复得连柏泻心包无形之热，更兼燥湿，苦寒药品，惟此二味，能清能燥；继以参丹，滋养脾阴，中土立复，借龙牡协调阴阳之变，厥阴之气畅达而无滞机，阴阳得以合和，睡眠安稳矣。

鹿角片壮督脉以添阳精，真阿胶通任脉育阴精，任督循环，阴阳合二为一，借砂仁发动乾坤之机，导五液引归坎宫，意在成全天地交泰，以助生生化化不息为要。

处方七：

生附片 40g（高压锅先煮 2 小时），筠姜 40g，炙甘草 15g，肉桂 20g，山萸肉 20g，党参 30g，生黄芪 45g，丹参 20g，生龙骨 45g，生牡蛎 45g，鹿角片 40g，龟板 20g，瓜蒌壳 15g，薤白 15g，银杏叶 30g，红景天 30g。10～30 剂。

处方排序：

生附片、筠姜、炙甘草。肉桂+山萸肉、党参+生黄芪、鹿角片+龟板、瓜蒌壳+薤白+丹参、银杏叶+红景天、生龙骨+生牡蛎。

法药意解：

处方是扶阳医学四逆法（生附片、筠姜、炙甘草），本四逆法乃为白通汤之用意，乃是回阳之方，亦交水火之方也。夫生附子大热纯阳，补先天之火种，佐筠姜以温中焦之土气，而调和上下。肉桂引火下行，山萸肉又能引离中之阴，下交于肾，炙甘草调和上下，以助和合；生附子又能启水中之阳，上交于心；阴阳交媾，而水火互根，生命又得以永驻矣。

党参滋生中气与大气，黄芪升中气与大气，二者合能协调以生元气，以使生命之火能充分地燃烧，又使附子之助燃剂而源源而生，生命之火得以未尽而不致熄灭矣。鹿角片壮督脉以添阳精，龟板滋任脉而育阴精，阴阳合而任督行，后天生先天，先天助后天，人活这一口气得以循环无端焉。银杏叶聚集千年之精华，红景天富含气血，阴阳气血借枝末通达之能而运行畅行无阻矣。

随访（2021 年 5 月 10 日）：

病症：患者去年服用 3 个月后，已经恢复到正常睡眠，而且体质大为改善，精气神充沛。后来断续交替服用处方五与处方七，效果非常稳定，入睡正常，一觉天亮，与过去就是两个人差别。现在已经停服中药，也没有反复，效果稳定。

按语与治病次第：

此例患者比较典型的是更年期综合征当时调整的不够及时，逗留下睡眠障碍这种后患，导致 15 年来睡眠障碍而无法恢复正常。在多年的临床上观察发现，诸多的更年期患者失眠与烘热汗出症状，如果调整不好的情况下，可以持续多年甚至七八十岁还有这样的症状，困扰着老年人的心身健康。因此，积极调整更年期综合征所伴随的失眠与烘热汗出症状，对于整个过渡好更年期是非常重要的，而扶阳法脉针对这样的情况，可谓从根本上恢复了上热下寒这种困境，最终达到体质的改善而健康度过老年阶段。

失眠是现代人的通病，但凡是开始有黄连阿胶汤法可用时，最后的收功阶段不是乌梅综合填精之法，就是生附子白通汤填精之法，才能达到收功之目标。这是因为阴阳分离状态是导致失眠的重要因素，而收功之法最为重要的就是要把阴阳紧紧抱为一团和气，生命才能持久与生生不息。由于从黄连阿胶汤法到生附子填精收功法之间，要有一阶段很漫长的过程要走，而过渡好中间的系列处方是非常重要的环节，这样才能达到最终治愈失眠的问题。

40. 顽固性失眠症案

陈某某，女，69岁，河南省郑州市人。时间：2020年12月20日就诊。

病症：年轻时就经常有失眠症，绝经之后加剧，虽然经中西医治疗，但始终效果不明显。目前仍然是入睡困难，故求治于我们，四诊情况当时记录不全。

处方一：

制附片 30g（先煎 1 小时），生姜 50g，炙甘草 15g，党参 30g，鹿角片 30g，砂仁 15g，羌活 15g，独活 15g，白芷 50g，黄芩 25g，金银花 45g，徐长卿 15g。5 剂。

处方排序：

制附片、生姜、炙甘草。党参+鹿角片+砂仁、羌活+独活、白芷+黄芩+金银花、徐长卿。

法药意解：

处方是扶阳医学四逆法（制附片、生姜、炙甘草），用附子壮水主益火源，使水火交济，升降无阻。附子借生姜辛温之性，通达神明，与温化之品，养脉之物，内通外达，上行下效，四肢百骸，无不相应，正可复，邪可去。炙甘草奠中宫，务期水温土暖，神明化照四方，为上下相照之意。党参佐鹿角片，刚柔相和，精气交流，精能化气，气能化阳，凡阳损阴掣，皆能润泽。附子大温肾水，使大气升举，与砂仁同谐于膻中，使臣使自然，天君得其泰然，火土传其化机，而营卫阴阳，自然协和，升降出入无不得其畅矣。此乃四逆填精之法也。

羌独二活，循督脉而走膀胱，羌活由下而上，独活由上而下，引邪外出，外焦如化，自然可复正常。白芷香气独上头顶，三阳之气得助；黄芩中空以质为用，通三焦达网膜行水道，相火得以流行无阻；金银花再借水火功夫而发散于上，郁滞热毒皆可顺势而化为乌有矣；徐长卿再行经络而达皮毛，从汗而解矣。此乃四逆败毒之大法也。

处方二：

朱茯神 15g，琥珀 15g，青皮 15g，砂仁 15g，藿香 15g，厚朴 15g，淫羊藿

20g，苍术 15g，炙甘草 5g，白芷 15g，天麻 15g，瓜蒌壳 15g，薤白 15g，党参 15g，鹿角片 15g。10 剂。

处方排序：

朱茯神+琥珀+砂仁、青皮、藿香、厚朴、淫羊藿、苍术、炙甘草。白芷+天麻、瓜蒌壳+薤白、党参+鹿角片。

法药意解：

处方是扶阳医学非附桂法，即朱茯神法中的镇八方之法（朱茯神+琥珀+砂仁、青皮、藿香、厚朴、淫羊藿、苍术、炙甘草），用朱茯神镇心导水，神明可清，君火自明，相火自位，是使两火相照，中间无丝毫云翳；并携本法，可镇八方、抚九州、安神灵、宁魂魄、理气机、助升降、运中宫、通上下，"上工守神"之用意也。

用天麻镇阳明少阳两经之气；白芷芳香之品，透达腠理，清法可分。瓜蒌壳拨开胸膈，引余蕴外出；薤白化肠胃之阴凝，使肠胃多气多血，刻刻温暖，时时通达，胸闷短气可解矣。

处方三：

朱茯神 15g，柏子仁 20g，远志 15g，石菖蒲 20g，高良姜 15g，肉桂 20g，砂仁 15g，炙甘草 5g，葱白 4 节，瓜蒌壳 15g，薤白 15g，丹参 20g，党参 15g，鹿角片 15g。10 剂。

处方排序：

朱茯神+砂仁、柏子仁、远志、石菖蒲、高良姜、肉桂、炙甘草、葱白。瓜蒌壳+薤白+丹参、党参+鹿角片。

法药意解：

处方是扶阳医学非附桂法，即朱茯神法中的平巽大法（朱茯神+砂仁、柏子仁、远志、石菖蒲、高良姜、肉桂、炙甘草、葱白），朱茯神镇心导水，神明可清，君火自明，相火自位，是使两火相照，中间无丝毫云翳；砂仁再发动乾坤之机，导五液引归坎宫，意在成全天地交泰，以助生生化化不息为要。借远志肉、柏子仁交纳心肾，使神志交通上下；石菖蒲再引通心窍与肺相连，与膻中相接。高良姜大温脾胃，化脾胃中之滞；肉桂温脾热血，使运化大行，而血液润泽坤土，草木皆得其畅。用葱白引通脉道，使气血流通自然，与炙甘草奠定元阴，使阳易正复。

丹参中空以气为用，其车辐之纹具有分散之能，色红归血而气血相依，气通血畅而脉行无阻，神明清灵而魂魄得安矣。

处方四：

桂枝 15g，苍术 15g，生姜 30g，炙甘草 5g，南山楂 20g，陈皮 15g，法半夏 20g，土茯苓 25g，吴茱萸 10g，茵陈 30g，瓜蒌壳 15g，薤白 15g，丹参 20g，党参 15g，鹿角片 15g。10 剂。

处方排序：

桂枝、苍术、生姜、炙甘草、南山楂。陈皮+法半夏+土茯苓、吴茱萸+茵陈、瓜蒌壳+薤白+丹参、党参+鹿角片。

法药意解：

处方是扶阳医学桂枝法（桂枝、苍术、生姜、炙甘草、南山楂），用桂枝引少阴之气与太阳相接，使太阳由水而土，由土而木，由木而火，随脾之运化通于上下内外。加苍术化脾中之水湿，运化乃行，南山楂降胃中之逆气归于下焦，清阳无阻。炙甘草奠定中宫，使土气活跃于四旁，生姜宣君火之神明，与相火相接，成为上下交蒸，五脏得其缓和，正气乃可伏藏。

陈皮内通网络，外通肌腠皮毛，与姜桂同行一路，引风寒从鬼门而化；法半夏降胃中之逆归于肠，使下通而上达，往来之道路无阻；苍术与土茯苓相合，化太阳之气，行太阴之湿，湿浊毒污可化。吴茱萸温苦之性，先升后降；茵陈青少白多，降中有升；二者联袂而用，肝升而胆降，肝胆相照矣。

处方五：

制川乌 25g，制附片 25g（前两味先煎 2 小时），生黄芪 60g，党参 30g，益母草 15g，炙甘草 5g，白芷 15g，天麻 15g，厚朴 20g，吴茱萸 10g，茵陈 30g，瓜蒌壳 15g，薤白 15g，独活 15g，蒲公英 15g。10 剂。

处方排序：

制川乌+制附片、生黄芪、党参、益母草、炙甘草。白芷+天麻+厚朴、吴茱萸+茵陈、瓜蒌壳+薤白、独活+蒲公英。

法药意解：

处方是扶阳医学非附桂法，即川乌法、川乌附子法、天雄法（制川乌+制附片、生黄芪、党参、益母草、炙甘草），川乌与附子相合则有天雄之力，包阴而含阳，阴阳紧相抱，温通之性大矣。党参益气益肺，使神志之清、化源之用，交纳于气血之中，使精华布露于上，七窍得其宣明；更借黄芪引水阴中之真阳，透达于华盖，使雾露大行，化源降下，五脏六腑，无不得其润泽。炙甘草可奠安中宫，益母草再建运坤土而湿浊可去，土温而水暖，水暖而气行，气行而血化，清浊得其升降之路。

厚朴佐独活开启浊路，通达阳明，使阳能入内，鼓荡寒湿流行于外；蒲公英再循任督直通云霄，天地人空间秽污皆得以清除焉。

处方六：

党参 30g，生黄芪 60g，丹参 20g，生白术 15g，淫羊藿 20g，炮姜 30g，炙甘草 5g，白芷 15g，茵陈 30g，瓜蒌壳 15g，薤白 15g，鹿角片 40g，龟板 20g，银杏叶 30g，红景天 30g。10~30 剂。

处方排序：

党参、生黄芪、丹参、生白术、淫羊藿、炮姜、炙甘草。白芷+茵陈、瓜蒌壳+薤白、鹿角片+龟板、银杏叶+红景天。

法药意解：

处方是扶阳医学非附桂法，即党参黄芪法（党参、生黄芪、丹参、生白术、淫羊藿、炮姜、炙甘草），党参滋润肺液，使化源充实，气血流行刻刻无间，魂魄自然得养；丹参与辛温之品会合一起，意在温气温血，使化源与运化长期运转不息；加黄芪以助之，迎胃中之真阳，归于太空，太空得其清朗，输转脏腑内外，使上下内外，交合有用。生白术与淫羊藿相合，导阴阳往来之机，一助脾之运化，二助肺之化源，使上下相通源源不息。炙甘草与炮姜合，苦甘化阴，辛甘化阳，阴阳和合，阳得其正，阴得其守矣。

鹿角片壮督脉可增添阳精，龟板育任脉能润泽阴精，阴阳合而任督通，先天得以重建矣。银杏叶精华达于枝末，其有分散之能；红景天质空色红，富气含血，气血畅行，血脉流行，气血阴阳交流不断，生生不息之功大矣。

二诊（2021年4月17日）：

病症：服上方药后，失眠与全身情况改善显著，目前复诊时，感觉上火明显，偶尔有口腔溃疡反复发作，偶尔胃酸不适，大小便正常，汗出正常。舌诊：舌体大体正常，舌质暗红，舌苔腻厚，中线偏右，舌根凹陷。脉诊：右手脉关有点浮，沉取脉滑滞；左手脉有点浮，沉取脉滑滞；双尺脉弱。证属阳虚外浮、中焦不畅，治宜引火归元、建中运化、益肾填精。处方用药：

处方一：

丹参20g，檀香15g，三七15g，砂仁15g，百合15g，乌药15g，高良姜15g，香附15g，五灵脂15g，生蒲黄15g，九香虫15g，瓦楞子15g。5剂。

处方排序：

丹参、檀香、三七、砂仁。百合+乌药、高良姜+香附、五灵脂+生蒲黄、九香虫+瓦楞子。

法药意解：

处方是扶阳医学非附桂法，即丹参饮法（丹参、檀香、三七、砂仁），丹参质中空色红，能通气而生血，其车辐之纹有分散之能，气血流畅而脉通无阻；檀香有通仙之能，上天入地，脱胎换骨之灵品；三七其叶非三即七，木火之性使然，行血瘀其滞可化；砂仁再纳下以助正，人体气血无处不流畅如初也。

百合收纳金气，百脉归于一宗；乌药再温暖下元，气化借百脉畅行而滞可通也。高良姜温暖脾胃，太阴与阳明交换不断，其枢纽得以运化无阻；香附再入下焦、理气郁，生机化机不断矣。九香虫乃阳极而动，黑色可助坎中一阳，气化蒸腾；借瓦楞子分散之力，中焦如沤得以上下分消矣。此乃四合汤法加味，专助脾升胃降之功，一切滞机皆可化为乌有矣。

处方二：

黄连 15g，丹参 20g，黄芩 15g，木瓜 30g，炙甘草 5g，党参 30g，制附片 15g，肉桂 15g，酸枣仁 15g，柏子仁 20g，生龙骨 30g，生牡蛎 30g，砂仁 15g。5 剂。

处方排序：

黄连、丹参、黄芩、木瓜、炙甘草。党参+制附片+肉桂、酸枣仁+柏子仁、生龙骨+生牡蛎+砂仁。

法药意解：

处方是扶阳医学非附桂法，即黄连阿胶汤法（黄连、丹参、黄芩、木瓜、炙甘草），夫上火与口腔溃疡者，乃离中之真阴不能下降于肾，是虚阳上浮所致。方中黄芩、黄连、木瓜之苦，直清其虚热，又得党参以补离中之气，丹参又滋离中之阴，附子以补坎中之阳，坎离得补；炙甘草再奠安中宫，调和上下；黄连与肉桂以使否卦为泰，其阴阳之气自调，升降不乖，而水火互为其根，阴阳紧紧相抱，坎离得以既济矣。

酸枣仁、柏子仁引火土相合，土温而火旺，清可升，浊可降，养心益脾，宁心益智，使精神魂魄，各归其所。再取龙骨、牡蛎有情之物，龙骨禀阳之灵，从天而降，牡蛎禀阴之灵，由地生天，二物阴阳合而为一，阴阳紧紧相抱而分合有序；砂仁以使脾肾交通，更能与乾坤交合，先后两用，天地两通，而气质之生化，升降之转环，可能纳谐一处。

处方三：

桂枝 15g，苍术 15g，生姜 30g，炙甘草 5g，小茴香 20g，陈皮 15g，法半夏 20g，朱茯神 15g，砂仁 15g，九香虫 15g，瓦楞子 15g，吴茱萸 10g，茵陈 20g，党参 15g，鹿角片 15g。10 剂。

处方排序：

桂枝、苍术、生姜、炙甘草、小茴香。陈皮+法半夏+朱茯神、九香虫+瓦楞子、吴茱萸+茵陈、党参+鹿角片+砂仁。

法药意解：

处方是扶阳医学桂枝法（桂枝、苍术、生姜、炙甘草、小茴香），用桂枝起太阳之气交于太阴阳明，胃升而脾运，气动而化源达心达膻中，引气归神之意也。用苍术泄湿暖脾，使运化之机与太阳之气并进；与小茴香香甜之味，通运化之门，使传变无阻。生姜宣君火之神明，与相火相接，火旺生土，炙甘草再奠安中宫，成为上下交蒸之枢纽，五脏得其缓和，正气乃可伏藏。

朱茯神引桂枝直行于阴阳往来之路，水温而气升，气行而运行不息；九香虫阳极而动，瓦楞子有分散之能，脾升而动，胃降而通，生机化机不断矣。

处方四：

制附片 60g（先煎 2 小时），桂枝 35g，苍术 15g，生姜 50g，炙甘草 5g，陈皮 15g，法半夏 20g，朱茯神 15g，砂仁 15g，九香虫 15g，瓦楞子 15g，瓜蒌壳 15g，薤白 15g，党参 30g，鹿角片 30g，土茯苓 25g。10 剂。

处方排序：

制附片、桂枝、苍术、生姜、炙甘草。朱茯神+砂仁、陈皮+法半夏+土茯苓、九香虫+瓦楞子、瓜蒌壳+薤白、党参+鹿角片。

法药意解：

处方是扶阳医学附子桂枝法（制附片、桂枝、苍术、生姜、炙甘草），用附子大暖肾水，化精为气，气升而神随，神气得交，精血得固，血流而精动，精动而阳生，阳生而火发，火动而气团，意在使坎离相合，心肾相交，为水火既济之用。且附子温肾水启坎阳，与姜、桂、术、草连成一气，务化尽群阴，真阳起伏连续不息，生生化化变化无穷，是助长成春之意。

用朱茯神引膻中之浊水下行，君火自然生明，五灵脂扩开胃囊，使胃气渐渐而动，脾亦渐渐而运，是进收纳强运化为主；砂仁随桂附通达于阴阳会通之处，意希水火变化得灵，阴阳燮理更佳。附子法立水极，桂枝法立土极，朱茯神与砂仁立火极，卢门扶阳医学三立之法处方也；水土火三元合为一气之用意也。

处方五：

制川乌 25g，制附片 30g（前二味先煎 2 小时），生黄芪 45g，党参 30g，益母草 15g，炙甘草 5g，天花粉 15g，瞿麦 15g，桃仁 15g，薏苡仁 30g，酒大黄 15g，硫黄 15g，石菖蒲 20g，独活 15g，蒲公英 15g。10 剂。

处方排序：

制川乌+制附片、生黄芪、党参、益母草、炙甘草。天花粉+瞿麦、桃仁+薏苡仁+酒大黄+硫黄、石菖蒲+独活+蒲公英。

法药意解：

处方是扶阳医学非附桂法，即川乌法、川乌附子法、天雄法（制川乌+制附片、生黄芪、党参、益母草、炙甘草），川乌祛风无处不达，透邪通络而迅捷；附子温阳蒸腾坎水气化，雾沤渎化四焦运行不息也。党参滋肺液，藏大气，使气血循循不休，源源而生；交黄芪缘木而升，上下天地，都成润泽。炙甘草壮建中宫，益母草化坤土中之湿浊，后天运化得以生化不断也。

天花粉如洒水车从天而降，瞿麦中空借水势而下焦如渎也。桃仁有仙气破血润肠可下；生薏苡仁水生之物，借阳气上达湿气可化；酒大黄推陈致新，五脏调和，生生不息之谓；更借硫黄大助命门，意壮火壮气，生精生血，以助生化之机，使体魄神魂交通不息。

处方六：

制附片 60g（先煎 2 小时），筠姜 50g，炙甘草 10g，肉桂 20g，山萸肉 20g，瓜蒌壳 15g，薤白 15g，丹参 20g，党参 30g，生黄芪 45g，红参 15g，鹿角片 30g，龟板 20g，白芷 15g，土茯苓 25g。10 剂。

处方排序：

制附片、筠姜、炙甘草。肉桂+山萸肉、瓜蒌壳+薤白+丹参、党参+红参+生黄芪、鹿角片+龟板、白芷+土茯苓。

法药意解：

处方是扶阳医学四逆法（制附片、筠姜、炙甘草），用附子辛烈之筠，壮水主益火源，助生化之能使。筠姜与炙甘草，随附子温烈之性，内外交达，上下交用，肃清内外安复中都，阳自能归正，阴自能守中，是遵古燮理阴阳之法旨。

肉桂、山萸肉，与附子同用，大温气血，补益精髓，沟通坎离，以助生生之气，使正复而邪消，阳正能卫外而阴守可内藏也。

随访（2021 年 1 月 12 日）：

病症：学生进行随访说，患者二诊后，连续服用汤药半年左右，睡眠已经恢复正常，胃病已愈，原有冠心病现在未发作过，复诊心电图正常，原来心电图有多项问题，现未见异常。

按语与治病次第：

本例患者年轻时就睡眠不佳，到了更年期的时候就更加严重，已经持续到 70 岁仍然没有改善，虽然经过中西医长期的治疗，但并未达到预期的效果，这是为什么呢？西医认为失眠是脑子的问题，而中医学则认为失眠乃是心脏与大脑功能失去协调导致的结果。而扶阳医学同时还认为，失眠就是阳不入阴，离火不降，坎水不升，水火不交、坎离难济。要想把失眠从根本上进行解决，就要从这两个方面着手。但是，我们在临床上就会发现，患者阳虚精亏、虚阳上浮难下，为什么又难下呢？因为中焦脾胃有问题，枢纽不畅，肝胆不协调。故此要想解决这么复杂的问题，就是要按照扶阳医学治疗次第与节奏来，因为几十年的失眠症，虽然看起来是在大脑，但其根本的原因还是心脏的火力（阳气）弱导致的，心电图的异常就是最好的证明。而只有把心脏功能恢复到正常，火旺生土，脾胃的问题才能解决，扶阳潜阳，阳气充足才能顺势而降下，离火降而坎水升，水火相交、坎离既济，阴阳才能在夜晚紧紧相抱，即阳入阴而达到阴平阳密的状态，自然人的睡眠才能恢复到正常的状态，看似小病实则是大问题，这才是为什么扶阳医学在治疗过程中要步步填精、维护正气的原因所在。

本例患者的治疗次第分为两阶段，初诊是解决上火与睡眠的问题，四、五、六处方是桂枝法、川乌法、党参黄芪大补气血填精法，目的是把前面的治疗效果巩固下来。二诊之时，开始从胃病开始治疗，再用黄连阿胶汤法以助睡眠，继用桂枝法、附子桂枝法、川乌法，最后应用四逆填精之法，把前面的治疗效果巩固下来，患者的上火、胃病、失眠等终于得到了有效的解决，恢复到自身的良性循环状态，达到了治疗目标。

41. 更年期失眠症案

郑某某，女，54 岁，河南省郑州市人。时间：2020 年 2 月 19 日就诊。

病症：患者绝经二年余，目前仍然出现烘热汗出、失眠多梦，入睡困难，并伴有胃病不适，余下记录不完整。

处方一：

丹参 20g，檀香 15g，三七 15g，砂仁 15g，百合 15g，乌药 15g，高良姜 15g，香附 15g，五灵脂 15g，海螵蛸 15g，九香虫 15g，瓦楞子 15g。5 剂。

处方排序：

丹参、檀香、三七、砂仁。百合+乌药、高良姜+香附、五灵脂+海螵蛸、九香虫+瓦楞子。

法药意解：

处方是扶阳医学非附桂法，即丹参饮法（丹参、檀香、三七、砂仁），用丹参开心之神明，助土之分化清浊，神也、气也，知周而出焉，引气入血，导气血之畅流，化血脉之凝瘀，瘀祛而新生。檀香化空中之秽，使清虚之府得清，重楼得其宣朗。三七助二木生离火，火中生血，瘀滞不生；且与砂仁合成一路，引五脏之气归于坎水，水得温气得升，亦洗清道路之用；道路畅达，胃降脾运，太阴阳明交流不断，生机化机无限矣。

百合使百脉归于一宗，花如天之垂象，收纳之性尽然；乌药入少阴出阳明，温暖下元。高良姜与香附，行气开滞，阴阳来往之机自然活跃，一切胀痛消，眠足食化。五灵脂括开胃囊，强胃之收纳，通脾之运化；海螵蛸阴中之阳也，使清浊能升能降，胃腑中之污浊，随膀胱气化而出。九香虫黑色入坎水助阳而行，灵动走窜之性，借瓦楞子分散之能，胃腑一切滞机皆可化为乌有，胃脘处酸胀痛尽无也。

处方二：

黄连 10g，丹参 20g，黄芩 15g，木瓜 30g，炙甘草 5g，党参 30g，制附片 15g，肉桂 10g，酸枣仁 15g，柏子仁 20g，生龙骨 45g，生牡蛎 45g，砂仁 15g。5 剂。

处方排序：

黄连、丹参、黄芩、木瓜、炙甘草。党参+制附片+肉桂、酸枣仁+柏子仁、生龙骨+生牡蛎+砂仁。

法药意解：

处方是扶阳医学非附桂法，即黄连阿胶汤法（黄连、丹参、黄芩、木瓜、炙甘草），黄连阿胶汤法乃有交合阴阳之用，实引火下行也。盖心烦者，坎中之阳不能上交于心；不得卧者，离中之阴不能下降于肾。方中黄芩、黄连、木瓜之苦，直清其热，又得党参以补离中之气，丹参以助离中真阴，附子以补坎中之阳，坎离得补，炙甘草再交通上下，奠安中宫，黄连与肉桂交泰以使坎离相交，阴阳之气自调，升降不乖，而水火互为其根，阴平而阳秘，心烦失眠得以自然消也。

酸枣仁宁心益智，使心肾相合，脾之意可通达于六合之中；柏子仁引苦泄之性透达于膻中，转交于上焦雾露之中，化源之润下并行，脏腑畅调，凡清虚重楼之秽浊，逐渐而消。人身之阳精为魂，阴之精为魄，魂魄安强，精神自足，睡眠自然安稳；龙骨入肝安魂，牡蛎入肺强魄，魂魄相交，睡眠自然安稳无异焉。

处方三：

朱茯神 15g，柏子仁 20g，远志 15g，石菖蒲 20g，高良姜 15g，肉桂 20g，砂仁 15g，炙甘草 5g，葱白 4 节，全瓜蒌 25g，薤白 15g，丹参 20g，党参 15g，鹿角片 15g，紫石英 15g。10 剂。

处方排序：

朱茯神+砂仁、柏子仁、远志、石菖蒲、高良姜、肉桂、炙甘草、葱白。全瓜蒌+薤白+丹参、党参+鹿角片+紫石英。

法药意解：

处方是扶阳医学非附桂法，即朱茯神法中的平巽大法（朱茯神+砂仁、柏子仁、远志、石菖蒲、高良姜、肉桂、炙甘草、葱白），朱茯神镇心神，心灵而肺之治节可行，五脏皆能听命，瘀浊随太阳之气机，从小肠膀胱而降；石菖蒲启心窍，使心中之气刻刻交于四脏，四脏之精汁渐于心神，砂仁纳五脏之气达于水火交济之中。远志肉引通心肾，使水火谐和，柏子仁通达心脾，有交合神意之用也。高良姜大温脾胃，化脾胃中之滞；肉桂再壮火原，鼓荡泉水上举，中焦得成其沤，上焦得成其雾，务期天地交泰，气血交流，阴阳交会，精神魂魄自然达到无穷景况。葱白通心达肺，肺之化源可归，炙甘草再助脾之运化得力，肾气精气乃能交通于六合之中，是扶正而消阴，洁腑而安脏，化滞而气通，痛耐可解，食乃可进，精神魂魄亦可能归于自然之乡。

全瓜蒌内有膈实，通达上中下三膈与网油，三焦如雾沤渎，外焦如化；与薤白同用，开胸膈，疏胃结，使胃气下降，与脾阳相结，太阴阳明如枢而动。党参滋肺营心，上焦之雾露湛湛清清；佐鹿角片刚柔相和，精气交流，精化气，气化阳，凡阳损阴掣，皆能润泽；紫石英交济水火，坎升离降，阴阳紧紧抱为一团太和之气矣。

处方四：

桂枝 15g，生白术 15g，淫羊藿 20g，生姜 30g，炙甘草 5g，小茴香 20g，五灵脂 15g，海螵蛸 15g，吴茱萸 10g，茵陈 30g，广木香 15g，佛手 15g，党参 15g，鹿角片 15g，紫石英 45g。10 剂。

处方排序：

桂枝、生白术、淫羊藿、生姜、炙甘草、小茴香。五灵脂+海螵蛸、吴茱萸+茵陈、广木香+佛手、党参+鹿角片+紫石英。

法药意解：

处方是扶阳医学桂枝法（桂枝、生白术、淫羊藿、生姜、炙甘草、小茴香），用桂枝打开太阳，引水泉微阳上沸，与三焦气机联系，意在分拨清浊，通达枢纽；小茴香助肝脾之调摄无侮，火金得明得清。生白术强脾土，助运化，上下内外更能协和；用淫羊藿引阴阳之交会，炙甘草与生姜，使心脾之互照，两神明可通，正气可复。

吴茱萸温多苦少，助肝升为主；茵陈青少白多，以降胆为功；肝升而胆降，脾胃得助也。木香化秽迎清，使胃中之浊降于脾，转于大小二肠，膀胱之气化更能有用；佛手再理肝脾之气，导逆气归于炉中，使阴霾消化于无有之乡。

处方五：

制附片 60g（先煎 2 小时），生姜 50g，桂枝 30g，生白术 15g，淫羊藿 20g，炙甘草 5g，陈皮 15g，法半夏 20g，朱茯神 15g，砂仁 15g，九香虫 15g，瓦楞子 15g，党参 30g，鹿角片 30g，紫石英 45g。10 剂。

处方排序：

制附片、桂枝、生白术、淫羊藿、生姜、炙甘草。陈皮+法半夏+朱茯神、九香虫+瓦楞子、党参+鹿角片、砂仁+紫石英。

法药意解：

处方是扶阳医学附子桂枝法（制附片、桂枝、生白术、淫羊藿、生姜、炙甘草），用附子大辛大温之品，使肾水沸腾，大气得以升举，行上而成雾，与沤渎相谐，同外焦而化，上下内外都得以交通，阴阳得以互流。更用桂枝法再开太阳，使阴云散播，晴空得其朗照，二火得其宣明。

陈皮与法半夏，一开外二降逆，清浊得其分矣；借朱茯神引桂附直行于阴阳往来之路，水温而气升，气行而运行不息。

处方六：

制川乌 25g，制附片 30g（前二味先煎 2 小时），生黄芪 60g，党参 30g，丹参 20g，炙甘草 5g，朱茯神 15g，砂仁 15g，杜仲 15g，松节 15g，九香虫 15g，瓦楞子 15g，石菖蒲 20g，独活 15g，蒲公英 15g。10 剂。

处方排序：

制川乌+制附片、生黄芪、党参、丹参、炙甘草。朱茯神+砂仁、杜仲+松节、九香虫+瓦楞子、石菖蒲+独活+蒲公英。

法药意解：

处方是扶阳医学非附桂法，即川乌法、川乌附子法、天雄法（制川乌+制附片、生黄芪、党参、丹参、炙甘草），川乌入络，附子走经，经络借温通透达之力，奇经八脉十二正经都得益于畅行无阻矣。丹参味苦入心能补心，心者生血之源也；黄芪甘温补肺，肺者正气之宗也；丹参得黄芪而血有所附，黄芪得丹参而气有所依；与党参同行，润肺益脾，助气生精，五脏六腑都归于润泽。炙甘草再缓诸药性，调济生化之机，使五脏都归于气血之中。

松节、杜仲引大气达到于筋络骨节，迎肌肉与骨节筋络相保。石菖蒲宣心窍，令臣使，清秽浊，胃之囊廓必开，逆更能下，清更能升；随同独活之气机，布露于外，邪气乘机泄下；蒲公英再清除污染，扫尽天地人间之尘埃焉。

处方七：

制附片75g，制川乌30g（前二味先煎2小时），筠姜60g，炙甘草10g，肉桂20g，山萸肉40g，鹿角片40g，龟板20g，瓜蒌壳15g，薤白15g，党参30g，丹参20g，生黄芪45g，九香虫15g，瓦楞子15g。10~30剂。

处方排序：

制附片+制川乌、筠姜、炙甘草。肉桂+山萸肉、鹿角片、龟板、瓜蒌壳+薤白、党参+生黄芪+丹参、九香虫+瓦楞子。

法药意解：

处方是扶阳医学四逆法（制附片+制川乌、筠姜、炙甘草），用附子启少阴之阳，交于少阳，引少阳之火寄于膻中，使二火对照，土得其生，土畅而金生，金生而水暖，水暖而木调，木调而周身气血循筋络达肌腠归四肢，是助火之法也，火旺必下。又虑群阴阻塞，不能直入根蒂，故用川乌以疏通络，更佐以筠姜之辛温而散，以为前驱，荡尽阴邪，迎阳归舍，火种复兴，而性命立复。阳气既回，若无土覆之，光焰易熄，虽生不永，故继以甘草之甘，以缓其正气，缓者即伏之之意也。

鹿角片壮阳精而通督脉，龟板润阴精而入任脉；山萸肉再收纳阴阳，交济坎离，沟通任督，以使后天返回先天，生生不息之功莫大焉。

二诊（2021年4月17日）：

病症：患者服上方药3个月后，感觉良好，烘热汗出消失，胃病未再发作过，睡眠有显著的改善，但是停药后，入睡有点慢，在子时易醒来，但入睡后睡眠质量也不错，其他情况均有显著改善，精气神增加。现偶尔右胁肋疼痛，大便正常，小便黄，出汗仍然比较多，手脚仍然凉，但较服药前已有明显的好转。舌诊：观舌形呈现梯形。脉诊：左手脉关有点浮滑，沉取脉滑滞、微劲，尺脉弱；右手关脉浮，沉取脉滑滞，尺脉弱。证属阳虚阴盛，虚阳外越，中焦不畅，治宜降离火、建中宫、温坎水、沟通阴阳。处方用药：

处方一：

黄连10g，丹参20g，黄芩15g，白芍30g，炙甘草5g，党参30g，制附片15g，肉桂15g，酸枣仁15g，柏子仁20g，生龙骨30g，生牡蛎30g，砂仁15g。5剂。

处方排序：

黄连、丹参、黄芩、白芍、炙甘草。党参+制附片+肉桂、酸枣仁+柏子仁、生龙骨+生牡蛎+砂仁。

法药意解：

处方是扶阳医学非附桂法，即黄连阿胶汤法（黄连、丹参、黄芩、白芍、炙甘草），本法乃交济阴阳、坎离既济，以引离中真阴下降，以温坎中真阳上达，达到阴阳和合之用，针对性继续以使阴阳相抱、阴平阳秘，而使睡眠得以安稳也。

处方二：

桂枝15g，生白术15g，生姜30g，炙甘草5g，小茴香20g，陈皮15g，法半夏20g，朱茯神15g，砂仁15g，吴朱萸15g，茵陈30g，延胡索15g，郁金15g，党参15g，鹿角片15g。10剂。

处方排序：

桂枝、生白术、小茴香、生姜、炙甘草。陈皮+法半夏+朱茯神、吴朱萸+茵陈、延胡索+郁金、党参+鹿角片+砂仁。

法药意解：

处方是扶阳医学桂枝法（桂枝、生白术、小茴香、生姜、炙甘草），用桂枝法，引少阴出于太阳膀胱之表也；交太阴，太阴肺脾也，肺脾得其辛温之性，一施运化，一施化源交诸于心，心离火也，真阴寄焉；下与小肠相通，小肠与膀胱相并，膀胱小肠为心肾之外围，心肾即水火变化，今用此引水气上升，化气化液，濡润万物，人身筋络节皆得其养，气血更能交流。

延胡索化空隙中之余蕴，务期净尽；郁金解五脏之郁，即解五行之制，使五行生克自然，生长收藏之里，依时而运，精津气血液，亦应时而长，上与天接，下与地通，务期完成地天成泰之意。

处方三：

制川乌25g，制附片30g（前二味先煎2小时），生黄芪45g，党参30g，龙血竭10g，炙甘草5g，九香虫15g，瓦楞子15g，杜仲15g，松节15g，延胡索15g，郁金15g，透骨草15g，补骨脂15g，骨碎补15g。10剂。

处方排序：

制川乌+制附片、生黄芪、党参、龙血竭、炙甘草。九香虫+瓦楞子、杜仲+松节、延胡索+郁金、透骨草+补骨脂+骨碎补。

法药意解：

处方是扶阳医学非附桂法，即川乌法、川乌附子法、天雄法（制川乌+制附片、生黄芪、党参、龙血竭、炙甘草），川乌法乃有透经达络、益气行血、化瘀止痛、扶助正气之用也。

透骨草可清除骨髓中之邪气；补骨脂大壮肾脾，生肾脾之津，得骨碎补使肾精脾液连贯而上，周身骨节处处柔润，如此阳气施令有力，阴浊消退易散，成为正复而邪消，阳正而阴守，气血随日月而往来，水火随气机而流露，一切杂滞，阴霾尘氛均化为乌有。

处方四：

制附片75g，制川乌30g（前二味先煎2小时），筠姜50g，炙甘草5g，肉桂25g，山萸肉20g，鹿角片40g，龟板20g，瓜蒌壳15g，薤白15g，党参30g，丹参20g，生黄芪45g，杜仲15g，松节15g（或者生龙骨30g，生牡蛎30g）。10～30剂。

处方排序：

制附片+制川乌、筠姜、炙甘草。肉桂+山萸肉、鹿角片+龟板、瓜蒌壳+薤白、生黄芪+党参+丹参、杜仲+松节。

法药意解：

处方是扶阳医学四逆法（制附片+制川乌、筠姜、炙甘草），四逆法以附子为君药，夫附子大热纯阳，补先天之火种，臣干姜以温中焦之土气，使川乌通达脉络而无阻，炙甘草而调和上下，斡旋中宫，以使离火降而坎水升，阴阳交媾，而水火互为其根，阴平而阳秘，阳能正而阴可守矣。

随访（2022年1月12日）：

病症：学生进行随访，目前患者已经服药3个疗程后，睡眠问题已经恢复正常，胃病未发作过，肝胆胁疼痛已完全消失，体检各方面情况都在正常范围之内，患者已服用中成药进行巩固治疗中。

按语与治病次第：

女性更年期综合征是一个非常漫长的过程中，在这个漫长过程中突出的表现就是烘热汗出与失眠多梦，烘热汗出比较容易治疗，但是失眠多梦、入睡困难则是容易反复发作，是需要持久进行调整的一个漫长过程。患者在整个更年期的调整过程中，由于更年期的激惹状态，把过去的小毛病，如本例患者的胃病不适，或肝胆问题都加剧了，或者说是都发作了。因此，在治疗过程中，这些小毛病看起来虽小，其实就是因为这些小毛病，导致一系列问题的加重，直接或间接影响到更年期状态的恢复与否。

本例患者在初诊的过程，始终把调治胃病放在整个治疗的中心，即在每一个处方中都加用调整胃病的九香虫与瓦楞子这对药，因为中焦的问题不能很好地解决，离火难降，坎水不升，就是因为中焦脾升胃降的问题影响。虽然说经过初诊的调整，到二诊时发现其肝胆问题又比较突出，也是影响阴阳、坎离、阴阳相交的核心问题，即在复诊时又进行重点解决肝升胆降的问题，随着肝胆问题的解决，睡眠的问题得到最终解决，而真正解决失眠的核心乃是心脏功能的恢复，这才能真正把睡眠的问题解决好。

42. 女性入睡困难案

张某某，女，41岁，河南省郑州市人。时间：2021年7月18日就诊。

病症：患者入睡困难已有多年，曾经服用过中西药物均不理想，目前月经正常，每次提前3天，经期3天可过去，有血块、腰痛、小腹冷，纳可，大便每天1次，小便有时黄，饥饿时容易出虚汗，手足心热，平时汗少。舌诊：舌胖大，胃区有裂纹，颈椎区有隆起，舌尖红、舌质红，舌根苔白腻厚、舌根平坦。脉诊：右手脉微浮细滞、关脉稍明显，沉取脉细滞，脾脉滑滞，右尺脉可、有滞象；左手脉微浮细滞稍紧，沉取脉紧滞稍滑，心脉微洪，肝脉稍湿滞，膀胱脉细滞，尺脉短稍滑。证属中焦不畅、离火不降、气血两亏，治宜调中宫、降离火、大补气血，处方用药：

处方一：

丹参20g，檀香15g，三七15g，砂仁15g，百合15g，乌药15g，高良姜15g，香附15g，五灵脂15g，生蒲黄15g，九香虫15g，瓦楞子15g。5剂。

处方排序：

丹参、檀香、三七、砂仁。百合+乌药、高良姜+香附、五灵脂+生蒲黄、九香虫+瓦楞子。

法药意解：

处方是扶阳医学非附桂法，即丹参饮法（丹参、檀香、三七、砂仁），丹参色红中空以气血为用，其车辐之纹有流动气血之功；檀香乃仙药而入空门，上天入地，扫尽天地人间秽浊，以使人能脱胎换骨矣；三七坚硬无比，无坚不摧，木火之性直入血脉，气血运行无不畅通无阻；砂仁纳五脏之气达于水火交济之中，火土水三元合为一气，正气足则邪自退，心胃诸痛无不借机而消散矣。

百合一枚百瓣，能入百脉之宗，润肺养心之圣品；借乌药温苦性阳，离火降而丽水壮，入少阴而出阳明，一切滞机皆可畅行矣。五灵脂扩开胃囊，使脾胃互相运化；生蒲黄再化胃脘空窍中之瘀滞，一切凝滞之处皆可化为乌有矣。九香虫咸温归下，借瓦楞子分散之能，胃脘未能腐化之物，皆可随雾沤渎化之机，上中下外而分消矣。

处方二：

黄连 10g，阿胶 15g，黄芩 15g，木瓜 30g，炙甘草 5g，党参 30g，制附片 15g，肉桂 20g，酸枣仁 15g，柏子仁 20g，生龙骨 45g，生牡蛎 45g，砂仁 15g。5 剂。注：月经前服用。

处方排序：

黄连、阿胶、黄芩、木瓜、炙甘草。党参+制附片+肉桂、酸枣仁+柏子仁、生龙骨+生牡蛎+砂仁。

法药意解：

处方是扶阳医学非附桂法，黄连阿胶汤法（黄连、阿胶、黄芩、木瓜、炙甘草），入睡困难乃离火难降，相火不行。故用黄连厚肠胃而降离火，借黄芩走少阳、达三焦、入水道，君相二火偕行，君火以明，相火得位；木瓜酸温下达，理肌腠、通网油，火借水势而下潜。炙甘草以奠之安之，心脾上下相照，而五行之大运，处处皆通，水火得以交济，阴阳离合有节，睡眠得以安稳也。阿胶可育离中真阴，党参再助离中之气，附子可温坎中之阳，肉桂能温血附气，是引血与气，刻刻不离，阴与阳刻刻无间，是阳正而阴守，魄镇而魂通，营卫协和，寐寤能与日月同辉矣。

酸枣仁敛神安志，使神志团结，魂魄亦常常相合，气血亦常常相调，君火必然照临下土，相火必温暖于上，清浊易举易降，神气更能相保；柏子仁再洁心包之烦扰，迎苓连之清凉，是迎水以就火，火感清凉，神明自然朗照。龙骨与牡蛎乃有阴阳和合之功，借砂仁以使脾肾交通，更能与乾坤交合，先后两用，天地两通，而气质之生化，升降之转环，可能纳谐一处。

处方三：

桂枝 20g，制川乌 15g，炮姜 30g，炙甘草 5g，小茴香 20g，杜仲 15g，当归 15g，吴茱萸 10g，郁金 15g，血竭 10g，肉桂 20g，怀牛膝 15g，仙鹤草 15g，蛇床子 15g，白檀香 15g。5 剂。注：月经期服用。

处方排序：

桂枝、制川乌、小茴香、炮姜、炙甘草。杜仲+肉桂、当归+血竭、吴茱萸+郁金、怀牛膝+仙鹤草、蛇床子+白檀香。

法药意解：

处方是扶阳医学桂枝法（桂枝、制川乌、小茴香、炮姜、炙甘草），用桂枝化膀胱之气，使精气上升为主，迎阳气达于宥密，又循无形冲任二脉之道路下行，恐瘀血未尽，借川乌走窜下达，直入胞宫血室重地。小茴香香甜之味，再通运化之门，使传变无阻。炮姜分浊中之清，又能行气消瘀；使甘草奠中宫，有安内攘外之用也。

用肉桂引肾精脾液，交流于气化之中，与杜仲联合起来，以使气血濡润于八脉，冲任带自可会聚于会阴之地，地道之气机，能通达于膀胱胞室，血即随气升，气即驭血无乖。用当归与血竭，化血之瘀，行气中之滞，使气血交流无阻。吴茱萸温木热土，使土木畅达，上下皆通；借郁金解五郁之能，五行生克制化又成规律而动也。怀牛膝下行，仙鹤草升达，升降相协而月经可调可控也。用蛇床子与檀香，消尘垢，扫秽浊，会阴重地得以洁净如初也。

处方四：

制川乌20g，制附片20g（前二味先煎1小时），生黄芪45g，党参30g，益母草15g，炙甘草5g，朱茯神15g，法半夏20g，桃仁15g，生薏苡仁30g，酒大黄15g，硫黄15g，石菖蒲20g，独活15g，蒲公英15g。5剂。注：月经后期服用。

处方排序：

制川乌+制附片、生黄芪、党参、益母草、炙甘草。朱茯神+法半夏、桃仁+生薏苡仁+酒大黄+硫黄、石菖蒲+独活+蒲公英。

法药意解：

处方是扶阳医学非附桂法，即川乌法、川乌附子法、天雄法（制川乌+制附片、生黄芪、党参、益母草、炙甘草），川乌有雷厉风行之力，全身三万六千毫毛皆达，阴阳末端又如潮汐而动矣；再借附子温助一臂之功，奇经八脉十二正经无不畅达也。党参大助化源，使地气与天气相接，得黄芪引精气通达于上，雾露乃布，化源润下，八脉得养，冲带任三脉会归于至阴起点之处，达于胞室，是助太脉之冲，任脉之盛，坤性之机能，可期发动。益母草再助坤土，与炙甘草安定脾胃，使阳明太阴之气无损，生机化机无限矣。

朱茯神镇心导水，神明可清，君火自明，相火自位，是使两火相照，中间无丝毫云翳；法半夏再降胃中之逆归于肠，使下通而上达，往来之道路无阻。桃仁有仙气，上天入地；薏苡仁生于水而利水，引肺气下行；酒大黄推墙倒壁之功锐减；硫黄水石之精，直入生命之门，沉入海底，温温而助丹田之阳升。石菖蒲开胸快膈，随独活之性交流于水道浊道，外泄而出；蒲公英再清除污染，天清地朗矣。

处方五：

制附片30g（先煎1小时），炮姜30g，炙甘草5g，肉桂20g，山萸肉20g，瓜蒌壳15g，薤白15g，阿胶15g，党参30g，红参15g，生黄芪45g，白芷15g，茵陈30g，木蝴蝶20g。5剂。注：接着上方服用。

处方排序：

制附片、炮姜、炙甘草。肉桂+山萸肉、瓜蒌壳+薤白、党参+红参+生黄芪+阿胶、白芷+茵陈+木蝴蝶。

法药意解：

处方是扶阳医学四逆法（制附片、炮姜、炙甘草），用附子烈火烹之，化气上行，使三焦分明，气血阴阳，皆得其畅，而经期之如潮，自然得其畅通无阻。附子与炙甘草，辛甘化阳，与炮姜苦甘化阴，脾心肾三部连系，而三焦之气机亦成自然，气血亦分合有路；山萸肉再沟通水火，坎离既济，阴阳相抱，后天得以返回先天也。

瓜蒌壳开胸膈，是迎阳于内，换阴外出；薤白化肠胃之阴凝，使肠胃多气多血，刻刻温暖，时时通达。人参有人形五脏六腑受益，且阴中升阳；真阿胶再引坎水与离火相合，与附子相合则有用阳化阴之功。白芷与茵陈，走阳明、协金木，消尘垢而分理肌腠，扫秽浊且清化湿热。木蝴蝶能金生丽水，以助填精之力。

随访（2022年1月12日）：

病症：学生随访，患者服药3个疗程后，睡眠恢复正常，期间由于上火明显，故把一方四合汤法改为四逆败毒法应用，效果显著，最后一个处方去掉杜仲与松节，改为白芷与茵陈，又解决了上火的问题，故而停药后睡眠正常，未再反复。

按语与治病次第：

本例患者长期入睡困难，按照现代医学的观点认为是大脑的问题，按照这个观点长期应用安眠药物，并不能解决根本问题。按照扶阳医学的观点认为，乃是离火不降、坎水不升，根本原因在于心脏火力减弱、肾精亏损最为关键。特别是我们通过舌诊发现胃区有裂纹，说明其中焦脾胃有问题，故此我们才会在治疗过程中，首先应用四合汤法解决或防止胃病不适，而防止影响整个的治疗过程，后来发现治疗后上火明显，而胃病表现不明显，就改为四逆败毒法解决上火的问题，特别是川乌法里面疏通经络，针对上火的根本原因进行经络疏导，并在最后的大补气血的处方中，重点解决心脏功能弱与火力阳气不足的问题，抓住从根本上进行调整，最终本病失眠问题才得到了真正解决，达到了停药后恢复正常睡眠的自然结果。

睡眠困难看起来并非是大事，但就是这样的小事情，却是人体能否达到天人相应的最基本功能，古训有"日升而作，日落而息"，就是我们天人相应的基本条件，而女性月经周期的规律，更是天人相应之结果。本例患者失眠，就是与月经周期不规律有直接的关系，特别是她的上火问题，就是她天人不能相应的结果，即当上者不上，当下者不下。故此在治疗上，就是要顺着月经周期的规律顺势而为，即月经前期四合汤法调脾胃，黄连阿胶汤法安神魂；月经期间应用桂枝法加味调整月经兼治白带，顺势而下；月经后期再用川乌法透达经络、益气活血、清除下焦污染等，继续应用四逆大补气血法收功。并结合患者服用情况进行微调，最终顽固性失眠得以治愈。

43. 多年失眠案

李某某，男，47岁，河南省浚县人。时间：2022年2月7日就诊。

病症：患者失眠有很多年，多处求医睡眠仍然没有解决，目前仍然是入睡困难，多梦，胃口可，饥饿的时候爱打嗝，大便每天1次，便稀，小便黄，无汗，有疲乏感。舌诊：舌尖平两侧有齿痕，心区凹陷，苔布满全舌，舌根厚腻。脉诊：左手脉浮滑，沉取脉细紧滞，寸脉洪滞，关脉洪兼紧，膀胱脉滑，尺脉滑。右手脉浮细，沉取脉滑滞，寸脉滑滞数，关脉滑滞逆，尺脉滑。证属阳虚并虚阳外越，阳不入阴，治宜扶阳抑阴、引阳入阴。处方用药：

处方一：

黄连10g，丹参20g，黄芩15g，木瓜30g，党参30g，炙甘草5g，制附子15g，肉桂10g，酸枣仁15g，柏子仁20g，生龙骨45g，生牡蛎45g，砂仁15g。5剂。

处方排序：

黄连、丹参、黄芩、木瓜、党参、炙甘草、制附子、肉桂。酸枣仁+柏子仁、生龙骨+生牡蛎+砂仁。

法药意解：

处方是扶阳医学非附桂法，黄连阿胶汤法（黄连、丹参、黄芩、木瓜、党参、炙甘草、制附子、肉桂），失眠者，少阴病也。仲景曰："少阴病心烦不得眠者，黄连阿胶汤主之。"告诉我们的是，少阴病才会导致心肾不交、阴阳不合、阳不入阴，而心烦失眠之所由生，乃阴阳不能合和之也。故先用四逆法（制附子、肉桂、党参、炙甘草）温坎水以使火升；黄连、黄芩苦以清心之热，借党参与丹参、木瓜补离中气血，以助离火之降，离火降而坎水升，水火既济、心肾相交，则阴阳紧紧相抱失眠可解也。况且，黄连与肉桂还交泰之功，以助其坎离相交，后天返回先天，则乾坤重建矣。

酸枣仁养心益脾，宁心益智，柏子仁通达心脾，交合神意，以使精神魂魄，各归其所。龙骨纯阳之物，纯阴之用，潜纳离火从右而降，直达坎水之中；牡蛎则纯阴之物，纯阳之用，其善从坎水之中顺左路而升达于离火，其与龙骨相合，则左升而右降，左升则坎水中一阳可升，右降则离火中真阴可降，离降坎升则水火既济，心肾相交，再借砂仁纳下之力，则成先天乾坤之势，而生命则生生不息也。

处方二：

朱茯神 15g，柏子仁 20g，远志 15g，石菖蒲 20g，高良姜 15g，肉桂 20g，砂仁 15g，炙甘草 10g，葱白 4 节，紫石英 45g，酸枣仁 15g，百合 15g，鹿角霜 30g，鹿角片 15g。5 剂。

处方排序：

朱茯神、柏子仁、远志、石菖蒲、高良姜、肉桂、砂仁、炙甘草、葱白。百合+酸枣仁、鹿角霜+鹿角片+紫石英。

法药意解：

处方是扶阳医学非附桂法，即朱茯神法中的平巽大法（朱茯神、柏子仁、远志、石菖蒲、高良姜、肉桂、砂仁、炙甘草、葱白），朱茯神法中以朱茯神为君药，其镇心宁神，使心安而火明，必可照临下土，相火得其安位，助成上下交蒸，阴霾必然能散，气机必然宣朗，生化必然可归。此乃"上工守神"之用意也，神能宰气，气能驭形，形静而风止，顺势而可解，右降以阳明道路畅达为先，以使无燥化无凝滞之机，浊降而清升，神明必然光照也。

百合有百脉归于一宗之用，紫石英交济于水火，金母木公，三元交并于真土，伏藏而运化生焉。鹿角片透邪而添阳精，鹿角霜再收纳阳气，气化为精而藏于宥密也。

二诊（2 月 24 日）：

处方三：

桂枝 15g，苍术 15g，生姜 30g，炙甘草 10g，南山楂 20g，陈皮 15g，法半夏 20g，朱茯神 15g，砂仁 15g，石菖蒲 20g，白芷 15g，天麻 20g，全瓜蒌 30g，薤白 15g，党参 15g，5 剂。

处方排序：

桂枝、苍术、生姜、炙甘草、南山楂。陈皮+法半夏+朱茯神、石菖蒲+白芷+天麻、全瓜蒌+薤白、党参+砂仁。

法药意解：

处方是扶阳医学桂枝法（桂枝、苍术、生姜、炙甘草、南山楂），用桂枝开化太阳，使一阳之气，逐渐流行于三阴三阳之中，阴阳得以谐和，生化更能有用，期正复而邪消，有内安外攘之用。加苍术化脾中之水湿，运化乃行，南山楂降胃中之逆气归于下焦，清阳无阻，阳明通达。生姜拨通神明，下与相火相接，中宫得其温暖，生化循环无间，炙甘草奠安中土，使运化通达于四旁，阴阳之往来，即成轻车熟路，窈寐自然也日月同辉也。

陈皮与法半夏，一开外二降逆，清浊得其分矣；朱茯神再降雾露中之凝瘕归于沤渎，清浊自然分明。石菖蒲开心窍，虽天而不散，君火有用，昏闷可解；白芷香窜之品，拨开隐微之路，气血流通无阻；用天麻镇定风邪，使不内窜，太阳阳明自然有路。全瓜蒌内有膈实，开三壳、润大肠，升降无阻；薤白引通脉络，再舒解阳明之肌。加党参滋肺液，益肺气，助化源，使运化更不停息；砂仁温肾益脾，更纳五脏之气归于坎宫，使坎水温升无间。

三诊（3月2日）：

病症：服药后有点腹泻，继续服用。

处方四：

桂枝15g，苍术15g，生姜30g，炙甘草10g，小茴香20g，青皮15g，法半夏20g，朱茯神15g，砂仁15g，吴茱萸10g，茵陈30g，延胡索15g，郁金20g，酸枣仁15g，鹿角片15g。5剂。

处方排序：

桂枝、苍术、生姜、炙甘草、小茴香。青皮+法半夏+朱茯神、吴茱萸+茵陈、延胡索+郁金、酸枣仁、鹿角片+砂仁。

法药意解：

处方是扶阳医学桂枝法（桂枝、苍术、生姜、炙甘草、小茴香），用桂枝开启太阳，上达于天，是上下相照，日月得明矣。苍术开毛窍，使水湿得泄。小茴香甜醒脾，助土之运化，地气可升，天气自然相接，成上下交通，内外相合之意。炙甘草奠安中宫，使土气活跃于四旁，生姜宣君火之神明，与相火相接，成为上下交蒸，五脏得其缓和，正气乃可伏藏。

吴茱萸温多苦少，升中有降；茵陈青少白多，降中有升；肝升胆降，且十一脏取决于胆者，升降相因矣。延胡索中药之吗啡，疼痛可医；郁金解五脏之郁，生克制化皆因规律而行，胁痛可解。用枣仁与鹿角片，引心肾相合于坤土之中，生机化机无限矣。

四诊（3月8日）：

处方五：

制川乌20g，制附子30g（前二味先煎2小时），生黄芪45g，党参30g，益母草15g，炙甘草10g，酸枣仁15g，柏子仁15g，桃仁15g，薏仁30g，酒大黄15g，郁金20g，杜仲20g，松节15g，狗脊15g。5剂。

处方排序：

制川乌+制附子、生黄芪、党参、益母草、炙甘草。酸枣仁+柏子仁、桃仁+生薏仁+酒大黄+郁金、杜仲+松节+狗脊。

法药意解：

处方是扶阳医学非附桂法，即川乌法（制川乌+制附子、生黄芪、党参、益母草、炙甘草），川乌风中极品，善行数变，无孔不入，由内至外，八万根毫毛尽行无阻；附子蒸腾气化之力，再助川乌一臂之力，称为天雄矣。党参滋润肺液，使化源充实，气血流行刻刻无间，借黄芪引水泉之气，上通于巅顶，使诸阳聚会不间，凡神经衰弱，头脑不清，此能镇之清之。益母草入坤土，湿浊可化，炙甘草再奠安中宫，四方爱益，生化化机无限矣。

桃仁有仁通心达肠，生薏苡仁生于茎上，引水中之气达天，气化而水湿大行；酒大黄调和五脏，推陈致新，缓缓而动。杜仲、松节，引刚柔之精气交纳于筋络骨节；狗脊引阴阳之气达到督脉，奇经八脉必然会通，阴阳皆得于合和也。

五诊（3月14日）：

处方六：

生附子30g，制川乌20g（前二味高压锅先煮2小时），筠姜30g，炙甘草15g，肉桂20g，山萸肉20g，瓜蒌壳15g，薤白15g，丹参20g，党参30g，黄芪45g，鹿角片30g，龟板15g，生龙牡各45g。10剂。

处方排序：

生附子+制川乌、筠姜、炙甘草。肉桂+山萸肉、瓜蒌壳+薤白+丹参、党参+黄芪、鹿角片+龟板、生龙骨+生牡蛎。

法药意解：

处方是扶阳医学四逆法（生附子+制川乌、筠姜、炙甘草），长期失眠者，皆是阳虚而阳不入阴，本质为生命之火虚弱也。夫生附子大热纯阳，补先天之火种，且阳补而能速回坎水之地，又恐道路不畅佐川乌再疏通难行之道，使筠姜以温中焦之土气，炙甘草再调和上下。

肉桂引相火归于下元，山萸肉能引离中之阴，下交于肾，生附子又能启水中之阳，上交于心。阴阳交媾，而水火互根，生命又得以生生不息矣。鹿角片入督脉而壮阳添精，龟板行任脉而润泽阴精，阴阳合而任督通，坎离既济而先天又得重建矣。取龙骨、牡蛎有情之物，龙骨禀阳之灵，牡蛎禀阴之灵，二物合而为一，阴阳互根，阳能正而阴可守，阴阳离合有节，寤寐自然也日月相合也。

六诊（3月26日）：

病症：到目前为至，患者每天睡7个小时，中间不醒，睡眠已好，嘱咐他再吃10剂，进行巩固，然后改用中成药进行维持治疗，慢慢就可以停药观察（本例病历为徒弟张健民整理）。

按语与治病次第：

顽固性失眠临床上比较多见，但是治起来也并非易事，因为患者不仅仅有阳虚的问题，最为关键的是虚阳外浮、不能下潜、阳不入阴、阴阳不能环抱。故而我们临床上按照扶阳医学的治病次第来，即祛邪、建中、填精，开始应用黄连阿胶汤法引虚阳下潜，然后再用朱茯神法继续向下引离火下降，再继续应用桂枝法来调肺气，桂枝法又调肝气，在调整中焦的时候兼顾金木一气，再向下应用川乌法疏导经络、流动气血，为最后应用生附子川乌填精法打通道路，而后以使任督二脉进入了良性循环，则睡眠问题才能得到根本的解决。扶阳医学的治疗次第思路，一步步的降离火、安心神，建中又沟通金木一气，借川乌法疏通任督二脉，打开会阴部填精之开口处要道，然后应用生附子川乌回阳填精之法，最终使人体进入良性循环，不仅仅是睡眠问题得到了解决，而由其伴随的多种问题都会迎刃而解，这才是扶阳医学治病求本之大道。

44. 头痛失眠案

刘某某，女，36 岁，河南省浚县人。时间：2021 年 3 月 26 日初诊。

病症：患者有头痛、失眠多年，伴肚子痛半年余，曾经确诊为颈椎错位，虽然经过治疗但未见明显效果，而且头痛以右侧为著，每天晚上入睡困难，而且 4 点醒后再难睡眠。现在月经基本正常，6 天过去，过去经常痛经，现在比较轻，其他无异常。目前吃饭一般，饭后胃胀明显，大便每天 1 次，小便不黄，手脚凉，怕冷，出汗不多。舌诊：舌形大致正常，呈长条样，舌上部有散在焠点，两肺区有反光点，舌上部中间有硬棱，舌根平坦，舌淡润苔薄白。诊脉：左手脉关脉浮，沉取脉细滞，心脉微洪，肝脉滑滞，膀胱脉细滞，左尺脉短弱滞；右手脉浮，沉取脉细滞滑，肺脉滑滞，脾脉滑，右尺脉弱。证属阳虚阴盛，虚阳外浮，治引火下行，扶阳抑阴。处方用药：

处方一：

丹参 20g，檀香 15g，三七 15g，砂仁 15g，百合 15g，乌药 15g，高良姜 15g，香附 15g，五灵脂 15g，生蒲黄 15g，九香虫 15g，瓦楞子 15g。5 剂。

处方排序：

丹参、檀香、三七、砂仁。百合+乌药、高良姜+香附、五灵脂+生蒲黄、九香虫+瓦楞子。

法药意解：

处方是扶阳医学非附桂法，即丹参饮法（丹参、檀香、三七、砂仁），丹参入血脉而离火随真阴降下，心神得养而魂魄宁静，君火以明而相火当位矣。檀香上通霄汉，下洁阴冥，扫净人体空间之秽浊。三七非三即七，木火之性使然，君火明而相火流行，气血毫无阻碍之滞机。砂仁纳五脏之气达于水火交济之中，中土斡旋，以使土能制水，火能炼金，金之刚柔，土之运化都成自然。此即时方丹参饮，专治心胃诸般疼痛之用意也。

百合与乌药称为百合乌药汤，专治胃脘气机不畅。高良姜与香附为良附丸，专治胃寒气滞，其效如神。五灵脂与生蒲黄又名失笑散，意为心胃口疼痛服之若失，破啼为笑也。九香虫乃为阳极而动，借瓦楞子分散之能，胃脘之郁滞皆可解矣。前四个小方名为四合汤，专治心胃诸般疼痛，加上后二味称为五合汤法，专治胃病不适，其效若桴鼓。

处方二：

桂枝15g，苍术15g，生姜30g，炙甘草5g，小茴香20g，白芷15g，天麻15g，徐长卿15g，酸枣仁15g，柏子仁20g，朱茯神15g，砂仁15g，党参30g，鹿角片15g，鹿角霜40g。5剂。注：月经前服用。

处方排序：

桂枝、苍术、生姜、炙甘草、小茴香。白芷+天麻+徐长卿、酸枣仁+柏子仁、朱茯神+砂仁、党参+鹿角片+鹿角霜。

法药意解：

处方是扶阳医学桂枝法（桂枝、苍术、生姜、炙甘草、小茴香），用桂枝为先锋，引入气血凝聚之处，使阳能化阴，凝能流动，积去而瘀凝得化，阳达而气血可行，是引通气血交流之用意。用苍术泄湿暖脾，使运化之机与太阳之气并进。使用小茴香以通秽，甜以醒脾，凡空虚之处，有瘀凝之物，随辛温之品，消化于无有之乡。借生姜与炙甘草化阴为阳，阳动而阴随，气行而血流，意在通达内外，疏导四肢，阴凝化去，痛即自己。

用天麻镇阳明少阳两经之气，与白芷芳香之品，透达腠理，合徐长卿苦辛之品，启开毛窍，上通下达，气机畅行而痛可自己。酸枣仁养心益脾，宁心益智，柏子仁再敛安神智，使魂魄相交，以使精神魂魄，各归其所，睡眠可得以安稳矣。朱茯神安定魂魄，心神得以安宁，胆火得以安位，君火自然以明，借砂仁安心益脾，使精神魂魄，各归其位，生化更得其畅。党参滋肺液，藏大气，使气血循循不休，源源而生，协助鹿角片与霜温精热血，安魂益智，收纳阴阳，坎离中之真阴真阳常常护卫，为强身固本之良品也。

处方三：

桂枝20g，制川乌15g，炮姜30g，炙甘草5g，小茴香20g，杜仲15g，当归15g，川芎15g，吴茱萸15g，延胡索15g，郁金15g，肉桂20g，怀牛膝15g，仙鹤草20g。5剂。注：月经期服用。

处方排序：

桂枝、制川乌、炮姜、炙甘草、小茴香。当归+川芎、吴茱萸+延胡索+郁金、肉桂+杜仲、怀牛膝+仙鹤草。

法药意解：

处方是扶阳医学桂枝法（桂枝、制川乌、炮姜、炙甘草、小茴香），用桂枝化膀胱之气，使精气上升为主，迎阳气达于宵密，恐瘀血未尽；又借川乌代替术而循下而行，走任脉入冲脉直达胞室，精气与无形转换有形更加有力。与炮姜之苦入心，引离火与土相合，胃气上通于咽嗌，下达坤元，而阳明太阴，两相旋转，使阴阳更有协和之路，气血必有升降之能，清升而浊可降。是借引瘀邪外出之用意。小茴香香甜之味，通运化之门，使传变无阻。炙甘草再奠安中宫，运化得其交流，使凝滞渐消，疼痛渐解。

用当归与川芎化血之瘀，行气中之滞，使气血交流无阻。吴茱萸化肝之滞，木畅而瘀污易消，筋络易调，血液循环不断；延胡索乃化瘀血破滞机之神品，其疼痛皆可解矣；郁金破肝脾之郁，导阴阳交点之路，务期郁开而阳生气动而凝消。加肉桂温血，使气血交往不息，脾肝均不相侮，小腹疼痛，自然消化于无形，任通太励，经信如期而至；复与杜仲入于经络，使三焦网油之生机内通于百脉之交流，直达于带脉又入胞宫血室。怀牛膝重用引下，仙鹤草轻升有用，重降而轻升，月信其量而有制约矣。

处方四：

制川乌 15g，制附片 20g（先煎 1 小时），生黄芪 40g，党参 30g，益母草 15g，炙甘草 5g，五灵脂 15g，海螵蛸 15g，桃仁 15g，生薏苡仁 30g，酒大黄 15g，墓头回 15g，石菖蒲 20g，独活 15g，蒲公英 15g。5 剂。注：月经后服用。

处方排序：

制川乌+制附片、生黄芪、党参、益母草、炙甘草。五灵脂+海螵蛸、桃仁+生薏苡仁+酒大黄+墓头回、石菖蒲+独活+蒲公英。

法药意解：

处方是扶阳医学非附桂法，即川乌法（制川乌+制附片、生黄芪、党参、益母草、炙甘草），或称为川乌附子法、天雄法，川乌乃风药中之极品，风行而数变无处不达、无处不在，阴阳气血之末端开阖之机得以如潮汐而至也。再用附子引通太少，使天地相接，表里相通，阴阳相合，气血相依。党参益气益肺，使神志之清、化源之用，交纳于气血之中，使精华布露于上，七窍得其宣明，与黄芪偕行于上，且头为诸阳之首，今得此引太阳之气，腾于头顶，头之痛病可医。益母草入坤土，运中宫而湿浊可化，炙甘草再奠安四旁，使寒凝不能壅塞清道，一切污秽随乌附而行，皆可渐渐化为乌有焉。

五灵脂括开胃囊，强胃之收纳，通脾之运化；海螵蛸阴中之阳也，使清浊能升能降，胞室中之污浊，随膀胱气化而出。桃仁乃有仙气，破血通下之品；薏苡仁生于水泽，上达而湿浊可化；生大黄得酒而升降双行，推陈致新而性缓也；墓头回专入海底，洁净会阴之禁地也。石菖蒲引通心窍与肺相连，与膻中相接；独活行于天下，随行之气机，布露于外；蒲公英扫尽人体空间之尘埃，天无尘氛，地无厌机，太和之气则充满全身焉。

处方五：

制附片 30g（先煎 1 小时），炮姜 30g，炙甘草 5g，肉桂 25g，白芷 15g，茵陈 20g，山萸肉 20g，党参 30g，红参 15g，黄芪 40g，阿胶 15g，鹿角片 30g，瓜蒌皮 15g，薤白 15g，甘松 15g。5 剂。注：接着上方服用。

处方排序：

制附片、炮姜、炙甘草。肉桂+山萸肉、白芷+茵陈、党参+红参+黄芪、阿胶+鹿角片、瓜蒌皮+薤白+甘松。

法药意解：

处方是扶阳医学四逆法（制附片、炮姜、炙甘草），用附片大暖肾水，化精为气，气升而神随，神气得交，精血得固，血流而精动，精动而阳生，阳生而火发，火动而气团，意在使坎离相合，心肾相交，为水火既济之用。炮姜辛苦之性，引隐瘀归于血海，随水主化源，交于决渎，精窍尿窍，乃可得分。炙甘草崇脾以养木，木调而生火，火壮而气流，气行而精随，为借火化精生气益气归根。

用白芷香窜之品，拨开隐微之路，气血流通无阻；茵陈入肝木而行肺魄，金木互通一气，其六合八方皆无尘氛矣。党参滋润肺液，使化源充实，气血流行刻刻无间，魂魄自然得养；人参得人形而补人之元气，五脏六腑、四肢百骸皆得其充；加生黄芪以助之，迎胃中之真阳，归于太空，太空得其清朗，输转脏腑内外，使上下内外，交合有用。阿胶育阴血而入任脉，鹿角片壮阳精而循督脉，任督行而阴阳合，乾坤与坎离交换不断矣。瓜蒌壳拨开胸膈，引余蕴外出；薤白再化肠胃之阴凝，使肠胃多气多血，刻刻温暖，时时通达；甘松香入脾擅长通达，气机再无凝滞之处也。

二诊（2021 年 7 月 15 日）：

病症：今天复诊说，头痛与失眠服完 3 个疗程后，已经恢复正常，停药也未见反复，只是现在有点便秘，出汗比较多，大便每 4~5 天 1 次，胃口好，小便黄，手足热，月经正常，脸部有色素沉着。舌诊：舌稍胖，心区凹陷，质红，苔薄白，舌根平坦、稍隆起、散在有瘀血。脉诊：右手脉微浮，沉取脉细滞稍紧滑数，肺脉湿滞，脾脉湿滞，右尺脉可；左手脉浮细，沉取脉细滞稍紧，心脉微洪偶有滞，肝脉细滞，膀胱脉细滞，左尺脉细滞稍紧。证属表里两寒，治宜温通表里。处方用药：

处方一：

桂枝 15g，生白术 15g，生姜 30g，炙甘草 5g，南山楂 20g，陈皮 15g，法半夏 20g，土茯苓 15g，石菖蒲 20g，砂仁 15g，天麻 15g，全瓜蒌 30g，薤白 15g，公丁香 15g，党参 30g。5 剂。注：月经前服用。

处方排序：

桂枝、生白术、生姜、炙甘草、南山楂。陈皮+法半夏+土茯苓、石菖蒲+砂仁、天麻+公丁香、全瓜蒌+薤白、党参。

法药意解：

处方是扶阳医学桂枝法（桂枝、生白术、生姜、炙甘草、南山楂），炙甘草、生姜与桂枝之力透达于太阳所行之路，风阴中之凝，膈中之格，均归于通化之机。生白术助脾强土之运化，交流可畅；南山楂再化脾胃中之积滞，使阳明太阳无阻。且用姜草之辛甘化阴为阳，使阳行而阴随，气畅而血流，意在处处交通，处处得养，是为开合内外，使营卫协合为要。

用陈皮疏通腠理，与毛窍相合，使营卫协和；加法半夏降胃逆，以随桂枝之性，内凝随太阳膀胱之气机，转输于大小肠，糟粕水道行矣；土茯苓化太阳之气，行太阴之湿，且土中之浊毒随阳明之机而走大肠。石菖蒲通达膻中，火自得明，血自得活，气自得化；砂仁温脾土转输于五脏，正气上下通达，邪气渐渐冰消。天麻镇定阴阳，使邪不能再侵，公丁香和胃消阴，化滞消秽，脾胃两相协和，使收纳与运化，旋转自然，是助生化之旨圭。全瓜蒌内有实膈，通达上中下三膈与网油，解胸膈舒胃囊，与脾胃两土相合，太阴阳明运转自然；薤白再化肠胃之阴凝，使肠胃多气多血，刻刻温暖，时时通达，其便秘解矣。党参益肺脾，滋肺源而行运转，养五脏而六腑畅通。

处方二：

桂枝20g，制川乌15g，干姜30g，炙甘草5g，小茴香20g，杜仲15g，当归40g，生蒲黄15g，吴茱萸9g，延胡索15g，血竭10g，肉桂20g，怀牛膝20g，仙鹤草10g，蛇床子15g。5剂。注：月经期服用。

处方排序：

桂枝、制川乌、干姜、炙甘草、小茴香。当归+生蒲黄、吴茱萸+延胡索+血竭、肉桂+杜仲、怀牛膝+仙鹤草、蛇床子。

法药意解：

处方是扶阳医学桂枝法（桂枝、制川乌、干姜、炙甘草、小茴香），用桂枝化膀胱之气，使精气上升为主，迎阳气达于宥密，恐瘀血未尽；又借川乌走络脉而直达胞宫血室，精气血转换无阻。使用小茴香以通秽，甜以醒脾，凡空虚之处，有瘀凝之物，随辛温之品，消化于无有之乡。干姜温中健运，炙甘草再奠安中宫，使运化之机通达于周身上下内外，消尽阴凝，温运开郁，气血之流畅条达自然，三焦之秽浊无不荡涤。

用当归迎血液润肝润风，使此风为活风，清窍不通而通；蒲黄化空窍中之瘀，阴凝可解，气机得其畅矣。吴茱萸化肝之滞，木畅而瘀污易消，筋络易调，血液循环不断；延胡索乃化瘀血止疼痛神品，有吗啡之能，诸痛可解；且引血竭达于空窍，化窍中之瘀，行窍中之滞，务期窍窍得通矣。用肉桂与杜仲，大温筋络，使气血濡润于八脉，冲任带可会聚于会阴之地，地道之气机，能通达于膀胱胞室，血即随气升，气即驭血无乖。怀牛膝重用而下，仙鹤草轻轻上达，升降行而月信量如约而下。蛇床子再消尘垢，扫秽浊，会阴禁地得以洁净如初矣。

处方三：

制川乌 15g，制附片 15g（前二味合先煎 1 小时），生黄芪 45g，党参 30g，益母草 15g，炙甘草 5g，天花粉 15g，瞿麦 15g，桃仁 15g，生薏苡仁 30g，酒大黄 25g，败酱草 15g，石菖蒲 20g，独活 15g，蒲公英 15g。5 剂。注：月经后服用。

处方排序：

制川乌+制附片、生黄芪、党参、益母草、炙甘草。天花粉+瞿麦、桃仁+生薏苡仁+酒大黄+败酱草、石菖蒲+独活+蒲公英.

法药意解：

处方是扶阳医学非附桂法，即川乌法（制川乌+制附片、生黄芪、党参、益母草、炙甘草）、川乌附子法、天雄法，川乌如乌鸦嘴斜形走道而专达络脉，借附子温热之性一臂之力，鼓荡元阴元阳之气通达于经络，凝滞可解。党参滋肺液，益肺气，助化源，使运化更不停息；得生黄芪引精气通达于上，雾露乃布，化源润下，八脉得养，冲带任三脉会归于至阴起点之处，达于胞室，但凡有凝滞之机皆可得化焉。益母草壮坤土而湿浊可化，借炙甘草再奠安中宫，运化四旁，生机化机源源而生矣。

天花粉入阳明理肌腠而达经络，交皮毛与太阳相协，凡阴阳界中有邪气，借瞿麦（去霾）上下通达之能，自然可解矣。桃仁辛开苦降，破血消瘀；生薏苡仁通脾肺达网油，直达下焦，阳明气利，湿中蕴热皆能从大小二肠可解；生大黄借酒性上行，实有推陈致新之能也；败酱草擅化肠府中郁滞蕴结，行阳明而走大肠随糟粕出焉。石菖蒲通达膻中，火得得明，血自得活，气自得化；独活分化水土中之凝滞，污秽之浊借力而外达；蒲公英天下之一大英雄，扫尽世间尘埃阴霾也。

处方四：

制附片 30g（先煎 1 小时），干姜 30g，炙甘草 5g，肉桂 20g，肉苁蓉 30g，白芷 15g，天麻 15g，徐长卿 15g，全瓜蒌 30g，薤白 15g，阿胶 15g，红参 15g，党参 30g，生黄芪 45g，鹿角片 30g。5~10 剂。注：接着上方服用。

处方排序：

制附片、干姜、炙甘草。肉桂+肉苁蓉、白芷+天麻+徐长卿、全瓜蒌+薤白、红参+党参+生黄芪、鹿角片+阿胶。

法药意解：

处方是扶阳医学四逆法（制附片、干姜、炙甘草），用附子大温通行交于中上，清阳温和，浊阴下流，是清升而浊降，卫外营内，都归自然，气血必然畅运，八方六合必然畅通无阻，精神亦为之归纳。用姜草甘温并进，引附子之辛烈，由水泉冲入三焦，使网膜自然开放，气机自然分化，且交纳于阴阳要道之地，使阴阳协和为要。

　　用肉苁蓉与肉桂，益肾精滋肺液，温血脉泽大肠，五液可分，且引相火归元，阴阳交换不断，清升而浊污自然可降。红参益元气，党参助化源，徐长卿再通达中宫，以助运化，借黄芪迎坎中之微阳，随冲督任三脉，过三焦而达于巅顶，脑海得其清朗，血海得其润泽，成为上下相通，瘀污必然遁形。鹿角片入督脉以助先天，阿胶育任脉能行后天，先后二天得助而乾坤立极，坎离自然与乾坤交换不息焉。

　　按语与治病次第：

　　虽然病症看起来是比较简单的，但其实内部的阴阳气血紊乱状态都是比较复杂的。本例患者初诊以治疗头痛、失眠与肚子痛为主，从患者的症状上看，这三个症状都在一条线上，即都在任脉这条循行线路上，故此初诊治疗用执中间与带两端的思路，先紧紧抓住胃病肚子痛的问题进行解决，一个五合汤法的应和，解决的中焦的问题，中焦如沤，上焦才能如雾，下焦才能如渎。同时，女性由于月经周期与本病有密切的关系，故此仍然要顺着月经前期、月经期、月经后期三个特点进行调整，特别是月经后期的川乌法的临床应用，把其多年的瘀血凝滞化开之后，其上面的头痛与失眠，与下面的胃病肚子痛，才能彻底得到解决。

　　当停药之后，患者又出现了新的问题，即便秘与汗多的问题。似乎看起来这两个问题没有关联性，其实内部的问题仍然是，阳明不降而潮热内生而导致的结果。故此第二诊疗程的治疗就比较简单化，仍然是遵循着月经前期、月经期与月经后期三个规律进行调整，关键问题就是法法方方都要考虑到通大便的问题，只有把这个问题解决好，其汗出的问题才可以解决，同时积极治疗与恢复心脏功能，才能真正解决汗多的问题。

45. 失眠抑郁症案

　　武某某，女，38 岁，河南省南阳市人，时间：2019 年 1 月 30 日就诊。

　　病症：患者有失眠抑郁症多年，2017 年 12 月 4 日曾求治于我，经过调整后，有所缓解，但停药时间久了，情况又有所反复。目前手脚冰凉，怕冷，睡眠不好，入睡困难，饮食好，大便正常，小便黄，汗不多。舌诊：舌体瘦长，两边凹陷，苔腻，舌尖部隆起，肾区湿气重；脉诊：右手脉稍浮，沉取脉细紧滞，寸脉滑滞，关脉滑，命门脉火弱，左手脉浮意，沉取脉细紧滞滑，心脉细紧滞弱，肝脉不流畅，膀胱脉细紧，尺脉缓短。证属火不归元，治宜引火归元，顺着月经周期规律而治。处方用药：

处方一：

黄连 10g，阿胶 20g（另煎），黄芩 15g，白芍 30g，炙甘草 15g，制附片 15g，党参 30g，肉桂 10g，酸枣仁 15g，柏子仁 20g，生龙骨 45g，生牡蛎 45g，砂仁 15g。3 剂。

处方排序：

黄连、阿胶、黄芩、白芍，炙甘草、制附片、党参、肉桂。酸枣仁+柏子仁、生龙骨+生牡蛎、砂仁。

法药意解：

处方是扶阳医学非附桂法，即黄连阿胶汤法（黄连、阿胶、黄芩、白芍、炙甘草、制附片、党参、肉桂），本方专为烦躁失眠而设。盖心烦者，坎中之精不能上交于心；不得眠者，离中之阴不能下降于肾。方中黄芩、黄连、芍药之苦，直清其热，又得党参以补离中之气，阿胶以补离中之阴精，附子以补坎中一阳，炙甘草权衡上下，再调中宫，肉桂引火归元，温暖命门，君火以明，相火得位，则坎离得补，阴阳之气自调，升降不乖，而水火互为其根，失眠烦躁皆可化解矣。黄连与肉桂，再交济坎离，水火相交，地天得以交泰矣。

用酸枣仁与柏子仁引火土相合，土温而火旺，清可升，浊可降，且养心益脾，宁心益智，以使精神魂魄，各归其所。又取龙骨、牡蛎有情之物，龙骨禀阳之灵，牡蛎禀阴之灵，二物精气合而为一，其阴阳互根矣。与砂仁以使脾肾交通，更能与乾坤交合，先后两用，天地两通，而气质之生化，升降之转环，可能纳谐一处。

处方二：

桂枝 15g，苍术 15g，生姜 30g，炙甘草 10g，小茴香 15g，陈皮 15fg，法半夏 40g，朱茯神 30g，砂仁 15g，茵陈 30g，全瓜蒌 30g，薤白 15g，党参 30g，鹿角霜 30g（石菖蒲 20g、广紫菀 15g，咳嗽时加用，无咳嗽时去掉）。5 剂。注：月经前期服用。

处方排序：

桂枝、苍术、生姜、炙甘草、小茴香。陈皮+法半夏+朱茯神、茵陈、全瓜蒌+薤白、党参+鹿角霜+砂仁。

法药意解：

处方是扶阳医学桂枝法（桂枝、苍术、生姜、炙甘草、小茴香），用桂枝引少阴之气与太阳相接，使太阳由水而土，由土而木，由木而火，随脾之运化通于上下内外；又用苍术泄湿暖脾，使运化之机与太阳之气并进；小茴香香甜之味，通运化之门，使传变无阻；炙甘草、生姜交纳心肾，与桂枝合用，化阴为阳，使阳气易复。

朱茯神镇心导水，神明可清，君火自明，相火自位，是使两火相照，中间无丝毫云翳；法半夏降胃中之逆，由脾之运化交达于二肠，糟粕可分，浊凝可下，清气必升；借陈皮疏通腠理与毛窍相合，以使营卫协和。茵陈秉春生之阳，富含金气，金木相通而蕴郁中湿热皆可分消而化矣。全瓜蒌通胸达膈，增液润肠，引蕴郁而出上下分消，薤白辛香滑利之性，通畅无阻，邪易出而正可复矣。党参滋润肺液，使化源充实，气血流行刻刻无间，魂魄自然得养；鹿角霜精空质留，温纳性存，阳用有度，阴阳和合，相互协调，阳能正而阴自守矣。

处方三：

桂枝15g，苍术15g，炮姜30g，炙甘草10g，青皮15g，杜仲20g，当归15g，川芎15g，三七15g，吴茱萸15g，郁金20g，香附15g，怀牛膝30g，仙鹤草30g，蛇床子30g。5剂。注：月经期间服用。

处方排序：

桂枝、苍术、炮姜、炙甘草。青皮+杜仲、当归+川芎+三七、吴茱萸+郁金+香附、怀牛膝+仙鹤草、蛇床子。

法药意解：

处方是扶阳医学桂枝法（桂枝、苍术、炮姜、炙甘草），用桂枝法由少阴出于太阳膀胱之表，引交太阴，太阴肺脾也，肺脾得其辛温之性，一施运化，一施化源交诸于心，心离火也，真阴寄焉；心与小肠相通，小肠与膀胱相并，膀胱小肠为心肾之外围，心肾即水火变化，且水火之变化皆与胞宫相近，精血与污瘀在此借水火交织而分离，今用此引水气上升，化气化液，濡润万物，人身筋络节皆得其养，气血更能交流，再借炮姜化瘀血之机，瘀污出而精气留也。

青皮携诸药上行而归肝木入离火，再通皮毛与杜仲联，借机与任带易于交纳，直达胞宫产门。当归养血柔润，川芎行血中之气而辛烈，三七木火之性，血脉中再无凝滞之处。吴茱萸温木热土，土木无争，克中变旺；郁金五行之滞皆可克制变化相生之能；香附子气病之总司，妇科之主帅。怀牛膝引污瘀下出，仙鹤草升纳正气，以助胞宫产门之收放自如；蛇床子苦降而温升，助正气而除污杂，以使邪正自然分明矣。

处方四：

党参30g，生黄芪40g，苍术15g，阿胶20g（另煎），炮姜30g，炙甘草10g，陈皮15g，法半夏40g，朱茯神30g，砂仁15g，全瓜蒌30g，薤白15g，银杏叶30g，红景天30g，鹿角片30g。5剂。注：月经后期服用，

处方排序：

党参、生黄芪、苍术、阿胶、炮姜、炙甘草。陈皮+法半夏+朱茯神、全瓜蒌+薤白、银杏叶+红景天、鹿角片+砂仁。

法药意解：

处方是扶阳医学非附桂法，即参芪综合法（党参、生黄芪、苍术、阿胶、炮

姜、炙甘草），党参、阿胶会合一起，意在益气生血，使化源与运化长期运转不息；阿胶入离火以助阴血之精，与苍术相合，化脾中之水湿，运化乃行，中焦取汁变化而赤是谓血，气血相生不断；且阿胶得黄芪而血有所附，黄芪得阿胶而气有所依，即古人称为补血汤者，乃取阳生阴长之义；又黄芪入九泉之地，引坎水上升交达于离火，阿胶入离火而下降坎水，坎离既济，水火互为其根，则相交而相生不断矣；炮姜化瘀血而除凝瘀，且引通火土，上达肺，下暖脾，使金土相合，化运与化源，相互为用；炙甘草崇脾以养木，木调而生火，火壮而气流，气行而精随，为借火化精生气益气归根之用也。

银杏叶精华聚集于金秋落叶中，木秉金用，血色红景天富含大气，气血相随，借通达之性而畅行无阻。鹿角片壮督脉以补坎中一息真阳，借砂仁发动乾坤之机，导五液引归坎宫，意在成全天地交泰，以助生生化化不息为要。

处方五：

生附子 30g（高压锅先煮 2 小时），炮姜 30g，炙甘草 30g，白芍 30g，赤芍 30g，山萸肉 30g。3 剂。

处方排序：

生附子、炮姜、炙甘草。白芍+赤芍、山萸肉。

法药意解：

处方是扶阳医学四逆法（生附子、炮姜、炙甘草），方中用生附子，有仲景白通汤回阳潜阳之功，且又有芍药附子甘草汤之用意。夫生附子大热纯阳，补先天之火种，佐炮姜以温中焦之土气，而调和上下；山萸肉一物，能引离中之阴，下交于肾，生附子又能启水中之阳，上交于心；炙甘草交通上下，职司中土，以使阴阳交媾，而水火互根，阴阳相生，则阳正而能卫外，阴可固守矣。

且芍药甘草汤乃酸甘化阴之方也。夫芍药酸味入肝，肝者阴也；甘草味甘入脾，脾者土也；酸与甘合，足以调周身之血，周身之阴血既调，则周身之筋骨得养，筋得血养而阴气可平，阴血平则筋舒而自伸筋柔矣。又甘草炮姜乃辛甘化阳之方，夫炮姜辛温，辛与甘合则从阳化，取大甘以化热、守中而复阳也；辛甘以化阳，阳气也，气能统血，阳能胜寒，阳能温中也。阴阳自足，相互协调，则阴平阳秘，精神乃治，还会何患之有哉？

随访（2020 年 2 月 19 日）：

病症：患者微信联系笔者说，自从服药 3 个疗程后，一切恢复正常，睡眠很好，手脚温热。其母亲，疏于眼病而长期睡眠不好，问能不能服用上面治疗睡眠的处方药？告诉其说，可以服用 3 天，然后再服用处方五 3 天，最后服用处方四 5 天，看看能否巩固下来。

按语与治病次第：

失眠抑郁症，其病标在心，其根在肾。心者，五脏六腑之大主，主明则下安，主不明则十二官危。其病机关键在于心火不明，相火离位，要想解决这个问题，君火以明关键在肾水坎中一阳上升，相火以位关键在于离中一阴下降，沟通坎离，贵在先降离火，再温坎水，前呼后应，中间顺着月经周期之势，步步填精，最终本病才能得以治愈焉。

处方一是扶阳医学黄连阿胶汤法加味，一方面用苦寒之性药物以降离中之真阴，另一方面用温热之品以助坎中一息真阳，阴阳和合，坎离既济，则睡眠安稳也。处方二是扶阳医学桂枝法加味，桂枝法开表建中、运化中宫，借二陈法化痰降逆、理气安神，并用宽胸理气、通阳散结，益气活血、扶阳助正等对药，乃为开表建中之法也。处方三是扶阳医学桂枝法加味，借桂枝法通达于上下之功，引药归肝、活血化瘀、理气通达、疏血理气、温肝化凝、调节上下以控制经量等，乃为桂枝调经之法也。处方四是扶阳医学参芪综合法加味，即大补气血之法，益气活血、扶阳助正、流动气血、益肾填精等，乃为月经后期大补气血填精收功之法也。此法对于恢复心脏功能、改善心脏供血是非常重要的一环，因为只有心脏功能恢复如常，心脑神魂相互协调一致，本病才能得以治愈。处方五是扶阳医学四逆法加味，亦为芍药附子甘草汤法加味，本方有柔和阴阳以为功，且用生附子扶阳回阳潜阳无药可比，只有阴阳和合，则才能阴平阳密，阳予于正，阴为之主也。

46. 失眠并高血压案

李某某，女，61岁，河南省浚县人。时间：2021年3月13日初诊。

病症：患者有失眠病史10余年，自述10年前月经停止后开始出现失眠，并伴有间断性、阵发性烘热汗出，虽然经过多年中西药物调整，仍然没有解决问题。目前仍然是入睡困难，甚至整个夜晚都无法入睡，越是睡不着就越是烦躁，一烦躁就会烘热汗出，白天轻，夜晚重，白天时精神差，整天心慌、胸闷、心悸，胃纳可，腰腿疼，伴有尿失禁，即用力或打喷嚏就会尿流出。目前血压162/103mmHg，心率98次每分钟，大便2~3天一次，小便黄，手足不凉，夜晚有咳嗽。舌诊：舌形正常，舌质淡红，舌有淤点；舌前有薄白苔，舌根苔厚腻、有郁点分布，舌根隆起明显，颈椎段僵硬；尖凹陷，心区凹陷。脉诊：左手脉有一点浮稍滑，沉取脉稍滑弱。心脉稍滑滞、稍数，肝脉稍洪欠柔和，膀胱脉紧滞稍滑，尺脉微劲滑、欠缓；右手脉有一点浮稍滑数，沉取脉滑滞稍数，肺脉滑滞稍数，脾脉滑滞，命门脉火有一点弱。证属阴阳失调、虚阳外浮、经脉不畅，治宜扶阳通络、引阳归潜。处方用药：

处方一：

广紫菀15g，石菖蒲20g，生白术15g，生姜30g，炙甘草5g，陈皮15g，法半夏20g，朱茯神15g，杏仁15g，桔梗15g，黄芩15g，木蝴蝶20g，浙贝母15g，全瓜蒌40g，薤白15g。5剂。

处方排序：

广紫菀+石菖蒲、生白术、生姜、炙甘草。陈皮+法半夏+朱茯神、杏仁+桔梗+木蝴蝶、黄芩+浙贝母、全瓜蒌+薤白。

法药意解：

处方是扶阳医学非附桂法，即广紫菀法（广紫菀+石菖蒲、生白术、生姜、炙甘草），广紫菀与石菖蒲，一降一升，一开一阖，一宣一肃，肺之呼吸宣发肃降得以自然，咳嗽吐痰可解。用生白术崇土燥湿，使土温而运机可行，肾也肺也，都能上下相照。炙甘草温暖脾土，生姜引火归土，与神明相接，胸膈之气机，开阖与呼吸即成自然。

陈皮调理肌腠，开通膈膜，使升降次第升举；法半夏降胃中之凝瘀导归于决渎；朱茯神镇心神，心灵而肺之治节可行，五脏皆能听命，湿浊随太阳之气机，从小肠膀胱而降。杏仁降肺气而润大肠；桔梗循重楼而上达胸膈；木蝴蝶再润金而肺气可降，丽水能生焉。黄芩入三焦达网膜而相火流行；浙贝母降肺气而宣肃痰浊可化。全瓜蒌宽胸膈，三焦膈膜畅行，雾沤渎化绵绵而动；薤白通达百脉，脉道气血交流不息矣。

处方二：

黄连10g，丹参20g，黄芩15g，木瓜30g，炙甘草5g，党参30g，制附子15g，肉桂20g，酸枣仁15g，柏子仁40g，远志15g，紫石英45g，火麻仁20g。5剂。

处方排序：

黄连、丹参、黄芩、木瓜、炙甘草。党参+制附子+肉桂、酸枣仁+柏子仁、远志+紫石英+火麻仁，

法药意解：

处方是扶阳医学非附桂法，即黄连阿胶汤法（黄连、丹参、黄芩、木瓜、炙甘草），黄连阿胶汤法，实乃交阴阳之方。夫此法本为少阴热化症而为心烦不得卧者立法。盖心烦者，坎中之精不能上交于心；不得卧者，离中之阴不能下降于肾。方中黄芩、黄连、木瓜之苦，直清其热，又得党参以补离中之气，丹参以补坎中之阴，附子再助坎中之阳，炙甘草再交济中宫，协调上下，则坎离得补，阴阳之气自调，升降不乖，黄连与肉桂再交济坎离，而水火互为其根，阴平阳密，睡眠得以安稳也。

用酸枣仁纳心脾之气，归于火土之中，化也神也，源源不息，使先后常相合和；柏子仁引苦泄之性透达于膻中，转交于上焦雾露之中，化源之润下并行，脏腑畅调，凡清虚重楼之秽浊，逐渐而消。远志肉直通冲脉，离火得降；紫石英再沉入海底，冲脉畅通，用火麻仁再润肠脏之燥结，结化而湿流，津液得源源而

至，出粪得便便而行，浊降而清升，坎离交换不断矣。

处方三：

朱茯神 15g，柏子仁 30g，远志 15g，石菖蒲 15g，高良姜 15g，肉桂 20g，砂仁 15g，炙甘草 5g，葱白 4 节，全瓜蒌 40g，薤白 15g，苦参 10g，党参 30g，紫石英 30g。10 剂。

处方排序：

朱茯神+砂仁、柏子仁、远志、石菖蒲、高良姜、肉桂、炙甘草、葱白。全瓜蒌+薤白+苦参、党参+紫石英。

法药意解：

处方是扶阳医学非附桂法，朱茯神法中的平巽大法（朱茯神+砂仁、柏子仁、远志、石菖蒲、高良姜、肉桂、炙甘草、葱白），巽者，胆也，中正之官，经云十一脏取决于胆者，胆也者，天地万物以降为始，唯风要顺势化解者，降也。用朱茯神降心与包宫中之真液，归于坎宫，与肾中微阳相接，水火乃能得济；砂仁安心益脾，使精神魂魄，各归其位，生化更得其畅。柏子仁引魂魄于肝脾之内，意期交达心肾；用远志引宵密中之微阴，归于气化之中；石菖蒲通达膻中，火自得明，血自得活，气自得化。高良姜大温脾胃，化脾胃中之滞；肉桂再温脾化湿，脾温而运行有力，胃中之结气随运化而枢转于肠腑。用葱白引通脉道，使气血流通自然，与炙甘草奠定元阴，使阳易正复，则阴平阳密矣。

苦参直入心肾，坎离既济，水火阴阳得以交流不息矣。

处方四：

桂枝 15g，白术 15g，淫羊藿 20g，炙甘草 5g，生姜 30g，小茴香 15g，陈皮 15g，法半夏 20g，朱茯神 15g，全瓜蒌 40g，薤白 15g，苦参 10g，广紫苑 15g，石菖蒲 20g，党参 30g。10 剂。

处方排序：

桂枝、白术、淫羊藿、小茴香、生姜、炙甘草。陈皮+法半夏+朱茯神、全瓜蒌+薤白+苦参、广紫苑+石菖蒲、党参。

法药意解：

处方是扶阳医学桂枝法（桂枝、白术、淫羊藿、小茴香、生姜、炙甘草），用桂枝打开太阳之门，水气沸腾缘肝木而升，精随阳转，亦随胆火而运，火得其水，水温而气流，气流而阳生，阳生而神化，于是情也，意也，乃能随气机而动，鼓荡元阴元阳交合出入之路，是火发之本旨。小茴香香甜之味，通运化之门，使传变无阻；生白术助脾中之质，化土中之滞，使运行于四旁之力，更有加焉；淫羊藿导阴阳往来之机，一助脾之运化，二助肺之化源，使上下相通源源不息。生姜引心神通达于二火，火伏而水温，水温而精流，精流而气充，气充而神安。炙甘草奠定中宫，使阳气通达于四末。此法本仲师桂枝辛甘化阳，转动枢纽，使阳动阴行，为引正归位，邪气得以外出。

处方五：

制川乌25g（先煎1小时），生黄芪45g，党参30g，丹参20g，炙甘草5g，桃仁15g，生薏苡仁30g，酒大黄15g，鹿角片30g，水牛角40g，肉苁蓉40g，紫石英45g，石菖蒲15g，独活15g，蒲公英15g。10剂。

处方排序：

制川乌、生黄芪、党参、丹参、炙甘草。桃仁+生薏苡仁+酒大黄、鹿角片+水牛角+肉苁蓉+紫石英、石菖蒲+独活+蒲公英。

法药意解：

处方是扶阳医学非附桂法，即川乌法（制川乌、生黄芪、党参、丹参、炙甘草），用川乌乃阴阳未分之物，借以破阴阳凝对之所，直达阴阳交汇之末端，气血阴阳得以有节奏之交换也。党参滋肺液，藏大气，使气血循循不休，源源而生；用生黄芪、丹参，使气血双调，且黄芪接水泉之气，升达于上，交心达顶，是引阳气聚于头首，是扶正使邪再不相侵。炙甘草缓扶正气，缓即藏之意也，使正气得藏，阴阳两气刻刻交会，清浊必无缪行之势。

桃仁破瘀血润下通肠，瘀浊随糟粕出魄门排出体外；生薏苡仁生于水而化水中之浊秽；酒大黄推陈致新，其斩关夺将之力性缓矣。鹿角片与水牛角上头顶，壮阳精而除郁热，肉苁蓉与紫石英沉入海底，上行下达而冲脉无阻，任督循环而阴阳交流不断。石菖蒲拨通心窍，与臣使贯通一气，一切隔阂可解；独活由少阴行太阳，邪气可出；蒲公英扫尽天地人间阴霾尘埃，天一得清，地一归宁矣。

处方六：

党参30g，生黄芪45g，红参15g，当归40g，生白术15g，淫羊藿20g，干姜30g，炙甘草10g，全瓜蒌30g，薤白15g，苦参10g，鹿角片40g，龟板20g，银杏叶15g，红景天15克。10~30剂。

处方排序：

党参、红参、生黄芪、当归、生白术、淫羊藿、干姜、炙甘草。全瓜蒌+薤白+苦参、鹿角片+龟板、银杏叶+红景天。

法药意解：

处方是扶阳医学非附桂法，即党参黄芪综合法（党参、红参、生黄芪、当归、生白术、淫羊藿、干姜、炙甘草），人参似人形以助人之元气，五脏六腑、四肢百骸皆得其益；党参滋肺营心，上焦之雾露湛湛清清；借北黄芪由下而上，由上而中，使天地人交通之处，气血津液都归于本，使生生化化之机刻刻不停。黄芪与当归相合，气血得补，气可生血，血能载气。淫羊藿引阴阳交纳于上下六合之中，使气血处处皆润，是引阴阳协和，气血交流为主。干姜与炙甘草，暖中化滞，温中健运，使运化之机通达于周身上下内外，消尽阴凝，温运开郁，气血之流畅条达自然，三焦之秽浊无不荡涤。

鹿角片壮督脉以助阳精，龟板育任脉以添阴精，阴阳和合而任督得壮，阴阳交流不断，先天乾坤再建矣。银杏叶通达于枝末，有分散之力；红景天富含大气，气血相依，气血流畅无阻，生机化机无限矣。

随访（2021 年 8 月 19 日）：

病症：患者今天来复诊，说到，睡眠基本恢复到正常，阵发性汗出没有了，心慌胸闷、心悸都减轻了，腰腿疼痛完全消失，尿失禁也已经没有。同时，反复测量血压 110/70mmHg，心率 75 次每分钟，目前降压西药已经停服几个月，血压非常稳定，而大便 1～2 天 1 次。咳嗽完全好了。问一下，后面如何进行巩固治疗？告诉其说，最后两个处方，可以交替服用进行巩固治疗。

按语与治病次第：

本例患者的发病经过非常典型，就是更年期综合征所带来的一系列后遗症。特别是血压升高对身体影响非常大，虽然患者已年过六旬，仔细询问可以得知，其发病的缘由仍然是开始于月经停止前后，特别是烘热汗出与失眠乃是更年期最为典型的两大症状，而这两个症状又是诱发高血压与冠心病的基础，而便秘与尿失禁又说明其阳气虚弱、气化不足是其关系性因素。故此，在治疗过程中扶阳医学就是"以人为本"，而不是追求高血压与冠心病的治疗，从患者的吃喝拉撒睡着手，贯穿于其中的就是切脉辨证立法遣药处方五个进程一气呵成，特别是以"人"为本前提下"病脉症舌并治"思维方式，贯穿于治疗次第的六字直言"去邪、建中、填精"的灵活应用，几个月下来一切问题都迎刃而解，这就是扶阳医学的学术思想精髓。

扶阳医学给人们的印象是没有附子就不对了，其实并不这样的。本例患者一路下来，就没有用到大剂量附子，而病情依然是达到了预期的治疗目标。但凡是体重没有达标，甚至舌质嫩红瘦者，都可以确认为阴虚体质，针对这样的情况患者往往有虚热存在，即古人所说的"瘦人多火"，说的就是此意。针对这样的情况，我们一路就是降离火、安心神、稳心率、建中宫、通络脉，最后大补气血之法，才能收功达到最终的治疗目标。

七、内分泌疾病医案

47. 早期糖尿病案

蒋某某，女，46岁，河南省浚县人。时间：2021年7月16日就诊。

病症：患者血糖升高有半年左右，在7左右波动，患者身高156cm，体重68kg，超重，身体肿胀，脚肿，化验尿与肾功能正常。目前月经量少，口渴喜凉饮，胃口特别好，容易饥饿，睡眠好，大便每天1次，小便正常，出汗少。舌诊：舌形正常，中线靠右，舌质红、薄白苔，舌中线稍凹陷，中线两侧膀胱经稍隆起，膻中区有堵，舌根凹陷。脉诊：右手脉微浮、稍滑，沉取脉微劲滑，肺脉弹指，脾脉微劲，右尺脉可、有滞象；左手脉微浮细稍滑，关稍明显，沉取脉细紧滞稍滑，心脉微洪，肝脉稍洪，膀胱脉紧滞稍滑，尺脉短滑滞欠缓。证属阳虚郁滞、气化不行、经络不畅，治宜疏理郁滞、扶阳抑阴、通达经脉。处方用药：

处方一：

生石膏200g，生山药60g，知母30g，炙甘草5g，党参30g，肉桂20g，玄参20g，泽泻30g。5剂。

处方排序：

生石膏、生山药、知母、炙甘草、党参。肉桂、玄参、泽泻。

法药意解：

处方是扶阳医学非附桂法，即人参白虎汤法（生石膏、生山药、知母、炙甘草、党参），肥胖超重之人，由于网油堆积在中焦不能气化，如同一个网油被褥盖在脾胃外面，当进食之后由于其热量不能及时流通，导致中消口渴易于饥饿，胃口特别好。至此已形成中消症，且因阳明胃火燎原，盘踞中宫，周身精血，顷刻有灼尽之势，非杯水可救，故施猛剂，取其速灭也。又见患者口渴饮冷，明明胃火已盛，津液已伤，此际当用党参以大扶元阴，石膏以清胃热，知母以滋化源，甘草、山药以培中气，气阴得助，胃火得清，中消之症即可化为乌有矣。此乃人参白虎汤救阴之大法也。

加肉桂、玄参，气血两和，务使气血周身流畅不息，且引火下行，潜入水中；又借泽泻行胸膈之水，通网油由上而下，直达膀胱，气化则能出焉。

处方二：

桂枝15g，苍术15g，生姜30g，南山楂20g，陈皮15g，法半夏20g，土茯苓30g，石菖蒲20g，天麻15g，白芷15g，九香虫15g，瓦楞子15g，泽泻15g，党参15g，鹿角片15g。10剂。

处方排序：

桂枝、苍术、生姜、南山楂。陈皮+法半夏+土茯苓、石菖蒲+天麻+白芷、九香虫+瓦楞子、泽泻、党参+鹿角片。

法药意解：

处方是扶阳医学桂枝法（桂枝、苍术、生姜、南山楂），用桂枝开通太阳，苍术燥土泄水，阳上行，阴下降，成自然之气。南山楂降胃中之逆气归于下焦，清阳无阻。生姜通神明，心君朗照，脏腑自然分明，气血自然随之运转，一切凝瘀渐渐化为乌有，真阳亦渐渐布满全身筋络骨节，无不调畅。

陈皮内通网络，外通肌腠皮毛；法半夏降胃中之逆气，归于坤土，土转于小肠膀胱，使清阳得升，浊阴自降，交通皆成自然；土茯苓乃土中之精气，入坤土而化水中之污秽。石菖蒲宣心窍，令臣使，清秽浊，胃之囊廓必开，逆更能下，清更能升；白芷再通肺达脾，肺与大肠相表里，脾与胃相表里，使脾肺相照，肠胃得通，上下之气机皆能鼓荡而出；加天麻镇风透肌，助气血更能润泽于肤表。九香虫阳极而动，火旺生土而中焦得助；瓦楞子有分散之能，胃脘郁腐之物皆可随机而降，浊降而清自可升矣。党参佐鹿角片，精气相合，刚柔相助，精气交流，凡阳损阴掣，皆能润泽。

处方三：

桂枝 15g，生白术 15g，生姜 30g，小茴香 20g，青皮 15g，法半夏 20g，茯苓 30g，吴茱萸 15g，茵陈 30g，泽泻 15g，瓜蒌壳 15g，薤白 15g，党参 15g，鹿角片 15g，大麦芽 15g。10 剂。

处方排序：

桂枝、生白术、生姜、小茴香。青皮+法半夏+茯苓、吴茱萸+茵陈、泽泻、瓜蒌壳+薤白、党参+鹿角片+大麦芽。

法药意解：

处方是扶阳医学桂枝法（桂枝、生白术、生姜、小茴香），用桂枝开太阳，启少阴之微阳，随太阳布于三焦；生白术强脾土，助运化，上下内外更能协和。使用小茴香以通秽，甜以醒脾，凡空虚之处，有瘀凝之物，随辛温之品，消化于无有之乡。生姜通达神明，引通三焦来往之游行，凡天空中之厌秽尘氛无不冰消。

青皮引离火，交于皮毛，肌腠得畅，肾肺必然相通；吴茱萸引肝木升发于上，使上下通达；茵陈再降胆胃，阳明大肠时时而动矣。瓜蒌壳宽胸开膈，三焦之壳可畅；薤白引通心脉，是欲心肾相照，意期迎水就火，引火就下。大麦芽调肝之凝滞，脾肝得治，上下更能交通，肠胃也得快畅。

处方四：

制附片 60g（先煎 2 小时），生姜 50g，桂枝 25g，苍术 15g，陈皮 15g，法半夏 20g，土茯苓 15g，九香虫 15g，瓦楞子 15g，瓜蒌壳 15g，薤白 15g，泽泻 20g，党参 30g，鹿角片 30g，琥珀 10g。10 剂。

处方排序:

制附片、桂枝、苍术、生姜。陈皮+法半夏+土茯苓、九香虫+瓦楞子、瓜蒌壳+薤白、泽泻+琥珀、党参+鹿角片。

法药意解:

处方是扶阳医学附子桂枝法(制附片、桂枝、苍术、生姜),用附子大辛大温之品,使肾水沸腾,大气得以升举,行上而成雾,与沤渎相谐,上下得以交通,阴阳得以互流。桂枝化气宣阳,苍术泄湿燥土,生姜通达阴阳,使阳行而阴随,湿流而滞消,水肿自然借机而分消也。

琥珀得土水金与日月之精华而成之物,是用以洁神明,化蕴藏,通幽微,并以奠安精神魂魄刻刻归舍,精气神紧紧抱为一团太和之气也。

复诊(2021年11月3日):

病症:患者按照上面处方连续服用3个月后,全身水肿消失,口渴饮凉也没有了,而且胃口也变小了,虽然体重没有下降,但血糖却下降至正常,月经量有所增多,一切均好。患者要求减肥,按照患者目前舌脉症,开出减肥系列处方三步曲,即白虎人参汤消减胃口法,四逆填精大承气汤法消减体内垃圾,附子川乌填精之法,特别是后面两处方交替服用,才能达到减肥之目的,以观后效。

按语与治病次第:

糖尿病是目前临床比较难治的疑难杂症之一,这是因为引起糖尿病的原因可能有多种情况,而肥胖可能是主要的诱发因素之一,又由于肥胖之人心脏功能多有受损,导致人体的诸多症状治疗起来是比较棘手的。本例患者就是由于肥胖超重,导致全身性水肿,特别是双下肢水肿乃是心脏功能低的主要表现。

因此,本例患者的治疗我们分为两步走,即第一步是先解决水肿与中消的问题。要减轻水肿,首先要改变患者食欲旺盛的问题,这是因为多余的脂肪都会堆积在人体的前腹部,犹如一个厚厚的棉被一样,把胃脘部整个包盖住,以使胃部郁热难散,胃热则导致中消,即口渴饮冷、总是饥饿。因此,首先应用白虎人参汤加味,解决中焦郁热,为应用桂枝法与附子法做好了前期铺垫,即扶阳医学的治病次第论第一步祛邪,把中焦郁热的邪气拿掉,这也可以理解为祛邪,然后为应用桂枝法与附子桂枝法,做好充分的准备工作。因此,服用几个月下来,患者的胃口小了,而血糖也就随之而降为了正常,并且心脏功能也得到很好的恢复,全身性水肿也随之消退,这为下步的治疗——即减肥三步曲的应用,打下良好的基础,因为下步治疗要采用扶阳通下之法,只有把一些基本问题有效的解决好,才能应用扶阳通下减肥之大法。

48. 糖尿病合并症案

郄某某，男，37岁，河北省高碑店市人，时间：2019年10月24日就诊。

病症：确诊为糖尿病已经5年，正在使用胰岛素，其母亲40岁时死于糖尿病并发症，目前其血糖水平控制得还比较好。但出现手脚冰凉一年余，双脚夜晚感觉针刺性疼痛，浑身感觉寒冷，体质消瘦，且目前入睡困难，后半夜容易疼醒，胃口一般，有时嗳气，大便秘结，两三天1次，小便正常。舌诊：舌呈现布袋样，心区凹陷，舌质润，中线弯曲，苔中后右侧腻，有斜形裂纹，舌尖中凹陷，舌根平坦，舌下脉络紫暗显著。脉诊：右手脉稍紧滑，沉取脉紧滞滑数，肺脉气滞，脾脉湿滞，命门脉火弱有滞象；左手脉有浮意，沉取脉细紧滞，心脉气滞数，肝脉气滞，膀胱脉细稍紧滞，尺脉短滑数。证属虚阳外浮，治宜引火归元、协调阴阳，按照治疗次第进行。处方用药：

处方一：

丹参20g，檀香15g，砂仁15g，三七15g，百合15g，乌药15g，香附15g，高良姜15g，五灵脂15g，蒲黄15g，九香虫15g，瓦楞子15g，火麻仁30g。3剂。

处方排序：

丹参、檀香、砂仁、三七。百合+乌药、香附+高良姜、五灵脂+蒲黄、九香虫+瓦楞子、火麻仁。

法药意解：

处方是扶阳医学非附桂法，即丹参饮法（丹参、檀香、砂仁、三七），丹参一味功同四物，色红入血养血，且脉能舍神，魂魄皆安；檀香化空中之秽，使清虚之府得清，重楼得其宣朗，神明得以清灵；三七其叶非三即七，木火之性入通血脉，质体坚硬有无坚不可摧之功；借砂仁纳五脏之精微交流于六腑，使阴阳密藏，气血循行于脉中，上下内外都能通达，乾能健坤能守，是强健先后之妙旨也。

百合收纳肺气，神魂得安；乌药温下元且香味上达，与百合相伍有升降相因、阴阳和合之功。高良姜暖脾土强胃腑，太阴阳明交合不断；香附再运中宫推动三焦向上而行，脾升胃降枢转畅达。五灵脂有同气相求之用，六腑通浊降阴而清气可升；生蒲黄通达纤维，使太阳之气由纤维而膈膜，而筋络，而肌腠，而皮毛，冀希内外相通，阴凝可解，气机得其畅矣。九香虫阳极而动，升极而降，借瓦楞子分散之力，胃腑黏膜得以推陈致新矣。火麻仁油润使舟船行阳明通魄门大开，且阴得化而阳生，血得润而枯荣，肠胃水足，流通自如，推荡并行，其功迅速。

处方二：

黄连 10g，丹参 20g，黄芩 15g，木瓜 30g，炙甘草 10g，党参 30g，制附片 15g，肉桂 10g，瓦楞子 15g，柏子仁 40g，远志 15g，紫石英 45g，砂仁 15g，火麻仁 30g。3 剂。

处方排序：

黄连、丹参、黄芩、木瓜、炙甘草、党参、制附片、肉桂。柏子仁+砂仁、远志+紫石英、瓦楞子+火麻仁。

法药意解：

处方是扶阳医学非附桂法，即黄连阿胶汤法（黄连、丹参、黄芩、木瓜、炙甘草、党参、制附片、肉桂），盖心烦者，坎中之精不能上交于心；不得卧者，离中之阴不能下降于肾。方中黄芩、黄连、木瓜之苦，直清其热，又得党参以补离中之气，丹参以补离中真阴，附子以补坎中之精，炙甘草调和上下、权司中宫，则坎离得补，阴阳之气自调，升降不乖，又借肉桂引火下行以入坎水，而水火互为其根，则失眠烦躁可解矣。

柏子仁引苦泄之性透达于膻中，转交于上焦雾露之中，化源之润下并行，脏腑畅调，凡清虚重楼之秽浊，逐渐而消；借砂仁安心益脾，使精神魂魄，各归其位，生化更得其畅。远志肉引通心肾，使水火谐和，借紫石英沉入海底之功，冲脉通达而水火相生，睡眠得以安然也。

处方三：

朱茯神 15g，琥珀 10g，砂仁 15g，青皮 16g，藿香 15g，苍术 15g，淫羊藿 20g，厚朴 25g，炙甘草 5g，九香虫 15g，瓦楞子 15g，苦参 10g，全瓜蒌 25g，薤白 15g，党参 30g，鹿角片 20g。5 剂。

处方排序：

朱茯神+琥珀、砂仁、青皮、藿香、苍术、淫羊藿、厚朴、炙甘草。九香虫+瓦楞子、全瓜蒌+薤白+苦参、党参+鹿角片。

法药意解：

处方是扶阳医学非附桂法，即朱茯神法（朱茯神+琥珀、砂仁、青皮、藿香、苍术、淫羊藿、厚朴、炙甘草），用朱茯神镇定精神魂魄，都归于温性药品之中，使气机绵绵接续为要；借琥珀得土水金与日月之精华而成之物，是用以洁神明，化蕴藏，通幽微，并以奠安精神魂魄刻刻归舍；携镇八之法以镇八方、抚九州、理气机、畅经络，是"上工守神"之妙用也。

全瓜蒌以瓢为用，引阴出而阳入，借蒌仁下行以金生丽水，舟船得以畅通无阻；薤白通达百脉、经络可行；苦参降离火宁心神，心肾得以沟通，水火得以既济矣。党参滋肺液，藏大气，使气血循循不休，源源而生，协助鹿角片温精行血，安魂益智，脑中之神经可期敏活，坎离中之真阴真阳常常护卫，为强身固本之良品也。

处方四：

桂枝 15g，苍术 15g，生姜 30g，小茴香 20g，陈皮 15g，法半夏 20g，土茯苓 25g，吴茱萸 15g，茵陈 30g，全瓜蒌 30g，薤白 15g，丹参 20g，苦参 10g，九香虫 15g，瓦楞子 15g，鹿角片 30g。10 剂。

处方排序：

桂枝、苍术、生姜、小茴香。陈皮+法半夏+土茯苓、吴茱萸+茵陈、全瓜蒌+薤白、丹参+苦参、九香虫+瓦楞子、鹿角片。

法药意解：

处方是扶阳医学桂枝法（桂枝、苍术、生姜、小茴香），用桂枝引少阴之气与太阳相接，使太阳由水而土，由土而木，由木而火，随脾之运化通于上下内外；用苍术引风湿外流，生姜通达阴阳，使阳行而阴随，湿流而滞消，小茴香调脾肝之气，上交心火，下启肾精，迎肾精上达空窍，相火与君火互相照耀，精温而水沸，水沸而气升，上焦之雾露可成，中下之沤渎可行，是交济水火之灵丹也。

加法半夏降胃逆，以随桂枝之性，内凝随太阳膀胱之气机，转输于大小肠，糟粕水道行矣；土茯苓化浊毒有清洗之用，下焦决渎得以畅行；用陈皮由络而肌腠而皮毛，是引太阳之气，内外相通之意也。吴茱萸温木热土，克中变为共荣之用；茵陈通肝肺，金木互通一气，肝升胆降则有相照之能。

处方五：

制川乌 25g（先煎半小时），生黄芪 75g，党参 30g，丹参 20g，炙甘草 5g，法半夏 20g，郁金 20g，朱茯神 15g，九香虫 15g，瓦楞子 15g，吴茱萸 15g，茵陈 30g，石菖蒲 20g，独活 15g，蒲公英 15g，肉苁蓉 40g。10 剂。

处方排序：

制川乌、生黄芪、党参、丹参、炙甘草。法半夏+郁金+朱茯神、九香虫+瓦楞子、吴茱萸+茵陈、石菖蒲+独活+蒲公英、肉苁蓉。

法药意解：

处方是扶阳医学非附桂法，即川乌法（制川乌、生黄芪、党参、丹参、炙甘草），用川乌附子之母也，阴阳未分之物，借以破阴阳凝对之所，毛络之末端阴阳交汇之处，能使之如潮汐而动也；加黄芪引坎中之阳，交于离宫，转输巅顶，充润髓海，阳能举，阴能化，内外都得气血之来往；党参、丹参与辛温之品会合一起，意在益气温血，使化源与运化长期运转不息；再用炙甘草缓诸药性，调济生化之机，使五脏都归于气血之中。

郁金破肝脾之郁，导阴阳交点之路，务期郁开而阳生气动而凝消；借肉苁蓉益肾精滋肺液，泽大肠，五液可分。石菖蒲引心意传于膻中，交于臣使，臣使得令，布告万方，天下处处生春；蒲公英借任脉上行，以使精气汇聚于膻中，精华直达百会；独活从百会循督脉沿膀胱经下潜九泉之路行走，使任督二脉循环无端也。

处方六：

党参 30g，生黄芪 45g，丹参 20g，筠姜 30g，肉桂 20g，炙甘草 10g，九香虫 15g，瓦楞子 15g，全瓜蒌 25g，薤白 15g，苦参 10g，甘松 20g，银杏叶 30g，红景天 30g，鹿角片 30g。10~30 剂。

处方排序：

党参、生黄芪、丹参、筠姜、肉桂、炙甘草。九香虫+瓦楞子、全瓜蒌+薤白、苦参+甘松、银杏叶+红景天、鹿角片。

法药意解：

处方是扶阳医学非附桂法，即参芪综合法（党参、生黄芪、丹参、筠姜、肉桂、炙甘草），夫丹参味苦入心能补心，心者生血之源也；黄芪甘温补肺，肺者正气之宗也；丹参得黄芪而血有所附，黄芪得丹参而气有所依，古人称为补血汤者，取阳生阴长之义；党参滋肺液，藏大气，使气血循循不休，源源而生，协助鹿角片与黄芪温精热血，安魂益智，脑中之神经可期敏活，坎离中之真阴真阳常常护卫，为强身固本之良品也；筠姜助君火而益太阴，肺脾更能协和，化源与运化刻刻不停息；肉桂温血附气，是引血与气，刻刻不离，阴与阳刻刻无间，是阳正而阴守，魄镇而魂通，冀期营卫协和，全身皆得其养；再用炙甘草崇脾以养木，木调而生火，火壮而气流，气行而精随，为借火化精生气益气归根。

甘松益肝脾以香气透达，百脉皆通；银杏叶精华在枝末，红景天富含大气以通血，气血流畅，经络畅通，百脉阴阳交流刻刻无端也。

处方七：

乌梅 45g，炙甘草 15g，制附片 60g（先煎 2 小时），筠姜 40g，肉桂 20g，独活 15g，花椒 10g，黄连 10g，土茯苓 25g，当归 40g，党参 30g，鹿角片 40g，龟板 20g，远志 15g，紫石英 45g。10~30 剂（与前方交替服用）。

处方排序：

乌梅、炙甘草、制附片、筠姜、肉桂、独活、花椒、黄连、土茯苓、当归、党参。鹿角片+龟板、远志+紫石英。

法药意解：

处方是扶阳医学非附桂法，即乌梅综合法（乌梅、炙甘草、制附片、筠姜、肉桂、独活、花椒、黄连、土茯苓、当归、党参），取乌梅大酸之气，以顺木之性，佐以桂、附、独、姜、川椒，一派辛热之品，导一阳之气下降，又能温中建中；复得连土泻心包无形之热，更兼燥湿，苦寒药品，惟此二味，能清能燥。继以参归，滋养脾阴，脾胃建而中土立复，厥阴之气畅达而无滞机矣。

鹿角片通督脉壮坎中一阳真精，龟板育任脉滋离中真阴之精，任督回环，乾坤建坎离既济，阴阳和合而水火相生，生命又得建矣。此乃乌梅综合填精收功之大法也。

按语与治病次第：

糖尿病合并症是本病最为严重的问题，而且西医对此缺乏有效的治疗手段与方法，中医学早期介入与治疗就显得格外的重要。本例患者有糖尿病家族史，特别是其母亲早年就死于糖尿病的合并症，因此患者心理上有着巨大的压力。虽然在本地治疗也有一定的效果，但对于严重双脚疼痛等症状无法得到有效控制，因此扶阳医学积极地参与治疗，是控制糖尿病并发症比较有效的方法之一，特别是川乌法的应用在病中具有重要的作用与价值。

处方一是扶阳医学四合汤法加味，专门解决胃病酸胀痛的问题，由于长期服用中西药物，导致胃病消化与动力方面的问题，是首先要解决的问题。民以食为天，如果胃病无法得到有效的解决，后面的治疗将无法完成。处方二是扶阳医学黄连阿汤法加味，由于患者精神压力比较大，治病先治神，即《黄帝内经》所云："上工守神。"解决神的层次与睡眠的问题，乃是非常重要的一步。处方三是扶阳医学朱茯神法加味，继续在神的层面上作功，即如郑钦安在《医理真传》中早就指出："凡属内伤者，皆心气先夺，神无所主，不能镇定百官，诸症于是蜂起。"讲的就是这个问题。处方四是扶阳医学桂枝法加味，开表建中、化湿除浊、温肝降胆、宽胸理气、宁心安神、扶阳助正等，乃为开道之处方。处方五是扶阳医学川乌法加味，本法重在疏通经络、益气活血、解郁安神、温肝降胆、宽胸安神、疏通并运行任督二脉等，重在疏通经络，特别是肢体末端的经络，乃是解决疼痛最为有效的方法。处方六是扶阳医学大补气血综合填精之法，重在解决患者体质消瘦与心脏功能低下的问题，这才是最为核心的治疗思想与方法。处方七是扶阳医学乌梅综合填精之法，本法重在治疗厥阴病，糖尿病就是中医学上的厥阴病，而且作为本病的主打处方之一，进行反复服用，才能达到治疗目标。

二诊（2020年6月3日）：

病症：服药3个疗程后，因为疫情而推迟复诊时间。自从服药之后，大便通畅，睡眠安稳，偶尔夜间醒来，但仍然可入睡，双下肢与脚疼痛、夜晚加剧的情况消失，手脚有温暖感觉，但遇天寒时仍然感觉手脚凉，原来打胰岛素血糖7mmol/L左右，现在已经降到4~5，空腹血糖5左右，餐后血糖7左右，精气神感觉比较好，而且体重增加5kg左右。原来心跳加快在每分钟100次以上，现在每分钟90多次，目前手指尖还有点凉，前胸后背汗出比较多，比较容易长肿疖，头部最多，胃有点胀，大便每天1次，小便有点黄。舌诊：舌呈现布袋样，舌尖平，根部有凸起，有腻厚苔，中焦有两条横形裂纹，舌下脉紫暗明显。脉诊：右手脉浮稍紧滑稍数，沉取脉紧滞滑数，寸脉滑滞数，关脉湿滞，尺脉弱；左手脉有浮意，沉脉取细紧滞，寸脉气滞数，关脉微洪滞稍数滑，尺脉短稍滑数。证属虚阳外越、经络郁滞，治宜引阳归位、疏通经络，按照次第进行治疗。处方用药：

处方一：

制附片 30g（先煎 1 小时），生姜 50g，炙甘草 10g，党参 30g，鹿角片 30g，砂仁 15g，羌活 15g，独活 15g，白芷 50g，黄芩 25g，金银花 45g，徐长卿 15g。3 剂。

处方排序：

制附片、生姜、炙甘草。党参+鹿角片+砂仁、羌活+独活、白芷+黄芩、金银花+徐长卿。

法药意解：

处方是扶阳医学四逆法（制附片、生姜、炙甘草），用姜草甘温并进，引附子之辛烈，由水泉冲入三焦，使网膜自然开放，气机自然分化，且与大温之性，交纳于阴阳要道之地，使阴阳协和为要；贵在生姜肃清青阳界限之路，导阳速行，阴速化，为生阳化阴之本。党参佐附子刚柔相和，气血交流，凡阳损阴掣，皆能润泽，又滋化源而雾露下降，百脉皆调；鹿角片壮督脉填坎中一息真阳之精，附子与砂仁同谐于膻中，使臣使自然，天君得其泰然，火土传其化机，而营卫阴阳，自然协和，升降无不得其畅矣。此乃四逆填精之用也。

羌活走太阳膀胱经由下而上，独活行督脉空间外焦由上而下，膀胱经上通下达，邪气不容易停留；香白芷通肺达脾，肺与大肠相表里，脾与胃相表里，使脾肺相照，肠胃得通，上下之气机皆能鼓荡而出；借黄芩走少阳清相火，邪气从天地间分消，更无伏于少阳之弊。金银花土能生金，借水火之蒸腾发散而出，邪毒郁滞皆无停留之机；徐长卿中空通达之性，十二经络七经八脉无处不在，正易复而邪可出。此乃四逆败毒之大法也。

处方二：

朱茯神 15g，柏子仁 40g，远志 15g，石菖蒲 20g，高良姜 15g，肉桂 20g，砂仁 15g，炙甘草 5g，葱白 4 节，全瓜蒌 40g，薤白 15g，苦参 10g，党参 30g，鹿角片 15g，九香虫 10g。5 剂。

处方排序：

朱茯神、柏子仁、远志、石菖蒲、高良姜、肉桂、砂仁、炙甘草、葱白。全瓜蒌+薤白+苦参、党参+鹿角片+九香虫。

法药意解：

处方是扶阳医学非附桂法，即朱茯神法中的平巽大法（朱茯神、柏子仁、远志、石菖蒲、高良姜、肉桂、砂仁、炙甘草、葱白），用朱茯神镇心宫而行水，使膻中无水之侵扰，膏肓能收能放，上与肺源相接，呼吸不乱，下与贲门相通，收纳无错；加远志、石菖蒲拨开呼吸清阳道路，使心窍开放自然，膏肓之机即无壅塞；柏子仁宁心益脾，使火土相亲相助，更能使火生土，土能伏火，中宫之气机常得其温暖之性，水气易升，肺源得润，清虚得其清矣，呼吸脉络之往来自然，顺机而动；用高良姜温胃而壮火，乃能下交于脾；用肉桂暖土温血，使土运无息，血气交流无碍；再用葱白通冲脉，与任督相遇；得砂仁纳五脏之精气，交纳于阴阳变化之中；炙甘草奠坤土而四旁得其利矣，是为利用五行之变化，清浊易于分明，升降即无碍矣。诚为平衡之大法也。

全瓜蒌瓢入胸膈，引阴出而阳入，蒌仁润肠道五液大增，舟船自然畅行无阻；又借薤白辛香通利之品，阴阳出入升降相因，滞机皆可化解；苦参入心达肾，水火相溉，阴阳和合乃为一气也。九香虫阳极而动，清香之气上通下达，神灵得以宁静也。

处方三：

桂枝 15g，苍术 15g，生姜 30g，小茴香 20g，炙甘草 5g，陈皮 15g，法半夏 20g，土茯苓 25g，全瓜蒌 40g，薤白 15g，苦参 10g，砂仁 15g，广木香 15g，党参 30g，鹿角片 30g。10 剂。

处方排序：

桂枝、苍术、生姜、小茴香、炙甘草。陈皮+法半夏+土茯苓、全瓜蒌+薤白+苦参、砂仁+广木香、党参+鹿角片。

法药意解：

处方是扶阳医学桂枝法（桂枝、苍术、生姜、小茴香、炙甘草），用桂枝法打开太阳之门，水气沸腾缘肝木而升，精随阳转，亦随胆火而运，火得其水，水温而气流，气流而阳生，阳生而神化，于是情也意也，乃能随气机而动，鼓荡元阴元阳交合出入之路，是火发之本旨。

加二陈法（陈皮、法半夏、土茯苓）可降逆气、化痰湿、去污秽、解毒浊，一开二降邪气绝无存留之机。因尘氛厌秽未净，又用广木香通中宫而疏脉道，通网膜而三焦一齐相贯，扫尘氛而阴霾尽净。

处方四：

制川乌 30g（先煎 1 小时），生黄芪 90g，党参 30g，益母草 15g，炙甘草 5g，法半夏 20g，郁金 20g，土茯苓 25g，九香虫 10g，全瓜蒌 40g，薤白 15g，苦参 10g，石菖蒲 20g，独活 15g，蒲公英 15g。10~30 剂。

处方排序：

制川乌、生黄芪、党参、益母草、炙甘草。法半夏+郁金+土茯苓、全瓜蒌+薤白+苦参 10g，石菖蒲+独活+蒲公英、九香虫。

法药意解：

处方是扶阳医学非附桂法，即川乌法（制川乌、生黄芪、党参、益母草、炙甘草），川乌法有透邪通络、益气活血、化湿利水之功，意在打通全身无处不在之终极网络。

用法半夏降逆气，助运转，通网膜，理肌腠，化内外凝滞之瘀，清道可无阻矣；借郁金解郁相克都成相生之用，清升而浊阴自降，又用土茯苓丽水下行亦有清洗道路之功矣。石菖蒲通达膻中，火自得明，血自得活，气自得化，神明自得清灵；蒲公英由会阴走任脉达膻中，直上神灵净地；独活由百会穴如瀑布而下，循督脉直入九泉；任督通乾坤回环，坎离再生，先后互用生命得以重生矣。

处方五：

生附子40g（高压锅先煮2个小时），筠姜40g，炙甘草15g，肉桂20g，山萸肉20g，鹿角片40g，龟板20g，生龙骨45g，生牡蛎45g，全瓜蒌45g，薤白15g，丹参20g，银杏叶30g，红景天30g，砂仁15g，广木香15g。10～30剂。

处方排序：

生附子、筠姜、炙甘草、肉桂。鹿角片+龟板、生龙骨+生牡蛎+山萸肉、全瓜蒌+薤白+丹参、银杏叶+红景天、砂仁+广木香。

法药意解：

处方是扶阳医学四逆法（生附子、筠姜、炙甘草、肉桂），用生附子大暖肾水，化精为气，气升而神随，神气得交，精血得固，血流而精动，精动而阳生，阳生而火发，火动而气团，意在使坎离相合，心肾相交，为水火既济之用；筠姜与炙甘草温暖中宫，助土之运转，是升清而降浊，温中而暖四末之法也；又用上肉桂再壮火原，鼓荡泉水上举，中焦得成其沤，上焦得成其雾，务期天地交泰，气血交流，阴阳交会，精神魂魄自然达到无穷景况。

鹿角片壮督脉填坎中一阳真精，龟板育任脉滋离中一息真阴，阴阳合而任督交，乾坤坎离交换无穷也。再取龙骨、牡蛎有情之物，龙骨禀阳之灵，牡蛎禀阴之灵，二物合而为一，取阴阳互根之意，加山萸肉者，以使阴阳和合紧密无间，阴阳交换刻刻无间，生命之火得以自然而燃也。银杏叶精华通达于枝末，红景天富含大气而入血，丹参更开心之神明，助土之分化清浊，神也、气也，知周而出焉，引气入血，导气血之畅流，化血脉之凝瘀，瘀祛而新生，务期化尽周身瘀滞，血脉经络得以畅行无阻矣。

处方六：

生附子30g（高压锅先煮2个小时），筠姜30g，炙甘草30g，赤芍30g，木瓜30g，怀牛膝30g。3剂。

处方排序：

生附子、筠姜、炙甘草。赤芍+木瓜+怀牛膝。

法药意解：

处方是扶阳医学四逆法（生附子、筠姜、炙甘草），夫生附子大热纯阳，补先天之火种，佐筠姜以温中焦之土气，而调和上下；借炙甘草奠安中枢，鼓荡元阴元阳，务期邪正分明；且生附子又能启水中之阳，上交于心；阴阳交媾，而水火互根矣。

夫芍药苦平入肝，肝者阴也，甘草味甘入脾，脾者土也。苦与甘合则化阴津，又木瓜与甘草，酸甘亦化阴。附子与炙甘草相合，辛甘化阳，借怀牛膝引下之功，阴阳水火得以互生也。但凡是阴阳分离之症，皆可借此方使得阴阳紧紧相抱相生焉。

按语与治病次第：

本例患者经过 3 个月的系统治疗后，效果显著，不仅夜晚双肢末端疼痛的问题得到了有效的缓解，同时体质也有改善，体重也有所增加，特别是患者述说过去每天都没有一点的精神，现在精气神充足，家人感觉就像是换了一个人。特别是血糖控制得非常好，每天注射胰岛素减少到了一半，而且血糖也非常稳定。但目前仍然有郁热已经非常明显，而且心率仍然是比较快的，这些问题仍然需要进行系统的治疗，才能从根本上改善现状。

处方一是扶阳医学四逆败毒之法，专治郁热化火在皮肤的肿疮等问题，具有扶阳益肾、通达膀胱、清热解毒、疏通经络之功，而《黄帝内经》中有"火郁发之"也是此意。处方二是扶阳医学朱茯神法中的平巽大法加味，本法重在宁心安神、建中运化，以解决右侧降下困难之问题。处方三是扶阳医学桂枝法加味，开表建中、化湿除浊、宽胸安神、通理三焦、扶阳助正等，以建中为主要目标。处方四是扶阳医学川乌法加味，本法重在疏通经络、益气活血、宽胸活血、理气安神、温肝降胆、运行任督二脉等，以达到疏通各级经络为主要目标。处方五是扶阳医学附子肉桂法加味，即破格救心汤加味，重在用生附子以扶阳回阳潜阳为主，以达到快速填精益肾为目标。处方六是扶阳医学四逆法加味，即芍药附子甘草汤法，重在柔和阴阳以为功，以使阴阳紧紧相抱而不分离。

49. 糖尿病足溃烂案

赵某某，男，54 岁，河南省郑州市人。时间：2021 年 6 月 21 日初诊。

病症：患者有糖尿病病史 3 年余，糖尿病右足大踇趾侧溃烂（3cm×5cm 左右），已经露出了骨头，伤口总是无法生长。虽然中西药加外治已经半年余，整个下肢肢颜色乌青，没有向好的趋势，活动受限，口服消渴丸控制血糖 7mmol/L 左右，体重微以超重，大便每天 1 次，但排出费力，上身出汗，手脚凉，睡眠还行。舌诊：舌中凹陷，胸椎 7、8 椎体处有裂纹，用手摸之椎体有错位，膻中区隆起。诊脉：左手心脉浮有滞，肝脉滞逆，尺短脉弱稍有点跳；右手脉脉浮，沉取脉细滞、稍滑数。证属阳虚郁滞、郁滞化热，治宜扶阳通络、化郁除热。处方用药：

处方一：

制附片 30g（先煎 1 小时），生姜 30g，炙甘草 15g，党参 30g，鹿角片 30g，砂仁 15g，羌活 15g，独活 15g，白芷 30g，黄芩 30g，金银花 50g，徐长卿 15g。5 剂。

注：在内服中药的同时，用艾灸的方法，灸右足病处与下肢乌青皮肤处，每天进行，同时把艾灸灰与外涂药膏涂在伤口处，外用敷料保护疮面。

处方排序：

制附片、生姜、炙甘草。党参+鹿角片+砂仁、羌活+独活、白芷+黄芩+金银花、徐长卿。

法药意解：

处方是扶阳医学四逆法（制附片、生姜、炙甘草），用附子启少阴之阳，交于少阳，引少阳之火寄于膻中，使二火对照，土得其生，土畅而金生，金生而水暖，水暖而木调，木调而周身气血循筋络达肌腠归四肢，是助火之法也。再用生姜与炙甘草甘温并进，引附子之辛烈，由水泉冲入三焦，使网膜自然开放，气机自然分化。

党参借附子，刚柔相济，使气血合，五液得升，阴阳之枢纽更成自然；鹿角片通督脉以壮阳精；砂仁再纳五脏之精液归于水火之中，使精津气血液皆随阳化，即精能化气，气能化阳，元阴元阳渐渐恢复，使阳正而以能外卫，阴能守中以助封藏。羌活引大气升举，由下而上，由内而外，追邪气外出，而元气稳固；独活分化水土中之凝滞，扫除阴霾，拨开云雾，使中天丽日照耀于无微之中，亦助附子之一臂也。白芷香窜之品，拨开隐微之路，气血流通无阻，且大剂量可通上窍，神明得泰，内外之闭塞豁然清朗，秽浊可除；黄芩入三焦达网膜，肝胆之木火得以清和，而水中之阳乃能由内达外，少阳之伏邪随上下而消矣；金银花含苞待放，借水火功夫而发散清香，清气得扬而浊阴自降矣。徐长卿有通达之性，借以引入病之区也。此乃扶阳医学四逆败毒之大法也。

处方二：

桂枝 15g，生白术 15g，生姜 30g，炙甘草 5g，南山楂 20g，法半夏 20g，陈皮 15g，土茯苓 25g，全瓜蒌 40g，薤白 15g，苦参 10g，吴茱萸 10g，茵陈 30g，党参 15g，鹿角片 15g。10 剂。

处方排序：

桂枝、生白术、生姜、炙甘草、南山楂。陈皮+法半夏+土茯苓、全瓜蒌+薤白+苦参、吴茱萸+茵陈、党参+鹿角片。

法药意解：

处方是扶阳医学桂枝法（桂枝、生白术、生姜、炙甘草、南山楂），用桂枝引气机由土而木，由木而心肺，仍降于土，为助五行之运化，交流于五脏六腑。生白术助脾中之质，化土中之滞，使运行于四旁之力，更有加焉。南山楂化脾胃中之积滞，使阳明太阳无阻，且化积消凝，使桂枝拨转阴阳道路易进易出。生姜通达神明，引通三焦来往之游行，凡天空中之庆秽尘氛无不冰消。炙甘草缓扶正气，缓即藏之意也，使正气得藏，阴阳两气刻刻交会，清浊必无缪行之势。

陈皮通达肺窍，与胃相合，迎清气上升，导浊瘀下降；加法半夏降胃逆，以随桂枝之性，内凝随太阳膀胱之气机，转输于大小肠，糟粕水道行矣；土茯苓能化太阳之气，又行太阴之湿，土中之浊邪可降而清气能扬。全瓜蒌内有膈实，通达上中下三膈与网油，润土清木，理肺开膈，化郁滞而引清阳，舒三焦网油气机之滞；薤白再开胸膈，疏胃结，使胃气下降，与脾阳相协而气机畅达；苦参降离火以助坎中一阳，水火乃能相济。吴茱萸化肝脾之滞，生化之机，自然无乖，一切凝结疮疡可解；白茵陈微启少阳，借白毛而相火流行，金木交并，水火自然相生矣。

处方三：

制附片 60g（先煎 20 小时），桂枝 25g，生姜 50g，炙甘草 5g，苍术 15g，淫羊藿 20g，法半夏 20g，陈皮 15g，土茯苓 25g，全瓜蒌 40g，薤白 15g，苦参 10g，党参 30g，鹿角片 30g，蛇床子 15g。10 剂。

处方排序：

制附片、桂枝、苍术、淫羊藿、生姜、炙甘草。陈皮+法半夏+土茯苓、全瓜蒌+薤白+苦参、党参+鹿角片+蛇床子。

法药意解：

处方是扶阳医学附子桂枝法（制附片、桂枝、苍术、淫羊藿、生姜、炙甘草），用附子壮水主益火源，使水火交济，升降无阻，气机乃动，上焦如雾，中焦如沤，下焦如渎，外焦如化矣。用生姜引通血脉，使阳气与桂枝相合，成为辛甘化阳之旨，阳动而阴凝可消，毒气自然外流。用苍术泄湿暖脾，使运化之机与太阳之气并进；炙甘草与淫羊藿，以使阴阳交合，水温土暖，随诸阳上升于头，而上之清窍，清清朗朗，下降于腑，而前后二阴，开阖有方，如此内外肃清，百脉安舒，全身皆成自然景象。

再用蛇床子，扫灭肌腠毛窍间之瘀蕴，皮肤之浊污皆可随上下而分消矣。

处方四：

制川乌 20g，制附片 30g（前二味先煎 2 小时），生黄芪 60g，党参 30g，益母草 15g，炙甘草 5g，鹿角片 30g，水牛角 40g，肉苁蓉 30g，紫石英 45g，天花粉 15g，瞿麦 15g，石菖蒲 20g，独活 15g，蒲公英 15g。10 剂。

处方排序：

制川乌+制附片、生黄芪、党参、益母草、炙甘草。鹿角片+水牛角+肉苁蓉+

紫石英、天花粉+瞿麦、石菖蒲+独活+蒲公英。

法药意解：

处方是扶阳医学非附桂法，即川乌法（制川乌+制附片、生黄芪、党参、益母草、炙甘草），或是川乌附子法、天雄法，川乌乃精空以质为用，风性之能，在天地人之间无处不在，阴阳交合之末端，借此风性而开阖如潮汐动静有节矣；附子再助一把火力，达幽微之处得见光明。北黄芪温精温血，升气助阳，由坎底上升，与附子大温通行交于中上，清阳温和，浊阴下流，是清升而浊降，卫外营内，都归自然，气血必然畅运，寒热必不再作，精神亦为之归纳。党参滋肺益气又安神魂，又助化源；炙甘草温固生化，是调清而清升，降浊而浊行，使三焦会通交点之外，轻拨而解。益母草入坤土，助运化水湿得行，瘀滞亦随决渎而化焉。

鹿角片通督脉而增添阳精，水牛角上头顶而郁毒可清；肉苁蓉得水土之精而成，与地质相合而长，有阴阳会合之妙；紫石英乃水火相交之色，以助离火降而坎水升，水火得以交接不断，乾坤得以立极也。天花粉入阳明而下达，理肌腠达经络，交皮毛与太阳相协；瞿麦乃阴阳和合而化，通心气，行血化，膀胱之寒水得以气化焉。石菖蒲开心窍，引神智布达于外，五脏百脉皆能听令；独活再由少阴而出太阳，随气化而湿浊尽消；蒲公英天下一大英雄，荡涤天地空间之尘埃，一切浊毒污秽皆可化为乌有矣。

随访（2021年7月12日）：

病症：今天带其亲属看病，顺便访问说，已经服到处方三，效果非常好，右足伤口处已经基本愈合，只有一点小疮面，而且整个右下肢皮肤颜色也已经恢复正常，行走活动正常，精气神好，感觉非常满意。

按语与治病次第：

本病乃是糖尿病严重的并发症之一，在临床上治疗也是比较棘手的问题，现代医学手段尚未完备，而采用扶阳医学次第疗法，加之外用艾灸再助姜桂附一把火热之力，阳动阴消，阳生而阴长，阳能正而阴可守，局部与整体紧密相结合，近期内就取得良好的临床效果，增加患者长期治疗之信心也。初期即用四逆败毒之法，即四逆填精合用发散郁毒之品，直中阴阳合病之中心，服之效果显著。然后按照次第疗法，桂枝法建运中宫，附子桂枝法形成三立之法，即立水极、立火极、立土极，生命得以重新立极而再造；后又用川乌法透达脉络、益气活血、直达冲脉、运行任督等，一气呵气，步步填精，内外治相合，近期内就取得显著的临床效果，为下步的强化治疗根本奠定了基础。

50. 甲状腺功能低下案

翟某某，女，44岁，河南省周口市人。时间：2022年3月5日就诊。

病症：患者在2014年因甲状腺病而行切除术，手术后因甲状腺功能低下而服用优甲乐以维持正常功能。月经目前正常，5~6天过去，有痛经、白带，有慢性鼻炎病史，目前睡眠不佳，入睡困难，胃口也差，胃酸、胃胀、胃痛，伴有恶心，大便每2~3天1次，小便频次多，手足凉，平素出汗较多。舌诊：舌形正常，舌质淡润，心胃区有阴影，舌根凹陷，苔薄白。脉诊：右手脉关有点浮稍滑，沉取脉滑滞欠缓，肺脉滑滞，脾脉滑滞，命门脉火可；左手脉有点浮，沉取脉细滞，心脉细滞，肝脉滑滞微逆，膀胱脉细滞，尺脉微劲滑。证属阴阳两虚，治宜协调阴阳、大补气血。处方用药：

处方一：

丹参20g，檀香15g，三七15g，砂仁15g，百合15g，乌药15g，高良姜15g，香附15g，五灵脂15g，生蒲黄15g，九香虫15g，瓦楞子15g，肉苁蓉30g，紫石英45g。5剂。

处方排序：

丹参、檀香、三七、砂仁。百合+乌药、高良姜+香附、五灵脂+生蒲黄、九香虫+瓦楞子、肉苁蓉+紫石英。

法药意解：

处方是扶阳医学非附桂法，即四合汤法（丹参、檀香、三七、砂仁。百合+乌药、高良姜+香附、五灵脂+生蒲黄），胃病者，"痛在心窝窝，三合加四合"，这是北京焦树德老中医专门治疗心胃诸痛良方，针对胃酸胀痛者其效如鼓。

九香虫香极而动，气动而血运；瓦楞子化胃脘中腐败之物，脾升胃降，太阴阳明交合不断。肉苁蓉益肾精滋肺液，泽大肠；紫石英质重而沉入海底，坎离既济，以助大肠蠕蠕而动，糟粕出而正气可升矣。

处方二：

朱茯神15g，柏子仁30g，远志15g，石菖蒲20g，高良姜15g，肉桂15g，砂仁15g，炙甘草5g，广紫菀15g，九香虫15g，瓦楞子15g，全瓜蒌40g，薤白15g，肉苁蓉40g，紫石英45g。5剂。注：月经前期服用。

处方排序：

朱茯神+砂仁、高良姜、炙甘草。远志、柏子仁、肉桂。广紫菀+石菖蒲、九香虫+瓦楞子、全瓜蒌+薤白、肉苁蓉+紫石英。

法药意解：

处方是扶阳医学非附桂法，即朱茯神法中的平巽大法（朱茯神+砂仁、高良姜、炙甘草、石菖蒲、远志、柏子仁、肉桂），巽者，风也，胆也，顺势而为之用意也。用茯神得土之精华而成，硃砂得水石之精气而生，二物交用，是引肾以达心，亦宁神而生智，并能引土气以护金，引君火以昌明传于肺金之中，是肃清之意；砂仁纳五脏之气达于水火交济之中。高良姜化脾胃之阴，助收纳消磨之机；借炙甘草崇脾土而四旁得运，清浊得分。用远志肉引通心肾，使水火谐和；柏子仁引神灵归于心主，神则明矣。肉桂温脾热血，使运化大行，而血液润泽坤土，草木皆得其畅。

广紫菀疏通肺络，荡动膻中，启发贲门，呼吸之道路得其开阖，升降之气机得其流行；石菖蒲拨通心窍，与臣使贯通一气，一切膈阂可解；二者合，则呼吸开阖得以自然如初矣。全瓜蒌宽胸膈理气机，润大肠而糟粕降；薤白黄土相兼，金土之象，通达之性，以助瓜蒌上通下达之力。

处方三：

桂枝20g，制川乌15g，炮姜30g，炙甘草5g，青皮10g，杜仲15g，当归40g，生蒲黄15g，吴茱萸10g，肉桂20g，乌药15g，白檀香15g，蛇床子15g，怀牛膝10g，仙鹤草30g。5剂。注：月经期服用。

处方排序：

桂枝、制川乌、炮姜、炙甘草。青皮+杜仲、当归+生蒲黄、吴茱萸+肉桂+乌药、白檀香+蛇床子、怀牛膝+仙鹤草。

法药意解：

处方是扶阳医学桂枝法，即桂枝川乌法（桂枝、制川乌、炮姜、炙甘草），用桂枝起少阴之阳，达于太阳，布于经络；川乌再行走于冲任之道路；借桂枝与炙甘草，辛甘化阳，与炮姜苦甘化阴，脾心肾三部连系，而三焦之气机亦成自然，气血亦分合有路。

青皮引诸药归于肝经之地，杜仲可围带脉而间接入于胞宫血室。当归润木镇风，重用则化肠脏中之燥结，有引气血交于肠胃之用；生蒲黄再化血中之瘀，气血流行无阻，清浊交换不断矣。吴茱萸引肝木升发于上，使上下通达；上肉桂再温血化凝，血气得暖而动；乌药再化胞宫血室之滞机，痛经即可解。白檀香上通霄汉，下入九泉，扫净空中秽浊；蛇床子苦温之能，引会阴部瘀蕴之污浊外出；二者合则人身秽浊皆可随上下分消而化为乌有矣。怀牛膝与仙鹤草协调升降，月经之量可控能调，能如期而至也。

处方四：

制川乌15g，制附子15g（前二味先煎1小时），生黄芪45g，党参30g，当归40g，炙甘草5g，法半夏40g，朱茯神15g，吴茱萸10g，茵陈30g，九香虫

15g，瓦楞子15g，石菖蒲15g，独活15g，蒲公英15g。5剂。注：月经后服用。

处方排序：

制川乌+制附子、生黄芪、党参、当归、炙甘草。法半夏+朱茯神、吴茱萸+茵陈、九香虫+瓦楞子、石菖蒲+独活+蒲公英。

法药意解：

处方是扶阳医学非附桂法，即川乌法（制川乌+制附子、生黄芪、党参、当归、炙甘草），川乌乃风药也，无处不达，擅走无形之毛络，直入阴阳交汇之地，气血阴阳得以交换如潮汐而至矣；又得附子辛温再助其一臂之力，七经八脉十二经络皆得以畅行无阻也。重用当归味苦入心能补心，心者生血之源也；党参再益肺脾之气而滋化源，化血有续；黄芪甘温补元气、益中气、助大气。当归得黄芪而血有所附，黄芪得当归而气有所依；且要气血双补者，重用当归而轻黄芪，从阴以引阳之法也；炙甘草再缓扶正气，缓即藏之意也，使正气得藏，阴阳两气刻刻交会，清浊必无缪行之势。

法半夏之重用，降胃中之逆归于肠，使下通而上达，往来之道路无阻；合朱茯神上通下达，奠安中宫，务使三焦往来之气机，贯通一致，且茵陈再协调金木一气，神魂皆安，自然睡卧安稳也。独活引湿浊邪气循膀胱经由上而下外出；蒲公英天下之大英雄，循会阴而上任脉直入九霄，扫尽天下之尘埃焉。

处方五：

生附子40g，制川乌15g，制附片20g（前三味高压锅先煮2小时），筠姜40g，炙甘草5g，肉桂20g，肉苁蓉40g，紫石英45g，九香虫15g，瓦楞子15g，鹿角片30g，阿胶15g，党参30g，黄芪45g，柏子仁20g，生铁落45g。5~10剂。

注1：接着上方服用。

注2：同时配合培元固本丸，每天1次，每次3g，长期服用，逐渐替代优甲乐。

处方排序：

生附子+制川乌+制附片、筠姜、炙甘草。肉桂+肉苁蓉+紫石英、九香虫+瓦楞子、鹿角片+阿胶、党参+黄芪、柏子仁+生铁落。

法药意解：

处方是扶阳医学四逆法（生附子+制川乌+制附片、筠姜、炙甘草），甲减者，西医谓基础代谢低下，扶阳医学认其为阳衰也。夫生附子大热纯阳，可补先天之火种，佐天雄（川乌与制附子相合）以大温坎水，筠姜以温中焦之土气，炙甘草而调和上下。况川乌有透达冲脉之力，能引离中之阴，下交于肾，生附子与天雄又能启水中之阳，上交于心；阴阳交媾，而水火互根，精气神则藏于宥密之中，生生不息之功大焉。

鹿角片壮督脉以添阳精，阿胶育任脉润生阴精，阴阳合而任督生，先天得以强健；借肉桂温脾温血，使肾暖而脾温，血热而气行，意在先后双调，强助生化之机。柏子仁敛安神智，使魂魄相交；生铁落再镇摄精血，使神魂回转自然，气血交养自如。

随访（8 月 13 日）：

病症：患者微信告知，服药 2 个月后，一切都非常好，自然就把汤药停了，后来上述这些症状又有点反弹，问如何服药？告诉她说，按照原来方法，顺着月经周期继续应用，一直用到自己感觉良好，并检查甲状腺功能正常之后，才能减西药与中药，并用中药培元固本丸继续巩固治疗，才能达到最终治愈之目标。

按语与治病次第：

甲状腺全切之后，其甲状腺功能长期处于低下状态，需要依靠优甲乐终生服药维持治疗，才能达到正常的功能状态。虽然这样，由于人体生理周期与情绪变化等因素，也会直接影响到的西药的疗效。而从中医扶阳医学角度认识本病，则是典型的阳虚证，但又结合患者的体质来判断，其为阴阳两虚状态，而肾阳精亏可能是最为关键的核心。

因此，采用扶阳医学的顺势调月经的方法，顺着月经周期，分为月经前方、月经期方、月经后方，特别是月经期后的第二张处方，即大补气血填精之法，对于患者恢复甲状腺功能是非常关键的一点。患者虽然短期服用 2 个疗程感觉很好，但是停汤药之后，一切又返回到了原来的状态，这说明体质的改善是一个非常缓慢的过程。故嘱咐其继续按原来计划服用，等到睡眠与大便正常之后，可以考虑停用汤药，以培元固本丸为主，长期服用，以替代西药或减少西药的依赖，最后能过渡到单纯为以培元固本丸进行维持治疗，保持甲状腺功能的正常活动，还是很有希望的。因为手术切除后，只要留下一点正常的甲状腺细胞，这点细胞功能的强化，加上小剂量丸药的辅助，完全可以达到正常人的活动与生活水平。

51. 肥胖超重案

陈某，男，38 岁，河南省安阳市人，时间：2019 年 8 月 17 日就诊。

病症：患者肥胖多年，曾多次治疗效果不佳，身高 180cm，体重 105kg，检查无三高症，脸色发青，精神不佳，动则气喘吁吁，汗多，动后更甚，食欲特别好，只要开吃，就停不下来，一直吃到十成饱以后才行。目前睡眠正常，偶尔有胃酸，大便每天 2～3 次，小便黄，手脚凉，精气神一般。舌诊：舌瘦长呈棍样，舌尖左侧隆起，舌前端瘀血较多，苔中部两侧白腻，舌中线下部深沟明显。脉诊：右手脉微浮，沉取脉微劲、滑、稍数，肺脉滑滞，脾脉滑滞、有弹指，命门脉火弱；左手脉微浮，膻中脉浮明显，沉取脉微劲滑，心脉气滞，肝脉稍洪微劲，膀胱脉无，尺脉脉弱。证属标实本虚，郁热中堵，治宜分步而治，降虚热，调中宫，扶正气。处方用药：

处方一：

生石膏500g，生山药200g，知母50g，炙甘草15g，党参50g，肉桂20g，玄参40g，砂仁25g。3剂。

处方排序：

生石膏、生山药、知母、炙甘草、党参。肉桂、玄参、砂仁。

法药意解：

处方是扶阳医学非附桂法，即白虎人参汤法（生石膏、生山药、知母、炙甘草、党参），夫患者大腹便便，又消谷善饥，易于饥饿，胃火太旺也，因阳明胃火燎原，盘踞中宫，周身精血，均壅滞在腹部胃之三脘处，蕴郁日久，气血又化油污聚集于网膜，凝滞在三焦油膜而无法运化，越聚集其郁热之势更剧也，非杯水可救，故施猛剂，取其速灭也。此际若不急用党参以扶元阴，石膏重用以清胃热，知母以滋化源，甘草、山药以培中气，势必灼尽津液，为害匪轻，且有化为中消病之危险也。

又用肉桂引火归元，暖命门以火旺生土，防止过凉而伤及脾气；玄参再引浮游之火下行，以使相火归位，更用砂仁纳五脏之气归于坎宫，引坎中微阳与脾相合，坤土乃能建立，中宫建运而四方畅行也。

处方二：

制附片30g（先煎1小时），生姜50g，炙甘草15g，党参50g，鹿角片45g，砂仁15g，柴胡30g，黄芩30g，枳实25g，法半夏30g，生大黄30g，白芍45g，大枣5枚，茯苓30g。10～30剂。用法：保证大便每天3～5次。

处方排序：

制附片、生姜、炙甘草。党参+鹿角片+砂仁、柴胡+黄芩+枳实+法半夏+生大黄+白芍+大枣、茯苓。

法药意解：

处方是扶阳医学四逆法（制附片、生姜、炙甘草），用附子大温肾水，使火盛而水沸，精化成气，气升于中，五脏得其荣养，气升于上，大气聚于华盖，化源可降，中下之物皆得润泽，清浊自然分化，气血自然交流；生姜辛温之品，通达于神明出入之地，借附子烈火炎炎之势，是用于照化群阴之意也；炙甘草与姜同行，亦辛甘化阳之意，脾胃相调，生机化机无不畅通。加党参滋肺液，益肺气，助化源，使运化更不停息；鹿角片再助坎中一息真阳，壮督脉而益脑髓，神明之府得以清爽；附子与砂仁同谐于膻中，使臣使自然，天君得其泰然，火土传其化机，而营卫阴阳，自然协和，升降无不得其畅矣。此乃四逆填精之用也。

再用大柴胡汤法（柴胡、黄芩、枳实、法半夏、生大黄、白芍、大枣、生姜），枢转少阳郁滞，上开太阳，中畅少阳，下通阳明，三阳同调，重在少阳之枢转，而解决少阳功在上开太阳与下泻阳明。故用柴胡苦平为君，舒肝木之滞机，通行于少阳之地，臣黄芩之苦以泻少阳之里热，佐以大黄、芍药之苦，以下降之，取厚朴、枳实之苦温，以推荡之，阳明多气多血皆可分消也；佐半夏、生姜之辛散，以宣其胁聚之痰水，茯苓再助其分化太阴湿土之浊，枣、甘为使，以培中气。然枣、甘之甘，合苦寒之品，可化周身之阴，合辛散之品，可调周身之阳，化阳足以配阴，化阴足以配阳，阴阳合配，邪自无容，故能两解于少阳也。然古方重柴胡，功在转其枢，此方倍参、芩，功在养阴以清其热。

此乃四逆大柴胡汤法也，功在祛其少阳积滞郁热，并扶阳填精以助正气也，攻补兼顾之两用之意也。

处方三：

制附片 90g，制川乌 30g（前二味先煎 2 小时），生姜 30g，筠姜 59g，炙甘草 15g，党参 45g，鹿角片 30g，生白术 30g，炒车前子 60g（包），瓜蒌壳 15g，薤白 15g，丹参 30g，茯苓 45g。10~30 剂。注：与处方二交替服用。

处方排序：

制附片、制川乌、生白术、生姜、筠姜、炙甘草。党参、鹿角片、炒车前子+茯苓、瓜蒌壳+薤白+丹参。

法药意解：

处方是扶阳医学附子法（制附片、制川乌、生姜、筠姜、生白术、炙甘草），附子与川乌相合，则有天雄之能，其雄烈之性，进火进土，运人之机，源源不息，五液之流露，亦源源归经归络，是益火源以消阴翳之大主脑也，借川乌能鼓荡水火以使之沸腾，扫除阴霾，拨开云雾，使中天丽日照耀于无微之中，亦助附子之一臂之力也；生姜通神明，夺造化，筠姜温土热血，化精化浊，清浊易于分明，二火得其相照，中宫自然轩朗，使精气神三者连续相合，能通达于上下内外，出入机能有力；用炙甘草与白术奠安脾土，扶党参与鹿角片迎水精达于四方，化精为气，气盛于上，化源之润下，滴滴归根，是先后并养之意也。

车前子炒后入膀胱而升达之后，借姜附气化蒸腾之力，州都津液得以气化而出焉，茯苓再化太阳之气，行太阴之湿，以使体内多余之水湿分消而化。瓜蒌壳拨开胸膈，引余蕴外出，薤白头辛香通利之性，以使邪易出而正可复；丹参再化瘀血而养新血，且凝滞之处皆可畅行，气机升降出入复常，胸闷气短皆可解矣。

随访（2020 年 2 月 25 日）：

病症：其母亲咨询治疗的问题，顺便问一下她儿子服药情况，她说，在她的帮助下，儿子服药 4 个月余，体重减轻到 90kg，瘦下来 15kg 左右，以往的大肚子没有了，脸色也红润，饮食可以自控，没有以前狂吃的现象，一切均好。特别是目前精气神非常好，就是说中药口感太苦，难以再坚持服汤药，建议用中成药来维持治疗效果就可以。

按语与治病次第：

肥胖或超重患者都有一个特点，那就是大腹便便，即腹大如鼓，而且用手按之腹壁比较硬，此乃网膜油脂凝结而成。此种一层油脂网膜处于中焦脾胃升降之地，即出入升降之关口，而且是盘绕在胃脘外围形成一层厚厚的油被，胃脘处脾胃升降不畅，郁滞日久，蕴郁化热生火，故形成中焦消渴症，能吃而易饥饿，此乃脾不升清，胃腑难降导致的恶果。只有先把中焦消渴控制，把胃口拿掉，才能把增肥加重的源头给解决了。第二就是解决前面的"大腹便便"，把这些多余的三焦网膜油污，通过上开太阳，下泻阳明，中焦枢纽少阳证得以自然而解。最后就是扶阳填精、疏通经络、活血化瘀，以使人体正常的新陈代谢恢复如初。

处方一是白虎人参汤法，白虎人参汤乃灭火之剂，主要针对中焦消渴易饥饿、狂食之人，一服皆有效，但不能多吃，服用三五天之后，专用后方治疗，间断一段时间，若再有这些症状，可以反复间断服用。处方二是扶阳医学四逆大柴胡汤法，本处方乃是消除大腹便便的主打处方，借上开太阳、下泻阳明之祛邪之手段，用以消除体内多余之垃圾。同时用四逆填精法扶阳助正，因为这些体型超重之人，心脏功能多有负担过重，而心脏功能不足、火力减弱乃其最为危险的因素，攻补兼顾才能达到消除油污之目标。处方三是扶阳医学附子法加味，本处方附子有温阳之功，川乌有通络之能，相合则有天雄之功能，且有温阳化气、建中助运、除湿消肿、通阳活血、宽胸理气、活血化瘀等作用，只有这样才能达到真正治愈本病之目标。

52. 成功减肥案

周某某，男，51岁，河南省浚县人。时间：2022年2月26日就诊。

病症：患者肥胖超重，动则气喘嘘嘘，想通过中药减肥，身高170cm，体重83.5kg。目前睡眠一般，胃口一般，大便每天1~2次，小便可，汗少，手足凉怕冷；舌诊：舌形正常，舌质红润，苔薄白，胃区略凹陷。脉诊：右手脉浮滑，沉取脉劲滑，左手脉浮细紧滞，沉取脉微劲滑，尺脉弱短、滑不缓。证属阳虚郁滞、气化不及、湿浊郁滞，治宜扶阳通下、通络活血，处方用药：

处方一：

生石膏300g，生山药60g，知母30g，炙甘草15g，党参30g，肉桂20g，玄参20g，生薏苡仁30g。5剂。

处方排序：

生石膏、生山药、知母、炙甘草、党参。肉桂+玄参+生薏苡仁。

法药意解：

处方是扶阳医学非附桂法，即白虎人参汤法（生石膏、生山药、知母、炙甘草、党参），人参白虎汤法，乃灭火救阴之神剂也。夫肥胖之人，大腹便便，肚腹网膜油脂颇厚也，如一剂棉被把胃腑紧紧包围，导致胃火以盛，津液已伤，故人皆多易饥多食，食不知饱，皆中火过旺消食之症，俗称为中消症是也。大剂人参白虎汤法，急用人参以扶元阴，石膏以清胃热，知母以滋化源，甘草、山药以培补中气，中消症之火得以终止也。

又用肉桂引相火归元，以使君火以明，相火在位；玄参再引浮游之火归于下元，坎水得润，离中真阴自然降下；生薏苡仁借相火流行之际，湿浊秽污得以化解矣。

处方二：

制附片 60g（先煎 2 小时），生姜 50g，炙甘草 5g，党参 30g，鹿角片 30g，砂仁 15g，陈皮 15g，法半夏 20g，土茯苓 25g，枳实 30g，厚朴 30g，槟榔 45g，生大黄 30g（后下），芒硝 15g（另煎），东革阿里 15g。10 剂。注：服药期间，要保持大便每天 3~5 次。

处方排序：

制附片、生姜、炙甘草。党参+鹿角片+砂仁、陈皮+法半夏+土茯苓、枳实+厚朴+槟榔+生大黄+芒硝、东革阿里。

法药意解：

处方是扶阳医学四逆法（制附片、生姜、炙甘草），肥胖之体，此时中宫阴霾，荡动外往，即用附子雄烈之性，进火进土，运人之机，源源不息，五液之流露，亦源源归经归络，是益火源以消阴翳之大主脑也；且水温阳随气机而生，脾肝受益，心肺都得其生，意在扶持生机，无阻塞之态，化机亦随之而运。附子且随炙甘草、生姜辛温之品，通达于神明出入之地，是照化群阴之意也。党参益气益肺，使神志之清、化源之用，交纳于气血之中，鹿角片壮督脉添阳精，使精华布露于上，七窍得其宣明；与砂仁合为一处，更能与乾坤交合，先后两用，天地两通，而气质之生化，升降之转环，可能纳谐一处。此乃四逆填精之法也。

陈皮通达肺窍，与胃相合，迎清气上升，导浊瘀下降；法半夏与槟榔，涌归于大肠，得溏泻而下，是降痰不伤气，化浊反迎清；土茯苓化太阴之湿，浊毒可化。夫患者胃已经实，元阴亏耗，真阴不足，急用大黄、芒硝苦寒之品，以泻其亢盛之热，枳实、厚朴苦温之味，以破其积滞之邪，邪出而正气得存留也。再用东革阿里东南亚之土人参，益元阴而化湿浊，扶助正气之用意也。上下合用，则为四逆大承汤法也，实则是扶阳救阴之神剂也。正如郑钦安所说，仲景治病即两大注角，四逆汤与大承气汤，皆救命之法宝也。

处方三：

制附子 60g，制川乌 25g（前二味先煎 2 小时），干姜 50g，炙甘草 15g，肉桂

20g，肉苁蓉 40g，土茯苓 25g，全瓜蒌 40g，薤白 15g，丹参 20g，党参 30g，黄芪 45g，鹿角片 40g，龟板 20g。东革阿里 15g。10 剂。处方三与处方二交替使用。

处方排序：

制附子+制川乌、干姜、炙甘草。肉桂+肉苁蓉、全瓜蒌+薤白、党参+黄芪+丹参、鹿角片+龟板、东革阿里+土茯苓。

法药意解：

处方是扶阳医学四逆法，或称为天雄法（制附子+制川乌、干姜、炙甘草），天雄即附子之母根也，包阴而含阳。用天雄大暖肾水，化精为气，气升而神随，神气得交，精血得固，血流而精动，精动而阳生，阳生而火发，火动而气团，意在使坎离相合，心肾相交，为水火既济之用。干姜温土热血，化精化浊，清浊易于分明，二火得其相照，炙甘草再奠安脾土，中宫自然轩朗，使精气神三者连续相合，能通达于上下内外，出入机能有力。

全瓜蒌宽胸理气，润肠通便；薤白再通达百脉，气血流行无阻。用丹参养血安神，龟板再润育任脉，黄芪再迎水精达于四方，化精为气，气盛于上，化源之润下，滴滴归根，是先后并养之意也。

复诊（2022 年 8 月 17 日）：

病症：吃药第一个周期后，效果明显，以后处方二和处方三交替吃。但是 5、6 月份两个月内，体重没有任何减轻，继续按照计划服用，7 月份又开始瘦了起来，现在体重 65kg，已经减轻 18kg，体重已经正常。但现在感觉有点乏力，感觉腰酸，走路不稳，结合舌诊情况，双手尺脉比较弱，肾精亏损比较明显，治用强化益肾填精，处方用药：

处方四：

生附子 45g，生川乌 25g（前二味高压锅先煮 2 小时），炮姜 40g，炙甘草 10g，生黄芪 45g，丹参 20g，肉桂 20g，山萸肉 20g，鹿角片 40g，龟板 20g，全瓜蒌 40g，薤白 15g，东革阿里 15g。10~30 剂。

处方排序：

生附子+生川乌、炮姜、炙甘草。生黄芪+丹参、肉桂+山萸肉、鹿角片+龟板、全瓜蒌+薤白、东革阿里。

法药意解：

处方是扶阳医学四逆法，也称白通汤法（生附子+生川乌、炮姜、炙甘草），夫生附子大热纯阳，补先天之火种，佐炮姜以温中焦之土气，而调和上下。借川乌一物，有引下之功，生附子又能启水中之阳，上交于心；炙甘草与山萸肉，再助阴阳交媾，而水火互根，生生不息之功大焉。

按语与治病次第：

减肥是现代中西医学上的一个难题，特别是西医没有什么好的方法，而专病专方有时间也很难达到预期目标。针对这样的情况，从扶阳医学角度分析，肥胖患者有两个特别之处，一是能吃不能消化，所以形成垃圾堆积在人体腹部，因为垃圾属阴，就会停留在人体腹部属阴的地方，造成一个脂肪层而包裹住胃部，导致胃脘部形成郁热难散，形成消谷能吃的中消症，虽然看起来有明显的热症，但本质上仍然是阳虚阴盛，阳气不能化阴所导致的结果。二是精气亏损，气化不足而阳弱。这就形成了两头的问题，一个是垃圾很多，一个是精亏阳弱。标症还有中消消谷善饥的问题。针对这样的情况，我们采用减肥三步曲，有效地解决了这样的矛盾问题。

减肥的第一步是拿掉胃口，肥胖患者都有一个特点，就是胃口好而特别能吃，但又不能耐受饥饿，总是想吃东西，这就是中消症的症状表现。而白虎人参汤就能解决中消的问题，没有生石膏是没有办法解决中消的问题，而服过白虎人参汤后，患者胃口大减，而且饥饿感大消，解决了患者吃多易饥饿的大问题。第二步是扶阳通下法，即四逆填精法合上大承气汤，既扶阳气又排出大便，祛邪与扶正双向用力，达到减轻体重的问题。最后一步就是扶阳填精的问题，这样患者才能够达到最终邪去正安的效果。本例患者由于精气没有填充到位，故又出现下肢空虚的感觉，生附子川乌填精之法，就能快速解决这个最为核心的问题。

在药物减肥的同时，还要患者积极配合饮食、适当的锻炼，并配合艾灸背部与抓腹等外治疗效，对于提高治疗效果也是非常重要的环节，而且与药物的减肥有机的配合在一起，解决这个困扰中西医学的肥胖问题。当然，患者要有减肥的信心也是非常重要的，这是一个系统工程，只有坚持才能最终达到减肥瘦身、身心健康的大问题。

53. 男性减肥案

段某某，男，34 岁。山东省阳谷县人，时间：2020 年 6 月 1 日就诊。

病症：患者超重 20kg，平时感觉心跳比较快，目前睡眠还好，胃口特别好，什么都想吃，偶尔胃酸胀痛，大便每天 2 次，小便黄，出汗特别多，手热脚凉，经常性偶尔咳嗽，有痰，比较黏稠。舌诊：舌形大体正常，舌稍有右侧斜，舌尖凹陷，心区有阴影伴凹陷，舌质紫暗，苔白腻中后部稍厚多，舌根稍凹陷。脉诊：左手脉稍浮滑，沉取脉微劲滑数，寸脉滑滞，关脉滑数稍洪，膀胱脉紧滞滑，尺脉短稍有一点滑；右手脉寸浮滑滞，沉取脉微劲滑滞，寸脉气滞，关脉滑，命门火行。证属本虚标实，经络不通，肺气郁滞，胃中郁热，治宜标本兼治，扶阳泻下、益肾填精，处方用药：

处方一:

广紫菀 15g,石菖蒲 20g,生白术 15g,生姜 30g,淫羊藿 20g,陈皮 15g,法半夏 20g,土茯苓 25g,杏仁 15g,苏子 15g,桔梗 15g,黄芩 15g,木蝴蝶 20g,浙贝母 15g,北沙参 30g。5 剂。

处方排序:

广紫菀+石菖蒲、生白术、生姜、淫羊藿。陈皮+法半夏+土茯苓、杏仁+苏子+桔梗、黄芩+木蝴蝶+浙贝母、北沙参。

法药意解:

处方是扶阳医学非附桂法,即广紫菀法(广紫菀+石菖蒲、生白术、生姜、淫羊藿),用广紫菀疏通肺络,荡动膻中,启发贲门,呼吸之道路得其开阖,升降之气机得其流行;石菖蒲引通心窍与肺相连,与膻中相接,呼吸开阖功能皆成自然之势。用白术助脾强土之运化,交流可畅;生姜引火归土,与神明相接,胸膈之气机,开阖即成自然;淫羊藿再引阳气布满于阴穴之中,使阴阳互相扶助。

用二陈汤(陈皮+法半夏+土茯苓)化痰之神方,化痰浊、降逆气、除污秽,一切阴霾皆可化为乌有之乡矣。杏仁与苏子,可降肺胃中之浊阴归于下焦,决渎可分;桔梗再引舟船上达重楼,肺之宣发与肃降皆成自然也。黄芩中空入少阳,引相火流通无阻;木蝴蝶利咽喉,以行金降丽水之用,浙贝母疏肝理脾,木成调达之象,土成燥湿之机,土能制水,痰浊皆化。更用北沙参助化源,而气血部署有方,金润而不鸣矣。

处方二:

丹参 20,檀香 15g,砂仁 15g,三七 15g,百合 15g,乌药 15g,高良姜 15g,香附 15g,五灵脂 15g,生蒲黄 15g,九香虫 15g,瓦楞子 15g。3 剂。

处方排序:

丹参、檀香、砂仁、三七。百合+乌药、高良姜+香附、五灵脂+生蒲黄、九香虫+瓦楞子。

法药意解:

处方是扶阳医学非附桂法,即四合汤法(丹参、檀香、砂仁、三七),丹参开心之神明,助土之分化清浊,神也、气也,知周而出神明焉;用檀香化空中之秽,使清虚之府得清,重楼得其宣朗;三七其叶非三即七木火之性,火乃有助神明之功;与砂仁合成一路,引五脏之气归于坎水,水得温气得升,亦洗清道路之用也。

百合乌药汤,畅气机而心口胃痛皆可医。良附丸理凝滞之机,胃脘酸痛皆可除矣。失笑散化瘀血、止疼痛,心胃病皆可喜笑颜开。九香虫与瓦楞子,可助阳气、理气机、化瘀滞、除壅郁、散结核之用也。

处方三：

生石膏 250g，生山药 200g，知母 50g，党参 50g，炙甘草 15g，肉桂 20g，玄参 30g，砂仁 15g。3 剂。

处方排序：

生石膏、生山药、知母、党参、炙甘草。肉桂、玄参、砂仁。

法药意解：

处方是扶阳医学非附桂法，即白虎人参汤法（生石膏、生山药、知母、党参、炙甘草），今肥胖之人中消已甚，又见口渴饮冷，明明胃火已盛，津液已伤，故急用人参以扶元阴，石膏以清胃热，知母以滋化源，甘草、山药以培中气，势必防止灼尽津液，不得不用此方。

又用玄参引浮游之火下行，以助润燥又添肾中之水；肉桂温气暖血，血气交流，冀希返本还原；砂仁再建中宫，以助脾升胃降、太阴阳明协和之功。

处方四：

制附子 60g（先煎 2 小时），生姜 50g，炙甘草 10g，党参 30g，鹿角片 30g，砂仁 15g，柴胡 30g，黄芩 30g，法半夏 40g，白芍 50g，枳壳 30g，厚朴 30g，生大黄 30g，茯苓 30g，芒硝 15g（另煎）。10~30 剂。注：保持大便每日 3~5 次，并与后方交替服用。

处方排序：

制附子、生姜、炙甘草。党参+鹿角片+砂仁。柴胡、黄芩、法半夏、白芍。枳壳+厚朴+生大黄+芒硝、茯苓。

法药意解：

处方是扶阳医学四逆法（制附子、生姜、炙甘草、党参+鹿角片+砂仁），用附子大温肾水，化精为气，使大气布满廓廓，阳气乃布，阴可得消；炙甘草、生姜借附子之辛温之品，通达于神明出入之地，是照化群阴之意也。党参与鹿角片，借砂仁以温肾益脾，纳气纳精，使精气随姜附温暖中下，膈中阴凝逐渐而消，胀满亦逐渐而解。

大腹便便其病在太阴，且阻滞少阳，枢机不利，油脂布于网膜之中。今用柴胡剂以解决少阳，实救太阴泻阳明，故以党参之甘温扶正气，扶元阴之不足，柴胡可入少阳之地，舒肝木之滞机，使黄芩之苦以泻少阳相火之里热，佐半夏、生姜之辛散，以宣其胁聚之痰水，炙甘草以培中气，以运中宫；然炙甘草合白芍酸苦之品，可化周身之阴，合辛散之品，可调周身之阳，化阳足以配阴，化阴足以配阳，阴阳合配，邪自无容，故能两解也。且夫患者胃腑已经实，若不急用大黄、芒硝苦寒之品，以泻其亢盛之热邪实积，枳实、厚朴苦温之味，以破其积滞之邪，则阳明大肠之腑得以清净也。茯苓借姜附之火，以化太阳之气，行太阴之湿，气化则津液出焉。

处方五：

制附子 90g，制川乌 30g（前二味先煎 2 小时），生姜 30g，筠姜 60g，炙甘草 10g，山萸肉 20g，肉桂 20g，苦参 10g，全瓜蒌 40g，薤白 15g，丹参 20g，银杏叶 30g，红景天 30g，鹿角片 40g，龟板 20g。10~30 剂。注：与前方交替服用。

处方排序：

制附子、制川乌、肉桂、生姜、筠姜、炙甘草。全瓜蒌+薤白、丹参+苦参、银杏叶+红景天、鹿角片+龟板+山萸肉。

法药意解：

处方是扶阳医学附子法（制附子、制川乌、肉桂、生姜、筠姜、炙甘草），附子加川乌即有天雄之力，又有附子之用，其可大暖肾水，化精为气，气升而神随，神气得交，精血得固，血流而精动，精动而阳生，阳生而火发，火动而气团，意在使坎离相合，心肾相交，为水火既济之用；筠姜温暖中宫，助土之运转，是升清而降浊，肉桂再助命门之火，温肝脾之余蕴，使乾坤之奇偶得配，气血之交流得畅；炙甘草与生姜辛甘化合，化阴为阳，血气互助，大小皆安。

全瓜蒌透胸达膈，薤白辛香中空，气机阴阳易进易出，交流不息；苦参降离中真阴直达坎水之地，心肾得以沟通；丹参入血脉而宁神灵，精神魂魄紧紧抱为一团正气也。千年银杏精华聚集于枝末，红景天富含大气以生血，气血得以充盈而运行不息。鹿角片壮督脉添坎中一阳真精，龟板育任脉润泽离中真阴，山萸肉入火而生水，坎离得以交济，任督循环、乾坤得以重建再立也。

随访（2020 年 11 月 3 日）：

病症：今天来复诊，体重已减轻到 70kg 左右，感觉非常好，而心跳也正常了，每分钟 70 次左右，睡眠好，精气神也非常充足，特别是进行健康体检之后，过去的多项不正常，现在一切指标均在正常范围之内。只有胃脘偶尔泛酸与胀痛，偶尔还有咳嗽一声，但没有痰了，开系列处方进行后序的巩固治疗之中。同时，还带来了几位朋友进行调整身体。

按语与治病次第：

肥胖与超重，最大损害就是心脏功能，特别是心脏跳动超过每分钟 95 次以上时，提示心功能已明显受损。由于患者体重超重，超过了心脏功能的承受能力，才会导致一系列的恶性循环。而且这种由于严重透支身体，肾中精气亏乏，中间经络不通，形成了标实而本虚证。因此，扶阳医学不仅注重治疗阳虚精亏的问题，更要采用有效的手段解决标症的问题。如患者食欲特别好的情况下，就是用白虎人参汤法加味，先把胃口消减一下，不然的话减肥是无法达到目标的。

处方一是扶阳医学广紫菀法加味，专门解决咳嗽、吐痰的问题，这个问题说明肺不清朗，天不清朗，就会影响到人体气机的运行，这是治标之法。处方二是扶阳医学四合汤法加味，专门解胃脘酸胀疼痛的问题，这个问题如果不解决的话，服用药物治疗是非常困难的，特别是食物与药物同时都要通过胃的工作才能顺利完成。处方三是扶阳医学白虎人参汤法加味，专门消减胃口，因为患者肚子很大，油脂很多而包裹在胃脘周围，当吃饭之后这些热量无法发散的时候，就会聚集在胃脘的周围，导致食欲特别的旺盛，形成中消症，而本法就是先把这个胃口拿掉，为下步治疗打下基础。处方四是扶阳医学四逆大柴胡汤法加味，专门通过扶阳填精与疏肝泻下并举，在扶阳填精的同时，泻下体内之垃圾，通过二便排出，以使体重减轻。处方五是扶阳医学四逆填精通络之法加味，专门扶阳通络、益肾填精，兼顾心肾之沟通，使心脏功能能得到彻底的恢复，才能达到最终的治疗目标。特别是与前方交替服用，体现扶阳助正与泻下去邪兼顾的思路，使邪可祛而正气不伤。

54. 肥胖并冠脉支架案

郭某某，男，59 岁，河南省林州市人。时间：2021 年 6 月 21 日就诊。

病症：肥胖超重并有糖尿病与高血压病史多年，现在晚上睡觉出汗多，入睡困难，易早醒，走路左腿疼痛。去年行冠状动脉支架术，现在活动后轻度气喘、胸闷、汗多，体胖，超重 20% 以上，食欲特别好，一天到晚饿得不行，大便秘结，3 天 1 次，小便黄赤，虽然感觉自己浑身热，但手脚冬天特别凉。舌诊：舌质瘦红略燥。脉诊：脉双手沉取细滞略滑，双尺脉弱。证属阳虚阴盛、郁滞化热，治宜清除虚热、扶阳通下、益肾填精。处方用药：

处方一：

生石膏 400g，山药 100g，知母 50g，党参 50g，炙甘草 15g，玄参 20g，肉桂 20g，生薏苡仁 30g，柏子仁 40g。5 剂。

处方排序：

生石膏、山药、知母、党参、炙甘草。玄参+肉桂、生薏苡仁+柏子仁。

法药意解：

处方是扶阳医学非附桂法，即白虎人参汤法（生石膏、山药、知母、党参、炙甘草），盖肥胖之人虽进食较多，但多是脾虚不运而无力分布，导致中宫三焦网油过度聚集，形成为一个厚厚的油被而覆裹于胃腑之地，持久郁滞而导致热化津伤形成中消，出现易饥多饿、口渴引饮，明明已是阳明胃火已盛，津液已伤，当急投人参白虎汤法以灭火。故用党参以益亏损之气阴，生石膏大剂量以清胃中郁热，知母再助津液之化源，山药代粳米以培补中气，炙甘草再定中宫，此乃急灭火救阴之神剂也。故而阳明火灭而饮食大减，少吃是减肥的第一要务也。

用玄参入少阴坎水之地，补肾中氤氲之气，能散阴中浮风游火，气乃下行；

肉桂再温脾化湿，脾温而运行有力，胃中之结气随运化而枢转于肠腑。生薏苡仁水中生物，上行下达，阳明腑中之湿浊可化；用柏子仁洁心包之烦扰，迎玄参之清凉，是迎水以就火，火感清凉，神明自然朗照，睡眠也得以安稳也。

处方二：

制附子60g（先煎2小时），生姜50g，炙甘草10g，党参30g，鹿角片30g，砂仁15g，青皮15g，法半夏20g，朱茯神30g，枳实25g，厚朴25g，槟榔30g，生大黄15g（后下），芒硝15g（另煎），炒车前子25g。10~30剂。

注：保持大便每天3~5次；每10天与后方交替服用。

处方排序：

制附子、生姜、炙甘草。党参+鹿角片+砂仁、青皮+法半夏+朱茯神、枳实+厚朴+槟榔+生大黄+芒硝、车前子。

法药意解：

处方是扶阳医学四逆法（制附子、生姜、炙甘草），用附子大辛大温之品，使肾水沸腾，大气得以升举，行上而成雾，与沤渎相谐，上下得以交通，阴阳得以互流。炙甘草、生姜辛温之品，随附子三焦之气化之力，通达于神明出入之地，是照化群阴之意也。党参滋肺液，藏大气，使气血循循不休，源源而生，与鹿角片相合精气相生，坎离中之真阴真阳常常护卫，为强身固本之良品；得砂仁纳气归正，使正易复而邪易消。此乃四逆填精之大法也。

用青皮、法半夏降胃逆理肌肉，胃空而肌肉通调，无束缚之害；再用朱茯神清理沟渠，膀胱小肠，决渎自然。急下阳明，用大黄、芒硝苦寒之品，以泻其亢盛之热，枳实、厚朴苦温之味，槟榔再沉降阳明，以破其积滞之邪，三焦网油之积可下矣。阳明降而太阳升，津液四布，车前子再助膀胱之气化，水道出焉。有形之积滞与无形之水湿，借决渎之道路而排泄不断，垃圾出而正气复矣。此乃师仲景大承气汤夺下之法意也。

处方三：

制附片75g，制川乌25g（前二味药先煎2小时），干姜50g，炙甘草5g，肉桂25g，丹参20g，红参20g，党参30g，生黄芪50g，全瓜蒌40g，薤白15g，鹿角片50g，龟板30g，土茯苓25g，松节15g。10~30剂。

处方排序：

制附片+制川乌、干姜、炙甘草。红参+党参+生黄芪、全瓜蒌+薤白+丹参、鹿角片+龟板、松节+肉桂、土茯苓。

法药意解：

处方是扶阳医学四逆法，或称为附子川乌法、天雄法（制附片+制川乌、干姜、炙甘草），用附子壮水主益火源，使水火交济，升降无阻，气化乃升，上焦成雾，中沤得沸，下焦如渎，外焦如化；又借川乌冲撞之能，阴阳末端之毛络得以如潮汐而动也。干姜温中健运，使运化之机通达于周身上下内外，消尽阴凝，温运开郁，气血之流畅条达自然，三焦之秽浊无不荡涤。炙甘草缓扶正气，缓即藏之意也，使正气得藏，阴阳两气刻刻交会，清浊必无缪行之势。

人参有人之形可大补人之元气，党参益肺脾，助化源，中气可丰；生黄芪补大气，迎水精达于四方，化精为气，气盛于上，化源之润下，滴滴归根，是先后并养之意也。全瓜蒌宽胸膈而润大肠，阴阳之气易进易出；薤白青白相兼而中空，金木一气而气道畅行；借丹参养血入脉之能，心神可安矣。鹿角片壮督脉以助阳精，龟板育任脉润泽阴精，任督壮而阴阳行，乾坤再建而坎离既济。用松节以引导，期达于筋脉骨节之中，与肉桂之合，能温筋热骨，冀期筋骨中之精血续续不间。土茯苓再化坤土中之湿浊，使补而不滞，正气足而邪气有路可泄也。

随访（2021 年 7 月 20 日）：

病症：患者来电话说，已服药将 1 个月的时间，体重减轻 10kg 左右，血压血糖等下降，而汗少食欲大减，浑身觉得轻松，感觉非常好，问是否需要复诊调整处方？告诉其说，目前效果显著，就按照原计划的处方二与处方三交替服用，继续减肥，3 个月之后，再复诊调整处方。

按语与治病次第：

本例患者因糖尿病（代谢综合征）并高血压所导致的冠状动脉梗死，于2020 年行冠状动脉支架术，而患者之肥胖是造成冠心病的主要原因。晚上汗出是因为虚阳外越引起，晚上阳气应该入阴，阴阳环抱才能睡眠好，夜间才不汗出。手脚凉，也是脾肾阳虚所致，脾主肌肉四肢，脾阳虚，不能温熏四肢，所以手脚冰凉。为什么患者阳虚还会有食欲的旺盛？那是因为过多的脂肪在腹部堆积，导致胃中虚热不能外散，胃热而导致消谷善饥，但是吃多了又代谢不出去，所以更加导致肥胖。

处方一是人参白虎汤法，即消减胃口法，此方是由白虎人参汤加减而来。用白虎汤清胃中虚热治疗饮食过度旺盛。白虎汤是清阳明经热的，一般点到为止，不能过量饮用，五剂即可，以防伤中焦脾阳，这是对症治疗的一组方剂，下一方才是治本之法。处方二是四逆大承气汤法，此乃用四逆填精之法，是用来扶正固本的。加用大承气汤，此方是大降阳明之法，给体内的垃圾以出路。要想减肥降脂，必须是进少出多，此方可以让患者保持大小便增加，以强化排泄垃圾。由于扶阳与通下兼顾，患者不会感到乏力，因为有扶持脾肾阳气的药物相伴，而是感觉越拉越轻松。处方三附子川乌填精法，本处方在扶阳助正的前提下祛邪、通络、填精，以强化体质精气神的快速恢复，这才是治疗之根本。

八、妇科疾病医案

55. 女性高血压案

李某某，女，61 岁，河南省浚县人。时间：2021 年 3 月 3 日初诊。

病症：患者有高血压病史 10 年余，记得是从月经停止之后开始的，现在仍然阵发性烘热汗出，伴有入睡困难，时有心慌心悸、胸闷气短等，曾经多年治疗时好时坏，未服用西药降压，平时食欲好，有腰腿痛也是 10 年余，伴有压力性尿失禁，即咳嗽或快速活动时小便漏出，曾经调治未见效果，大便每 2~3 天一次，小便黄，目前晚上有咳嗽吐痰等，测量血压 160/100mmHg，心率每分钟 98 次，特别是睡眠不佳时血压较高，但自己未有头晕等不适。舌诊：舌形正常，舌质淡红，舌尖有炻点，舌苔前薄白、根部腻厚，且舌根隆起伴有炻点，颈椎段僵硬，舌尖凹陷，心区也凹陷。脉诊：右手脉有点浮稍滑数，沉取脉滑滞稍数，肺脉滑滞稍数，脾脉滑滞稍数，右尺脉有点弱；左手脉有一点浮稍滑，沉取脉紧滞、稍滑数，心脉稍滑滞数，肝稍脉洪、欠柔和，膀胱脉紧滞滑数，左尺脉微劲滑、欠缓。证属虚阳外浮，治宜引火归元、协调阴阳。处方用药：

处方一：

广紫菀 15g，石菖蒲 20g，生白术 15g，生姜 30g，炙甘草 5g，陈皮 15g，法半夏 20g，朱茯神 15g，杏仁 15g，桔梗 15g，黄芩 15g，木蝴蝶 20g，浙贝母 15g，全瓜蒌 15g，薤白 15g。5 剂。

处方排序：

广紫菀+石菖蒲、生白术、生姜、炙甘草。陈皮+法半夏+朱茯神、杏仁+桔梗、黄芩+木蝴蝶+浙贝母、全瓜蒌+薤白。

法药意解：

处方是扶阳医学非附桂法，即广紫菀法（广紫菀+石菖蒲、生白术、生姜、炙甘草），用广紫菀疏通肺络，荡动膻中，启发贲门；石菖蒲引拨重楼降下之路，使膻中传意交达于贲门，收纳无阻，二者合则宣发与肃降皆灵，呼吸之道路得其开阖，升降之气机得其流行。用白术崇土燥湿，使土温而运机可行，肾也肺也，都能上下相照。炙甘草奠安四旁，生姜通达神明，二火上下相照，上焦如雾，运化大行，天空得以清朗矣。

陈皮佐广紫菀疏通腠理，皮毛易开，邪气易出；法半夏拨动阴道，降清中之浊，起浊中之清，升降自然；朱茯神先安神志，又引膻中之水下行，三者联袂而化痰之祖方神品也。桔梗有开提之性，分清泌浊之能；得杏仁利肺气，其升降可和。黄芩色黄味苦，降相火而泻肺燥；浙贝母再舒肝郁而肺气可降，虚咳燥咳可化；木蝴蝶金生丽水，肺燥咳嗽能解。全瓜蒌内有实膈，胸得宽而肠润下，理肺开膈，化郁引清阳，舒三焦气机之滞；薤白再化肠胃之阴凝，使肠胃多气多血，刻刻温暖，时时通达，三焦之雾露、如沤、决渎得以畅行矣。

处方二：

黄连 10g，丹参 20g，黄芩 15g，木瓜 30g，炙甘草 5g，党参 30g，制附片 15g，肉桂 20g，酸枣仁 15g，柏子仁 40g，远志 15g，紫石英 45g，火麻仁 20g。5 剂。

处方排序：

黄连、丹参、黄芩、木瓜。炙甘草+党参+制附片+肉桂、酸枣仁+柏子仁、远志+紫石英+火麻仁。

法药意解：

处方是扶阳医学非附桂法，即黄连阿胶汤法（黄连、丹参、黄芩、木瓜），以黄连为君药乃是借其苦寒之性，降离火以助安神；又唯恐三焦之相火不运，故用黄芩通达三焦之性，以使离火得降；丹参更开心之神明，助土之分化清浊，神也、气也，知周而出焉，借木瓜酸收之性以引气入血，导气血之畅流，血之府者脉也，气血流畅而神魂可安，睡眠得以改善焉。苦寒之性易伤中败胃，又用炙甘草奠安中宫，党参大助化源，肉桂与黄连相合，尚有交泰之能，以使乾坤颠倒而坎离既济，小量附子再温坎水，气化大行，寤寐与日月可同行矣。

酸枣仁、柏子仁引火土相合，土温而火旺，清可升，浊可降，魂魄相交，精神魂魄紧紧抱为一团和气。远志肉中空以走冲脉，引通心肾，使水火谐和；借紫石英再交济水火，以达海底轮；火麻仁润肠脏，阴液生，使阳明大肠，余尽而新来，下通而上开也。

处方三：

朱茯神 15g，柏子仁 30g，远志 15g，石菖蒲 20g，高良姜 15g，肉桂 20g，砂仁 15g，炙甘草 5g，葱白 4 节，全瓜蒌 40g，薤白 15g，苦参 10g，党参 30g，紫石英 30g。10 剂。

处方排序：

朱茯神、柏子仁、远志、石菖蒲、高良姜、肉桂、砂仁、炙甘草、葱白。全瓜蒌+薤白+苦参、党参+紫石英。

法药意解：

处方是扶阳医学非附桂法，即朱茯神法中的平巽大法（朱茯神、柏子仁、远志、石菖蒲、高良姜、肉桂、砂仁、炙甘草、葱白），平巽者，息风也，顺势而降下之用意。用朱茯神引离中之火，宣明于五气之中，高良姜温中宫，以助胃之运化，石菖蒲宣心窍，令臣使，清秽浊，胃之囊廓必开，逆更能下，清更能升；柏子仁再敛安神智，使魂魄相交；借远志引窅密中之微阴，归于气化之中；肉桂导木火之气降于坎宫，得砂仁以纳之，葱白可引通百脉，使四旁之气归于中土，与甘草奠之安之，运化乃能大行，其风气可解，精神魂魄皆安焉。

处方四：

桂枝 15g，生白术 15g，淫羊藿 20g，生姜 30g，炙甘草 5g，小茴香 20g，陈皮 15g，法半夏 20g，朱茯神 15g，全瓜蒌 40g，薤白 15g，苦参 10g，广紫菀 15g，石菖蒲 20g，党参 30g。10 剂。

处方排序：

桂枝、生白术、淫羊藿、生姜、炙甘草、小茴香。陈皮+法半夏+朱茯神、全瓜蒌+薤白+苦参、广紫菀+石菖蒲、党参。

法药意解：

处方是扶阳医学桂枝法（桂枝、生白术、淫羊藿、生姜、炙甘草、小茴香），用桂枝引气机由土而木，由木而心肺，仍降于土，为助五行之运化，交流于五脏六腑。小茴香香甜之味，通运化之门，使传变无阻。用生白术崇土燥湿，使土温而运机可行，肾也肺也，都能上下相照；再用淫羊藿引阴阳之交会，与白术相合且汗多可消；炙甘草与生姜，使心脾之互照，两神明可通，正气可复。

处方五：

制川乌 25g（先煎 1 小时），生黄芪 45g，党参 30g，丹参 20g，炙甘草 5g，桃仁 15g，生薏苡仁 30g，酒大黄 15g，鹿角片 30g，水牛角 40g，肉苁蓉 40g，紫石英 45g，石菖蒲 20g，独活 15g，蒲公英 15g。10 剂。

处方排序：

制川乌、生黄芪、党参、丹参、炙甘草。桃仁+生薏苡仁+酒大黄、鹿角片+水牛角+肉苁蓉+紫石英、石菖蒲+独活+蒲公英。

法药意解：

处方是扶阳医学非附桂法，即川乌法（制川乌、生黄芪、党参、丹参、炙甘草），川乌精空以质为用，风性易动而无影无踪，寻溪达径，经络无不畅行；又借黄芪、党参迎水主之精华归于华盖，党参再益肺之气，使化源之下降，丹参行血脉而畅通无阻，无差分毫；且黄芪可引坎中之阳，交于离宫，转输巅顶，充润髓海，阳能举，阴能化，内外都得气血之来往。炙甘草强脾土，助运化，上下内外更能协和。

桃仁破血通下而润大肠五液，瘀血可下；薏苡仁生于水中，借气化上行而湿浊可化，阳明能通；酒大黄有推陈致新之能，借酒性先升后降，缓缓而行，浊毒瘀滞皆可消化于乌形之中。鹿角片与水牛角皆上升达头顶，清郁热、壮阳精直达于百会，肉苁蓉与紫石英沉入海底轮，上行与下达，冲脉可通，督脉中之精气畅行。石菖蒲能拨通心窍，与臣使贯通一气，一切膈阂可解；独活从百会顺外焦如瀑布而下，直达九泉之地；蒲公英借飞升之势，扫尽人体空间之秽浊，一切阴霾邪气皆化为乌有矣。

处方六：

党参 30g，生黄芪 45g，红参 15g，当归 40g，生白术 15g，淫羊藿 20g，干姜 30g，炙甘草 10g，全瓜蒌 30g，薤白 15g，苦参 10g，鹿角片 40g，龟板 20g，银杏叶 15g，红景天 15g。10 剂。

处方排序：

党参、红参、生黄芪、当归、生白术、淫羊藿、干姜、炙甘草。全瓜蒌+薤白+苦参、鹿角片+龟板、银杏叶+红景天。

法药意解：

处方是扶阳医学非附桂法，即党参黄芪法（党参、红参、生黄芪、当归、生白术、淫羊藿、干姜、炙甘草），用党参润肺源而生中气，人参有人形可补人身之元气，黄芪升提之性可补人之大气，且升中气以助元气，并协调以助人之元气源源不断，以使生命火得以充分燃烧，再助生命之持久；党参与人参、当归合用，意在温气温血，使化源与运化长期运转不息；黄芪与当归合用，则有益气生血之能。生白术与淫羊藿相合，可导阴阳往来之机，一助脾之运化，二助肺之化源，使上下相通源源不息。干姜与炙甘草，温暖中宫，助中健运，使运化之机通达于周身上下内外，气血之流畅条达自然，三焦之秽浊无不荡涤，生生不息之功大焉。

鹿角片壮督脉可添阳精，龟板润任脉能育阴精，阴阳合，任督通，乾坤再建而坎离既济，借苦参直通坎离以使后天返回先天，生生不息指日可待矣。银杏叶有分散之力，红景天富含大气而藏血，气血相依、循环不停，生命得以生生不息也。

随访（2021 年 7 月 19 日）：

病症：今天复诊说，高血压、心跳快、失眠、尿失禁等均痊愈，唯有不足的是腰腿痛还没有恢复正常，问是否需要调整处方，观察舌诊与脉诊后，认为基本恢复正常，进行巩固治疗就可以了，即最后两张处方交替服用，坚持服 2 个月左右，方可恢复正常。

按语与治病次第：

更年期综合征是女性很多疾病的导火索，而 10 年多这些症状还没有缓解的情况下，会导致很多的问题出现，本例患者就是比较典型的这种情况。更年期由于精亏血少、阴阳两虚、失去环抱之能，导致烘热汗出、失眠多梦、浑身疼痛、到处不适等多种症状表现。针对这样的情况，扶阳医学在"以人为本"的前提下，分批分步解决问题，最终才能达到预期的目标。

本例患者就是从治疗咳嗽开始，这是患者目前最为主要解决的问题与关键，因为肺是人体的天空，天空不能清朗，地也无安宁之时。故处方一应用广紫菀法治疗咳嗽、吐痰、咽痛等。处方二应用黄连阿胶汤法，一方面解决失眠并兼顾治疗咳嗽。处方三是朱茯神法降离火、安心神、调睡眠、运中宫，此方最为重要，因为神的层面之改观是能否取效之关键。处方四是桂枝二陈汤法，重点解决长期外感难愈、肺气不宣、膻中有堵等问题。处方五是川乌法，其治疗重点在于疏通经络、大补气血、通达下焦、运行任督等，为下步填精做准备。处方六是大补气血填精收功之法，重点解决心脏问题与精亏虚损。就在这样一步一个脚印的治疗下，她的诸多症状与痛苦，慢慢地都得到了有效的解决，而高血压也就随之降为正常，这就是扶阳医学"以人为本"最终治疗结果，完全超出了我们预期的想象。

56. 女性上火长痘案

申某某，女，35岁，河南省浚县人。时间：2021年4月7日初诊。

病症：患者长年脸上长痘，特别是月经前期更明显，除脸上外，后背部也反复出痘，平时口苦口干、口臭、有异味，虽然也反复治疗总是时好时坏，无法根治。目前月经期5天左右，无特别异常，只是脸背部长痘显著，吃饭一般，大便每天1次，小便黄，出汗不多，手脚比较凉。舌诊：舌形大体正常，质淡红嫩，苔淡白，舌根稍隆起苔腻厚，肝胆两侧有唇样突起。诊脉：左手脉浮细稍紧，沉取脉细紧滞，心脉湿滞，肝脉细滞稍紧，膀胱脉细滞稍紧，尺脉短滑有滞象；右手脉有点浮，沉取脉湿滑滞，肺脉滑滞，脾脉滑，右尺脉火弱。证属虚阳外浮、阳虚阴盛，治宜扶阳抑阴、引阳下潜。处方用药：

处方一：

制附片30g（先煎1小时），生姜30g，炙甘草15g，党参30g，鹿角片30g，砂仁15g，羌活15g，独活15g，白芷50g，黄芩25g，金银花30g，徐长卿15g。5剂。

处方排序：

制附片、生姜、炙甘草。党参+鹿角片+砂仁、羌活+独活、白芷+黄芩+金银花、徐长卿。

法药意解：

处方是扶阳医学四逆法（制附片、生姜、炙甘草），用得乾方纯阳之物附子以阳壮阳，与炙甘草得坤方纯阴之性以阴治阴，使阴阳互相结构，正守合一，与砂仁、党参、鹿角片相合，精气得充，脾肾得以交通，更能与乾坤交合，先后两用，天地两通，而气质之生化，升降之转环，可能纳谐一处。再用生姜通达神明，使二火相照，上下更能相亲，中州得其温暖，运化兴，大气举，气血交流无阻，生化更能有用。此乃四逆填精之法也。

羌活入太阳，独活进少阴，一表一里，循督脉以助膀胱之气化，以使外焦如化；且羌活善治在上在表之游风，独活善治在下在里之伏风，乃有拨乱反正之功也。白芷清香之品，化瘀浊并通九窍，且香窜之品能拨开隐微之路，气血流通无阻，以使三阳头面之邪气发越而散出；黄芩中空通达于三焦网油，行水道以引相火下降；金银花含苞待放，借水火功夫发越而开，诸般瘀滞热毒皆可随之而化为乌有矣。徐长卿木性再助其通达，土能以助运化，四旁皆五行之变化而能也。此乃四逆败毒之大法也。

处方二：

桂枝 15g，苍术 15g，生姜 30g，炙甘草 10g，小茴香 20g，陈皮 15g，法半夏 20g，土茯苓 20g，白芷 15g，天麻 15g，茵陈 20g，砂仁 15g，广木香 15g，党参 15g，鹿角片 15g。5 剂。注：月经前期服用。

处方排序：

桂枝、苍术、生姜、炙甘草、小茴香。陈皮+法半夏+土茯苓、白芷+天麻+茵陈、广木香、党参+鹿角片+砂仁。

法药意解：

处方是扶阳医学桂枝法（桂枝、苍术、生姜、炙甘草、小茴香），用桂枝大开太阳，使肺肾心开阖自然，成阳动而阴流，气血往来有路。用苍术泄湿暖脾，使运化之机与太阳之气并进，头昏头痛得解。使用小茴香以通秽，甜以醒脾，凡空虚之处，有瘀凝之物，随辛温之品，消化于无有之乡。生姜通达神明，引通三焦来往之游行，凡天空中之厌秽尘氛无不冰消。炙甘草是调清而清升，降浊而浊行，使三焦会通交点之外，轻拨而解。

陈皮通达肺窍，与胃相合，迎清气上升，导浊瘀下降；法半夏降胃中之逆，由脾之运化交达于二肠，阳明之糟粕可分，浊凝可下；土茯苓化太阳之气，行太阴之湿，湿疮浊毒皆随气化而分消。天麻祛风镇风，使风循序而出，茵陈启菀陈，动微阳，凡燥湿未分蕴于肌腠皆可清之化之分之。广木香香能蹋秽，秽去阴消，阴消而阳生，阳生而气复，是借古人化浊为清之法。

处方三：

桂枝 20g，制川乌 15g，炮姜 30g，炙甘草 10g，小茴香 20g，杜仲 15g，当归 20g，川芎 15g，吴茱萸 10g，香附 15g，郁金 15g，肉桂 20g，怀牛膝 15g，仙鹤草 20g，蛇床子 15g。5 剂。注：月经期服用。

处方排序：

桂枝、制川乌、炮姜、炙甘草、小茴香。当归+川芎、吴茱萸+香附、杜仲+郁金、怀牛膝+仙鹤草、肉桂+蛇床子。

法药意解：

处方是扶阳医学桂枝法（桂枝、制川乌、炮姜、炙甘草、小茴香），用桂枝即先锋使者，由少阴出于太阳膀胱之表也；引交太阴，太阴肺脾也，肺脾得其辛温之性，一施运化，一施化源交诸于心，心离火也，真阴寄焉；下与小肠相通，小肠与膀胱相并，胞宫则在其前面；借川乌下行循任脉走冲脉，无形之精气直入胞宫。藉桂枝与甘草辛甘化阳，与炮姜苦甘化阴，脾心肾三部连系，而三焦之气机亦成自然，气血亦分合有路。借小茴香香甜之味，通运化之门，使传变无阻。

当归调润肝脾，川芎、郁金化气中之结，理血中之瘀；杜仲引气血达于薄膜，使冲任带联络不息，胞宫气血转换有约。吴茱萸、香附引气血归于肝脾，使瘀化而新生，经血顺势而出。怀牛膝下行，仙鹤草上升，升降行而经量如约而至。肉桂温血生精，骨髓乃得重生，任冲二脉得其交流，太冲脉自然畅旺，任带脉自然通达；蛇床子借以分清化浊，会阴重地得以洁净如初焉。

处方四：

制川乌 20g，制附子 30g（前二味先煎 2 小时），生黄芪 40g，党参 30g，益母草 15g，炙甘草 10g，白芷 15g，白鲜皮 15g，桃仁 15g，生薏苡仁 30g，酒大黄 15g，墓头回 15g，石菖蒲 20g，独活 15g，蒲公英 15g。5 剂。注：月经后服用。

处方排序：

制川乌+制附子、生黄芪、党参、益母草、炙甘草。白芷+白鲜皮、桃仁+生薏苡仁+酒大黄+墓头回、石菖蒲+独活+蒲公英。

法药意解：

处方是扶阳医学非附桂法，即川乌法（制川乌+制附子、生黄芪、党参、益母草、炙甘草），或称为川乌附子法、天雄法，川乌精空以气为用，气者风气，风性而善行，无处不达，寻经达络，直入阴阳末端气血汇合之地，气血与阴阳交换开阖如潮汐而动焉。生黄芪升气助阳，引坎阳之气，升于巅顶，使诸阳刻刻聚会，大气刻刻升举；与附子大温通行交于中上，清阳温和，浊阴下流，是清升而浊降，卫外营内，都归自然，气血必然畅运，郁热生疮必不再作，精神亦为之归纳。党参滋肺液，藏大气，使气血循循不休，源源而生；益母草再入坤土，运中宫而水湿得化，借炙甘草缓诸药性，调济生化之机，使五脏都归于气血之中。

白鲜皮开太阳而通阳明，通天入地而皮肤之秽污可解。桃仁辛温上达，苦行沉降，入厥阴而理血破滞；生薏苡仁直达下焦，阳明气利，其蕴郁湿热可化；酒大黄升降行而推陈致新，形大而气烈变缓，阳明之通达缓缓而动也；墓头回再化会阴禁地之污秽，以使海底轮循入常道焉。用石菖蒲开心窍，引神智布达于外，五脏百脉皆能听令；借独活为先锋，透出网膜，应先驱风寒湿于肌腠皮毛；蒲公英扫尽天地间尘埃，天空以清，地气以宁，生命之生生不息而循环无端也。

处方五：

制附片 30g（先煎 1 小时），炮姜 30g，炙甘草 10g，肉桂 20g，山萸肉 20g，白芷 15g，茵陈 30g，瓜蒌壳 15g，薤白 15g，丹参 20g，党参 30g，黄芪 45g，阿胶 20g，鹿角片 30g，广木香 15g。5 剂。注：接着上方服用。

处方排序：

制附片、炮姜、炙甘草。肉桂+山萸肉、白芷+茵陈、瓜蒌壳+薤白+丹参、党参+黄芪、鹿角片+阿胶、广木香。

法药意解：

处方是扶阳医学四逆法（制附片、炮姜、炙甘草），用得乾方纯阳之物附子以阳壮阳，与炙甘草得坤方纯阴之性以阴治阴，使阴阳互相结构，正守合一，与炮姜相合，使脾肾交通，更能与乾坤交合，先后两用，天地两通，而气质之生化，升降之转环，可能纳谐一处。

山萸肉降离火直入坎水，以使水火相交，肉桂再佐姜附通达阴阳交会之地，引气血运行于全身内外荣卫之处，处处皆春，清浊无混矣。瓜蒌壳开胸膈，是迎阳于内，换阴外出；薤白化肠胃之阴凝，使肠胃多气多血，刻刻温暖，时时通达；丹参更开心之神明，助土之分化清浊，神也、气也，知周而出焉，引气入血，导气血之畅流，化血脉之凝瘀，瘀祛而新生，务期化尽周身瘀滞。鹿角片通督脉而壮阳精，阿胶育任脉而润阴精，阴阳合而任督行，乾坤与坎离交换不断，先后二天相互资生；再借广木香通中宫而疏脉道，通网膜而三焦一齐相贯，扫尘氛而阴霾尽净，清气则源源而生焉。

二诊（2021 年 7 月 14 日）：

病症：今天复诊，上火长痘及口臭等全部恢复正常，未再反复过，只是最近失眠严重，故又来诊。目前月经周期规律，无特别异常，只是入睡困难，口中偶尔有点干，但不饮水，大便通畅，小便有点黄，出汗不多。舌诊：舌质红胖，肩胛区有反光点，胃区有凹陷，苔薄白。诊脉：左手脉微浮细滞，沉取脉细滞稍紧，心脉微洪，肝脉细滞稍紧，膀胱脉细滞，左尺脉缓稍滑；右手脉微浮，膈间脉滑，沉取脉滑滞，肺脉滑滞，脾脉湿滞，右尺脉弱。证属离火不降，治宜潜降离火、引火归元。处方用药：

处方一：

黄连 10g，丹参 20g，黄芩 15g，白芍 30g，炙甘草 15g，党参 30g，制附片 15g，肉桂 20g，酸枣仁 15g，柏子仁 20g，生龙骨 45g，生牡蛎 45g，砂仁 15g。5 剂。

处方排序：

黄连、丹参、黄芩、白芍。炙甘草+党参+制附片+肉桂、酸枣仁+柏子仁、生龙骨+生牡蛎+砂仁。

法药意解：

处方是扶阳医学非附桂法，即黄连阿胶汤法（黄连、丹参、黄芩、白芍），当务之急是睡眠问题，其心中之离火不降而阴阳不合，则睡眠难矣。今用黄连正苦味入心经而降离火，又借黄芩中空之三焦相火之通道下行，直入坎水；丹参代阿胶养心血以助神魂自安，借白芍再酸敛之性以助火随水而降。肉桂温血使血液得温而升，气血易于交护，濡润脏腑，得其刚柔相济之能，与黄连相合有交泰之能，再助水升而火降；制附子益火源壮水主，党参滋润肺源，使化源有归，炙甘草再奠安中宫，以使水火相交、坎离既济，阴阳和合，则睡眠安稳焉。

酸枣仁与柏子仁敛安神智，使魂魄相交，使神志团结，魂魄亦常常相合，气血亦常常相调，君火必然照临下土，相火必温暖于上，清浊易举易降，神气更能相保，睡眠开阖阴阳交换有节也。龙骨通阳而下潜，牡蛎育阴而上升，升降行而阴阳和合，借砂仁发动乾坤之机，导五液引归坎宫，意在成全天地交泰，以助生生化化不息为要。

处方二：

桂枝 15g，苍术 15g，生姜 30g，炙甘草 5g，南山楂 20g，陈皮 15g，法半夏 20g，朱茯神 15g，砂仁 15g，石菖蒲 20g，天麻 15g，公丁香 15g，党参 15g，鹿角片 15g，大麦芽 15g。5 剂。注：月经前期服用。

处方排序：

桂枝、苍术、生姜、炙甘草、南山楂。陈皮+法半夏+朱茯神、石菖蒲+砂仁、天麻+公丁香+大麦芽、党参+鹿角片。

法药意解：

处方是扶阳医学桂枝法（桂枝、苍术、生姜、炙甘草、南山楂），用桂枝起太阳之气交于太阴阳明，胃升而脾运，气动而化源达心达膻中，引气归神之意也。苍术燥土泄水，阳上行，阴下降，成自然之气。南山楂化脾胃中之积滞，使阳明太阳无阻。用生姜驱蕴藏之寒湿，交通于神明出入之地。炙甘草安定四旁，调和五味，使五气都归于乾坤坎离之中，变化得其行，则精神魂魄紧紧地团为一气矣。

陈皮由络而肌腠而皮毛，是引太阳之气，内外相通之用意也；法半夏降肠胃痰湿，使少阳之枢纽，能上能下，能开能阖，太阳之气无不鼓荡运行；朱茯神镇心神，心灵而肺之治节可行，五脏皆能听命，瘀浊随太阳之气机，从小肠膀胱而降。石菖蒲开心窍，导膻中，臣使与制节相互得令，清浊自然得分；砂仁纳五脏之气归于坎宫，迎水中之阳升于华盖。用天麻镇定风邪，使不内窜；公丁香温胃热脾，使膻中之气通行于网膜；大麦芽调和肝脾，使土运而木达，更使生化之机务期自然。党参大助化源，使地气与天气相接，鹿角片再添精以助上达，上焦之雾露湛湛清清，刚柔相和，气血交流，凡阳损阴掣，皆能润泽。

处方三：

桂枝 20g，制川乌 15g，炮姜 30g，炙甘草 5g，青皮 15g，杜仲 15g，当归 15g，川芎 15g，吴茱萸 10g，郁金 15g，香附 15g，肉桂 20g，怀牛膝 10g，仙鹤草 30g，续断 15g。5 剂。注：月经期服用。

处方排序：

桂枝、制川乌、炮姜、炙甘草。青皮+杜仲、当归+川芎、吴茱萸+郁金+香附、怀牛膝+仙鹤草、续断+肉桂。

法药意解：

处方是扶阳医学桂枝法（桂枝、制川乌、炮姜、炙甘草），用桂枝引太阳之气，由下而上，复降而中而外，使内外六合，阳长而阴消，阳正而阴守，百脉皆得从令。用川乌代替苍术，循无形之冲脉任脉下达，随桂枝下行入于小肠，小肠前面即是胞宫，借离中之火以使精气的转换有节。藉桂枝与炙甘草，辛甘化阳，与炮姜苦甘化阴，脾心肾三部连系，而三焦之气机亦成自然，气血亦分合有路。

青皮引离火，交于皮毛，肌腠得畅，肾肺必然相通；与杜仲合作，任带易于交纳，引阴阳之气达到筋络百脉，奇经八脉必有会通之时。用当归以润之，困泽可化，助地天通达之机；川芎行气中之滞，血中之凝。郁金化肝脾之郁，吴茱萸、香附引气血归于肝脾，使瘀化而新生，痛经即乃已。怀牛膝下行，仙鹤草上达，升降行而月信开阖有制有约矣。续断再沟通无形与有形之道路，精气血之转换有约，肉桂温血暖气，气血交流，三焦元通交会之处，都成自然。

处方四：

制附片 30g（先煎 1 小时），炮姜 30g，炙甘草 5g，肉桂 25g，山萸肉 20g，瓜蒌壳 15g，薤白 15g，丹参 15g，阿胶 15g，党参 30g，红参 15g，生黄芪 45g，鹿角片 30g，木蝴蝶 20g，砂仁 15g。5 剂。注：月经后期服用。

处方排序：

制附片、炮姜、炙甘草。肉桂+山萸肉、瓜蒌壳+薤白、党参+红参+生黄芪+丹参、鹿角片+阿胶、木蝴蝶+砂仁。

法药意解：

处方是扶阳医学四逆法（制附片、炮姜、炙甘草），用附子大暖肾水，化精为气，气升而神随，神气得交，精血得固，血流而精动，精动而阳生，阳生而火发，火动而气团，意在使坎离相合，心肾相交，为水火既济之用。炙甘草与炮姜之甘苦入心，引离火与土相合，胃气上通于咽嗌，下达坤元，而阳明太阴，两相旋转，使阴阳更有协和之路，气血必有升降之能，清升而浊可降。

用肉桂、山萸肉与姜附同用，大温气血，补益精髓，助生生之气，正复而邪消，瘀血化而气壮，可庆瓜瓞绵绵。瓜蒌壳外达肌腠，内通膈膜，阴阳气血易进易出；薤白开胸膈，疏胃结，使胃气下降，与脾阳相协，气机进出无阻，而胸闷气短可解矣。用党参助肺源，以达运化，红参再大补元气，交黄芪缘木而升，上下天地，都成润泽；三者与丹参相合，有大补气血之用意，冀期缓伏正气，冲任督带，自然渐渐调和。鹿角片添阳精而直达督脉，阿胶育阴血而润泽任脉，任督通阴阳合，先后二天相互生立焉。木蝴蝶再助金生丽水，以助精气生成，借砂仁纳五脏之精微交流于六腑，使阴阳密藏，气血循行于脉中，上下内外都能通达，乾能健坤能守，是强健先后之妙旨也。

按语与治病次第：

此例女性患者之治，都是顺从月经周期而治，首诊治疗的上火长痘等，初方应用四逆败毒大法在月经前服用，并顺势调整月经周期，效果良好。可二诊时又出现严重的失眠症状，为什么说一波刚平，另一波又起，按下葫芦起了瓢，看似两个症状的背后的真象又是什么呢？我们如果仔细想想就可以明白，因为心脏在上，心火上炎，上炎之火不降，顺着头目上行到了皮肤，这就形成了所谓的长痘上火。而失眠也是同理，只是这个心脏之火，火性炎上，双炎之火，没有透出皮肤，而在头颅之内，离火不降，坎水难升，坎离不济，水火不交，阴阳失去了环抱之力，则失眠出现。故第二诊则采用黄连阿胶汤法直降离火，然后顺着月经周期，月经前应用桂枝法加味，仍然要顺势而行，月经期采用桂枝法下达，顺势调经，月经后期大补气血，以助心脏功能的恢复，这样才能真正进入良性循环，其上火长痘与失眠，才能达到恢复正常的循行轨道之中。

57. 30 年女性痤疮案

张某某，女，55 岁。河南省郑州市人。时间：2020 年 7 月 18 日就诊。

病症：患者自青春期后开始长痤疮，本身是学中医搞临床的，断断续续治疗 30 年余，满脸的痤疮也没有治愈，而且遗留下满脸的暗疮并皮肤损害，并且已都毁了面容，特别是近 6 年月经停止之后，其痤疮反复加剧，并持续性血压升高，并伴有烘热汗出，睡眠 1~3 点钟易醒，吃饭胃口好，小腹胀，经常头昏脑涨，检查大肠有息肉，大便便而不爽，每天 2~4 次，手脚凉，怕冷。舌诊：呈桃形状，中线有错位，舌根轻度隆起，舌上有散在的郁热点。脉诊：右手脉浮稍细滑，沉取脉细紧滞滑，肺脉气滞，脾脉湿滞，命门火弱；左手脉浮细寸明显，沉取紧滞滑细，心脉微洪，肝脉滑滞，膀胱脉细紧，尺脉短弱有一点跳。证属虚阳外越、阴阳不能环抱，治宜发散郁热、安神通达、大补气血，按照治病次第进行。处方用药：

处方一：

制附片 30g（先煎 1 小时），生姜 50g，炙甘草 15g，党参 30g，鹿角片 30g，砂仁 15g，羌活 15g，独活 15g，白芷 50g，黄芩 25g，金银花 30g，徐长卿 15g。5 剂。

处方排序：

制附片、生姜、炙甘草、党参+鹿角片+砂仁。羌活+独活、白芷+黄芩+金银花、徐长卿。

法药意解：

处方是扶阳医学四逆法（制附片、生姜、炙甘草、党参+鹿角片+砂仁），用附子温肾水启坎阳，大温肾水，壮水主益火源，与姜、草连成一气，务化尽群阴，真阳起伏连续不息，生生化化变化无穷，是助长成春之意。与砂仁、党参与鹿角片，使脾肾交通，更能与乾坤交合，先后两用，天地两通，而气质之生化，升降之转环，可能纳谐一处。

羌活与独活，出水底行少阴到太阳，直达天空又顺原路返回九泉之下。白芷与黄芩有白虎汤之用也，解阳明少阳之郁热，金银花含苞等待开放，借水火功夫则一展英姿；徐长卿再通达表里，十二经络无处不行，一切皮毛郁滞壅毒皆可化为乌有矣。此乃四逆败毒之大法也。

处方二：

朱茯神15g，柏子仁30g，远志15g，石菖蒲20g，高良姜15g，肉桂20g，炙甘草5g，砂仁15g，葱白4节，吴茱萸15g，茵陈30g，九香虫15g，瓦楞子15g，党参15g，鹿角片15g。5剂。

处方排序：

朱茯神、柏子仁、远志、石菖蒲、高良姜、肉桂、炙甘草、砂仁、葱白。吴茱萸+茵陈、九香虫+瓦楞子、党参+鹿角片。

法药意解：

处方是扶阳医学非附桂法，即朱茯神法中的平巽大法（朱茯神、柏子仁、远志、石菖蒲、高良姜、肉桂、炙甘草、砂仁、葱白），平巽大法乃一路右降之功，巽者，风也，顺势化解风邪内扰，借风火相生，火旺生土，土运而四方得益，中宫太阴阳明协和矣。

茵陈与吴茱萸合作起来，大肆温脾舒肝，使木土克中变旺之意，少阳春升之气得以舒发也。九香虫阳极而动，动而破滞理气行血，瓦楞子再助分散之力，一切滞机壅阻皆可化解矣。

处方三：

朱茯神15g，桂枝15g，生白术15g，淫羊藿20g，生姜30g，炙甘草5g，白芷15g，天麻20g，徐长卿15g，九香虫15g，瓦楞子15g，吴茱萸15g，茵陈30g，党参30g，鹿角片30g。10剂。

处方排序：

朱茯神、桂枝、生白术、淫羊藿、生姜、炙甘草。白芷+天麻+徐长卿、九香虫+瓦楞子、吴茱萸+茵陈、党参+鹿角片。

法药意解：

处方是扶阳医学非附桂法，即朱茯神法（朱茯神、桂枝、生白术、淫羊藿、生姜、炙甘草），朱茯神桂枝法，朱茯神与桂枝相合，有化气行水之能，且朱茯神引桂枝直行于阴阳往来之路，水温而气升，气行而运行不息；白术与炙甘草建立中土，使运化通达于四旁；生姜与桂枝之力透达于太阳所行之路，风阴中之凝，膈中之格，均归于通化之机；与淫羊藿交通于阴阳，使阴阳互相扶助。

白芷通肺达脾，肺与大肠相表里，脾与胃相表里，使脾肺相照，肠胃得通，上下之气机皆能鼓荡而出；天麻有镇风之能，阳明之道路得以畅行，借徐长卿透达十二经络之性，一切风邪秽浊皆可以扫尽尘埃。党参滋润肺液，使化源充实，气血流行刻刻无间，魂魄自然得养；鹿角片添真精以助坎中一阳，阴阳相得而运转不息，生机化机无限矣。

处方四：

桂枝 15g，生白术 15g，生姜 30g，炙甘草 5g，淫羊藿 20g，陈皮 15g，法半夏 20g，朱茯神 15g，砂仁 15g，九香虫 15g，瓦楞子 15g，瓜蒌壳 15g，薤白 15g，党参 30g，鹿角片 30g。10 剂。

处方排序：

桂枝、生白术、生姜、淫羊藿、炙甘草。陈皮+法半夏+朱茯神、九香虫+瓦楞子、瓜蒌壳+薤白、党参+鹿角片+砂仁。

法药意解：

处方是扶阳医学桂枝法（桂枝、生白术、生姜、淫羊藿、炙甘草），用桂枝法起太阳之气交于太阴阳明，胃升而脾运，气动而化源达心达膻中，引气归神之意也，且拨动太阳，阳明开合之机，扶助内外交通之意。

二陈汤（陈皮+法半夏+朱茯神）化痰之神方，化痰饮、降逆气、宁心神。瓜蒌壳拨开胸膈，引余蕴外出，薤白辛香上通下达，更导桂枝宣化之气，达于肌腠。

处方五：

制川乌 25g（先煎 1 小时），生黄芪 90g，党参 30g，益母草 15g，炙甘草 5g，法半夏 20g，郁金 20g，朱茯神 15g，九香虫 15g，瓦楞子 15g，瓜蒌壳 15g，薤白 15g，石菖蒲 20g，独活 15g，蒲公英 15g。10~30 剂。

处方排序：

制川乌、生黄芪、党参、益母草、炙甘草。法半夏+郁金+朱茯神、九香虫+瓦楞子、瓜蒌壳+薤白、石菖蒲+独活+蒲公英。

法药意解：

处方是扶阳医学非附桂法，即川乌法（制川乌、生黄芪、党参、益母草、炙甘草），川乌精空以质为用，空者风性，善行而数变，循经达经，无处不在，借机透达于阴阳末端、阴阳未分之地，开辟出一条小道；借黄芪引水中之微阳升于巅顶，头脑清明，洗涤秽污，通行皮腠，一切瘀滞都归于溶化。党参再助化源以行肺脾之液，顺坤（坤草）土之势而洗涤凹凸不平之地，皆行恢复原来皮毛之光泽也；炙甘草奠安中土，使脾胃谐和，纵川乌、独活之猛，亦不能伤。

法半夏可清廓廓，使浊降而清升，气机可能交合于内外，阴阳得其燮理；郁金解五脏之郁，即解五行之制，使五行生克自然，生长收藏之里，依时而运，精津气血液，亦应时而长，上与天接，下与地通，务期完成地天成泰之意；朱茯神再行君火之明，舒膻中之质交于胃，当于脾，脾，土也，土得火生得水泽，土质润泽，木得其养，筋络得其柔和，肌肉得其条理，皮毛乃能开放，使阳能正位，邪化于无形。石菖蒲宣心窍，令臣使，清秽浊，胃之囊廓必开，逆更能下，清更能升；蒲公英借升势顺任脉上达，通于百会；独活顺百会而下行，直入九泉之地，以使督脉降而任脉升，阴阳即任督二脉之动力，阴阳和合乃人之阴阳实体也，阴阳合、任督通，坎离既济、乾坤得以重建再生也。

处方六：

制附片60g（先煎2小时），筠姜50g，炙甘草15g，肉桂10g，山萸肉20g，瓜蒌壳15g，薤白15g，丹参20g，党参30g，生黄芪45g，鹿角片40g，龟板20g，砂仁15g，白蔻仁15g，广木香15g。10~30剂。

处方排序：

制附片、肉桂、筠姜、炙甘草。瓜蒌壳+薤白、党参+生黄芪+丹参、鹿角片+龟板+山萸肉、砂仁+白蔻仁+广木香。

法药意解：

处方是扶阳医学四逆法（制附片、肉桂、筠姜、炙甘草），用附子大温肾水，使火盛而水沸，精化成气，气升于中，五脏得其荣养，气升于上，大气聚于华盖，化源可降，中下之物皆得润泽，清浊自然分化，气血自然交流；肉桂佐姜附通达阴阳交会之地，引气血运行于全身内外荣卫之处，处处皆春，清浊无混矣；筠姜温土热血，化精化浊，清浊易于分明，二火得其相照，中宫自然轩朗，使精气神三者连续相合，能通达于上下内外，出入机能有力；炙甘草奠安四旁，使寒凝不能壅塞清道，一切污秽随桂姜而行自然分化焉。

鹿角片通督脉壮坎中一阳真精，龟板育任脉润离中真阴，山萸肉再由心达肾，引火入水，以使坎离交济、乾坤再建，先天壮以助后天之用。砂仁与白蔻仁斡旋中宫、脾升胃降，太阴阳明协和，借广木香行气化滞，温中健运，使运化之机通达于周身上下内外，消尽阴凝，温运开郁，气血之流畅条达自然，三焦之秽浊无不荡涤。丹参更开心之神明，助土之分化清浊，神也、气也，知周而出焉，引气入血，导气血之畅流，化血脉之凝瘀，瘀祛而新生，务期化尽周身瘀滞，生化之机畅行无阻矣。

复诊（2020年11月18日）：

病症：上处方系列共服用3个月左右，疗效很好，满脸痤疮彻底消失了，半辈子脸终于变得干净了，心情特别好，因为自己本身为中医且多年找到诸位老师治疗，都没有达到治疗目的，没有想到 3 个月左右时间，就把困扰自己 30 多年的痤疮彻底治愈，而自己对于学习扶阳法脉也有了信心。目前烘热汗出消失，睡眠安稳，血压平稳，小量西药维持治疗，由于腹部不适，肠镜检查有息肉并切除，但小腹仍在下坠感，大便次数多，舌象已经大体正常，脉诊也恢复了很多，又开系列处方调整肠道与血压问题，以观后效。

按语与治病次第：

本例患者是比较典型的痤疮长期治疗案，况且她本人也是学习中医并搞中医临床的大夫，也没有少找老师治疗，为什么总是不能取得效果呢？最后通过了解得知，原来其母亲是个西医大夫，由于她从小体弱多病，而在家中治疗也方便，故从小就是服用抗生素与打吊针不断，越治疗体质越差，逐渐走进了恶性循环的怪圈，这才是她久病难医的根本原因，即阳虚精亏体质差，而且又虚阳外浮，导致她久病难愈。而只有扶阳一法，扶阳填精、引阳归位，才能根治本病。

处方一是扶阳医学四逆败毒法，本法以四逆填精保护三阴阳气，又通达三阳以祛邪，邪祛而不伤正，扶阳助正而不忘祛邪，扶正祛邪兼顾，才能达到标本兼治之目的。处方二是扶阳医学朱茯神法中的平巽大法，本法安心神、降离火、建中土、运中宫，并加温肝降胆、理气消痰、扶阳助正之品，乃温降安神之大法也。处方三是扶阳医学朱茯神桂枝法，加去风通达、理气化痰、温肝降胆、扶阳助正之品，乃为安神开表建中之大法也。处方四是扶阳医学桂枝法加味，开表建中、化痰降逆、理气通达、宽胸理气、扶阳助正等，乃开表建中开道之大法也。处方五是扶阳医学川乌法加味，透达经络、益气活血、解郁安神、化痰降逆、理气达下、宽胸理气、运行任督等，乃为通经达络、运行阴阳一气之大法也。处方六是扶阳医学四逆填精之法，即收功之法，即四逆大补气血填精收功之法，只有填精益肾、温通心阳、心肾沟通、任督循环、先后互助，生命之火才能生生不息也。

58. 上火并月经不调案

张某某，女，37 岁，河南省浚县人。时间：2020 年 9 月 25 日就诊。

病症：患者经常上火咽痛、心情烦躁，月经量少色深、有血块等症多年，体质偏瘦，达不到标准体重，曾经多次治疗效果欠佳。目前睡眠一般，吃饭还行，但受凉后容易出现胃脘胀痛，大便不爽，小便正常，平时汗比较多，手脚心热。舌诊：舌呈长条样三角形，舌尖布满了郁热焮点，心区有云雾状长条阴影，胃区有散在反光点，舌根部轻度凹陷，舌苔薄白、中后稍腻。脉诊：右手脉有点浮滑，寸关脉明显，沉取脉紧滑滞，寸脉有点滑滞，关脉滑，右尺脉可；左手脉浮细有点滑意，沉取脉紧滞滑，寸脉湿滞，关脉微洪，膀胱脉细紧滞，尺脉短滑有滞象。证属阴阳两虚、虚热上浮，治宜顺势调整、引火下行、阴阳并调。处方用药：

处方一：

制附片30g（先煎1小时），生姜50g，炙甘草15g，党参30g，鹿角片30g，砂仁15g，羌活15g，独活15g，白芷50g，黄芩25g，金银花30g，徐长卿15g。3剂。

处方排序：

制附片、生姜、炙甘草。党参+鹿角片+砂仁、羌活+独活、白芷+黄芩+金银花、徐长卿。

法药意解：

处方是扶阳医学四逆法（制附片、生姜、炙甘草），用附子烈火烹之坎水，化气上行，使三焦分明，气血阴阳，皆得其畅，而经期之不能如期而至，自然得其畅通。借生姜辛温之性，通达神明，夺造化之机，内通外达，上行下效，四肢百骸，无不相应，正可复，邪可去，如是荣卫协和，阴阳畅通。炙甘草与生姜，使心脾之互照，两神明可通，正气可复。党参佐鹿角片刚柔相和，气血交流，凡阳损阴掣，皆能润泽；得砂仁纳气归正，使正易复而邪易消。此乃四逆填精之法也。

羌活引生姜之气味，交达于太阳之表，行于肌腠皮毛之间，意在引邪外出；佐独活开启浊路，使阳能入内，鼓荡寒湿流行于外。白芷搜罗网络，风隐忍于气血间之凝毒，皆可香散之；黄芩禀天地清寒之气而兼金之性，入少阳循胆气，其清肃之性尽染；金银花感中土之气，禀天之春气，花蕾借水火功夫而怒放，郁热邪气皆随之外排；再借徐长卿辛温透达之性，皮毛开阖自然，随汗而解矣。此乃扶阳医学四逆败毒之大法也。

处方二：

桂枝15g，生白术15g，淫羊藿20g，生姜30g，炙甘草5g，小茴香20g，陈皮15g，法半夏20g，土茯苓25g，九香虫15g，瓦楞子15g，全瓜蒌25g，薤白15g，党参30g，鹿角片15g。5剂。注：月经前期服用。

处方排序：

桂枝、生白术、小茴香、淫羊藿、生姜、炙甘草。陈皮+法半夏+土茯苓、九香虫+瓦楞子、全瓜蒌+薤白、党参+鹿角片。

法药意解：

处方是扶阳医学桂枝法（桂枝、生白术、小茴香、淫羊藿、生姜、炙甘草），用桂枝引少阴之气与太阳相接，使太阳由水而土，由土而木，由木而火，随脾之运化通于上下内外。与小茴香香甜之味，通运化之门，使传变无阻。用白术崇土燥湿，使土温而运机可行，肾也肺也，都能上下相照；用淫羊藿引阴阳之交会，炙甘草与生姜，使心脾之互照，两神明可通，正气可复。

陈皮内通网络，外通肌腠皮毛；加法半夏降胃逆，以随桂枝之性，内凝随太阳膀胱之气机，转输于大小肠，糟粕水道行矣；土茯苓再行太阴之湿，通阳明之燥，脾升胃降，入决渎走二肠，浊毒污秽再无停留之机。九香虫阳极而动，香以醒脾，借瓦楞子分散之能，胃脘中腐物皆化为无有矣。全瓜蒌内通膈膜，仁润水而走大肠，皮外达肌腠，阴阳易进易出；薤白再使胃气下降，与脾阳相协，太阴阳明交流无碍矣。

处方三：

桂枝 20g，制川乌 15g，炮姜 30g，炙甘草 5g，小茴香 20g，杜仲 20g，当归 30g，川芎 15g，吴茱萸 15g，郁金 15g，香附 15g，肉桂 20g，怀牛膝 20g，仙鹤草 20g，蛇床子 15g。5 剂。注：月经期服用。

处方排序：

桂枝、制川乌、小茴香、炮姜、炙甘草。当归+川芎、吴茱萸+郁金+香附、杜仲+肉桂、怀牛膝+仙鹤草、蛇床子。

法药意解：

处方是扶阳医学桂枝法（桂枝、制川乌、小茴香、炮姜、炙甘草），用桂枝化膀胱之气，使精气上升为主，迎阳气达于宥密，恐瘀血未尽；又借川乌循无形之冲脉任脉道路，直达胞宫隐曲之地。炙甘草与炮姜之苦甘入心，引离火与土相合，胃气上通于咽嗌，下达坤元，而阳明太阴，两相旋转，使阴阳更有协和之路，气血必有升降之能，清升而浊可降。小茴香疏肝理脾，是借引瘀邪外出之意。

川芎得当归化气血之结滞，行气化郁，通肌达腠联网膜，行气中之滞，血中之凝，破内膜之凝结，实为内外通达之良品也。吴茱萸温木热土，使土木畅达，上下皆通；郁金再破肝脾之郁，导阴阳交点之路，务期郁开而阳生气动而凝消；香附通十二经脉，又行血中之气，一切气血凝聚不化皆可畅通矣。肉桂温血暖气，气血交流，三焦元通交会之处，都成自然；与杜仲联合起来，引于筋络薄膜三大网油之中，合诸辛温通达之品，使血气卫外营内，一切血瘀自然化为乌有。怀牛膝与仙鹤草升降相协，月经如潮汐而至有制约矣。蛇床子扫灭肌腠毛窍间之瘀蕴，海底会阴得以宁静矣。

处方四：

制川乌 20g，制附片 20g（前二味先煎 1 小时），生黄芪 75g，党参 30g，阿胶 15g（另煎），炙甘草 5g，羌活 15g，紫石英 40g，九香虫 15g，瓦楞子 15g，瓜蒌壳 15g，薤白 15g，石菖蒲 20g，独活 15g，蒲公英 15g。5 剂。注：月经后期服用。

处方排序：

制川乌+制附片、生黄芪、党参、阿胶、炙甘草。羌活+紫石英、九香虫+瓦楞子、瓜蒌壳+薤白、石菖蒲+独活+蒲公英。

法药意解：

处方是扶阳医学非附桂法，即川乌法（制川乌+制附片、生黄芪、党参、阿胶、炙甘草），又称为乌附法、天雄法，用川乌风药之性，无形无影而无处不达，络脉毛细网络阴阳之末端，气血阴阳交换而有制节矣；又借附子温水升气之性，通达于百脉筋络之内，一切凝滞不畅皆可化为乌有矣。党参滋肺液，益肺气，助化源，使运化更不停息，扶黄芪迎水精达于四方，化精为气，气盛于上，化源之润下，滴滴归根，是先后并养之意也；用阿胶育真阴，滋血润肺，清风润木，心脾有用；得生黄芪引精气通达于上，雾露乃布，化源润下，八脉得养，冲带任三脉会归于至阴起点之处，达于胞室；是助太脉之冲，任脉之盛，坤性之机能，可如期而发动矣。炙甘草缓诸药性，调济生化之机，使五脏都归于气血流畅之中。

羌活得附子引大气升举，由下而上，由内而外，追邪气外出，而元气稳固；紫石英有交汇坎离之能，大补海底会阴真元之气。石菖蒲通达膻中，火自得明，血自得活，气自得化；独活入少阴下行引伏风湿气外出；蒲公英汲坎水由艮土而升，轻轻上达而直入精气神汇聚之地，任督二脉得以畅行回环矣。

处方五：

制附片30g（先煎1小时），干姜30g，炙甘草10g，肉桂20g，山萸肉20g，党参30g，黄芪40g，阿胶15g（另煎），全瓜蒌40g，薤白15g，白芷15g，茵陈30g，银杏叶30g，红景天30g，徐长卿15g。5剂，注：接着上方服用。

处方排序：

制附片、干姜、炙甘草。肉桂+山萸肉、党参+黄芪+阿胶、全瓜蒌+薤白、白芷+茵陈、银杏叶+红景天+徐长卿。

法药意解：

处方是扶阳医学四逆法（制附片、干姜、炙甘草），用附子大暖肾水，化精为气，气升而神随，神气得交，精血得固，血流而精动，精动而阳生，阳生而火发，火动而气团，意在使坎离相合，心肾相交，为水火既济之用。用干姜温中健运，使运化之机通达于周身上下内外，消尽阴凝，温运四旁，使气血之流畅条达自然，三焦之秽浊无不荡涤。用姜草甘温并进，引附子之辛烈，由水泉冲入三焦，使网膜自然开放，气机自然分化。

用肉桂与山萸肉引肾精脾液，交流于气化之中，使气血濡润于八脉，冲任带自可会聚于会阴之地，地道之气机，能通达于膀胱胞室，血即随气升，气即驭血无乖。红景天空虚富气而含血，银杏叶有分散之力，白茵陈协调金木一气之相通，气血阴阳交流得以生生不息也。

复诊（2021 年 3 月 27 日）：

病症：已经服用三个疗程，感觉非常好，体重增加 5kg，快要接近正常人体重，精气神大增，月经量色等均正常，特别是上火咽痛、发脾气等，已经彻底消失，心情特别好，过去多汗情况已经没有了，手脚心热也没有了，过去手脚凉现在感觉温热，朋友见她都说气色非常好，观察舌诊原来的上部郁热焀点已经全部消失，除舌形还有三角类圆形外，余下基本恢复正常，只有大便仍然有点便而不爽，每天或隔天一次，调整处方后，仍然顺势调整月经周期而调整余下问题，进行巩固治疗。

按语与治病次第：

女性怕冷与上火是人们最多的话题，如果就是一贯清热泻火，不仅火没有清掉，还会导致脾胃的损害与体质下降，特别是诸多的女性以瘦弱为"美"，其实这种美是非常不科学的。因达不到标准体重的女人都是阴阳两虚证，既有阳虚又有阴虚，阳虚怕冷而虚热外浮出现上火、咽痛，甚至失眠、长痘等出现，而阴虚就是形体瘦弱、体重偏轻，达不到标准体重。因此这类患者的调整，要从阴阳观点着手，扶阳医学认为阳主阴从，扶阳同时不忘顾阴，特别是用阳化阴的思想在临床上落实是非常重要的。而扶阳医学调整的思路就是顺势而为，即按照月经前期、月经期与月经后期而用，得以事半功倍也。

处方一是扶阳医学四逆败毒之法，专门解决月经前期能量与精华上行，背后不通而出现的上火与长痘、失眠等问题，升阳散火与保护三阴并进，效果显著。处方二是扶阳医学桂枝法加味，在月经前期应用桂枝法就是顺势把能量与精华，向上发越而循行任督二脉，部分精华汇聚膻中而注入乳房。处方三是扶阳医学桂枝法加味，即桂枝川乌法，用川乌代替白术，顺势下行循冲任二脉，使乳房中的能量与精华转移到下焦，由小肠之火蒸腾而转化为月经而出。处方四是扶阳医学川乌法加味，借月经后期胞宫开阖之机，顺势疏导上下循行之道路，以为进补做好准备。处方五是扶阳医学四逆填精之法，即附子参芪大补气血填精之法，也是收功之法，只有体质强健、心神合一，女性所谓的上火、长痘、失眠与月经不调等，才能得以彻底治愈，而病情不会出现反复。

59. 痛经案

姚某某，女，20 岁。河南省浚县人。时间：2020 年 8 月 11 日就诊。

病症：患者患痛经 7 年，每至月经期就出现呕吐、头痛、打嗝，月经期有血块，下坠腹胀，经期 3~5 天。平时睡眠可，经期睡眠差，平时胃口可，经期时有恶心，食欲差，经期伴有腹泻、汗多，手脚冰凉。舌诊：舌呈苹果舌样，舌尖凹陷心区凹陷，舌根稍凸起，舌质淡白，舌根部白稍腻，余下苔薄白。脉诊：右手脉关有一点浮、稍滑，沉取脉细、紧滞、稍滑，肺脉滑滞，脾脉滑滞，命门脉火弱、有滞象；左手脉有一点浮，沉取脉细紧滞，心脉气滞，肝脉有一点滑滞，膀胱脉细紧，尺脉有一点滑滞。证属阳虚郁滞、经络不通、郁而化热，治宜标本兼治、顺势而调。处方用药：

处方一：

制附子30g（先煎1小时），生姜50g，炙甘草15g，党参30g，鹿角片30g，砂仁15g，羌活15g，独活15g，白芷50g，黄芩25g，金银花30g，益母草15g。3剂。

处方排序：

制附子、生姜、炙甘草。党参+鹿角片+砂仁、羌活+独活、白芷+黄芩、金银花+益母草。

法药意解：

处方是扶阳医学四逆法（制附子、生姜、炙甘草），用附子大温肾水，化精为气，使大气布满廓廓，阳气乃布，阴可得消；生姜佐附子辛温之性，达幽微之处；炙甘草用得乾方纯阳之物附子以阳壮阳，与炙甘草得坤方纯阴之性以阴治阴，使阴阳互相结构，正守合一；且用姜草微甘之品，与大温之性，交纳于阴阳要道之地，使阴阳协和为要。党参佐附子刚柔相和，气血交流，凡阳损阴掣，皆能润泽；鹿角片通督脉而添精气，借砂仁纳五脏之精微交流于六腑，使阴阳密藏，气血循行于脉中，上下内外都能通达，乾能健坤能守，是强健先后之妙旨也。此乃四逆填精之用意也。

羌活入膀胱经由下而上，独活则入膀胱经由上而下，膀胱经脉上通下达而气机流行，借附子蒸腾气化之功则外焦如化也。白芷芳香通达于阳明经脉，色白入肺而又入白虎之地，借黄芩入少阳而苦寒直折，少阳阳明太阳之气机通达无阻，阳明之邪无存留之机。金银花借水火功夫花蕾绽放无疑，借益母草去污化湿通利脉络之力，邪毒郁滞皆可随上开下化而化为乌有矣。此乃败毒之用，合前面称之为四逆败毒之大法也。

处方二：

桂枝15g，白术20g，炙甘草10g，生姜30g，淫羊藿20g，白芷15g，天麻20g，厚朴15g，吴茱萸15g，茵陈30g，瓜蒌15g，薤白15g，党参30g，鹿角片30g，砂仁15g。5剂。注：月经前服用。

处方排序：

桂枝、白术、淫羊藿、炙甘草、生姜。白芷+天麻+厚朴、吴茱萸+茵陈、瓜蒌+薤白、党参+鹿角片+砂仁。

法药意解：

处方是扶阳医学桂枝法（桂枝、白术、淫羊藿、炙甘草、生姜），用桂枝拨动太阳，透达少阴，使里面通达，气机可行；白术强脾土，助运化，上下内外更能协和；用淫羊藿引阴阳之交会，炙甘草与生姜，使心脾之互照，两神明可通，正气可复。

双关脉浮此乃升降不调，用香白芷微辛之品，引风邪于皮毛，从三阳透达而出；用天麻镇定阴阳，使邪不能再侵，打开阳明升降之路；厚朴再降阴凝之邪质，由阳明引交于大肠随粪而化；且随白芷上升，厚朴再降，天麻行走于上下，而升降行且通天入地，双关脉浮可平矣。吴茱萸温木热土，使土木畅达，上下皆通；白茵陈带有青色，金木交并之一气，肝升而胆降，十一脏取决于胆矣。瓜蒌壳拨开胸膈，引余蕴外出；薤白头上通下达，通脉络而气血畅行，其舌诊上心区凹陷可以平复也。

处方三：

桂枝20g，制川乌15g，炮姜30g，炙甘草10g，小茴香20g，杜仲20g，当归15g，川芎15g，吴茱萸15g，延胡索15g，龙血竭10g，肉桂20g，怀牛膝15g，仙鹤草30g。3~5剂。注：月经期服用。

处方排序：

桂枝、制川乌、炮姜、小茴香、炙甘草。当归+川芎、吴茱萸+延胡索+龙血竭、肉桂+杜仲、怀牛膝+仙鹤草。

法药意解：

处方是扶阳医学桂枝法（桂枝、制川乌+制附子、炮姜、小茴香、炙甘草），用桂枝与川乌化精为气，此气机交于脾肝，土木交相得养；且川乌透达之品，与桂枝为先锋，引入气血凝聚之处，使阳能化阴，凝能流动，积去而瘀凝得化，阳达而气血可行，是引通气血交流之用，则痛经可解矣；小茴香香甜之味，通运化之门，使传变无阻；炮姜可分浊中之清，又能行气消瘀，更可止血暖宫；炙甘草奠安四旁，运化得其交流，使凝滞渐消，疼痛渐解矣。

当归合川芎又名佛手散，即如老佛爷之手触之一切邪滞不通皆可散去也。延胡索乃止痛妙品、有赛吗啡之功；引血竭达于空窍，化窍中之瘀，行窍中之滞，务期窍窍得通，运化更能无阻，痛经即自已矣。肉桂温血热血，使血液流行于经络网膜之间；杜仲润筋养络，任带相接，直达胞宫，冲任自然有归矣。怀牛膝一茎直下，仙鹤草升天飞达，奶水之中精华借升降之力，升则清升上行，降则精气转化后而污血出焉，各有其归路，则月经如潮汐而至矣。

处方四：

制川乌20g，制附子30g，生黄芪90g，党参30g，益母草15g，炙甘草10g，羌活15g，紫石英45g，吴茱萸15g，茵陈30g，瓜蒌15g，薤白15g，阿胶15g，鸡矢藤15g。5剂。注：月经后服用。

处方排序：

制川乌+制附子、生黄芪、党参、益母草、炙甘草。羌活+紫石英、吴茱萸+茵陈、瓜蒌+薤白+阿胶、鸡矢藤。

法药意解：

处方是扶阳医学非附桂法，即川乌法（制川乌+制附子、生黄芪、党参、益母草、炙甘草），也称为天雄法，用川乌阴阳未分之物，以气为用，抱阴而含阳，直达人体诸级网络阴阳之末端，使之末端络脉气血如潮汐而动；生黄芪借党参滋化源而雾露下降，百脉皆调，况且其气则由下而上，由中而上，使天地人交通之处，气血津液都归于本，使生生化化之机刻刻不停；益母草入坤土而水土合德，污秽之液自然借机而顺脉络归于小肠；炙甘草缓诸药性，调济生化之机，使五脏都归于气血之中。此乃扶阳医学川乌之大法也。

羌活入太阳由下而上行背部，紫石英水火之色由腹部而沉入海底轮，阳升降阴，任督循行，自然下者上而上者下，自无停滞之弊。阿胶引坎水与离火相合，与生黄芪相合则有阳升阴降之功；又借鸡矢藤通达于脉络、升脾降胃于中焦，则气血流畅并源泉不断矣。

处方五：

制附子30g（先煎1小时），炙甘草10g，筠姜30g，肉桂20g，党参30g，生黄芪45g，阿胶20g，瓜蒌15g，薤白15g，白芷15g，茵陈30g，鹿角片40g，银杏叶15g，红景天30g，砂仁15g。5剂。

处方排序：

制附子、肉桂、炙甘草、筠姜。党参+生黄芪、瓜蒌+薤白、白芷+茵陈、鹿角片+阿胶、银杏叶+红景天+砂仁。

法药意解：

处方是扶阳医学附子法（制附子、肉桂、炙甘草、筠姜），用附子大起坎阳，化冰体为液体，化液体为气流，气化蒸腾，上焦如雾，中焦如沤，下焦如渎，外焦如化；用附子雄烈之品与上肉桂合，温脾温血，使肾暖而脾温，血热而气行，意在先后双调，强助生化之机；筠姜助桂附之刚烈，导阴阳交会中之凝瘀，亦引火土助运化之功，迎肾气归诸于肺，亦助化源之用；炙甘草温燥脾土，土暖而金生，金生而化源可行，丽水可丰，乃能与火相交，是化气之本能。此乃向里治之附子肉桂法也。

白芷清香之品，化瘀浊并通九窍，走阳明之路上通下达也；茵陈泛有青色，乃为金木一气左右通达之用也，白色入肺而肺朝百脉，其四通八达之功可见也。鹿角片通督脉添精气以助先天，阿胶润真阴行于任脉，任督通畅而循环无端，生生不息之核心动力也。千年银杏树精华于末端枝叶，红景天通离火而气行于中，气血流行而络脉畅通，又借砂仁纳五脏之精液归于水火之中，使精津气血液，能濡润于筋络骨节肌肉，元阴元阳渐渐恢复，生生不息之功莫大焉。

随访（2021 年 1 月 8 日）：

病症：前来复诊告知，痛经发作已经消失大部分，偶尔有一点痛，没有呕吐、头痛，偶尔打嗝，月经已经没有血块与下坠，经期仍然是 3～4 天。目前睡眠已经改善，胃口已开，汗已经不多了，手脚冰凉明显改善。嘱咐她吃完经后方，就可以停药观察了。

按语与治病次第：

本例患者痛经始于月经之初，可见从小体弱多病，寒凉不节，中焦不畅，清升浊降之路皆不能畅通，以至于每每月经来临之时，乳房中之精气不能正常顺着任冲二脉下达，上冲导致头痛呕吐，中堵导致纳食不香，下行精气不能火化而郁滞停留胞宫，经络不通而致痛经发作，月经每月一次，已有 7 年之余。治用扶阳医学月经三法，即月经前、月经期与月经后期三法进行调整，顺势而用，温通血脉、化瘀畅络、大补气血等，经 4 个多月的调整终于达到了治疗目标。

处方一是扶阳医学四逆败毒法，即在扶阳益肾填精之同时，积极疏通膀胱、清解阳明郁热等，以使郁滞久病化热之标邪得化解分散，此乃治标之用。处方二是扶阳医学桂枝法加味，即应用桂枝法加向上发散、协调肝胆、扶阳助正等，顺势向上而用功也。处方三是扶阳医学桂枝川乌法，即在桂枝法的基础上，加入向下温通之品，以使精气顺势下行之路，其痛经皆可化解也。处方四是扶阳医学川乌法加味，即在月经后期，借助人体排污开口之机，顺势向下用功，以使残留之物不再停留，血脉得以畅行也。处方五是扶阳医学附子肉桂法加味，也称之为附子参芪大补气血填精之法，即月经后期大补气血，借助四逆法而有用阳化阴之妙功也。

60. 乳腺增生案

李某某，女，42 岁。河南省浚县人。时间：2020 年 5 月 13 日就诊。

病症：患者乳腺增生多年，伴有月经不调，曾服药治疗有效，但停药后反复，目前睡眠还行，偶尔心烦，胃胀不适，食欲不好，十年来一日二餐，大便每天 3 次，小便黄，手足均凉，平时出汗比较多，月经 2～3 天过去，经期提前，有疼经、白带、下坠、血块等。舌诊：形体大致正常，舌质紫暗，心区有阴影，散在的白腻苔布满全舌。脉象：右手脉微浮，沉取脉细滞微紧，肺脉湿滞，脾脉湿滞，命门火有滞象；左手脉膻中浮稍滑，沉取脉细紧滞微滑，心脉湿滞，肝脉微洪，膀胱脉细紧，尺脉紧滞。证属阴阳两亏、经脉不通，治宜按照月经周期进行调理，顺势而治。处方用药：

处方一：

丹参 20g，檀香 15g，三七 15g，砂仁 15g，百合 15g，乌药 15g，高良姜 15g，香附 15g，五灵脂 15g，生蒲黄 15g，九香虫 15g，瓦楞子 15g。3 剂。

处方排序：

丹参、檀香、三七、砂仁。百合+乌药、高良姜+香附、五灵脂+生蒲黄、九香虫+瓦楞子。

法药意解：

处方是扶阳医学非附桂法，即丹参饮法（丹参、檀香、三七、砂仁），用丹参开心之神明，助土之分化清浊，神也、气也，知周而出焉，引气入血，导气血之畅流，化血脉之凝瘀，瘀祛而新生，务期化尽周身瘀滞；用檀香化空中之秽，使清虚之府得清，重楼得其宣朗，且上冲九霄，下入九泉，扫尽尘世间污秽；三七其叶非三即七，木火之性可知，凝滞瘀血可化可消；砂仁纳五脏之气，归于肾宫，使肾水温温不息，气流源源而升，心肺得其润泽，水火土更能相照，欲助全身大气流行无间。

百合乌药汤，百年合好，有收纳之能；乌药入厥阴之地，阴尽而阳生也。良附丸，擅理肠胃之结气，助脾肝之温暖，期运化得强，生机更旺。失笑散分水土之郁，化凝滞之血，一切皆可通达无阻。九香虫阳极而动，温行而瘀滞可解，疼痛可消。瓦楞子有分散之能，一切痰核结滞可随之而化而消，则胃脘酸胀痛均消失于无形之间也。

处方二：

桂枝 25g，生白术 15g，淫羊藿 20g，生姜 50g，炙甘草 5g，陈皮 15g，法半夏 20g，土茯苓 25g，五灵脂 15g，海螵蛸 15g，瓜蒌壳 15g，薤白 15g，党参 30g，鹿角片 30g，鹿角霜 40g。5 剂，注：月经前期服用。

处方排序：

桂枝、生白术、淫羊藿、生姜、炙甘草。陈皮+法半夏+土茯苓、五灵脂+海螵蛸、瓜蒌壳+薤白、党参+鹿角片+鹿角霜。

法药意解：

处方是扶阳医学桂枝法（桂枝、生白术、淫羊藿、生姜、炙甘草），用桂枝引少阴之气与太阳相接，使太阳由水而土，由土而木，由木而火，随脾之运化通于上下内外；白术助脾中之质，化土中之滞，使运行于四旁之力，更有加焉；用淫羊藿引阴阳之交会，炙甘草与生姜，使心脾之互照，两神明可通，正气可复。

用二陈汤（陈皮+法半夏+土茯苓）化痰湿之祖方，一宣通二降逆三化浊，以使三焦气化大行，浊降而清升也。五灵脂扩开胃囊，使脾胃互相运化；海螵蛸专祛郁滞之污秽，扫清中焦升降之道路，枢纽得以通畅无阻矣。瓜蒌壳开胸膈，是迎阳于内，换阴外出，借薤白辛香温通之能，以使阴阳易进易出，气血交流不息也。党参大助化源，以助离中真阴；鹿角片再添坎中一阳，阴阳交换不断，坎离既济，乾坤得以重建，借鹿角霜温纳之功，以使先后紧紧相抱而不可分离也。

处方三：

桂枝 30g，制川乌 25g（先煎半小时），炮姜 50g，炙甘草 10g，小茴香 20g，杜仲 20g，当归 15g，川芎 15g，吴茱萸 15g，延胡索 15g，血竭 10g，肉桂 20g，怀牛膝 10g，仙鹤草 30g，蛇床子 15g。3 剂。注：月经期服用。

处方排序：

桂枝、制川乌、小茴香、炮姜、炙甘草。当归+川芎、吴茱萸+延胡索+血竭、杜仲+肉桂、怀牛膝+仙鹤草、蛇床子。

法药意解：

处方是扶阳医学桂枝法（桂枝、制川乌、小茴香、炮姜、炙甘草），用桂枝由少阴出于太阳膀胱之表也，引交太阴，太阴肺脾也，肺脾得其辛温之性，一施运化，一施化源交诸于心，心离火也，真阴寄焉；下与小肠相通，小肠为心肾之外围，心肾即水火变化，可温暖胞宫，以使奶水转化燃烧而化为污血也；川乌乃为风药，借以畅经络而疏通冲任二脉，奶水之精华顺利下行矣；小茴香香甜之味，通运化之门，使传变无阻；用炮姜再分浊中之清，又能行气消瘀，以使下行污血得以外出矣；炙甘草缓诸药性，调济生化之机，使五脏都归于气血之中。

当归与川芎合，则有佛爷之手的能量，借理气行血之能，以助上达而下行。吴茱萸化肝之滞，木畅而瘀污易消，筋络易调，血液循环不断；延胡索止痛有如吗啡之功，引血竭达于空窍，化窍中之瘀，行窍中之滞，务期窍窍得通，运化更能无阻，痛即自己。用上肉桂、杜仲，大温筋络，迎血液通于筋脉之中，一直达胞宫之地，一助精气转化之功。怀牛膝一茎直下，仙鹤草有升达之功，二者合则协调经血之多少可控；蛇床子透达皮肤筋络肌膝之中，引瘀浊外出，挠痒可平，白带可消，助正而除污之用也。

处方四：

制川乌 25g，制附子 30g（前二味先煎 2 小时），生黄芪 90g，党参 30g，益母草 15g，炙甘草 5g，五灵脂 15g，海螵蛸 15g，吴茱萸 15g，茵陈 30g，瓜蒌壳 15g，薤白 15g，鹿角片 30g，独活 15g，蒲公英 15g。5 剂。注：月经后期服用。

处方排序：

制川乌+制附子、生黄芪、党参、益母草、炙甘草。五灵脂+海螵蛸、吴茱萸+茵陈、瓜蒌壳+薤白、鹿角片+独活+蒲公英。

法药意解：

处方是扶阳医学非附桂法，即川乌法（制川乌+制附子、生黄芪、党参、益母草、炙甘草），本法又称为川乌附子法，或称谓天雄法，川乌乃为风药，精空以质为用，擅长透达经络，无处不行，走不毛之地而达阴阳交汇之末端，以使气血阴阳与潮汐而动；更借生黄芪引水阴中之真阳，透达于华盖，使雾露大行，化源降下，五脏六腑，无不得其润泽；党参大助化源，以助肺脾之用；益母草坤顺之体，善下行去瘀滞而水湿皆化；炙甘草奠安四旁，使寒凝不能壅塞清道，一切污秽皆可随川附而行，透达于内外。

吴茱萸行肝脾之气，使土木协和，郁结乃解；茵陈以使金木交并，肝升胆降，则肝胆相照，金木土皆有相生之用矣。独活督活也，通督脉由百会如瀑布而下；蒲公英通任脉升达而有功，任督升而督脉降，精气循行不息，坎离交济、乾坤得以重建再立也。

处方五：

制附片60g（先煎2小时），筠姜50g，炙甘草10g，陈皮15g，法半夏20g，朱茯神15g，肉桂20g，五灵脂15g，海螵蛸15g，丹参20g，瓜蒌壳15g，薤白15g，银杏叶30g，红景天30g，鹿角片40g，鹿角霜40g。5剂。注：接着上方服用。

处方排序：

制附片、肉桂、筠姜、炙甘草。陈皮+法半夏+朱茯神、五灵脂+海螵蛸、瓜蒌壳+薤白+丹参、银杏叶+红景天、鹿角片+鹿角霜。

法药意解：

处方是扶阳医学附子法（制附片、肉桂、筠姜、炙甘草），或称为附桂法，用附子大温肾水，使火盛而水沸，精化成气，气升于中，五脏得其荣养，气升于上，大气聚于华盖，化源可降，中下之物皆得润泽，清浊自然分化，气血自然交流；筠姜以助桂附之刚烈，导阴阳交会中之凝瘀，亦引火土助运化之功，迎肾气归诸于肺，亦助化源之用；肉桂可佐姜附通达阴阳交会之地，引气血运行于全身内外荣卫之处，处处皆春，清浊无混矣；炙甘草与姜附同行，亦辛甘化阳之意，脾胃相调，生机化机无不畅通。

银杏叶精华通达枝末，红景天充满大气，与血脉相连，二者合则气血畅行无阻，一切滞机瘀血皆可消失于乌有之乡矣。

二诊（2020年9月26日）：

病症：上方药服过3个疗程后，乳腺增生消失，胃病已恢复正常，疼经消失。目前情况是：脸色暗、乏力，月经3天过去，基本正常；睡眠质量差，易早醒，食纳比较少，大便每天1~2次，小便黄，汗出不多，手脚比较凉，心烦，手心有汗。舌诊：舌淡白，舌体大致正常，胃区有小纵横型裂纹，中线稍偏左，舌根平坦。脉诊：右手脉有一点浮，沉取脉紧滞稍滑，肺脉气滞，脾脉滑滞，命门火弱；左手脉有一点浮意，沉取脉紧滞滑，心脉湿滞，肝脉微洪，膀胱脉细稍滑，尺脉弱有一跳。证属阳虚精损、经络不畅，治宜顺势而为，按照月经周期进行调整，处方用药：

处方一：

桂枝 15g，苍术 15g，淫羊藿 20g，生姜 30g，炙甘草 5g，陈皮 15g，法半夏 20g，朱茯神 15g，瓜蒌壳 15g，薤白 15g，九香虫 15g，瓦楞子 15g，党参 30g，鹿角片 3g，鹿角霜 30g。5 剂。注：月经前期服用。

处方排序：

桂枝、苍术、淫羊藿、生姜、炙甘草。陈皮+法半夏+朱茯神、瓜蒌壳+薤白、九香虫+瓦楞子、党参+鹿角片+鹿角霜。

法药意解：

处方是扶阳医学桂枝法（桂枝、苍术、淫羊藿、生姜、炙甘草），用桂枝开启太阳，上达于天，是上下相照，日月得明矣；用苍术泄湿暖脾，使运化之机与太阳之气并进；炙甘草、生姜，与桂枝之力透达于太阳所行之路，风阴中之凝，膈中之格，均归于通化之机；淫羊藿，引阳火也，使火能生土，土能运化，火土合德，上下相照，四维相合，阴阳得其燮理。

用陈皮开腠理，通皮毛，使腠理之风邪随桂枝鼓荡从皮行而泄；法半夏拨动阴道，降清中之浊，起浊中之清，升降自然；再用朱茯神镇定精神魂魄，都归于温性药品之中，使气机绵绵接续为要。瓜蒌壳入人体胸壳，同气相求，气机易进易出，借薤白辛香温通之性，气血与阴阳交流不息也。九香虫阳极而动，化郁滞逐瘀污，借瓦楞子分散之力，一切壅滞之物皆可随升降之机而动，太阴阳明得以协和矣。党参大助化源，以助肺脾之液，借鹿角片壮阳添精之机，阴阳得以互用，鹿角霜又助阳气之封藏之功，太和之气得复常也。

处方二：

桂枝 20g，制川乌 15g，炮姜 30g，炙甘草 5g，小茴香 15g，杜仲 20g，当归 15g，川芎 15g，吴茱萸 10g，郁金 15g，香附 15g，肉桂 20g，怀牛膝 30g，仙鹤草 20。3 剂。注：月经期服用。

处方排序：

桂枝、制川乌、小茴香、炮姜、炙甘草。当归+川芎、吴茱萸+郁金+香附、肉桂+杜仲、怀牛膝+仙鹤草。

法药意解：

处方是扶阳医学桂枝法（桂枝、制川乌、小茴香、炮姜、炙甘草），用桂枝开太阳，使阴云散播，晴空得其朗照，二火得其宣明，借乌头通透经络之能，气机得以上通下达，精华清升清降自然顺势而行矣；小茴香助肝脾之调摄无侮，火金得明得清，中焦道路得以畅通无阻；藉桂枝、炙甘草辛甘化阳，与炮姜苦甘化阴，脾心肾三部连系，而三焦之气机亦成自然，气血亦分合有路；炙甘草再安奠中宫，务期水温土暖，神明化照四方，为上下相照之意。

用当归润木镇风，化肠脏中之燥结，是引气血交于肠胃之意；与川芎合用则化血中之瘀，行气中之滞，使气血交流无阻。吴茱萸引肝木升发于上，使上下通达；郁金破肝脾之郁，导阴阳交点之路，务期郁开而阳生气动而凝消；香附再引气机上通下达，以助冲任畅行。加上肉桂温血，杜仲可引精气顺达胞宫，以使气血交往不息，脾肝均不相侮，胀痛发燥，自然消化于无形，任通太励，经信如期而至。怀牛膝与仙鹤草升降协调，以顺畅上行下达之道路，经至如月圆月缺而动也。

处方三：

制川乌20g，制附片30g（前二味先煎2小时），生黄芪90g，党参30g，益母草20g，炙甘草5g，羌活15g，紫石英45g，九香虫15g，瓦楞子15g，瓜蒌壳15g，薤白15g，鹿角片30g，独活15g，蒲公英15g。5剂。注：月经过后服用。

处方排序：

制川乌+制附片、生黄芪、党参、益母草、炙甘草。羌活+紫石英、九香虫+瓦楞子、瓜蒌壳+薤白、鹿角片+独活+蒲公英。

法药意解：

处方是扶阳医学非附桂法，即川乌法（制川乌+制附片、生黄芪、党参、益母草、炙甘草），本法也称为天雄之法，借天雄乃附子之嫩者，起少阴之气，通达筋络，且能温化肾水，使水气流于筋膜之间，迎血来归，筋得其养；生黄芪引精气通达于上，雾露乃布，化源润下，八脉得养，冲带任三脉会归于至阴起点之处，达于胞室。是助太冲之脉，任脉之盛，坤性之机能，可期发动；党参益气益肺，使神志之清、化源之用，交纳于气血之中，使精华布露于上，七窍得其宣明；益母草乃坤顺之体，借土而能制水，炙甘草在奠安中土，使阳气通达于四肢，此乃辛甘化阳，转动枢纽，使阳动阴行，为引正归位，邪气得以外出。

羌活由少阴直达太阳，紫石英再沉入海底，清浊自然得以明矣。独活通督脉由百会穴直入九泉之地，蒲公英轻轻升达顺任脉上行，任升督降，阴阳二气运行合一，太和之气充满，乾坤与坎离交换不断，生命得以生生不息也。

处方四：

制附子60g（先煎2小时），筠姜50g，炙甘草10g，肉桂20g，山萸肉20g，党参30g，红参15g，阿胶15g（另煎），生黄芪45g，鹿角片30g，瓜蒌壳15g，薤白15g，甘松15g，银杏叶15g，红景天15g。5~10剂。注：接着上方服用。

处方排序：

制附子、肉桂、筠姜、炙甘草。党参+红参+生黄芪+阿胶、鹿角片+山萸肉、瓜蒌壳+薤白+甘松、银杏叶+红景天。

法药意解：

处方是扶阳医学附子法（制附子、肉桂、筠姜、炙甘草），也称为附子肉桂法，用附片之雄烈添火热水，水气沸腾通行于筋络肌腠之中，内而三焦通达，外而筋骨柔润；筠姜温暖中宫，助土之运转，是升清而降浊，温中而暖四末；肉桂再温肝脾之余蕴，使乾坤之奇偶得配，气血之交流得畅；炙甘草崇脾以养木，木调而生火，火壮而气流，气行而精随，为借火化精生气益气归根。

党参与红参益肺脾，滋肺源而行运转，养五脏而六腑畅通，佐附子刚柔相和，气血交流，凡阳损阴掣，皆能润泽，黄芪与阿胶相合，即大补气血、阳生阴长之用意也。鹿角片壮督脉添坎中一阳真精，阿胶育任脉再滋离中真阴，任督通而阴阳和合，借山萸肉柔润收纳封藏之功，先天之精得以充溢。银杏叶精华聚集于枝末，红景天富含大气而生血，气血流盈而经络畅通，生生不息之道路得回环也。此乃附子党参综合填精之大法也。

按语与治病次第：

乳腺增生症与月经周期有密切的关系，特别是痛经，与本病关系更为相关，而且月经前、月经期、月经后期其体内的变化是非常显著的，而乳腺病变与痛经是本病的特别性表现。这是因为在月经前期，其人体内的能量精华向上聚集，到了月经期时，这些精华与能量要顺势下行，到达子宫内转换为污血排出体外，如果这些向下转换的能量与精华无法及时向下运行，就会停留在乳房内，形成所谓的乳腺增生症等。因此在治疗过程中，紧紧抓住月经周期这个核心的问题，才能顺势化解这些诸多的问题。虽然说一诊与二诊治疗侧重点有所不同，但都是顺势而为，按照月经周期的规律来办事，即经前治疗、经期治疗、经后治疗，才能达到事半功倍之效果。

一诊之时在治疗过程中，首先要解决胃病的问题，即胃酸胀痛的问题要及时解决，才能向下治疗，不然的话就无法完成有效的治疗过程，故每张处方中都有兼顾治疗胃与肝的药物，特别是月经期方，大剂量温通活血药物的应用，及时地解决了痛经期的问题，乳腺增生的问题就顺势得到的有效的治疗。

二诊之时在治疗过程中，仍然是顺势应用月经期三法，即月经期前、月经期间、月经后期的治疗，重点侧重于治疗体质虚弱的问题，即重点改善体质与强身健体，才是治疗本病的核心思想。

61. 提前闭经案

王某某，女，40岁，河南省郑州市人。时间：2021年7月9日初诊。

病症：患者月经已经50多天未来，因其母亲在40岁就停了月经，故此自己心里也十分担心会不会提前闭经？目前胃胀胃酸，打嗝嗳气、恶心，睡眠中梦多，大便正常，小便频，汗出不多，手足热，手出汗多。舌诊：舌中线呈S型，舌淡白，舌根凹陷，苔薄白，舌中线两侧轻度隆起。脉诊：右手脉有点浮滞、稍滑偏数，沉取脉滑滞，肺脉弹指，脾脉湿滞，右尺脉可；左手脉有一点浮细滞，沉取脉湿滞，心脉微洪，肝脉气滞，膀胱脉细滞紧，左尺脉短滑滞。证属阳虚郁滞、经络不通，治宜扶阳通络。处方用药：

处方一：

丹参20g，檀香15g，三七15g，砂仁15g，百合15g，乌药15g，高良姜15g，香附15g，五灵脂15g，生蒲黄15g，九香虫15g，瓦楞子15g。5剂。

处方排序：

丹参、檀香、三七、砂仁。百合+乌药、高良姜+香附、五灵脂+生蒲黄、九香虫+瓦楞子。

法药意解：

处方是扶阳医学非附桂法，即丹参饮法（丹参、檀香、三七、砂仁），丹参入血脉以安神，气血流畅而神魂自得宁静；檀香纯香之味，生于南国，得火性最富，能化空中之秽，使清虚之府得清，重楼得其宣朗，阴霾消秽浊化，天得一之清矣。三七非三即七，木火之性使然，君火得明，相火得位。砂仁安心益脾，使精神魂魄，各归其位，生化更得其畅，气血更得其行。

百合乌药汤，宁神理气之能，百脉归于一宗，精神魂魄能紧紧地抱为一团也。良附丸，理肠胃之结气，助脾肝之温暖，期运化得强，生机更旺。五灵脂与生蒲黄合为失笑散，疼痛不适一服即效，神效之能。九香虫阳极而动，瓦楞子有分散之能，一切中焦如沤腐败之物，皆可由此可分消而化也。此乃四合汤法加味，专治胃脘所有不适，还有预防心病之能，中医学因心胃疼痛不分之故也。

处方二：

朱茯神15g，柏子仁20g，远志15g，石菖蒲20g，高良姜15g，肉桂20g，砂仁15g，炙甘草15g，葱白4节，九香虫15g，瓦楞子15g，瓜蒌壳15g，薤白15g，党参15g，鹿角片15g。10剂。

处方排序：

朱茯神+砂仁、柏子仁、远志、石菖蒲、高良姜、肉桂、炙甘草、葱白。九香虫+瓦楞子、瓜蒌壳+薤白、党参+鹿角片。

法药意解：

处方是扶阳医学非附桂法，即朱茯神法的平巽大法（朱茯神+砂仁、柏子仁、远志、石菖蒲、高良姜、肉桂、炙甘草、葱白），巽者，风也，胆也，顺势而为之用意也。用朱茯神上通下达，莫安中宫，务使三焦往来之气机，贯通一致；砂仁借发动乾坤之机，导五液引归坎宫，意在成全天地交泰，以助生生化化不息为要。柏子仁引神灵归于心主，神则明矣；远志与石菖蒲，一出一入，通达于膻中，心坎之中，使神明得明，臣使能使，各行其令。高良姜大温脾胃，化脾胃中之滞；肉桂再温脾热血，使运化大行，而血液润泽坤土，草木皆得其畅。葱白可引通百脉，使四旁之气归于中土，与炙甘草奠之安之，运化乃能大行。

用瓜蒌壳拨开胸膈，引余蕴外出；薤白再化肠胃之阴凝，使肠胃多气多血，刻刻温暖，时时通达。党参与鹿角片，刚柔相济，使精气合，五液得升，阴阳之枢纽更成自然。

处方三：

桂枝 15g，苍术 15g，生姜 30g，炙甘草 10g，淫羊藿 20g，青皮 15g，法半夏 20g，朱茯神 15g，砂仁 15g，石菖蒲 20g，天麻 20g，吴茱萸 10g，茵陈 30g，党参 15g，鹿角片 15g。10 剂。

处方排序：

桂枝、苍术、生姜、淫羊藿、炙甘草。青皮+法半夏+朱茯神、石菖蒲+天麻+砂仁、吴茱萸+茵陈、党参+鹿角片。

法药意解：

处方是扶阳医学桂枝法（桂枝、苍术、生姜、淫羊藿、炙甘草），用桂枝引少阴之气与太阳相接，使太阳由水而土，由土而木，由木而火，随脾之运化通于上下内外。苍术燥土泄水，阳上行，阴下降，成自然之气。用淫羊藿引阴阳之交会，炙甘草与生姜，使心脾之互照，两神明可通，正气可复。

青皮、法半夏降胃逆理肌肉，胃空而肌肉通调，无束缚之害；朱茯神上通下达，奠安中宫，务使三焦往来之气机，贯通一致。石菖蒲宣心窍，令臣使，清秽浊，胃之囊廓必开，逆更能下，清更能升；用天麻镇定风邪，使不内窜；砂仁温脾土转输于五脏，正气上下通达，邪气渐渐冰消。吴茱萸温木热土，使土木畅达，上下皆通；茵陈青少白多，金木交并，肝升胆降矣。党参与鹿角片，益肺气，填肾精，引肾肺相合，是使肾能起，肺能降，助成天地交泰之意，万物自有攸归，正复而邪消，如斯久久，周身内外均期成自然。

处方四：

制川乌 25g，制附片 30g（前二味先煎 2 小时），生黄芪 45g，党参 30g，益母草 20g，炙甘草 10g，杜仲 15g，松节 15g，鹿角片 30g，水牛角 40g，肉苁蓉 40g，紫石英 45g，石菖蒲 20g，独活 15g，蒲公英 15g。10 剂。

处方排序：

制川乌+制附片、生黄芪、党参、益母草、炙甘草。杜仲+松节、鹿角片+水牛角+肉苁蓉+紫石英、石菖蒲+独活+蒲公英。

法药意解：

处方是扶阳医学非附桂法，即川乌法、川乌附子法、天雄法（制川乌+制附片、生黄芪、党参、益母草、炙甘草），用川乌冲撞之能，风性擅动而开拓出一条无处不达之路，借附子的温通之性，其七经八络无不畅行矣。加黄芪引坎中之阳，交于离宫，转输巅顶，充润髓海，阳能举，阴能化，内外都得气血之来往；

党参益肺之气，使化源之下降，无差分毫。益母草再化脾土之浊，炙甘草能强脾土，助运化，上下内外更能协和。

松节、杜仲引大气达到于筋络骨节，使筋络与骨节相联，气血之往来无阻，营卫之交合必畅。鹿角片与水牛角循督脉上头顶，精可助而邪能祛；肉苁蓉与紫石英沉入海底，冲脉上通下达，任督循环无端矣。石菖蒲开心窍，引神智布达于外，五脏百脉皆能听令；独活循督脉出太阳，引邪气外出；蒲公英天下一大英雄，扫尽天地人间之秽浊尘埃矣。

处方五：

制附片30g（先煎1小时）、炮姜30g、炙甘草10g、肉桂20g、山萸肉20g、九香虫15g、瓦楞子15g、瓜蒌壳15g、薤白15g、阿胶15g、鹿角片30g、红参15g、党参30g、生黄芪45g、杭巴戟20g、菟丝子20g。10剂。

处方排序：

制附片、炮姜、炙甘草。肉桂+山萸肉、九香虫+瓦楞子、瓜蒌壳+薤白、阿胶+鹿角片、红参+党参+生黄芪、杭巴戟+菟丝子。

法药意解：

处方是扶阳医学四逆法（制附片、炮姜、炙甘草），用附子大辛大温之品，使肾水沸腾，大气得以升举，行上而成雾，与沤渎相谐，雾化互通，上下内外得以交通，阴阳得以互流。附子刚烈之性与炮姜苦辛之味，化空穴凝瘀之处，拨转运化，淘汰秽浊。炙甘草崇脾以养木，木调而生火，火壮而气流，气行而精随，为借火化精生气益气归根。

肉桂壮火原，鼓荡泉水上举，中焦得成其沤，上焦得成其雾，山萸肉可引离火入于坎水，务期天地交泰，气血交流，阴阳交会，精神魂魄自然达到无穷景况。红参能补离中之真阴，阿胶引坎水与离火相合，坎离既济，乾坤得以重建矣。菟丝子生精主水，水温而气暖，气布而血施，是壮水主，益水源，肺肝肾，益脾土，四脏皆和，都是得火之能，内伏下元常常温暖，内外不断交合，与杭巴戟甘辛一起，化阴为阳，助气血交流于内外，骨健而身强，久久元气回复，百病皆消。

随访（2021年8月21日）：

病症：患者用手机微信联系说，吃完一个周期的药物，不仅月经来临正常，而且过去的胃病、失眠、腰背疼等都消失了，问一下怎么服药？告诉她说，感觉非常好，而且月经正常，就进行巩固治疗，即最后两个处方交替服用1～2个月。

按语与治病次第：

女性提前闭经的原因非常多，除了先天的因素外，后天的过度消耗也是重要的原因。不管其是什么原因造成的，其根本就是"天癸"提前消耗完了，也就是中医学上所说的精气亏损过多了，导致后天精气无法完成与维持正常的月经周期。故此，扶阳医学以"人"为本，病脉症舌并治，虽然看起来患者感觉不仅是月经正常了，而是整个的"人"都发生了很大的变化，原来的胃病、睡眠欠佳、小便频数等这些看起来并非重要的问题，且决定的她的月经是否能够来的根本性原因，只有人体恢复正常，即吃喝拉撒睡正常，在此基础上才能达到月经周期的正常来临与运行，这就是扶阳医学临床之特色。

处方一是丹参饮法，即四合汤法加味，专治心胃疼痛，兼顾安神。处方二是平巽大法以安神助眠，兼顾治疗心胃问题。处方三是桂枝法加味，开表建中、化痰除浊、宽胸理气、扶阳助正等，重点解决双关脉浮的问题。处方四是川乌法，通经达络、益气活血、疏通冲脉、运行任督等，为填精益肾做准备。处方五是四逆大补气血填精之法，也就是收功之法，只有本方服后正气充足，疾病才能得以长治久安。

62. 更年期综合征案

桑某某，女，56 岁。河南省浚县人。时间：2020 年 10 月 7 日就诊。

病症：患者月经停了 4 年，目前仍然阵发性烘热出汗，很容易上火，目前有咳嗽吐痰，双膝关节疼痛，睡眠一般，吃饭正常，大小便正常，手脚不凉。舌诊：呈布袋样，舌心胃区有阴影，舌质暗红，舌苔薄根部腻，舌中线靠右，左侧边缘突起。脉诊：左手脉有点浮，沉取脉稍紧、滑，肺脉滑，肝脉微洪，膀胱脉细紧，尺脉微劲滑；右手脉有点浮，沉取脉细滞稍紧滑，肺脉滑滞，脾脉有点滑，命门脉火弱。证属虚阳上浮、肾精亏损，治宜引火下行、益肾通络。处方用药：

处方一：

朱茯神 15g，琥珀 15g，青皮 10g，砂仁 15g，藿香 15g，厚朴 20g，淫羊藿 20g，白术 15g，炙甘草 5g，白芷 15g，天麻 20g，瓜蒌壳 15g，薤白 15g，党参 30g，鹿角片 30g。5 剂。

处方排序：

朱茯神、琥珀、青皮、砂仁、藿香、厚朴、淫羊藿、白术、炙甘草。白芷+天麻、瓜蒌壳+薤白、党参+鹿角片。

法药意解：

处方是扶阳医学非附桂法，即朱茯神法中的镇八方之法（朱茯神、琥珀、青皮、砂仁、藿香、厚朴、淫羊藿、白术、炙甘草），用朱茯神宁神通微，接肾中之微阳，归于神明之宫，清虚之府相傅之机两相透达，成上下交通无扰乎阳之意也；且携本法，可镇八方、抚九州、安神魂、宁体魄、运中宫、行气机，即《黄帝内经》中"上工守神"之用意也。

　　双关脉浮用白芷香窜之品，拔开隐微之路，气血流通无阻；合天麻镇定风邪，使不内窜，加油厚朴微降逆气，是阳行而阴留，阴守而阳正。心区有凹陷用瓜蒌壳拨开胸膈，引余蕴外出，借薤白通达之性，上焦如雾之地得以气化蒸腾。更年期精亏气弱用党参滋肺液，藏大气，使气血循循不休且源源而生阴津，协助鹿角片添精通督以助阳，阴阳和合，坎离中之真阴真阳常常护卫，为强身固本之良品也。

　　处方二：

　　朱茯神15g，柏子仁20g，远志15g，石菖蒲20g，高良姜15g，肉桂20g，砂仁15g，葱白4节，炙甘草5g，瓜蒌壳15g，薤白15g，丹参20g，党参30g，鹿角片30g。5剂。

　　处方排序：

　　朱茯神、柏子仁、远志、石菖蒲、高良姜、肉桂、砂仁、葱白、炙甘草。瓜蒌壳+薤白+丹参、党参+鹿角片。

　　法药意解：

　　处方是扶阳医学非附桂法，即朱茯神法中的平巽大法（朱茯神、柏子仁、远志、石菖蒲、高良姜、肉桂、砂仁、葱白、炙甘草），用茯神得土之精华而成，砵砂得水石之精气而生，二物交用，是引肾以达心，亦宁神而生智，并能引土气以护金，引君火以昌明传于肺金之中，是肃清之意。且巽者风也，风起云涌要顺势借力下行，风气可得以宁静也；巽者胆也，中正之官，风行正气而以下降为先。

　　丹参更开心之神明，助土之分化清浊，神也、气也，知周而出焉，引气入血，导气血之畅流，化血脉之凝瘀，瘀祛而新生，务期化尽周身瘀滞，更借瓜蒌壳与薤白胸中大气得以畅通，又得党参与鹿角片之助，气血运行源源而生焉。

　　处方三：

　　朱茯神15g，砂仁15g，桂枝15g，白术15g，淫羊藿20g，生姜30g，炙甘草10g，陈皮15g，法半夏20g，土茯苓15g，瓜蒌壳15g，薤白15g，丹参20g，党参30g，鹿角片30g。10剂。

　　处方排序：

　　朱茯神+砂仁、桂枝、白术、淫羊藿、生姜、炙甘草。陈皮+法半夏+土茯苓、瓜蒌壳+薤白+丹参、党参+鹿角片。

　　法药意解：

　　处方是扶阳医学非附桂法，即朱茯神桂枝法（朱茯神+砂仁、桂枝、白术、淫羊藿、生姜、炙甘草），用朱茯神镇心宁神，使心安而火明，必可照临下土，相火得其安位，助成上下交蒸，阴霾必然能散，气机必然宣朗，生化必然可归，并与砂仁合成一路，引五脏之气归于坎水，水得温气得升，亦洗清道路之用也。

更用桂枝开太阳，使阴运散播，晴空得其朗照，二火得其宣明；淫羊藿交脾肾而先后可交，用白术引脾湿下降，其烘热汗出可解。用生姜通神明，炙甘草奠中宫，务期水温土暖，神明化照四方，为上下相照之意。

用陈皮开腠理，通皮毛，使腠理之风邪随桂枝鼓荡从皮行而泄；借法半夏降胃中之凝瘀导归于决渎之中；土茯苓再化太阳之气，行太阴之湿，以使浊毒从决渎中而出。

处方四：

桂枝 15g，白术 15g，淫羊藿 20g，生姜 30g，炙甘草 10g，陈皮 15g，法半夏 20g，朱茯神 15g，砂仁 15g，瓜蒌壳 15g，薤白 15g，丹参 20g，党参 30g，鹿角片 30g，广木香 15g。10 剂。

处方排序：

桂枝、白术、淫羊藿、生姜、炙甘草。陈皮+法半夏+朱茯神、瓜蒌壳+薤白+丹参、党参+鹿角片、砂仁+广木香。

法药意解：

处方是扶阳医学桂枝法（桂枝、白术、淫羊藿、生姜、炙甘草），用桂枝引太阳之气，由下而上，复降而中而外，使内外六合，阳长而阴消，阳正而阴守，百脉皆得从令。淫羊藿调拨阴阳，使阴阳交换有路，并导阴阳往来之机，用白术再壮健脾土，一助脾之运化，二助肺之化源，使上下相通源源不息。用姜草微甘之品，与温药之性，交纳于阴阳要道之地，以使阴阳协和为要。

朱茯神镇心导水，神明可清，君火自明，相火自位，是使两火相照，中间无丝毫云翳。借砂仁纳五脏之精微交流于六腑，使阴阳密藏，气血循行于脉中，上下内外都能通达，乾能健坤能守，是强健先后之妙旨也；木香香能蠲秽，秽去阴消，阴消而阳生，阳生而气复，是借古人化浊为清之法。

处方五：

制附子 60g（先煎 2 小时），生姜 50g，桂枝 25g，白术 15g，淫羊藿 20g，炙甘草 10g，陈皮 15g，法半夏 20g，朱茯神 15g，砂仁 15g，吴茱萸 10g，茵陈 30g，党参 30g，鹿角片 30g，紫石英 60g。10 剂。

处方排序：

制附子、桂枝、白术、淫羊藿、生姜、炙甘草。陈皮+法半夏+朱茯神、吴茱萸+茵陈、党参+鹿角片、砂仁+紫石英。

法药意解：

处方是扶阳医学附子桂枝法（制附子、桂枝、白术、淫羊藿、生姜、炙甘草），用附子大温肾水，使火盛而水沸，精化成气，气升于中，五脏得其荣养，气升于上，大气聚于华盖，化源可降，中下之物皆得润泽，清浊自然分化，气血自然交流；与桂枝法为先锋，引入气血凝聚之处，使阳能化阴，凝能流动，积去而瘀凝得化，阳达而气血可行，是引通气血交流之意。

吴茱萸化肝之滞，木畅而瘀污易消，筋络易调，血液循环不断；茵陈青白相间，金木交并之用，肝升而胆降，脾胃运化得以助力也。砂仁温肾益脾，更纳五脏之气归于坎宫，使坎水温升无间；紫石英重坠之性直达海底，会阴部核心动力得以源源不息焉。

处方六：

制附子75g，制川乌25g（前二味先煎2小时），筠姜50g，炙甘草10g，肉桂20g，山萸肉20g，杜仲20g，松节15g，瓜蒌壳15g，薤白15g，丹参20g，党参30g，黄芪45g，鹿角片40g，龟板20g。10剂。

处方排序：

制附子、制川乌、筠姜、炙甘草。肉桂+山萸肉、鹿角片+龟板、瓜蒌壳+薤白+丹参、党参+黄芪、杜仲+松节。

法药意解：

处方是扶阳医学附子法（制附子、制川乌、筠姜、炙甘草），本法又称为附子川乌法、天雄法，用附子拨动火炉，温暖水泉，使水气沸腾，升于天宫，使清道清明；借川乌风性透达之功，阴阳、气血、经络不畅之处，且温透之用无处不是畅行而动；筠姜再助甘附温脾温肾，输精气流行于内外；炙甘草缓扶正气，缓即藏之意也，使正气得藏，阴阳两气刻刻交会，元阴元阳得以封藏永固也。

肉桂佐姜附通达阴阳交会之地，引气血运行于全身内外荣卫之处，处处皆春，清浊无混矣；山萸肉红红火火，酸温之性直通心肾，坎离互济，乾坤得以时时沟通焉。鹿角片壮督脉以填精助阳，龟板滋阴精育润任脉，任督通乾坤得以重建，坎离水火交济且生生不息，后天建而先天得以重生也。黄芪、党参迎水主之精华归于华盖，党参益肺之气，使化源之下降，无差分毫。用松节与杜仲连续，使筋络与骨节相连，冲任带三脉，更能有用，后天得以生生不息焉。

随访（2021年1月9日）：

病症：前来复诊，目前已经不出汗，也不上火了，咳嗽基本痊愈，偶尔有痰，膝关节也不痛了，睡眠改善。患者问是否还服药？告诉患者说，可以暂停服药，进行观察。

按语与治病次第：

女性更年期综合征是涉及大多数女人的病症，即但凡到了月经期停止前后，特别是月经停止后的3~5年间出现烘热汗出、烦躁失眠等一系列的症状，而且还会把患者过去的旧病都放大或是加重了，从而导致此时期的女性心身健康出现问题。从中医学角度来认识这个问题，就是因为精气亏损之后，导致阴阳不能紧紧地环抱，阴阳不能环抱而形成阳虚外浮，阳加于阴谓之汗，且阳不入阴而睡眠障碍出现，这是导致临床两大症状的主要因素。故此引阳入阴、协调阴阳、通达经络、大补气血等，按照节奏与次第进行治疗，才能解决根本性问题。

因此，处方一与处方二两诊朱茯神法，就是先从"上工守神"着手，降离火、安心神，解决虚阳上浮而难以下降的困境。处方三则是朱茯神桂枝法，由朱茯神法过度到应用桂枝法，达到祛邪气调和营卫之目标。处方四是桂枝法，即桂枝二陈法解决阴阳协调的问题，处方五则是附子桂枝法，即三立之法处方——附子法立水极，桂枝法立土极，朱茯神与砂仁立火极。处方六则应用附子川乌填精之法，从根本上解决精亏阳弱、阴阳不能环抱的核心关键，只有这样才能达到最终治愈之目标。

63. 更年期并胆结石案

郑某某，女，54 岁，河南省浚县人。时间：2022 年 6 月 23 日就诊。

病症：患者月经停 10 年，无烘热汗出，睡眠可，口苦口涩，血压高，胃可，右侧胸肋部不适，有胆结石（彩超报告泥沙样结石），大便正常，小便黄。舌诊：舌质红苔薄，根部厚腻，两侧有反光区，根部凹陷。脉诊：右手脉浮，沉取脉滑滞、微弹指，寸脉气滞，关脉滑，尺脉可以；左手脉浮，沉取脉细滞稍滑，寸脉滑滞，关脉滑，膀胱脉细滞，尺脉弱。证属阴阳两虚、气机阻滞，治宜协调阴阳、疏通气机。处方用药：

处方一：

桂枝 15g，苍术 15g，生姜 30g，炙甘草 10g，南山楂 20g，陈皮 15g，法半夏 20g，土茯苓 25g，石菖蒲 20g，白芷 15g，天麻 20g，海金沙 15g，金钱草 15g，党参 15g。10 剂。

处方排序：

桂枝、苍术、南山楂、生姜、炙甘草。陈皮+法半夏+土茯苓、石菖蒲+白芷+天麻、海金沙+金钱草、党参。

法药意解：

处方是扶阳医学桂枝法（桂枝、苍术、南山楂、生姜、炙甘草），用桂枝大开太阳，使肺肾心开阖自然，成阳动而阴流，气血往来有路。苍术引土中之湿，归于决渎，南山楂化浊中之滞，血中之凝。借生姜、炙甘草化阴为阳，阳动而阴随，气行而血流，意在通达内外，气机流畅，阴凝化去，胁痛即自己。

陈皮宣秽浊，开茅塞，而行内外；佐法半夏之降逆，分化脏腑之凝滞；土茯苓再化太阴湿浊，沤渎分消。加石菖蒲引拨重楼降下之路，使膻中传意交达于贲门，收纳无阻；天麻镇风透肌，助气血更能润泽于肤表；白芷香窜之品，拨开隐微之路，气血流通无阻。金钱草匍匐地面，吸地气最全，微香有通达之性，微酸而淡可走肝，色黄气香甘而健脾，推其用则有通利肝胆，健脾化湿之能；海金沙，味甘淡而气寒，淡渗之药，通利之用，且此草不开花，其气皆钟于叶，结为此砂，砂者，沙也，有同气相用之理，结石可化为乌有矣。党参滋肺液，藏大气，使气血循循不休，源源而生，扶助正气之用意也。

处方二：

桂枝 15g，苍术 15g，生姜 30g，炙甘草 10g，小茴香 20g，青皮 10g，法半夏 20g，土茯苓 25g，吴茱萸 10g，茵陈 30g，海金沙 15g，金钱草 15g，刺五加 15g，党参 15g，威灵仙 15g。10 剂。

处方排序：

桂枝、苍术、小茴香、生姜、炙甘草。青皮+法半夏+土茯苓、吴茱萸+茵陈、海金沙+金钱草、刺五加+威灵仙、党参。

法药意解：

处方是扶阳医学桂枝法（桂枝、苍术、小茴香、生姜、炙甘草），桂枝法法药意解见上面。

小茴香舒导脾之郁，醒肝脾之魂，务期与肺相通，魄得其藏，魂得其安，为九转还魂之妙品；再用青皮入肝胆而疏通气机，肝脉逆劲皆无束缚之害。吴茱萸、茵陈引气血归于肝胆，使瘀化而新生，胁肋痛即乃已。五加皮与威灵仙，通达经络而脉管柔润，迎阳气而流通于网膜之间，希伸缩皆成自然，胁肋疼痛自可缓解。

处方三：

制附子 60g（先煎 2 小时），生姜 50g，桂枝 25g，苍术 15g，炙甘草 10g，陈皮 15g，法半夏 20g，土茯苓 25g，瓜蒌壳 15g，薤白 15g，丹参 20g，海金沙 15g，金钱草 15g，党参 30g，鹿角片 30g。10 剂。

处方排序：

制附子、桂枝、苍术、生姜、炙甘草。陈皮+法半夏+土茯苓、瓜蒌壳+薤白+丹参、海金沙+金钱草、党参+鹿角片。

法药意解：

处方是扶阳医学附子桂枝法（制附子、桂枝、苍术、生姜、炙甘草），用附子之雄烈添火热水，水气沸腾通行于筋络肌腠之中，内而三焦通达，外而筋骨柔润；助稚阳达于脾肝两部，肝脾得暖，胆腑中正之官行令。更用桂枝法开太阳，使阴云散播，晴空得其朗照，二火得其宣明，胆火行令，春气升发，胆汁源源不断得出焉。

瓜蒌壳开胸膈，是迎阳于内，换阴外出；薤白化肠胃之阴凝，使肠胃多气多血，刻刻温暖，时时通达；丹参入离火而血脉畅行，气血阴阳交换不息矣。鹿角片壮督脉以添阳精，扶阳助正之用意也。

处方四：

制川乌 20g，制附子 30g（前二味先煎 2 小时），生黄芪 45g，党参 30g，益母草 15g，炙甘草 10g，海金沙 15g，金钱草 15g，鹿角片 30g，水牛角 30g，肉苁蓉 20g，紫石英 45g，穿破石 15g，威灵仙 15g，土茯苓 25g。10 剂。

处方排序：

制川乌+制附子、生黄芪、党参、益母草、炙甘草。海金沙+金钱草、鹿角片+水牛角+肉苁蓉+紫石英、穿破石+威灵仙+土茯苓。

法药意解：

处方是扶阳医学非附桂法，即川乌法（制川乌+制附子、生黄芪、党参、益母草、炙甘草），用川乌循蹊达经，冲开一条道路，直达阴阳交汇之末端，气血与阴阳之交换得以如潮汐而作矣；附子辛温之能再助其一臂之力，七经八脉无不畅行无阻矣。生黄芪由下而上，由上而中，使天地人交通之处，气血津液都归于本；党参大补脾肺之液，益母草健运中宫，使生生化化之机刻刻不停。炙甘草缓诸药性，调济生化之机，使五脏都归于气血之中。

鹿角片与水牛角循督脉直入巅顶，一壮阳精一清郁热，百会处清静无尘氛污染；肉苁蓉与紫石英沉入海底，会阴穴与百会，借冲脉而时时沟通。穿破石再透幽微之地，聚集之污秽结合处决无存留之机矣。

处方五：

制附子 60g，制川乌 20g（前二味先煎 2 小时），筠姜 40g，炙甘草 10g，肉桂 20g，山萸肉 20g，全瓜蒌 25g，薤白 15g，丹参 20g，党参 30g，黄芪 45g，鹿角片 40g，龟板 20g，九香虫 15g，瓦楞子 30g。10 剂。

处方排序：

制附子+制川乌、筠姜、炙甘草。肉桂+山萸肉、全瓜蒌+薤白+丹参、党参+黄芪、鹿角片+龟板、九香虫+瓦楞子。

法药意解：

处方是扶阳医学四逆法（制附子+制川乌、筠姜、炙甘草），炙甘草奠定中宫，得乌附之温力，化阴为阳，四旁自然温暖，八方之邪化为乌有。筠姜，助乌附之刚烈，导阴阳交会中之凝瘀，亦引火土助运化之功，迎肾气归诸于肺，亦助化源之用。

肉桂与山萸肉，佐乌附通达阴阳交会之地，引气血运行于全身内外荣卫之处，处处皆春，清浊无混矣。龟板一物坚硬，得水之精气而生，有通阴助阳之力，佐以炙甘草补中，有伏火互根之用，更有以使潜阳归位之妙焉。

随访（2022 年 8 月 6 日）：

病症：服药两个多月，右胸胁部疼痛已消失，彩超复诊：胆结石已经排出干净，继续巩固治疗，吃够 3 个月停药。

按语与治病次第：

胆囊结石病在女性比较常见，特别是到了更年期前后，其症状发作往往比较频繁，成为诱发更年期不稳定的重要原因之一。本例患者就是如此，本来胆囊结石已有多年，经常治疗时好时坏也始终无法排出，虽然其已经没有典型的更年期表现，但是其体质内部的变化，仍然与更年期密切相关。

为此，积极调整更年期的同时，顺便治疗胆囊结石可谓是一举两得之事，经过四诊合参，开出扶阳医学系列处方，先用桂枝法调理肺气，再用桂枝法调理肝气，更用附子桂枝法——即三立之法调治心脏功能，后面川乌法（也是卢铸之的天雄法）疏通任督二脉，最后用附子党参黄芪综合填精之法收功，看似没有治疗胆囊结石，实质上每个法每张处方中，都含用排石化石通下之对药，即在积极调整全身的同时，才能达到顺势排石之目的，这就是在"以人为本"的前提下，兼顾病脉症舌的调整与治疗，才会有如此好的结果，如果我们仅去治"病"，她多年为什么没有得以治愈呢？这就是扶阳医学治人的奥妙之处，一切围绕"人"的天人相应做功，一切问题都有可能迎刃而解。

64. 更年期泡疹案

张某某，女，48岁。北京市人，时间：2020年8月29日就诊。

病症：患者两个月未来月经，出现阵发性烘热汗出，汗出后皮肤上易起大泡而且痒，时有胸闷气短，睡眠偶尔易醒，吃饭可以，大便偏稀，小便黄，平时汗就特别多，手脚无异常凉热，上火时容易出现咽喉疼痛。舌诊：舌呈桃形样，舌质暗红，心区有阴影，中线靠右侧，左宽右窄，舌根部气化不好，腰骶部有斜形裂纹，舌苔薄白而根部稍腻。脉诊：左手脉有点浮，沉取脉细紧滞稍滑，心脉弱气滞，肝脉有点滑微洪，膀胱脉有点细，尺脉弱有一点；右手脉有点浮细滞、稍紧滑，肺脉气滞，脾脉湿滞，命门脉火弱。证属阴阳两虚、虚阳外浮，治宜大补气血、疏通经络、引阳下潜，按照治病次第治疗。处方用药：

处方一：

朱茯神15g，柏子仁20g，远志15g，石菖蒲20g，高良姜15g，肉桂20g，砂仁15g，炙甘草5g，葱白4节，瓜蒌壳15g，薤白15g，丹参20g，党参30g，鹿角片15g，鹿角霜40g。5剂。

处方排序：

朱茯神、柏子仁、远志、石菖蒲、高良姜、肉桂、砂仁、炙甘草、葱白。瓜蒌壳+薤白+丹参、党参+鹿角片+鹿角霜。

法药意解：

处方是扶阳医学非附桂法，即朱茯神法中的平巽大法（朱茯神、柏子仁、远志、石菖蒲、高良姜、肉桂、砂仁、炙甘草、葱白），用朱茯神上通下达，奠安中宫，务使三焦往来之气机，贯通一致，此乃顺势而用也；且巽者，风也，胆也，平巽者，乃息风顺胆气升降之性，借以促进春气萌发，助万物始苏之生长之用也。

瓜蒌壳拨开胸膈，引余蕴外出，阴阳易进易出；借薤白辛升之力，上通下达之用，气血阴阳交换不息；协丹参入中焦变化而赤是谓血，然则流贯一身而无微不彻，其得全金水之气以昌火木之用，入少阴而出于厥阴，阴尽则阳生矣。党参交纳脾肺，使化源与运化交达于气血之中，鹿角片再助督阳以添真精，鹿角霜再收纳真精阳气，阴血乃固而阳正卫外，正缓而阴阳营卫，更为有用。

处方二：

桂枝 20g，生白术 15g，淫羊藿 20g，生姜 30g，炙甘草 5g，小茴香 20g，吴茱萸 10g，茵陈 25g，瓜蒌壳 15g，薤白 15g，丹参 20g，朱茯神 15g，砂仁 15g，党参 30g，鹿角片 15g。10 剂。

处方排序：

桂枝、生白术、小茴香、淫羊藿、生姜、炙甘草。吴茱萸+茵陈、瓜蒌壳+薤白+丹参、朱茯神+砂仁、党参+鹿角片。

法药意解：

处方是扶阳医学桂枝法（桂枝、生白术、小茴香、淫羊藿、生姜、炙甘草），用桂枝打开太阳，启少阴之微阳交于脾胃，且桂枝领淫羊藿归于分合之处，小茴香香甜之味，通运化之门，使传变无阻；生白术强脾土，助运化，上下内外更能协和。炙甘草引生姜循行阴阳界限之中，使刚烈之性化为柔和，柔和之性化为调济，是去邪而正得复矣。

吴茱萸入厥阴，温木热土，枢机得开，阴尽阳生；茵陈金木一气，升少降多，以助中正之官，则肝胆相照、日月同辉矣。朱茯神镇定精神魂魄，都归于温性药品之中，使气机绵绵接续为要；用砂仁纳五脏之气归于坎宫，引坎中微阳与脾相合，坤土乃能建立，中宫建则生生运化有源矣。

处方三：

制川乌 15g，生黄芪 45g，党参 30g，阿胶 15g（另煎），炙甘草 10g，法半夏 20g，郁金 20g，朱茯神 15g，吴茱萸 10g，茵陈 20g，瓜蒌壳 15g，薤白 15g，石菖蒲 20g，独活 15g，蒲公英 15g。10~20 剂。

处方排序：

制川乌、生黄芪、党参、阿胶、炙甘草。法半夏+郁金+朱茯神、吴茱萸+茵陈、瓜蒌壳+薤白、石菖蒲+独活+蒲公英。

法药意解：

处方是扶阳医学非附桂法，即川乌法（制川乌、生黄芪、党参、阿胶、炙甘草），川乌可冲开无形经络之道路，急风所至无处不达，阴阳末端交汇之地，如潮汐而动矣。生黄芪引水泉之微阳交通于巅顶；党参益肺脾，滋肺源而行运转，养五脏而六腑畅通，太阴阳明交纳于上下六合之中；阿胶引坎水与离火相合，使气血处处皆润，是引阴阳协和，气血交流为主。炙甘草再入坤土莫安四旁，使血气之运行不息，阴阳之照耀无阻，日月之往来处处皆光，一切阴霾随光而化。

法半夏拨网油调顺逆，使网油中之脂膏流达于筋络，转逆为顺之意，亦降浊之意也；郁金解五脏之郁，即解五行之制，使五行生克自然，生长收藏之里，依时而运，精津气血液，亦应时而长，上与天接，下与地通，务期完成地天成泰之意；朱茯神宁神通微，接肾中之微阳，归于神明之宫，清虚之府相傅之机两相透达，成上下交通无扰乎阳之意也。蒲公英得水中冲气，上升直达精气神汇聚之处；石菖蒲开心窍，引神智布达于外，五脏百脉皆能听令；独活循膀胱经由精明之府直入九泉之地；任督二脉得以循环不息，坎离既济，乾坤合和则先天得以壮健矣。

处方四：

党参30g，黄芪50g，阿胶20g（另煎），炮姜30g，肉桂20g，山萸肉20g，炙甘草10g，瓜蒌壳15g，薤白15g，丹参20g，鹿角片40g，龟板20g，银杏叶15g，红景天30g，广木香15g。10~30剂。

处方排序：

党参、黄芪、阿胶、炮姜、炙甘草。肉桂+山萸肉、瓜蒌壳+薤白+丹参、鹿角片+龟板、银杏叶+红景天、广木香。

法药意解：

处方是扶阳医学非附桂法，即党参黄芪法（党参、黄芪、阿胶、炮姜、炙甘草），党参迎水主之精华归于华盖，真阿胶助离中阴精，使化源之下降，无差分毫；加黄芪引坎中之阳，交于离宫，转输巅顶，充润髓海，阳能举，阴能化，内外都得气血之来往。炮姜分浊中之清，又能行气消瘀；炙甘草入坤中，强脾土，助运化，上下内外更能协和；用黄芪再引气达血，阿胶可迎气归舍，气血能卫能守，阴阳互相抱负。

肉桂，佐山萸肉通达心肾、坎离阴阳交会之地，引气血运行于全身内外荣卫之处，处处皆春，清浊无混矣。鹿角片壮督脉以添阳精，龟板育任脉再滋阴精，任督合，坎离济，阴阳和合，以助人活一口气矣。银杏叶精华聚焦于枝末叶内，红景天富含气血，气血足而经络畅，气血交换不息也。广木香通达三焦，化滞开气，调气导滞，疏木和土，运化条达畅通，气血阴阳交换不断，生生不息之功大焉。

随访（2021 年 1 月 28 日）：

病症：学生专门微信访问，患者坚持服用药物快 4 个多月，更年期症状完全消失，特别是汗出皮肤泡疹未再发过，不仅仅阵发性烘热汗出等消失，而且睡眠好，吃饭正常，大小便正常，一切均好。告诉患者说，更年期是一个漫长的过程，要把这套处方保存好，每年定期服用，一定会顺利渡过更年期的，而且可以防止更年期所带来的一系列合并症。

按语与治病次第：

更年期烘热汗出引起泡疹病，是临床上比较少见的一种症状。分析其病之缘由，乃是由于更年期烘热汗出后，阳气发越，顺势把陈年旧疾从皮肤上发了出来，故而造成皮肤上反复出来疱疹。因此，积极稳定与调理更年期就是一种有效的治疗方法，只有慢慢地把更年期调整平稳了，其反复的发作疱疹也就能迎刃而解，事实证明也是如此。

处方一是扶阳医学朱茯神法中的平巽大法，平巽者，息风也，反复发作如同风气一样，借助平风息风，其反复发作的疱疹也就随之消停。处方二是扶阳医学桂枝法加味，继续开表建中、温肝降胆、流动气血等，以使邪气顺势而消。处方三是扶阳医学川乌法加味，透邪通络、益气活血、运行任督等，以使深层之浊邪分消而出。处方四是扶阳医学党参黄芪综合填精之法，即大补气血填精之法，以解决患者更年期阴阳两亏、失去环抱的病机关键问题，才能从根本上解决更年期精亏而阴阳两虚的困境。

65. 更年期胃病案

张某某，女，49 岁，河南省郑州市人。时间：2020 年 9 月 23 日就诊。

病症：患者绝经二年余，偶尔烘热汗出，睡眠还好，有梦，胃口好，但经常有胃酸、胃胀、胃痛，伴有右侧胆囊区疼痛，大便正常，小便黄，汗不多。舌诊：舌呈布袋样，肺区有反光点，中线靠左，右侧边缘有了隆起，舌根凸起，舌苔薄白。诊脉：右手脉有一点浮滑，关尺脉稍明显，沉取脉微弹指，肺脉气滞，脾脉滑滞、微弹指，右尺脉有滞象；左手脉寸脉有一点浮，沉取脉微劲滑，左手脉大于右手脉，心脉有一点滑滞，肝脉滑，膀胱脉细，左尺脉弱。证属精亏阳弱、中焦不运，治宜扶阳抑阴、运化中宫。按照次第用药：

处方一：

制附片 30g（先煎 1 小时），生姜 50g，炙甘草 5g，党参 30g，鹿角片 30g，砂仁 15g，羌活 15g，独活 15g，白芷 50g，黄芩 30g，金银花 40g，徐长卿 15g。3 剂。

处方排序：

制附片、生姜、炙甘草。党参+鹿角片+砂仁、羌活+独活、白芷+黄芩+金银花、徐长卿。

法药意解：

处方是扶阳医学四逆法（制附片、生姜、炙甘草），用生姜通神明，甘草奠中宫，务期水温土暖，神明化照四方，为上下相照之意；且姜草甘温并进，引附子之辛烈，由水泉冲入三焦，使网膜自然开放，气机自然分化。鹿角片添精气，由督而肾而肺，与党参同行，润肺益脾，助气生精，五脏六腑都归于润泽。砂仁引五脏之气归于坎宫，使肾中之精气无泄。此乃四逆填精之法也。

羌活与独活，入督脉而循膀胱，一上一下，借外焦如化之机，邪气随势而泄。白芷通肺达脾，肺与大肠相表里，脾与胃相表里，使脾肺相照，肠胃得通，上下之气机皆能鼓荡而出；黄芩再通三焦、达网油、行水道，相火流行；金银花借水火功夫而怒放，徐长卿再入皮毛，头脸郁滞热毒皆可随汗出皆化为乌有矣。此乃四逆败毒之大法也。

处方二：

朱茯神15g，琥珀15g，青皮15g，砂仁15g，藿香15g，厚朴20g，淫羊藿20g，炙甘草5g，生白术15g，白芷15g，天麻20g，九香虫15g，瓦楞子15g，党参30g，鹿角霜30g。10剂。

处方排序：

朱茯神+砂仁+琥珀、青皮、藿香、厚朴、淫羊藿、生白术、炙甘草。白芷+天麻、九香虫+瓦楞子、党参+鹿角霜。

法药意解：

处方是扶阳医学非附桂法，即朱茯神法中的镇八方之法（朱茯神+砂仁+琥珀、青皮、藿香、厚朴、淫羊藿、生白术、炙甘草），朱茯神镇心宫行水道，更借琥珀再安神智，交纳于坎离之中，意期上下交通，与砂仁合成一路，引五脏之气归于坎水，水得温气得升，亦洗清道路之用也。青皮引离火，交于皮毛，肌腠得畅，肾肺必然相通；藿香再化秽浊，交纳脾胃，与厚朴偕行，使胃脾连成一片，而收化自然。淫羊藿交脾肾而先后可交，用白术引脾湿下降；炙甘草再交合阴阳，使阴阳互相扶助。

天麻通行于阳明之路；九香虫再助火旺以生脾胃之土，借瓦楞子分散之能，胃纳而脾运，枢纽运化通达于四旁矣。党参交纳脾肺，使化源与运化交达于气血之中，鹿角霜以助火热土，火伏而缓正，正缓而阴阳营卫，更为有用。

处方三：

朱茯神15g，柏子仁20g，远志15g，石菖蒲20g，高良姜15g，肉桂20g，砂仁15g，炙甘草5g，葱白4节，九香虫15g，瓦楞子15g，吴茱萸15g，茵陈30g，党参 30g，鹿角片 30g。10 剂。

处方排序：

朱茯神+砂仁、柏子仁、远志、石菖蒲、高良姜、肉桂、炙甘草、葱白。九香虫+瓦楞子、吴茱萸+茵陈、党参+鹿角片。

法药意解：

处方是扶阳医学非附桂法，即朱茯神法中的平巽大法（朱茯神+砂仁、柏子仁、远志、石菖蒲、高良姜、肉桂、炙甘草、葱白），巽者，风也，胆也，经云十一脏取决于胆，胆者，以降为机，胆降而春生之气长也；风者，顺势化解，为我所用也，但凡右手脉大于左手者，皆阳气降机不动之滞，均可借势而化，且葱白通心达肺，肺之化源可归，脾之运化得力，肾气精气乃能交通于六合之中，是扶正而消阴，洁腑而安脏，化滞而气通，脾胃斡旋，精神魂魄亦可能归于自然之乡。此乃"上工守神"之用意也。

吴茱萸温木热土，使土木畅达，上下皆通；白茵陈再化湿中之热，分消而下，金木交并成为一气也。

处方四：

桂枝 15g，生白术 15g，生姜 30g，淫羊藿 20g，炙甘草 5g，小茴香 20g，陈皮 15g，法半夏 20g，朱茯神 15g，九香虫 15g，瓦楞子 15g，吴茱萸 10g，茵陈 30g，党参 30g，鹿角片 30g，紫石英 30g。10 剂。

处方排序：

桂枝、生白术、小茴香、淫羊藿、生姜、炙甘草。陈皮+法半夏+朱茯神、九香虫+瓦楞子、吴茱萸+茵陈、党参+鹿角片+紫石英。

法药意解：

处方是扶阳医学桂枝法（桂枝、生白术、小茴香、淫羊藿、生姜、炙甘草），用桂枝开太阳，大气随机而升，无往不利，助阴阳之燮理，秉生生之妙用。小茴香理脾通肝，使木土无争，四旁更能协和。用生白术交纳水土，土燥而湿行，水温而气流，大气升举不息，五液流通无阻，成为上下交通之意。用淫羊藿引阴阳之交会，炙甘草与生姜，使心脾之互照，两神明可通，正气可复。姜草相合辛甘合化，阴能护卫，而少阳阳明两经，旋转交换，使正复而邪衰。

陈皮与法半夏，一开外二降逆，清升而浊降；紫石英交纳水火，坎离既济，阴阳相合，水土火三家汇为一元也。

处方五：

制川乌 25g，制附片 25g（前二味先煎 2 小时），生黄芪 45g，党参 30g，阿胶 15g，炙甘草 5g，羌活 15g，紫石英 40g，九香虫 15g，瓦楞子 15g，吴茱萸 10g，茵陈 30g，石菖蒲 20g，独活 15g，蒲公英 15g。10 剂。

处方排序：

制川乌+制附片、生黄芪、党参、阿胶、炙甘草。羌活+紫石英、九香虫+瓦楞子、吴茱萸+茵陈、石菖蒲+独活+蒲公英。

法药意解：

处方是扶阳医学非附桂法，即川乌法、川乌附子法、天雄法（制川乌+制附片、生黄芪、党参、阿胶、炙甘草），川乌精空以质为用，风性迅捷而无处不达，阴阳末端又如潮汐而动，气血交流不息焉；附子再助其温通一臂之力，七经八脉十二正经皆可畅行无阻也。阿胶生血以助离中真阴，心者生血之源也；黄芪甘温补肺，肺者正气之宗也；阿胶得黄芪而血有所附，黄芪得阿胶而气有所依，有阳生阴长之义。党参滋润肺源，使化源有归，炙甘草再奠安中土，万物皆成春夏生长之气。蒲公英再扫尽天地人间秽浊尘埃，天清地朗，日月同辉也。

处方六：

党参30g，红参15g，生黄芪40g，阿胶20g，炮姜30g，肉桂20g，炙甘草5g，白芷15g，茵陈30g，瓜蒌壳15g，薤白15g，鹿角片30g，砂仁15g，广木香15g，九香虫15g。10剂。

处方排序：

党参、红参、生黄芪、阿胶、炮姜、炙甘草。白芷+茵陈、瓜蒌壳+薤白、鹿角片+肉桂+砂仁、广木香+九香虫。

法药意解：

处方是扶阳医学非附桂法，党参黄芪综合法（党参、红参、生黄芪、阿胶、炮姜、炙甘草），人参有人形益五脏六腑、四肢百骸，用党参、阿胶引气血交达于百脉之中，使脉畅而筋柔，筋柔而髓灵；交黄芪缘木而升，上下天地，都成润泽。炙甘草辛甘化阳，与炮姜苦甘化阴，脾心肾三部连系，而三焦之气机亦成自然，气血亦分合有路。

瓜蒌壳开三壳、通胸膈，阴阳易进易出；薤白引通脉络，舒解阳明之肌，气血阴阳交换不息。广木香、肉桂理肠胃之结气，助脾肝之温暖，期运化得强，生机更旺。

二诊（2021年4月20日）：

病症：患者服药3个月左右，效果良好，睡眠行，仍然梦比较多，偶尔还有烘热汗出，感觉胃病好了大半，偶尔出现胃酸与胀，嗳气、胃痛已未发作过，大便每天有，但大便时排泄不爽，小便黄。舌诊：布袋舌，水滑。脉诊：右手脉关有点浮，沉取脉滑滞，肺脉稍滑，脾脉湿滞，右尺脉弱；左手脉膻中有点浮，沉取脉滑滞有逆象，心脉微洪兼滑，肝脉滑微逆，膀胱脉细，左尺脉短滑弱有滞象。证属阳虚阴盛、中焦不运，治宜扶阳抑阴、运化中宫，按照次第进行。处方用药：

处方一：

丹参 20g，檀香 15g，三七 15g，砂仁 15g，百合 15g，乌药 15g，高良姜 15g，香附 15g，五灵脂 15g，生蒲黄 15g，九香虫 15g，瓦楞子 15g。5 剂。

处方排序：

丹参、檀香、三七、砂仁。百合+乌药、高良姜+香附、五灵脂+生蒲黄、九香虫+瓦楞子。

法药意解：

处方是扶阳医学非附桂法，即丹参饮法（丹参、檀香、三七、砂仁），丹参引气入血，导气血之畅流，化血脉之凝瘀，瘀祛而新生，务期化尽周身瘀滞，血脉畅行无阻；用檀香化空中之秽，使清虚之府得清，重楼得其宣朗；三七木火之性使然，借砂仁纳五脏之精微交流于六腑，使阴阳密藏，气血循行于脉中，上下内外都能通达，心胃诸痛皆可化为乌有矣。

百合百脉归于一宗，乌药再由坎水而温温而升，水升火降，坎离既济。香附与高良姜理肠胃之结气，助脾肝之温暖，期运化得强，生机更旺。五灵脂扩开胃囊，使脾胃互相运化；生蒲黄瘀滞可化于无形之中，脸上多云转清矣。九香虫火旺以生二土，土运借瓦楞子分散之力，胃脘腐物借如沤而上下分消也。

处方二：

朱茯神 15g，琥珀 15g，青皮 10g，砂仁 15g，藿香 15g，厚朴 15g，淫羊藿 20g，生白术 15g，炙甘草 5g，白芷 15g，天麻 20g，延胡索 15g，郁金 15g，党参 15g，鹿角片 15g。10 剂。

处方排序：

朱茯神+琥珀、青皮、砂仁、藿香、厚朴、淫羊藿、生白术、炙甘草。白芷+天麻、延胡索+郁金、党参+鹿角片。

法药意解：

处方是扶阳医学非附桂法，即朱茯神法中的镇八方之法（朱茯神+琥珀、青皮、砂仁、藿香、厚朴、淫羊藿、生白术、炙甘草），本法有镇八方、抚九州、理气机、疏郁滞、安神魂、宁肺魄之能，以使精神魂魄紧紧抱为一团和气也。

延胡索化空隙中之余蕴，务期净尽；郁金解五行郁滞之机，生克制化得如期而至也。

处方三：

桂枝 20g，生白术 15g，生姜 30g，炙甘草 5g，小茴香 20g，陈皮 15g，法半夏 15g，朱茯神 15g，砂仁 15g，九香虫 15g，瓦楞子 15g，瓜蒌壳 15g，薤白 15g，党参 15g，鹿角片 15g。10 剂。

处方排序：

桂枝、生白术、小茴香、生姜、炙甘草。陈皮+法半夏+朱茯神、九香虫+瓦楞子、瓜蒌壳+薤白、党参+鹿角片+砂仁。

法药意解：

处方是扶阳医学桂枝法（桂枝、生白术、小茴香、生姜、炙甘草），用桂枝引太阳之气，由下而上，复降而中而外，使内外六合，阳长而阴消，阳正而阴守，百脉皆得从令。小茴香调脾肝之气，上交心火，下启肾精，迎肾精上达空窍，生白术安定中宫，调和上下，相火与君火互相照耀，精温而水沸，水沸而气升，上焦之雾露可成，中下之沤渎可行，是交济水火之灵丹也。用生姜通神明，炙甘草奠中宫，务期水温土暖，神明化照四方，为上下相照之意。

处方四：

制附片45g（先煎2小时），桂枝25g，生白术15g，淫羊藿20g，生姜30g，炙甘草5g，陈皮15g，法半夏20g，朱茯神15g，砂仁15g，延胡索15g，郁金15g，党参30g，鹿角片30g，鹿角霜40g。10剂。

处方排序：

制附片、桂枝、生白术、淫羊藿、生姜、炙甘草。陈皮+法半夏+朱茯神、延胡索+郁金、党参+鹿角片+鹿角霜+砂仁。

法药意解：

处方是扶阳医学附子桂枝法（制附片、桂枝、生白术、淫羊藿、生姜、炙甘草），用附子温肾水启坎阳，与姜、桂、草连成一气，务化尽群阴，真阳起伏连续不息，生生化化变化无穷，是助长成春之意。用淫羊藿引肾中微阳，与术、桂、附、姜、草联合起来，透达于元阴元阳交会之处，使内外畅通无阻。

处方五：

制川乌20g，制附片30g（前二味先煎2小时），生黄芪45g，党参30g，丹参20g，炙甘草5g，九香虫15g，瓦楞子15g，吴茱萸10g，茵陈30g，瓜蒌壳15g，薤白15g，石菖蒲20g，独活15g，蒲公英15g。10剂。

处方排序：

制川乌+制附片、生黄芪、党参、丹参、炙甘草。九香虫+瓦楞子、吴茱萸+茵陈、瓜蒌壳+薤白、石菖蒲+独活+蒲公英。

法药意解：

处方是扶阳医学非附桂法，即川乌法（制川乌+制附片、生黄芪、党参、丹参、炙甘草），用川乌冲撞之性，鼓荡水火之沸腾，扫除阴霾，拨开云雾，使中天丽日照耀于无微之中，附子温坎中之阳再其一臂之力。党参生肺液而资化源；丹参再行气血而畅脉道；扶黄芪迎水精达于四方，化精为气，气盛于上，化源之润下，滴滴归根，是先后并养之意也。炙甘草奠安四旁，气机灵动，阴阳之照耀无阻，日月之往来处处皆光，一切阴霾随光而化。

处方六：

制附片 45g（先煎 2 小时），炮姜 40g，炙甘草 10g，肉桂 20g，山萸肉 30g，瓜蒌壳 15g，薤白 15g，丹参 20g，党参 30g，红参 20g，生黄芪 45g，阿胶 20g，鹿角片 40g，白芷 15g，茵陈 30g。10 剂。

处方排序：

制附片、炮姜、炙甘草。肉桂+山萸肉、瓜蒌壳+薤白+丹参、党参+红参+生黄芪、阿胶+鹿角片、白芷+茵陈。

法药意解：

处方是扶阳医学四逆法（制附片、炮姜、炙甘草），用附子大起坎阳，化冰体为液体，化液体为气流，上中下外焦，如雾如沤，如渎如化也。炙甘草与炮姜之苦入心，引离火与土相合，胃气上通于咽嗌，下达坤元，而阳明太阴，两相旋转，使阴阳更有协和之路，气血必有升降之能，清升而浊可降。山萸肉再沟通阴阳，以使坎离既济，后天返回先天，生生不息之功大焉。

按语与治病次第：

本例患者处于更年期状态，而且是更年期症状除烘热汗出偶尔有外，没有其他的特别症状。但是，其唯一的问题就是胃病复发了，多年的胃病在这个时期发病的比较明显，而且是胃酸、胃胀、胃痛均有，原来虽然有这样的胃病，但是没有突出的表现，而到了更年期的时候，把这个病给放大了，这就是更年期阶段把过去的旧病都给放大或是加重了，原因是什么呢？原因就是精气亏损、阳气虚弱导致的结果，而只有扶阳填精一法，才能解决这样的问题。但问题是，中焦脾胃有问题，脾胃升降与运化之中轴作用，最为关键。因此说，在第一诊中重点解决脾胃的问题，兼顾其他的治疗，经过一个疗程（3 个月）的治疗，达到了初步目的。但是我们会发现，在治疗胃病的同时，多兼顾治疗肝胆升降的协调，这又是为什么呢？我们知道，脾胃与肝胆同居中焦，肝脾主升，胆胃主降，脾胃虽然自然可以升降，但其核心的关键是要与肝胆同升同降，才能达到脾升胃降的功能。因为四者同居中焦，而肝升胆降则决定了脾胃的升降，也就是说脾胃的升降问题，决定于胆腑的降下。因为《黄帝内经》有"十一脏取决于胆"之说，说明只有胆降而胃才降，肝脾才能升。在升降之间，我们如何进行选择呢？是先主升呢？还是先主降呢？从人来到人世间的一煞那间，是"从天而降"，这就是我们要在升降之间选择"以降"为主，即先降后升的步骤，来解决中焦升降的关键。因此，在二诊之时我们把重点又放在解决肝胆的问题上，兼顾治疗脾胃问题，故此最终才能达到治疗目标。

66. 更年期咽炎案

周某某，女，57岁，河南省浚县人。时间：2019年12月11日就诊。

病症：患者有咽炎病史多年，停月经之后，感觉咽炎加重，总是觉得咽喉部有痰，吐不出又咽不下，睡眠不太好，每到3-4点时容易醒来，最近胃脘不适，胃酸胃胀胃痛均经常出现，大小便正常，出汗比较多，偶尔阵发性烘热汗出，手脚凉怕冷。舌诊：舌呈类圆形，心区有云雾阴影，舌尖两侧有郁热点，舌质红，苔薄白，舌根部凹陷，舌根部右肾区有厚腻苔。脉诊：右手脉关脉浮滑，沉取脉紧滞滑微劲，寸脉稍滑，关脉滑，尺脉可；左手脉浮稍滑稍紧，沉取脉紧滞滑，寸脉滑微洪，膀胱脉紧滞滑微劲，尺脉弱。证属阴阳两虚，阴阳不能环抱，治宜协调阴阳、大补气血。处方用药：

处方一：

丹参20g，檀香15g，砂仁15g，三七15g，百合15g，乌药15g，香附15g，高良姜15g，五灵脂15g，蒲黄15g，九香虫15g，瓦楞子15g。3剂。

处方排序：

丹参、檀香、砂仁、三七。百合+乌药、高良姜+香附、五灵脂+蒲黄、九香虫+瓦楞子。

法药意解：

处方是扶阳医学非附桂法，即丹参饮法（丹参、檀香、砂仁、三七），专治心下胃脘疼痛，丹参色红入血脉之府，经脉无凝滞之机其疼痛可解，养血充脉使得心神安宁；檀香纯香之味，生于南国离火之地，得火性最富，用此消阴化秽，秽污去而清气升，太阴阳明交换不息；三七其叶非三即七，木化火性可知，质坚硬知其破凝滞可化瘀而血运畅行；与砂仁合成一路，引五脏之气归于坎水，水得温气得升，有洗清道路之用，邪气降而清气升，脾升胃降交流不息，自无疼痛之理。

百合乃收缩之性，安心神而六腑顺势下行；乌药辛温上行，凝滞可开，二者合以有顺从中宫枢纽升降之力。高良姜大热性温，火旺生土，土运而四方受益；香附入三焦再助中宫，气机由下而上助清气能升。五灵脂扩开胃囊，使胃气渐渐而动，脾亦渐渐而运，可进收纳强运化为主，生蒲黄化瘀分浊，清浊可分。九香虫阳极而灵动之品，凝滞之脉络皆可再通，借瓦楞子分散之能，其心胃疼痛自已。

处方二：

朱茯神30g，琥珀15g，砂仁15g，青皮15g，藿香15g，厚朴20g，淫羊藿

20g，白术 15g，炙甘草 5g，九香虫 15g，瓦楞子 10g，吴茱萸 15g，茵陈 30g，党参 30g，鹿角霜 40g。5 剂。

处方排序：

朱茯神+琥珀、砂仁、青皮、藿香、厚朴、淫羊藿、白术、炙甘草。九香虫+瓦楞子、吴茱萸+茵陈、党参+鹿角霜。

法药意解：

处方是扶阳医学非附桂法，即朱茯神法中镇八方之法（朱茯神+琥珀、砂仁、青皮、藿香、厚朴、淫羊藿、白术、炙甘草），用朱茯神镇定精神魂魄，都归于温性药品之中，使气机绵绵接续为要；琥珀得土水金与日月之精华而成之物，是用以洁神明，化蕴藏，通幽微，并以奠安精神魂魄刻刻归舍；借镇八方之法，可镇八方、抚九州、安心神、宁魂魄，以使精神魂魄紧紧抱成一团太和之气，"上工守神"之用意也。

吴茱萸温木热土，使土木畅达，上下皆通；白茵陈秉金木交并之能，左升右降气机流畅，肝胆则相照焉。党参滋润肺源，使化源有归，万物皆成春夏生长之气；鹿角霜精空质留，收纳正气，以助阳气之封藏之用。

处方三：

桂枝 15g，白术 15g，淫羊藿 20g，小茴香 20g，陈皮 15g，法半夏 20g，土茯苓 25g，吴茱萸 15g，茵陈 30g，九香虫 15g，瓦楞子 15g，白芷 15g，天麻 20g，厚朴 25g，党参 30g，鹿角霜 40g。10 剂。

处方排序：

桂枝、白术、淫羊藿、小茴香。陈皮+法半夏+土茯苓、吴茱萸+茵陈、九香虫+瓦楞子、白芷+天麻+厚朴、党参+鹿角霜。

法药意解：

处方是扶阳医学桂枝法（桂枝、白术、仙灵用、小茴香），用桂枝引太阳之气，由下而上，复降而中而外，使内外六合，阳长而阴消，阳正而阴守，百脉皆得从令；小茴香香甜之味，通运化之门，使传变无阻；用白术强脾土，助运化，上下内外更能协和；淫羊藿引三阳之气达于三阴，阴阳自相协合，生化更有妙用。

用二陈法（陈皮、法半夏、土茯苓），一开外二降逆，清浊得其分也；再用土茯苓化污秽之毒，借下焦决渎之行而排出。香白芷通肺达脾，肺与大肠相表里，脾与胃相表里，使脾肺相照，肠胃得通，上下之气机皆能鼓荡而出；天麻镇定阴阳，使邪不能再侵，且通阳明之路，与厚朴一道走六腑以通为用，浊气降而清气自升也。

处方四：

制川乌 25g（先煎 1 小时），生黄芪 60g，党参 30g，丹参 20g，炙甘草 5g，法半夏20g，郁金20g，土茯苓25g，吴茱萸15g，茵陈30g，九香虫15g，瓦楞子15g，石菖蒲20g，独活15g，蒲公英15g。10剂。

处方排序：

制川乌、生黄芪、党参、丹参、炙甘草。法半夏+郁金+土茯苓、吴茱萸+茵陈、九香虫+瓦楞子、石菖蒲+独活+蒲公英。

法药意解：

处方是扶阳医学非附桂法，即川乌法（制川乌、生黄芪、党参、丹参、炙甘草），川乌乃阴阳未分之物，风性无处不通，擅走络脉而行不毛之处，达阴阳交汇之地，使之如潮汐随日月而动；党参、丹参会合一起，意在温气生血，使化源与运化长期运转不息，更借生黄芪由下而上，由上而中，使天地人交通之处，气血津液都归于本，使生生化化之机刻刻不停；炙甘草半奠安中宫，运化四旁，虽川乌之猛亦不为所伤。

法半夏降胃中之凝瘀导归于决渎，五行郁滞郁金皆可化解，土茯苓借水湿下行之用污秽皆排出。石菖蒲引通心窍与肺相连，与膻中相接，神灵之地得以宁谧；独活走督脉顺膀胱经由百会下达九泉，蒲公英轻清上升，顺任脉上升直达巅顶，任督回环，乾坤再建，坎离交济，先后二天得以交流不息也。

处方五：

党参30g，生黄芪45g，丹参20g，炮姜30g，肉桂20g，炙甘草5g，白术15g，淫羊藿20g，九香虫15g，瓦楞子15g，瓜蒌壳15g，薤白15g，银杏叶30g，红景天30g，鹿角片30g，龟板15g。10~30剂。

处方排序：

党参、生黄芪、丹参、炮姜、肉桂、白术、淫羊藿、炙甘草。九香虫+瓦楞子、瓜蒌壳+薤白、银杏叶+红景天、鹿角片+龟板。

法药意解：

处方是扶阳医学非附桂法，即参芪综合法（党参、生黄芪、丹参、炮姜、肉桂、白术、淫羊藿、炙甘草），夫丹参味苦入心能补心，心者生血之源也；黄芪甘温补肺，肺者正气之宗也；丹参得黄芪而血有所附，黄芪得丹参而气有所依，即古人称为补血汤者，取阳生阴长之义；党参、丹参与肉桂辛温之品会合一起，意在温气温血，使化源与运化长期运转不息；炮姜分浊中之清，又能行气消瘀，与肉桂相合温脾热血，使运化大行，而血液润泽坤土，草木皆得其畅；白术滋肺液崇脾土，大助精气之生长，更助血液之流行；淫羊藿引精津气血液归于阴阳流行之界，气血营卫之所，而周身内外皆得桂附辛温之合化，冷消凝化，正扶阳行，而阴阳之燮理处处皆布；炙甘草再奠安中宫，运化四方，以助后天之用也。

瓜蒌壳拨开胸膈，引余蕴外出，阳可入阴乃守，借薤白辛温通达之性，阴阳气血交换不息。千年银杏树精华聚集于叶末，红景天富含大气以行血，气血阴阳运行刻刻交换不息。鹿角片壮督脉以助坎中一阳，龟板育任脉以滋离中一阴，任督回环，坎离交济，先天生后天，后天养先天，生命又得以永生也。

随访（2020 年 5 月 13 日）：

今天复诊，已经服药 2 个疗程，最后两个处方未完全服足够的时间，并说其咽炎、胃病、睡眠与烘热汗出等一系列症状均消失，因为右侧腰部酸沉隐痛不适，立即为其局部进行针法治疗，嘱其回家进行艾灸治疗，并服用处方四 5 剂，处方五 10 剂，既治疗腰部不适，又能巩固治疗效果。

按语与治病次第：

更年期综合征是一个比较漫长的过程，在此期间诸多病症都会加剧或者反复，本例患者就是如此。只有针对治疗更年期的本质问题，其标症才能得到很好的治疗，特别是心脏的功能低下与不稳定，有可能就是最为核心的关键，故此最后一定要在恢复心脏功能上下功夫，才能取得最佳的治疗效果。

处方一是扶阳医学四合汤法加味，专门治疗胃病酸胀痛，效果显著，但仅为治标之用。处方二是扶阳医学朱茯神法加味，镇八方之法，具有镇八方、抚九州、安心神、宁魂魄，即有上工守神之效，同时温肝降胆、治疗胃病等，具有标本兼治之效果。处方三是扶阳医学桂枝法加味，开表建中、化痰除浊、祛风降胃、温肝降胆、扶阳助正等，乃为开道之法。处方四是扶阳医学川乌法加味，疏通经络、补气活血、化浊安神、温肝降胆、专治胃病、运行任督二脉等，具有很好的疏通经络之作用。处方五是扶阳医学参芪综合法加味，也称为大补气血填精收功之法，主要是解决心脏功能的问题，同时益肾填精、潜阳纳下等，乃为长治久安之打算。

67. 卵巢早衰案

刘某某，女，35 岁，山东省巨野县人。时间：2020 年 11 月 14 日就诊。

病症：确诊为卵巢早衰多年，月经已几年未来过，吃西药就会来月经，不吃就不会来，且服西药后浑身不适、难受，故不敢再吃西药，不来月经浑身也不舒服。目前睡眠差，入睡困难，平时伴有顽固性腹泻多年，便前腹痛，痛后即泄，每天三或五次，肛门下坠，吃饭还行，小便正常，汗少，怕冷，手脚冰凉，经常上火出现口角溃烂。舌诊：舌呈方形，心肺区凹陷伴有阴影，舌根部凹陷并苔腻，余下苔薄白。脉诊：左手脉浮细稍滑，沉取脉紧滞滑，寸脉滑滞，关脉滑微洪，膀胱脉紧滞滑，尺脉短滑；右手脉浮稍滑滞，沉取脉微劲滑滞，寸脉湿滞，关脉滑滞弹指，右尺脉行。证属阴盛阳衰、虚阳外浮、经络不畅，治宜引火归元、扶阳抑阴。处方用药：

处方一：

黄连 10g，阿胶 20g（另煎），黄芩 15g，木瓜 20g，炙甘草 10g，党参 30g，制附片 15g，肉桂 20g，酸枣仁 15g，柏子仁 20g，生龙骨 45g，生牡蛎 45g，砂仁 15g。5 剂。

处方排序：

黄连、阿胶、黄芩、木瓜。炙甘草+党参+制附片+肉桂、酸枣仁+柏子仁、生龙骨+生牡蛎+砂仁。

法药意解：

处方是扶阳医学非附桂法，即黄连阿胶汤法（黄连、阿胶、黄芩、木瓜），按黄连阿胶汤法乃交阴阳之用也。夫盖心烦者，坎中之精不能上交于心；不得卧者，离中之阴不能下降于肾。方中黄芩、黄连、木瓜之苦，直清其热，又得党参以补离中之气，阿胶再添离中之阴，附子以补坎中之阳，炙甘草再调和中宫，升降有序，黄连与肉桂再交济坎离，其坎离得补，阴阳之气自调，升降不乖，而水火互为其根，阴阳开阖自然，睡眠得以安稳也。

酸枣仁、柏子仁引火土相合，土温而火旺，清可升，浊可降。龙骨、牡蛎有情之物，龙骨禀阳之灵，牡蛎禀阴之灵，二物合而为一，取阴阳互根之用；佐砂仁纳阴阳交会之气，通达于百脉空虚之地，阴阳和合则睡眠安稳矣。

处方二：

朱茯神 15g，柏子仁 20g，远志 15g，石菖蒲 20g，高良姜 15g，肉桂 20g，砂仁 15g，炙甘草 10g，葱白 4 节，瓜蒌壳 15g，薤白 15g，丹参 20g，党参 30g，鹿角片 30g，鹿角霜 30g。10 剂。

处方排序：

朱茯神、柏子仁、远志、石菖蒲、高良姜、肉桂、砂仁、炙甘草、葱白。瓜蒌壳+薤白+丹参、党参+鹿角片+鹿角霜。

法药意解：

处方是扶阳医学非附桂法，即朱茯神法中的平巽大法（朱茯神、柏子仁、远志、石菖蒲、高良姜、肉桂、砂仁、炙甘草、葱白），巽者风也，胆也，中正之官，十一脏取决于胆之中正之性，春气生发之能。用朱茯神引离宫之真阴，君火相接，使火明而下安，土燥而寒流；石菖蒲启心窍，使心中之神刻刻交于四脏，四脏之精汁渐于心神，砂仁纳五脏之气达于水火交济之中，柏子仁再敛安神智，使魂魄相交。用远志引宥密中之微阴，归于气化之中；肉桂温血暖气，气血交流，三焦元通交会之处，都成自然。高良姜大温脾胃，化脾胃中之滞；炙甘草建立中土，使运化通达于四旁。葱白引通心脉，是欲心肾相照，意期迎水就火，引火就下，右降之道得以源源而动也。

瓜蒌壳开胸膈，是迎阳于内，换阴外出；薤白化肠胃之阴凝，使肠胃多气多血，刻刻温暖，时时通达；丹参更开心之神明，助土之分化清浊，神也、气也，知周而出焉，引气入血，导气血之畅流，化血脉之凝瘀，瘀祛而新生，务期化尽周身瘀滞，经脉畅行矣。用党参与鹿角片使天地交泰，水火相调，中下自然温暖，肺气自然润下；借鹿角霜收纳正气之能，使阴阳和合，阳能正而阴可守矣。

处方三：

桂枝 15g，苍术 15g，生姜 30g，炙甘草 10g，小茴香 20g，陈皮 15g，法半夏 20g，朱茯神 15g，砂仁 15g，瓜蒌壳 15g，薤白 15g，丹参 20g，党参 30g，鹿角片 30g，鹿角霜 30g。10 剂。

处方排序：

桂枝、苍术、小茴香、生姜、炙甘草。陈皮+法半夏+朱茯神+砂仁、瓜蒌壳+薤白+丹参、党参+鹿角片+鹿角霜。

法药意解：

处方是扶阳医学桂枝法（桂枝、苍术、小茴香、生姜、炙甘草），用桂枝大开太阳，使肺肾心开阖自然，成阳动而阴流，气血往来有路；苍术化气燥脾，使阳行而阴随，生化可转。使用小茴香以通秽，甜以醒脾，凡空虚之处，有瘀凝之物，随辛温之品，消化于无有之乡。炙甘草奠定中宫，使土气活跃于四旁，生姜宣君火之神明，与相火相接，成为上下交蒸，五脏得其缓和，正气乃可伏藏。

陈皮通达肺窍，与胃相合，迎清气上升，导浊瘀下降；法半夏再拨动阴道，降清中之浊，起浊中之清，升降自然；朱茯神上通下达，奠安中宫，务使三焦往来之气机，贯通一致；砂仁随桂枝通达于阴阳会通之处，意希水火变化得灵，阴阳燮理更佳。

处方四：

制附片 60g（先煎 2 小时），生姜 50g，炙甘草 10g，桂枝 25g，苍术 15g，陈皮 15g，法半夏 20g，朱茯神 15g，砂仁 15g，瓜蒌壳 15g，薤白 15g，丹参 20g，党参 30g，鹿角片 30g，鹿角霜 30g。10 剂。

处方排序：

制附片、桂枝、苍术、生姜、炙甘草。陈皮+法半夏+朱茯神+砂仁、瓜蒌壳+薤白+丹参、党参+鹿角片+鹿角霜。

法药意解：

处方是扶阳医学附子桂枝法（制附片、桂枝、苍术、生姜、炙甘草），用附子烈火烹之，化气上行，使三焦分明，气血阴阳，皆得其畅，而经期之闭塞，自然得其畅通。而桂枝法可引附子蒸化之气机归于太空，内内外外，咸沾其润泽，气机血液由筋而络，而骨节，而薄膜皆得其温；并引少阴之气与太阳相接，使太阳由水而土，由土而木，由木而火，随脾之运化通于上下内外。

处方五：

制川乌 25g，制附片 30g（前二味先煎 2 小时），生黄芪 60g，党参 30g，血竭 10g，炙甘草 10g，酸枣仁 15g，柏子仁 20g，瓜蒌壳 15g，薤白 15g，九香虫 15g，瓦楞子 15g，石菖蒲 20g，独活 15g，蒲公英 15g。10 剂。注：主打处方一。

处方排序：

制川乌+制附片、生黄芪、党参、血竭、炙甘草。酸枣仁+柏子仁、瓜蒌壳+薤白、九香虫+瓦楞子、石菖蒲+独活+蒲公英。

法药意解：

处方是扶阳医学非附桂法，即川乌法（制川乌+制附片、生黄芪、党参、血竭、炙甘草）、天雄法，用川乌冲撞之性，鼓荡水火之沸腾，扫除阴霾，拨开云雾，使中天丽日照耀于无微之中，亦助附子之一臂也；且川乌合附子乃有天雄之用，其为附子之嫩者，可交达于元阴元阳交汇之地。用党参助肺源，以达运化，得生黄芪引精气通达于上，雾露乃布，化源润下，八脉得养，冲带任三脉会归于至阴起点之处，达于胞室；冀期缓伏正气，冲任督带，自然渐渐调和，是助太脉之冲，任脉之盛，坤性之机能，可如期发动。血竭乃火土之精质，化血中之凝，气中之滞，凡有形症块皆可消于无形之中；炙甘草安定脾胃，使阳明太阴之气无损，生机化机无限矣。

九香虫香气而动，气足而阳盛，但凡凝滞不行之处，借瓦楞子之分散之能，皆可化为乌有之乡矣。石菖蒲开膻中传达神明之意，君主即宣，君火得明，上下气机乃能交通；佐独活开启浊路，使阳能入内，鼓荡寒湿流行于外；借蒲公英飞天之大英雄，扫尽人体空间秽浊污染之地也。

处方六：

制附片 75g，制川乌 25g（前二味先煎 2 小时），筠姜 50g，炙甘草 10g，肉桂 20g，山萸肉 20g，党参 30g，红参 20g，生黄芪 45g，阿胶 20g（另煎），鹿角片 40g，瓜蒌壳 15g，薤白 15g，甘松 15g，灶心土 100g（包煎）。10 剂。注：主打处方二。

处方排序：

制附片+制川乌、筠姜、炙甘草。肉桂+山萸肉、党参+红参+生黄芪、阿胶+鹿角片、瓜蒌壳+薤白+甘松、灶心土。

法药意解：

处方是扶阳医学四逆法（制附片+制川乌、筠姜、炙甘草），又称为附子川乌法、天雄法，用附子之嫩者名曰天雄，再起肾中之微阳，引大气归于六合之内，如炉中添炭是也；用附子壮烈之性，益火源壮水主，强生化，升大气，阳得其正，阴得其守，一切污秽自然有路可出。用筠姜通达神明，引离火之外交，二阳归于三阳之风，使三阳开泰，春泰得运。炙甘草崇脾以养木，木调而生火，火壮而气流，气行而精随，为借火化精生气益气归根。

用肉桂与山萸肉，引肾精脾液，交流于气化之中，使气血濡润于八脉，冲任带自可会聚于会阴之地，地道之气机，能通达于膀胱胞室，血即随气升，气即驭血无乖。党参滋肺液，藏大气，使气血循循不休，源源而生，红参再大补元气，使精气成为雾露之质，化源得以润下，三焦膈间可能畅通无阻，是协合营卫，脏腑乃能交相鼓荡，一切浊气随化源运化之机，在升降道路中，无丝毫乖谬为佳；借生黄芪由下而上，由上而中，使天地人交通之处，气血津液都归于本，使生生化化之机刻刻不停。鹿角片壮督脉以添阳精，真阿胶育任脉以润阴精，任督得助，公转循环，生生不息之谓也。甘松香气醒脾，以助中宫运化之力；灶心土安宁心神，壮健坤土，使火土相依，气血乃可互相流行，使火土合德之意。

复诊（2021 年 3 月 25 日）：

病症：已经服药 3 个多月，中间来过 2 次月经，色量等正常，最近没有吃药，感觉要来月经，小腹部不适、胀，有月经要来的前期症状。原来睡眠不好，现在基本恢复正常，偶尔晚上梦多，但不影响睡眠，十多年的腹泻完全治愈，现在每天一次大便，精神、体力都感觉特别好，与以前相比就是天地之别，特别是气色，过去精气神很差，现在与过去相比就是两个人，也感觉特别有精神。观察舌诊，已基本恢复正常，特别是前面的心肺区凹陷现在已经变平，过去经常出现心慌胸闷气短等，现已经没有出现过，根据目前情况调整处方，强化填精药物的重量与时间，以促进其卵巢功能的恢复。

按语与治病次第：

本例女患者卵巢早衰，就是女性要提前进入更年期状态。为什么她会出现这种情况呢？我们通过详细的问诊就知道了一切症结所在，首先是入睡困难，为什么她入睡困难呢？因为她贪凉饮冷，导致脾胃功能虚寒太甚，吃不好就会腹泻等，这就是外象，内象的本质是什么呢？就是她的精亏阳弱，气化不足，导致她出现一系列的临床表现，而精亏就是导致卵巢早衰的根本内在因素。因此，要想改变她的这一切现象，只有按照扶阳医学祛邪、建中、填精这么一个治疗次第过程，循序渐进，多温多暖，才能彻底改变她的内在体质与外在的表现。

处方一是扶阳医学黄连阿胶汤法加味，专门是降离火、安心神、助睡眠，先解决睡眠的问题。处方二是扶阳医学朱茯神法中的平巽大法，平巽大法是一种"上工守神"的方法，从神的层面解决患者心神不安的困境，因为神的层面决定了形体调整与改变。处方三是扶阳医学桂枝法加味，解决开太阳、运中宫以使脾胃功能运化如常。处方四是扶阳医学附子桂枝法加味，即扶阳医学的三立之法，即立水极附子法、立土极桂枝法、立火极朱茯神加砂仁，达到人体上焦如雾、中焦如沤、下焦如渎的状态。处方五是扶阳医学川乌法加味，解决上下不通、中焦失衡、任督公转失序的问题，为填精之法做好准备工作。处方六是扶阳医学附子填精之法，也是附子川乌填精之法，只有这个处方坚持服用一个完整治疗系统过程，最终才能解决问题。

68. 多囊卵巢综合征案

刘某某，女，28 岁，甘肃省庆阳市人。时间：2022 年 6 月 8 日就诊。

病症：患有多囊卵巢综合征 4 年，月经不规律，2 个月来一次月经，轻微的痛经。西医检查卵巢功能退化。睡眠质量不好，一夜醒好多次，入睡困难。大便每天 1 次，小便不黄，手脚凉，手心出汗比较多。身高 164cm，体重 48kg，人体偏瘦。舌诊：淡胖大，质红，有郁热点，中焦堵，肝胆区隆起（图 8-1、图 8-2）。脉诊：右手脉有点浮、关脉稍明显。沉取脉细滞、稍滑，肺脉滑滞，脾脉滑滞，命门脉还行；左手脉有一点浮细，沉取脉细滞，心脉微洪，肝脉稍滑，膀胱脉细滞、稍紧，尺脉滑滞、不缓。证属阴阳两虚，治宜协调阴阳、顺势调经。处方用药：

处方一：

朱茯神 15g，琥珀 15g，砂仁 15g，青皮 10g，藿香 15g，厚朴 20g，淫羊藿 20g，炙甘草 5g，生白术 15g，白芷 15g，天麻 20g，九香虫 15g，瓦楞子 20g，谷精草 15g，密蒙花 15g。5 剂。注：月经前服用。

处方排序：

朱茯神+琥珀+砂仁、生白术、淫羊藿、炙甘草。青皮、藿香、厚朴。白芷+天麻、九香虫+瓦楞子、谷精草+密蒙花。

法药意解：

处方是扶阳医学非附桂法，即朱茯神法中的镇八方之法（朱茯神+琥珀+砂仁、生白术、淫羊藿、炙甘草、青皮、藿香、厚朴），朱茯神上通下达，奠安中宫，务使三焦往来之气机，贯通一致；更借琥珀再安神智，交纳于坎离之中，意期上下交通；砂仁再安心益脾，使精神魂魄，各归其位，生化更得其畅。生白术与淫羊藿，导阴阳往来之机，一助脾之运化，二助肺之化源，使上下相通源源不息。用炙甘草崇脾土而四旁得运，清浊得分。青皮引离火，交于皮毛，肌腠得畅，肾肺必然相通；藿香馨香醒脾，行气消秽，引生化之机往来不停，气机得通；与厚朴偕行，使胃脾连成一片，而收化自然。

白芷香窜之品，拔开隐微之路，气血流通无阻，借天麻镇定风邪，使不内窜。九香虫香极而动，三焦气机畅达，瓦楞子化胃中腐化之物，随脾升胃降分消而化为乌有矣。密蒙花与谷精草二者合用，疏肝经风热，养肝经阴血，通达眼目，肝经得养、郁热得散，其目疾（眼睛不适）可消也。

处方二：

桂枝 15g，制川乌 15g，干姜 30g，炒小茴香 15g，炙甘草 5g，炒杜仲 15g，当归 15g，肉桂 20g，川芎 15g，吴茱萸 10g，延胡索 15g，龙血竭 10g，川牛膝 15g，仙鹤草 15g，白檀香 15g。5 剂。注：月经期服用。

处方排序：

桂枝、制川乌、干姜、小茴香、炙甘草。杜仲+肉桂、当归+川芎、吴茱萸+延胡索+血竭，牛膝+仙鹤草、白檀香。

法药意解：

处方是扶阳医学桂枝法（桂枝、制川乌、干姜、小茴香、炙甘草），用桂枝引少阴之气与太阳相接，使太阳由水而土，由土而木，由木而火，随脾之运化通于上下内外；川乌借桂枝通达之力，擅行无形之经络，冲任二脉循行无阻。小茴香香甜之味，通运化之门，使传变无阻。用干姜大温土湿，土燥而水行；炙甘草建立中土，使运化通达于四旁。

用肉桂温血化凝，使气血濡润于八脉，冲任带自可会聚于会阴之地，地道之气机，借杜仲能通达于膀胱胞室，血即随气升，气即驭血无乖。用当归与川芎化血之瘀，行气中之滞，使气血交流无阻。吴茱萸引肝木升发于上，使上下通达，延胡索与血竭再化瘀血、通滞机，其痛经可解。牛膝与仙鹤草协调升降，月经量如期而至矣。白檀香通天入地，化秽浊而白带可调矣。

处方三：

制川乌 15g，制附子 15g（前二味先煎 1 小时），生黄芪 45g，益母草 20g，党参 30g，炙甘草 10g，九香虫 15g，瓦楞子 20g，石菖蒲 20g，独活 15g，蒲公英 15g，鹿角片 30g，水牛角 40g，肉苁蓉 30g，紫石英 60g。5 剂。注：月经后期服用。

处方排序：

制川乌+制附子、生黄芪、益母草、党参、炙甘草。九香虫+瓦楞子、鹿角片+水牛角+肉苁蓉+紫石英、石菖蒲+独活+蒲公英。

法药意解：

处方是扶阳医学非附桂法，即川乌法，或称为天雄法（制川乌+制附子、生黄芪、益母草、党参、炙甘草），川乌乃乌头之母根，精空以风为用，擅通经达络、无处而不行，借附子辛温再助其一臂之力，其乃有天雄之功矣。党参滋肺液，藏大气，使气血循循不休，源源而生；借黄芪迎肾中之阳气，透达于巅顶，水升于上，胸膈清虚之府，必然长久清朗。益母草入坤土，化湿浊而运化中宫；炙甘草奠安中土，使脾胃谐和，纵乌附之猛，亦不能伤。

鹿角片与水牛角循督脉直达巅顶，一壮阳精，一清郁热；肉苁蓉与紫石英沉入海底，会阴直通百会，冲脉畅行而督脉畅达。石菖蒲开膻中传达神明之意，君主即宣，君火得明，上下气机乃能交通；独活引太阳膀胱区邪气从百会如瀑布而下；蒲公英天下一大英雄，徐徐上升而扫尽天下之尘埃。

处方四：

党参30g，红参15g，生黄芪50g，阿胶15g，干姜30g，白术15g，淫羊藿20g，炙甘草10g，全瓜蒌30g，薤白15g，当归20g，砂仁15g，鹿角片30g，杭巴戟20g，菟丝子20g。10剂。接着上方服用。

处方排序：

党参+红参+生黄芪、当归、白术、淫羊藿、干姜、炙甘草。全瓜蒌+薤白、鹿角片+阿胶+砂仁、杭巴戟+菟丝子。

法药意解：

处方是扶阳医学非附桂法，即党参黄芪综合法（党参+红参+生黄芪、当归、白术、淫羊藿、干姜、炙甘草），党参滋肺益气，又助化源；红参大补元气，益五脏六腑、四肢百骸；黄芪再补大气、益中气，更扶先天之元气；三者合则益元气之力莫大，以使生命火能充分燃烧，如灯中之添油，生生不息之功大矣。加当归调摄木土，生白术再健运中宫，使土能运化，木通上下，四肢百脉，皆成自然；与淫羊藿交合用之，使阳能入阴，阴能附阳，阴阳协和，阳能正而阴可守矣。用姜草微甘之品，与气血之中，交纳于阴阳要道之地，使阴阳协和为要。

全瓜蒌宽胸膈而润大肠，上通而下达；薤白再通百脉，气血阴阳流行无阻矣。杭巴戟通筋达骨，迎五液濡润筋骨，与菟丝子合用，滋肾水、润筋络；更合阿胶再养阴血，以迎精血充实于内外，体健而身强矣。

随访（2022年8月22日）：

病症：经由学生随访，服药2个月左右，目前已经怀孕，胎儿彩超报告发育良好。

按语与治病次第：

多囊卵巢综合征是困扰育龄期妇女不孕不育的一个主要疾病。其患者情况有肥胖与消瘦两原因，肥胖之人痰湿体质，导致湿浊弥漫而阳气不足，卵泡发育受到严重的影响，导致月经异常而无法受孕。本例患者则属于偏瘦型的人，不是因为肥胖湿盛，而是因为气血亏损、营养与精气跟不上有密切的关系。因为久不怀孕导致患者情绪抑郁，睡眠不佳，以及平素的便秘等，都会有引起卵泡发育不良而难以受孕。从扶阳医学角度，首辨阴阳，患者体质消瘦不达标，是阴虚，但从舌诊上舌体比较胖，乃是阳虚，本质为阴虚，标象为阳虚，即阴虚占七成，阳虚有三成。因此大补气血填精之法，可能是最好的方法，但是仍然要顺势而为，才能达到事半功倍之效果。

扶阳医学顺势而为，一切方法要围着月经周期用药。做到月经前期进行温通向上用力，采用镇八方之法疏理气机，月经期进行向下做功，采用桂枝川乌法加味，疏通下行道路，月经后期先采用川乌法进行疏通任督二脉、通达冲脉，最后用党参黄芪大补气血填精之法，以尽快恢复人体之精气神，则有利卵泡发育而顺势受孕。

九、口舌疾病医案

69. 顽固性口腔溃疡案

罗某某，女，52 岁，河南省浚县人。时间：2019 年 12 月 29 日就诊。

病症：患者有口腔溃疡病史 20 多年，此起彼伏，永无间断过，曾多年求治终不得其果。近 2 年由于月经停止后，感觉口腔溃疡比以前加剧，而且睡眠不好，阵发性烘热汗出，经常胃酸，大便正常，小便黄，平时就爱出汗，现在汗更多，手热而脚冷，心脏经常出现心悸胸闷，心电图提示早搏与心肌缺血，并进行射频消溶术，心脏功能目前比较稳定。舌诊：舌形呈梯形，舌尖上有 3 个小隆起，心脏部位有云雾状阴影，舌两侧有郁热点，苔薄白；脉诊：右手脉关浮，沉取脉紧滞稍滑，肺脉气滞，脾脉滑缓，命门脉火弱，左手脉膻中浮，沉取脉紧滞滑，心脉气滞，肝脉稍滑，膀胱脉紧滞稍滑，尺脉弱。证属阴阳两虚，虚阳上浮，治宜引火归元、收纳阴阳、大补气血，处方用药：

处方一：

黄连 10g，丹参 20g，黄芩 15g，木瓜 30g，炙甘草 5g，党参 30g，制附片 15g，肉桂 10g，瓦楞子 15g，柏子仁 15g，生龙骨 45g，生牡蛎 45g，砂仁 15g。3 剂。

处方排序：

黄连、丹参、黄芩、木瓜、炙甘草、党参、制附片、肉桂。瓦楞子、柏子仁、生龙骨+生牡蛎、砂仁。

法药意解：

处方是扶阳医学非附桂法，即黄连阿胶汤法（黄连、丹参、黄芩、木瓜、炙甘草、党参、制附片、肉桂），本方乃为交济阴阳之法。盖心烦汗出者，坎中之精不能上交于心；不得眠者，离中之阴不能下降于肾。方中黄芩、黄连、木瓜之苦，直清其热，又得丹参以补离中之真阴，党参再补离中之气，附子以补坎中之阳，炙甘草调和中宫，职司上下，则坎离得补，阴阳之气自调，升降不乖，而水火互为其根矣。再用黄连与肉桂相合，黄连引离火下降于坤土，肉桂引火归于坎水，君火得明，相火归位，坎离相交，乾坤颠倒，地天得以交泰矣。

瓦楞子有分散之性，胃脘结滞可化，而胃部不适皆消矣。柏子仁敛安神智，使魂魄相交，睡眠得以安稳也。龙骨性阳而封藏于坤土，牡蛎性阴而气势腾天，二物精气合和为一，借砂仁纳下而归上，安心益脾，使精神魂魄，各归其位，烘热汗出、烦躁失眠渐渐皆消也。

处方二：

朱茯神 30g，琥珀 15g，砂仁 15g，青皮 15g，藿香 15g，厚朴 20g，淫羊藿

20g，生白术 15g，炙甘草 5g，白芷 15g，天麻 20g，五灵脂 15g，海螵蛸 15g，党参 30g，鹿角霜 40g。5 剂。

处方排序：

朱茯神+琥珀、砂仁、青皮、藿香、厚朴、淫羊藿、生白术、炙甘草。白芷+天麻、五灵脂+海螵蛸、党参+鹿角霜。

法药意解：

处方是扶阳医学非附桂法，即朱茯神法中镇八方之法（朱茯神+琥珀、砂仁、青皮、藿香、厚朴、淫羊藿、生白术、炙甘草），用朱茯神安定魂魄，心神得以安宁，胆火得以安位，君火自然以明；更借琥珀再安神智，交纳于坎离之中，意期上下交通；更携镇八方之法，以镇八方、抚九州、安心神、宁魂魄，以从无形之神着手，而调整有形之病症，上工之选择也。

白芷通肺达脾，肺与大肠相表里，脾与胃相表里，使脾肺相照，肠胃得通，上下之气机皆能鼓荡而出；天麻再镇定风邪，使不内窜，阴阳自然协和，邪气出而正可复矣。五灵脂扩开胃囊，使脾胃互相运化；海螵蛸有拨转阴阳之能，胃脘中郁滞腐秽之浊，皆可随太阴阳明而交换不息，渐渐化为乌有，酸腐胀痛皆可消矣。党参滋肺液，益肺气，助化源，使运化更不停息；鹿角霜温纳性存，阳用有度，阴阳和合，且阳正而能卫外，阴自然可留守也。

处方三：

桂枝 15g，白术 15g，生姜 30g，淫羊藿 20g，小茴香 20g，陈皮 15g，法半夏 20g，土茯苓 25g，吴茱萸 15g，茵陈 30g，瓜蒌壳 15g，薤白 15g，党参 30g，鹿角片 15g，鹿角霜 40g。10 剂。

处方排序：

桂枝、白术、生姜、淫羊藿、小茴香。陈皮+法半夏+土茯苓、吴茱萸+茵陈、瓜蒌壳+薤白、党参+鹿角片+鹿角霜。

法药意解：

处方是扶阳医学桂枝法（桂枝、白术、淫羊藿、小茴香、生姜），用桂枝起太阳之气交于太阴阳明，胃升而脾运，气动而化源达心达膻中，引气归神之意；小茴香香甜之味，通运化之门，使传变无阻；白术强脾土，助运化，上下内外更能协和；生姜开心窍而神明得其通达，内外得其温暖，务期阴凝消灭减尽；淫羊藿以使阴阳交合，水温土暖，随诸阳上升于头，而上之清窍，清清朗朗，下降于腑，而前后二阴，开阖有方，如此内外肃清，百脉安舒，全身皆成自然景象，郁闷之心情皆可解矣。

用二陈法（陈皮、法半夏、土茯苓）化痰饮之祖方，借辛甘化阳之品以化之消之，一切痰饮湿浊皆可烟消云散也。吴茱萸温木热土，以助木气上达；茵陈秉春生之阳，又富含金气，金木交合，胆汁之精借升降之机以从右降而下，肝胆得以相照矣。瓜蒌壳拨开胸膈，引余蕴外出，更导桂枝宣化之气，达于肌腠；薤白化肠胃之阴凝，使肠胃多气多血，刻刻温暖，时时通达，浊气降而清气自可升矣。鹿角片壮督脉以助坎中一息真阳，与淫羊藿交合用之，使阳能入阴，阴能入阳，阴能附阳，阴阳协和，炼成一团太和之气充满全身也。

处方四：

制川乌 25g，制附片 25g（前二味先煎 1 小时），生黄芪 75g，党参 30g，益母草 15g，白芷 15g，天麻 20g，徐长卿 15g，吴茱萸 15g，茵陈 30g，瓜蒌壳 15g，薤白 15g，石菖蒲 20g，独活 15g，蒲公英 15g。10～20 剂。

处方排序：

制川乌+制附片、生黄芪、党参、益母草。白芷+天麻+徐长卿、吴茱萸+茵陈、瓜蒌壳+薤白、石菖蒲+独活+蒲公英。

法药意解：

处方是扶阳医学非附桂法，即川乌法（制川乌+制附片、生黄芪、党参、益母草），本方也称之为天雄之法。夫川乌性浮辛烈，风性搜剔无处不到，诸及网络末端阴阳不分之地，皆可使之如潮汐而动也；且天雄有起微阳交于肝脾，使生化自然，再助川乌透达于内外；用党参与生黄芪相合、大助化源，使地气与天气相接，雾露布满全躯，无不得其润泽而养，气血流转不息，以助川乌行运之力；益母草化瘀滞而除湿浊，通行血脉，以使气血畅行无阻矣。

徐长卿通行十二经络，借川乌与附子之能，以使肌腠皮毛开阖有度，营卫协和。石菖蒲通达膻中，火自得明，血自得活，气自得化，神灵之府得以清爽；独活由百会直达九泉之地，太阳少阴皆可沟通；蒲公英汲坎水出艮土，轻轻升达于天空，天地沟通，坎离既济，任督回环，乾坤得以重建再立也。

处方五：

党参 30g，生黄芪 45g，丹参 20g，炮姜 30g，肉桂 20g，炙甘草 5g，生白术 15g，淫羊藿 20g，白芷 15g，茵陈 30g，五灵脂 15g，海螵蛸 15g，瓜蒌壳 15g，薤白 15g，鹿角片 40g。10～20 剂。

处方排序：

党参、生黄芪、丹参、炮姜、肉桂、炙甘草、生白术、淫羊藿。白芷+茵陈、五灵脂+海螵蛸、瓜蒌壳+薤白、鹿角片。

法药意解：

处方是扶阳医学非附桂法，即参芪综合法（党参、生黄芪、丹参、生白术、淫羊藿、炮姜、肉桂、炙甘草），党参、丹参与辛温之品会合一起，意在益气生血，使化源与运化长期运转不息；夫丹参味苦入心能补心，心者生血之源也；黄芪甘温补肺，肺者正气之宗也。丹参得黄芪而血有所附，黄芪得丹参而气有所依，即古人称为补血汤者，乃取阳生阴长之义；用炮姜分浊中之清，又能行气消瘀，且炮姜引通火土，上达肺，下暖脾，使金土相合，化运与化源，相互为用，于是中焦取汁变化而赤是谓血；上肉桂温气暖血，血气交流，冀希返本还原；炙甘草与白术再奠安脾土，运化中宫，借淫羊藿拨转阴阳之能，以使阳正卫外而为固也，阴者藏精能亟急也。此乃大补气血填精之法，即收功之大法也。

随访（2020 年 3 月 1 日）：

病症：服药之后，感觉非常好，口腔溃疡未再发作，过去从来没间断一周过，现在偶尔感觉口有上火，但未见溃烂之处，而且睡眠也比较好，已经服药到处方五了，目前感觉眼睛有点干涩，问一下是需要调整药物？告诉其说，服用处方五就可以解决这个问题。

按语与治病次第：

顽固性口腔溃疡 20 多年未愈，为何？世医未能明辨阴阳之属性也。郑钦安在《医法圆通》唇口红肿与齿牙肿痛篇中，敬知非在注解时说到："知其即属阳（局部），其气喜决升，不受阴寒凝滞，故见红肿之疾，甚则糜烂而痛，决非实证（意为阳虚证）"；又说到："齿牙肿痛，本属小症，然有经年累月而不愈者。平时若不明阴阳虚实，治之不能就痊，未免贻笑大方，学者勿因其小而失之。"此病乃局部为阳证，全身为阴证，扶阳抑阴，引火下行，归于坎水，再助以降离火，兼顾治疗更年期综合征，则可达到标本同治之目标。

处方一是扶阳医学黄连阿胶汤法，本法有交济阴阳、沟通坎离、合和阴阳之能，以使离火降而坎水升，阴阳交媾，水火互为其根，则火归水位也。处方二是扶阳医学朱茯神法中镇八方之法，本方有镇八方、抚九州、安神灵、定魂魄、通经络、畅气机等功，以从无形之神灵着手，来调整有形之病症。处方三是扶阳医学桂枝二陈法，开表建中、理气运脾、化痰降逆、安神化浊、温肝降胆、专治胃病、扶阳助正等，乃为开表建中扶阳助正之大法。处方四是扶阳医学川乌法加味，本方有透邪通络、益气活血、通阳祛风、宽胸理气、开窍醒神、沟通任督等功能，此乃为疏通经络之大法也，因为久病必瘀，经络必滞，只有疏通经络才能为根治本病打下基础。处方五是，扶阳医学参芪综合填精之法，也称为大补气血填精法，即收功之法。阴阳不足，必然是气血亏损，因为阴阳藏于气血之中，只有气血充足而阴阳才能合和，水火才能互为其根。

二诊（2020 年 6 月 3 日）：

病症：自从服药三个疗程后，舌上溃疡基本没有发作过，偶尔出现口腔黏膜上小面积溃疡，用盐水漱口可以缓解。目见体型稍胖，轻微超重，目前睡眠比较好，偶尔有阵发烘热汗出，比以前减少九成，胃酸仍然有，胃口正常，大小便正常，汗不多。舌诊：舌呈现梯形，比较硬的象，舌尖处有郁热点，心脏处有云雾状桃形水湿阴影，舌淡薄白，舌根凹陷、苔稍腻厚；脉诊：右手脉寸浮滑明显，沉取脉微劲滑，寸脉气滞，关脉滑滞微劲，命门脉火可，左手脉微浮细稍滑，沉取脉细紧滞稍滑，寸脉气滞，关脉微洪滑，膀胱脉细紧滞滑，尺脉短滑微劲。证属阴阳不能合和，治宜协调气血、柔和阴阳。处方用药：

处方一：

丹参20g，檀香15g，三七15g，砂仁15g，百合15g，乌药15g，高良姜15g，香附15g，五灵脂15g，海螵蛸15g，九香虫10g，瓦楞子15g。3剂。

处方排序：

丹参、檀香、三七、砂仁。百合+乌药、高良姜+香附、五灵脂+海螵蛸、九香虫+瓦楞子。

法药意解：

处方是扶阳医学非附桂法，即丹参饮法（丹参、檀香、三七、砂仁），丹参色红木火之性而入血脉，但芯白色入肺可降离中真阴，由于脉为血与神之舍，故用后神魂可安而血脉得以畅行；檀香纯香之味，生于南国，得火性最富，辛香之气可通彻天地之间，故用此可消阴化秒；三七非三即七，木火入于血脉之性使然，无坚不摧而又有透达之功，血脉中垃圾可以得到及时的清理；与砂仁合成一路，引五脏之气归于坎水，水得温气得升，入血脉亦有清洗道路之用也。

百合色白金有收纳之性，以使浊阴下降，乌药香气浓郁而上达，祛邪气而清气自升，升降相因，出入自然无阻也。高良姜色黄而温，香气十足而后劲浓郁，香附入三焦而气机可行，借高良姜辛温之性而郁滞可解。五灵脂扩开胃囊，使胃气渐渐而动，脾亦渐渐而运，是进收纳强运化为主；海螵蛸阴中之阳也，使清浊能升能降，阳明之气降而太阴之气可升，且有散瘀之能，胃腑黏膜得以修复如初也。九香虫阳极而降，气香而动，借瓦楞子分散之能，阳明之腑得以节节下行，浊降而清气自然上升也。

处方二：

黄连10g，丹参20g，黄芩15g，木瓜30g，炙甘草5g，党参30g，制附片15g，肉桂10g，瓦楞子15g，柏子仁15g，生龙骨45g，生牡蛎45g，砂仁15g。3剂。

处方排序：

黄连、丹参、黄芩、木瓜、炙甘草、党参、制附片、肉桂。瓦楞子+柏子仁、生龙骨+生牡蛎、砂仁。

法药意解：

处方是扶阳医学非附桂法，即黄连阿胶汤法（黄连、丹参、黄芩、木瓜、炙甘草、党参、制附片、肉桂），偶有烘热汗出，此乃为心肾不能相交也；方中黄芩、黄连、木瓜之苦，直清其热，又得党参以补离中之气，丹参以补离中之阴，附子以补坎中之阳，炙甘草职司中宫，协调上下左右，坎离得补，阴阳之气自调，升降不乖，且肉桂再引火下行，而水火互为其根矣。

瓦楞子有分散降逆之能，再助柏子仁下行宁魄安神之用大增；又取龙骨、牡蛎有情之物，龙骨禀阳之灵，牡蛎禀阴之灵，二物合二为一，取阴阳互根之意；又借砂仁发动乾坤之机，导五液引归坎宫，意在成全天地交泰，以助生生化化不息为要。

处方三：

桂枝 15g，生白术 15g，淫羊藿 20g，生姜 30g，炙甘草 5g，小茴香 20g，陈皮 15g，法半夏 20g，土茯苓 25g，吴茱萸 15g，茵陈 30g，瓜蒌壳 15g，薤白 15g，党参 30g，鹿角霜 40g。10 剂。

处方排序：

桂枝、生白术、淫羊藿、生姜、炙甘草、小茴香。陈皮+法半夏+土茯苓、吴茱萸+茵陈、瓜蒌壳+薤白、党参+鹿角霜。

法药意解：

处方是扶阳医学桂枝法（桂枝、生白术、淫羊藿、生姜、炙甘草、小茴香），用桂枝引气机由土而木，由木而心肺，仍降于土，为助五行之运化，交流于五脏六腑。小茴香香甜之味，可通运化之门，以使传变无阻；白术崇土燥湿，使土温而运机可行，肾也肺也，都能上下相照；再用淫羊藿引阴阳之交会，炙甘草与生姜，使心脾之互照，两神明可通，正气可复。

法半夏拨动阴道，降清中之浊，起浊中之清，升降自然；土茯苓有化浊毒清洗下焦如渎之功，再助阴浊降而清气升；陈皮可调理肌腠，开通膈膜，使升降次第升举。吴茱萸温木热土，使土木畅达，上下皆通；茵陈金木互通，克中变旺，则肝胆相照矣。瓜蒌壳拨开胸膈，是迎阳于内，换阴外出；薤白头辛香上通下达，阴阳出入自然，气机畅达而胸闷气短可消矣。党参滋肺营心，上焦之雾露湛湛清清；鹿角霜精空质留，温纳助阳，与党参阴阳和合，则为后天一气也。

处方四：

制川乌 30g（先煎 1 小时），生黄芪 90g，党参 30g，丹参 20g，炙甘草 5g，法半夏 20g，郁金 20g，朱茯神 15g，吴茱萸 15g，茵陈 30g，瓜蒌壳 15g，薤白 15g，石菖蒲 10g，独活 15g，蒲公英 15g。10~20 剂。

处方排序：

制川乌、生黄芪、党参、丹参、炙甘草。法半夏+郁金+朱茯神、吴茱萸+茵陈、瓜蒌壳+薤白、石菖蒲+独活+蒲公英。

法药意解：

处方是扶阳医学非附桂法，即川乌法（制川乌、生黄芪、党参、丹参、炙甘草），川乌精空以质为主，风性大发而无孔不入，透达于毛络末端阴阳汇合之处，以使其如潮起潮落也；夫丹参味苦入心能补心，心者生血之源也；黄芪甘温补肺，肺者正气之宗也；丹参得黄芪而血有所附，黄芪得丹参而气有所依，古人称为补血汤者，取阳生阴长之义。党参再交纳脾肺，使化源与运化交达于气血之中，中焦取汁变化而赤是谓血；再借黄芪接水泉之气，升达于上，交心达顶，是引阳气聚于头首，是扶正使邪再不相侵。炙甘草再奠安中宫，纵有川乌之猛亦不为所伤。

法半夏降胃中之凝瘀导归于决渎；郁金化五行之滞都为相生之用；再用朱茯神安定神志，魂者阳中之神，魄者阴中之质，人身气血之变化，纯在神之灵活，质之变化，今用此以安魂魄是使气机交于精神魂魄之中。石菖蒲开膻中传达神明之意，君主即宣，君火得明，上下气机乃能交通；独活从百会循膀胱经如瀑布直下九泉，蒲公英顺任脉由会阴直达天空；天地交换、乾坤回环，任督循环，有先后互生互用之功也。

处方五：

乌梅 45g，炙甘草 15g，制附片 45g（先煎 2 小时），肉桂 20g，花椒 10g，独活 15g，炮姜 40g，黄连 10g，黄柏 15g，丹参 20g，党参 30g，生龙骨 45g，生牡蛎 45g，鹿角片 40g，龟板 20g，鹿角霜 40g。10~20 剂。

处方排序：

乌梅、炙甘草、制附片、肉桂、花椒、独活、炮姜、黄连、黄柏、丹参、党参。鹿角片+龟板+鹿角霜、生龙骨+生牡蛎。

法药意解：

处方是扶阳医学非附桂法，即乌梅综合法（乌梅、炙甘草、制附片、肉桂、花椒、独活、炮姜、黄连、黄柏、丹参、党参），取乌梅大酸之气，以顺木之性，佐以肉桂、附片、独活、炮姜、川椒，一派辛热之品，导一阳之气下降，又能温中建中；复得连柏泻心包无形之热，更兼燥湿，苦寒药品，惟此二味，能清能燥；继以参丹，滋养脾阴，脾胃建而中土立复，厥阴之气畅达而无滞机矣。

鹿角片壮督脉以助坎中一阳真精，龟板滋任脉以育离中真阴之精，任督和合先天得以资助，乾坤合和而坎离既济，先后互生而生生不息之功莫大焉。此乃乌梅综合填精收功之大法也。

按语与治病次第：

反复发作性口腔溃疡虽然得到了控制，但其更年期综合征仍然处在不稳定阶段，故而积极调整更年期的问题就显得格外地重要。更年期女性多数乃是厥阴病状态，上热下寒、阴阳不能紧紧地环抱而出现问题，乃是其病机的关键，故此上面引火归元，下面收缩阴阳，紧紧相抱，乃是需要长期考虑与解决的问题核心。

处方一是扶阳医学丹参饮法加味，即四合汤法加味，主要是解决胃酸胀痛的问题，只有把胃的问题解决好，才能为长期的治疗本病打下基础。处方二是扶阳医学黄连阿胶汤法加味，主要是降离火、安心神，引火下行而归源，这个不仅是引起口腔溃疡的病机核心，也是更年期的病机关键。处方三是扶阳医学桂枝二陈法加味、开表建中、化湿除浊、温肝降胆、协调左右、扶阳助正等，乃是开道之处方。处方四是扶阳医学川乌法加味，川乌法乃有疏通经络、益气活血之功，目的是打通人体郁滞不通的经络，而经络不通可能就是离火难降的关键因素，同时解郁安神、疏通任督二脉等，为填精益肾治疗打下基础。处方五是扶阳医学乌梅综合法加味，本法以柔和阴阳为功，达到柔肝益肾填精收功之目标，以使得本病得以彻底治愈。

70. 舌痛案

张某某，女，58 岁。河南省浚县人。时间：2020 年 9 月 29 日就诊。

病症：患者自感舌头痛多年，已停经十余年，今年阵发性烘热汗出显著减少，但又出现舌尖痛。目前入睡困难，胃口好，偶尔有胃酸，大便正常，小便不黄，汗不多。舌诊：舌形大体正常，舌尖隆起，舌根平坦，舌上散在薄腻苔。脉诊：左手脉有一点浮细滑，沉取脉劲、滑、数，心脉滑、数，肝脉洪、劲、滑，膀胱脉劲、滑、数，尺脉劲、滑、数；右手脉有一点浮，沉取脉劲、滑、数，肺脉有一点滑、数，脾脉滑、数，命门火还行。证属虚阳外浮，治宜引火下行、疏通经络、大补气血。处方用药：

处方一：

朱茯神 15g，琥珀 15g，青皮 15g，砂仁 15g，藿香 15g，厚朴 15g，淫羊藿 20g，生白术 15g，炙甘草 5g，全瓜蒌 25g，薤白 15g，苦参 10g，党参 30g，鹿角片 30g。10 剂。

处方排序：

朱茯神、琥珀、青皮、砂仁、藿香、厚朴、淫羊藿、生白术、炙甘草。全瓜蒌+薤白+苦参、党参+鹿角片。

法药意解：

处方是扶阳医学非附桂法，即朱茯神法（朱茯神、琥珀、青皮、砂仁、藿香、厚朴、淫羊藿、生白术、炙甘草），舌痛通心，心神不安而病症难除，故用朱茯神法，用朱茯神安定神志，魂者阳中之神，魄者阴中之质，人身气血之变化，纯在神之灵活，质之变化，今用此以安魂魄是使气机交于精神魂魄之中；且携本法，可镇八方、抚九州、安神灵、宁魂魄、通经络、畅气机、行血脉、八方之机皆可透达，乃为《黄帝内经》"上工守神"用意也。

全瓜蒌透胸达膈、润行阳明之道路，薤白再辛温上通下达、血脉流气，阴阳易出易入，气血皆可畅行，苦参入离火下达坎水，引火入水以使水火交济，心肾坎离交流不息。鹿角片壮添坎中一阳真精，党参再润脾肺之津液以助离中真水，坎离既济、水火得以环抱，精神魂魄紧紧抱为一团矣。

处方二：

朱茯神 15g，砂仁 15g，桂枝 15g，苍术 15g，生姜 30g，炙甘草 5g，青皮 15g，法半夏 20g，土茯苓 25g，全瓜蒌 25g，薤白 15g，苦参 10g，党参 30g，鹿角片 30g。10 剂。

处方排序：

朱茯神+砂仁、桂枝、苍术、生姜、炙甘草。青皮+法半夏+土茯苓、全瓜蒌+薤白+苦参、党参+鹿角片。

法药意解：

处方是扶阳医学非附桂法，即朱茯神法（朱茯神+砂仁、桂枝、苍术、生姜、炙甘草），即朱茯神桂枝法，用朱茯神镇心宫行水道，与砂仁合成一路，引五脏之气归于坎水，水得温气得升，有洗清道路之功；且朱茯神与苍术渗湿泄湿，燥土制水，亦助化气行水之功能，分别清浊之道路也；朱茯神与桂枝相合，有化气行水之能；生姜拨通神明，下与相火相接，中宫得其温暖，生化循环无间，炙甘草奠安中土，使运化通达于四旁，阴阳之往来，即成轻车熟路，为引通道路之先锋药也。

青皮与法半夏降胃逆理肌肉，胃空而肌肉通调，无束缚之害，且逆脉可得以舒展；土茯苓借桂枝之力而化气行水，下焦得以如渎也。

处方三：

制附子 60g（先煎 2 小时），生姜 50g，炙甘草 5g，党参 30g，鹿角片 30g，全瓜蒌 25g，薤白 15g，苦参 10g，枳实 15g，厚朴 20g，生大黄 15g，芒硝 15g（包煎），炒车前子 30g（包煎），土茯苓 25g，砂仁 15g。10 剂。

处方排序：

制附子、生姜、炙甘草、党参+鹿角片+砂仁。全瓜蒌+薤白+苦参、枳实+厚朴+生大黄+芒硝、炒车前子+土茯苓。

法药意解：

处方是扶阳医学附子法（制附子、生姜、炙甘草），用得乾方纯阳之物附子以阳壮阳，与炙甘草得坤方纯阴之性以阴治阴，使阴阳互相结构，正守合一；生姜引火归土，与神明相接，胸膈之气机，开阖即成自然；与砂仁、党参、鹿角片，使脾肾交通，更能与乾坤交合，先后两用，天地两通，而气质之生化，升降之转环，可能纳谐一处。此乃四逆填精之法也。

夫肥胖之人胃火旺盛且肠腑充实，垃圾堆满肠腑不得下泻，故急用大黄、芒硝苦寒之品，以泻其亢盛之热，枳实、厚朴苦温之味，以破其积滞之邪，则污秽难以排出，实乃是推陈致新之用意也。车前子炒后苦性变温，借土茯苓利小便一功，膀胱气化津液得以排出焉。此乃四逆大承气汤法也。

处方四：

制附子 75g，制川乌 25g（前二味先煎 2 小时），筠姜 50g，炙甘草 5g，肉桂 20g，山萸肉 20g，全瓜蒌 40g，薤白 15g，苦参 10g，党参 30g，黄芪 40g，丹参 20g，鹿角片 40g，龟板 20g，土茯苓 25g。10 剂。

处方排序：

制附子+制川乌、肉桂、筠姜、炙甘草。全瓜蒌+薤白+苦参、党参+黄芪+丹参、鹿角片+龟板+山萸肉、土茯苓。

法药意解：

处方是扶阳医学附子肉桂法（制附子+制川乌、肉桂、筠姜、炙甘草），用附子法拨动火炉，温暖水泉，使水气沸腾，升于天宫，使清道清明；与筠姜、肉桂温脾温血，使肾暖而脾温，血热而气行，意在先后双调，强助生化之机。

丹参得黄芪而血有所附，黄芪得丹参而气有所依，即古人称为补血汤者，取阳生阴长之义，又借党参滋肺益气，与姜、附、桂连成一片，使阳能制阴，阴能附阳，阴阳得其燮理，病根之除在此一举；借黄芪一臂之力，温精温血，升气助阳，由坎底上升，与附子大温通行交于中上，清阳温和，浊阴下流，是清升而浊降，卫外营内，都归自然，气血必然畅运，精神魂魄亦为之归纳。鹿角片通督脉以壮坎中一阳，龟板育任脉润离中真阴，山萸肉柔润坎离、交济水火，以使任督回环、坎离济既、乾坤重建，生命得以生生不息也。

备用方：

制附子 30g（先煎 1 小时），生姜 50g，炙甘草 15g，党参 30g，鹿角片 30g，砂仁 15g，羌活 15g，独活 15g，白芷 50g，黄芩 30g，金银花 50g，徐长卿 15g。3 剂。

处方排序：

制附子、生姜、炙甘草、党参+鹿角片+砂仁、羌活+独活、白芷+黄芩、金银花+徐长卿。

法药意解：

处方是扶阳医学四逆之法（制附子、生姜、炙甘草），用四逆法大温肾水，使肾气沸腾，温升于脏腑薄膜空窍之间，得砂仁纳气归正，党参益化源、鹿角片添元精，使正易复而邪易消。此乃四逆填精之法也。

羌活走太阳膀胱由下而上，独活通督脉循膀胱由上而下，上下回环，膀胱经络气化道路得以畅通无阻。白芷与黄芩通少阳、行阳明而少阳升降自如，则邪无存留之机。金银花土能生金之象，金生丽水而污秽得以清洗也，再借徐长卿通达之功，一切阴霾邪气皆得以化为乌有矣。此乃四逆败毒之大法也，专为治标之备用之。

随访（2020 年 10 月 20 日）：

病症：服药 1 个月后，舌头疼消失，胃口也明显改善，偶有反酸，继续坚持服药，以观后效。

按语与治病次第：

此例患者舌痛为一小病，但在更年期阶段则又加剧了，这是因为女性更年期期间，把过去所有的病症都给加重了，因此成为非常困扰本病例的问题。而我们在解决更年期的时候，顺便把这个问题就给解决了，但是治疗好更年期的反复发作，才能根治本病。因此，本患者在系统治疗过程中，仍然以治疗更年期为主。

处方一是扶阳医学朱茯神法，本处方镇八方、抚九州、安神魂、定肺魄、疏气机、畅经络，特别是针对性解决心脏问题，乃是"上工治神"之用意也。处方二是扶阳医学朱茯神桂枝法加味，专门治疗心脏，以安神定魄、开表建中、疏肝化痰、宽胸理气、扶阳助正等，乃为过渡之法。处方三是扶阳医学四逆填精法加味，即四逆大承气汤法加味，重点解决其肥胖问题，并兼顾治疗肾损精亏之矛盾症状，本处方以减肥为主，乃是治标之法。处方四是扶阳医学附子填精法加味，即附桂填精法加味，重点解决心脏问题，即收功之法，把前面的效果巩固下来。处方五是扶阳医学四逆败毒法，重点是解决标热而本质亏损状态，及时化解患者标热的问题，防止病情反复等问题。

71. 舌头痛案

张某某，男，53 岁，河南省浚县人。时间：2020 年 11 月 11 日就诊。

病症：患者有舌头痛多年，曾经反复治疗效果欠佳，目前睡眠一般，曾有胃息肉已经切除，大小便正常，平时汗多，手脚不凉。舌诊：舌体胖大、水湿舌，心肺区凹陷，心区有反光区，根部中间有裂纹，右侧根部苔厚腻。脉诊：右手脉关浮滑，沉取脉滑滞，关脉滑滞，尺脉弱滞；左手脉有浮意，沉取脉微劲滑，寸脉滑微洪，关脉洪滑微劲，膀胱脉细紧滞滑，尺脉短滑。证属阳虚阴盛、虚阳外越，治宜引火归元、扶阳抑阴。处方用药：

处方一：

朱茯神 15g，琥珀 15g，砂仁 15g，藿香 15g，青皮 15g，厚朴 20g，淫羊藿 20g，炙甘草 10g，苍术 15g，白芷 15g，天麻 20g，瓜蒌壳 15g，薤白 15g，党参 15g，鹿角片 15g。10 剂。

处方排序：

朱茯神+琥珀、砂仁、藿香、青皮、厚朴、淫羊藿、炙甘草、苍术。白芷+天麻、瓜蒌壳+薤白、党参+鹿角片。

法药意解：

处方是扶阳医学非附桂法，即朱茯神法中的镇八方之法（朱茯神+琥珀、砂仁、藿香、青皮、厚朴、淫羊藿、炙甘草、苍术），用朱茯神镇心宁神，使心安而火明，必可照临下土，相火得其安位，火安舌痛可宁；且携本法，可镇八方、抚九州、理气机、运中宫、和阴阳、安神魂、宁体魄，九州大地无不春机盎然，是遵《黄帝内经》"上工守神"之用意也。

用天麻镇阳明少阳两经之气，与白芷芳香之品，透达腠理，协厚朴微降递气，是阳行而阴留，阴守而阳正。瓜蒌壳同气相求，可入胸膈，内通外达，胸膈间郁滞可解；与薤白并用，开胸膈，疏胃结，使胃气下降，与脾阳相协胸部闷痛乃已。党参大助化源，鹿角片再入天顶，使地气与天气相接，雾露布满全躯，筋络肌肉，皆得其润，是柔以养筋，筋柔而疼痛自己也。

处方二：

桂枝 15g，苍术 15g，淫羊藿 20g，生姜 30g，炙甘草 10g，小茴香 20g，陈皮 15g，法半夏 20g，土茯苓 25g，吴茱萸 15g，木瓜 20g，瓜蒌壳 15g，薤白 15g，党参 15g，鹿角片 20g。10 剂。

处方排序：

桂枝、苍术、小茴香、淫羊藿、生姜、炙甘草。陈皮+法半夏+土茯苓、吴茱萸+木瓜、瓜蒌壳+薤白、党参+鹿角片。

法药意解：

处方是扶阳医学桂枝法（桂枝、苍术、小茴香、淫羊藿、生姜、炙甘草），用桂枝大开太阳，使肺肾心开阖自然，成阳动而阴流，气血往来有路；借苍术化气燥脾，使阳行而阴随，生化可转。且桂枝领淫羊藿归于分合之处，小茴香香甜之味，通运化之门，使传变无阻。借生姜与炙甘草化阴为阳，阳动而阴随，气行而血流，意在通达内外，疏导滞凝，阴凝化去，舌痛即自己。

陈皮内通网络，外通肌腠皮毛，与姜桂同行一路，引风寒从鬼门而化；法半夏拨动阴道，降清中之浊，起浊中之清，升降自然；土茯苓得桂术宣化，行太阴之湿，浊毒从决渎而出焉。吴茱萸温木热土，木土畅达，运化与调达之气皆富；借木瓜理肌腠，通网油，快肠利气，柔润筋脉，其舌痛自己也。

处方三：

制附子 60g（先煎 2 小时），生姜 50g，炙甘草 10g，桂枝 25g，苍术 15g，吴茱萸 10g，茵陈 30g，瓜蒌壳 15g，薤白 15g，九香虫 15g，瓦楞子 15g，丹参 20g，党参 30g，鹿角片 25g，鹿角霜 30g。10 剂。

处方排序：

制附子、桂枝、苍术、生姜、炙甘草。吴茱萸+茵陈、瓜蒌壳+薤白+丹参、九香虫+瓦楞子、党参+鹿角片+鹿角霜。

法药意解：

处方是扶阳医学附子桂枝法（制附子、桂枝、苍术、生姜、炙甘草），用附子壮烈之性，益火源，壮水主，强生化，升大气，阳得其正，阴得其守，一切污秽自然有路可出。且桂枝引附子蒸化之气机归于太空，内内外外，咸沾其润泽，气机血液由筋而络，而薄膜皆得其温润。苍术燥土泄水，阳上行，阴下降，成自然之气。生姜拨通神明，下与相火相接，中宫得其温暖，生化循环无间，炙甘草奠安中土，使运化通达于四旁，阴阳之往来，即成轻车熟路，为引通道路之先锋药也。

茵陈启菀陈，动微阳，凡燥湿未分蕴于肌腠之中，皆可清之化之；吴茱萸再化肝之滞，木畅而瘀污易消，筋络易调，血液循环不断；丹参更开心之神明，助土之分化清浊，神也、气也，知周而出焉，引气入血，导气血之畅流，化血脉之凝瘀，瘀祛而新生，务期化尽周身瘀滞，舌痛自己。九香虫香入脾以壮土，其色黑助阳入坎水，土旺可制水患；借瓦楞子分散去秽之能，胃脘腐物皆可分消化为乌有矣。党参大助化源，鹿角片壮督脉添精气，以使地气与天气相接，雾露布满全躯，鹿角霜再行收纳助阳之能，精气神得于聚集为一团和气也。

处方四：

制川乌25g，制附子30g（前二味先煎2小时），生黄芪60g，党参30g，益母草15g，炙甘草10g，九香虫15g，瓦楞子15g，吴茱萸15g，茵陈30g，瓜蒌壳15g，薤白15g，石菖蒲20g，独活15g，蒲公英15g。10剂。

处方排序：

制川乌+制附子、生黄芪、党参、益母草、炙甘草。九香虫+瓦楞子、吴茱萸+茵陈、瓜蒌壳+薤白、石菖蒲+独活+蒲公英。

法药意解：

处方是扶阳医学非附桂法，即川乌法（制川乌+制附子、生黄芪、党参、益母草、炙甘草），又称为天雄法，川乌为风药，以气为用，风行数变而无处不在，无影可寻，但阴阳末端气血交换，可如潮汐开往而动也；又借附子温热之性，经纬网络，无不畅通无碍矣；且天雄起少阴中之微阳，与太阳交合，气机乃能运转，生化之机乃能畅通。党参益气益肺，使神志之清、化源之用，交纳于气血之中，使精华布露于上，七窍得其宣明；交黄芪缘木而升，上下天地，都成润泽。益母草又名茺蔚，用其草则舍密从疏，疏则通也，行通之性，辛甘为阳，阳动阴随，气血畅和，瘀浊可化。炙甘草奠安四旁，使舌动之气机灵活，阴阳之照耀无阻，日月之往来处处皆光，一切阴霾随光而化。

石菖蒲开心窍，理膈膜，开贲门，而神明之府得以清静；独活分化水土中之凝滞，一茎由天直入大地；蒲公英天之大英雄也，寻迹人体空间隐曲之地，污秽皆得以扫净如初也。三者合则入任督阴阳之中，任督环通而阴阳和合，坎离既济则乾坤重建，公转畅行而先后天交换不息焉。

处方五：

制附子 75g，制川乌 25g（前二味先煎 2 小时），炮姜 50g，炙甘草 10g，肉桂 20g，山萸肉 20g，鹿角片 40g，龟板 20g，瓜蒌壳 15g，薤白 15g，丹参 20g，党参 30g，生黄芪 45g，甘松 15g，益智仁 20g。10 剂。

处方排序：

制附子+制川乌、炮姜、炙甘草。肉桂+山萸肉、鹿角片+龟板、瓜蒌壳+薤白+丹参、党参+生黄芪、甘松+益智仁。

法药意解：

处方是扶阳医学四逆法（制附子+制川乌、炮姜、炙甘草），又称为附子川乌法、天雄法，用附子壮水主益火原，使水火交济，升降无阻；借川乌风性透达络脉之能，阳光普照，阴霾自散；再用天雄拨动火炉，温暖水泉，使水气沸腾，升于天宫，使清道清明。天雄刚烈之性与炮姜苦辛之味，化空穴凝瘀之处，拨转运化，淘汰秽浊。用炙甘草安定脾胃，使阳明太阴之气无损，后天生机化机无限矣。

用山茱萸直通心肾，润泽阴精，收纳正气，肉桂再温肝脾之余蕴，使乾坤之奇偶得配，气血之交流得畅。鹿角片壮督脉可添阳精，龟板育任脉润泽阴精，阴阳充沛而坎离既济，乾坤得以重建，后天与先天相互资生，生生不息之功大焉。益智仁与甘松同用，使脾土温和，运化交流，五脏之气机，皆得其畅矣。

随访（2021 年 3 月 5 日）：

病症：患者复诊，说目前舌痛完全消失，过去的肠炎病也好了，二者的所有症状全部消失。患者想再巩固一下治疗效果，告诉其说，吃处方五进行巩固治疗。

按语与治病次第：

舌头痛这样的小病是比较少见的，而且患者还伴有胃多发性息肉与肠道炎症等，若从西医角度看此病，就是消化系统的问题，因舌头在解剖学上与消化系统是相联系的，它们都是由胎儿时期中胚层下发育出来的一个消化管道，故而在后天功能上与作用上也是相互联系的。因此，一个舌头痛我们就不能单独来看，而是要从整体上调整消化系统，这样才能达到标本兼治的效果，从治疗的结果上看，也是这样进行的，所以效果显著。

处方一是扶阳医学朱茯神法中的镇八方之法，疏通八方六合之内气机畅行无阻，实乃是上工守神之用意也。处方二是扶阳医学桂枝法加味，在切脉表证应用桂枝法的同时，针对胸闷气短进行调整，因为心之苗在舌。处方三是扶阳医学附子桂枝法，继续温通表里以助心阳之火力。处方四是扶阳医学川乌法加味，是解决经络不通、任督二脉公转不力的妙方。处方五是扶阳医学四逆填精之法，也是附子川乌填精之法，只有填精后体质才能彻底改善与强壮，其病症才能从根本上治愈。

72. 唇上溃疡与痛经案

李某某，女，39 岁，河南省浚县人。时间：2020 年 8 月 8 日就诊。

病症：患者有唇上溃疡与痛经多年，曾多年调治时好时坏，目前月经每月都提前，痛经比较厉害，伴有血块与白带等，时间一周左右，同时口唇上溃疡与月经周期有密切关系，一般会在月经前后发作严重。目前睡眠比较浅，容易醒动，胃部怕冷，受凉胃酸胃痛，大便不成型，小便黄，手足凉，怕冷，经常上火牙痛，并上口唇上火就有溃疡出现，此起彼伏。舌诊：舌呈布袋样，中线有侧弯，舌两侧有陈旧性瘀热点，舌苔薄白。脉诊：右手脉有点浮细，沉取脉细稍紧滞，肺脉湿滞，脾脉湿滞，右尺脉火弱有点滞，左手脉有浮意，沉取脉弱细滞稍紧，心脉气滞，肝脉弱，膀胱脉细稍紧，左尺脉弱似乎有一点。证属阳虚阴盛、虚阳外越、经络不通，治宜扶阳抑阴、引火下行、疏通经络。处方用药：

处方一：

朱茯神 15g，柏子仁 20g，远志 15g，石菖蒲 20g，高良姜 15g，肉桂 20g，砂仁 15g，炙甘草 5g，葱白 4 节，五灵脂 15g，海螵蛸 15g，吴茱萸 15g，茵陈 30g，党参 30g，鹿角片 15g。5 剂。

处方排序：

朱茯神、柏子仁、远志、石菖蒲、高良姜、肉桂、砂仁、炙甘草、葱白。五灵脂+海螵蛸、吴茱萸+茵陈、党参+鹿角片。

法药意解：

处方是扶阳医学非附桂法，即朱茯神法中的平巽大法（朱茯神、柏子仁、远志、石菖蒲、高良姜、肉桂、砂仁、炙甘草、葱白），巽者，风也，顺势化解以成春生之气可用也。朱茯神镇心宫行水道，与砂仁合成一路，引五脏之气归于坎水，水得温气得升，亦洗清道路之用也。石菖蒲通达心窍，葱白引通心脉，是欲心肾相照，意期迎水就火，引火就下。柏子仁敛安神智，远志引通心肾，使水火谐和、魂魄相交，精气神紧紧成为一团和气也。高良姜大温脾胃，化脾胃中之滞；肉桂再温脾热血，使运化大行，而血液润泽坤土，草木皆得其畅。炙甘草安定脾胃，使阳明太阴之气无损，借用葱白引通脉络，舒解阳明之肌，太阴阳明沟通天地毫无障碍焉。此乃"上工守神"之《经》旨也。

五灵脂扩开胃囊，使脾胃互相运化；借海螵蛸阴中之阳也，使清浊能升能降，阳明胃中之污浊，随膀胱气化而出，其腐败之物皆随气化而消散无形之中。吴茱萸可消一切胃脘中之痞结，白茵陈再引燥热入下焦决渎之道路，随运化之机由鬼门与二阴而去，胃脘酸痛皆可自己。党参滋肺益气又安神魂，又助化源；得鹿角片以助阳气，交阴交阳，互为其用，温气温血，通守能镇，正气得复矣。

处方二：

桂枝 15g，苍术 15g，生姜 30g，炙甘草 5g，小茴香 15g，陈皮 15g，法半夏 20g，朱茯神 15g，五灵脂 15g，海螵蛸 15g，瓜蒌壳 15g，薤白 15g，党参 30g，鹿角片 30g，砂仁 15g。5 剂。注：月经前期服用。

处方排序：

桂枝、苍术、小茴香、生姜、炙甘草。陈皮+法半夏+朱茯神、五灵脂+海螵蛸、瓜蒌壳+薤白、党参+鹿角片+砂仁。

法药意解：

处方是扶阳医学桂枝法（桂枝、苍术、小茴香、生姜、炙甘草），用桂枝起少阴之气，冲出太阳之表，而太阳之气，照化于内外，阴阳更能燮理，生机化机均成自然。用苍术泄湿暖脾，使运化之机与太阳之气并进。又使用小茴香以通秽，甜以醒脾，凡空虚之处，有瘀凝之物，随辛温之品，消化于无有之乡。炙甘草奠定中宫，使土气活跃于四旁，生姜宣君火之神明，与相火相接，成为上下交蒸，五脏得其缓和，正气乃可伏藏也。

陈皮通达肺窍，与胃相合，迎清气上升，导浊瘀下降；法半夏再拨动阴道，降清中之浊，起浊中之清，升降自然；朱茯神宁神通微，接肾中之微阳，归于神明之宫，清虚之府相傅之机两相透达，成上下交通无扰乎阳之意也。瓜蒌壳入胸膈，是迎阳于内，换阴外出；薤白开胸膈，疏胃结，使胃气下降，与脾阳相协则胸闷与胃脘疼痛乃已。

处方三：

桂枝 20g，制川乌 15g，炮姜 30g，炙甘草 10g，小茴香 20g，杜仲 20g，当归 15g，川芎 15g，吴茱萸 15g，延胡索 15g，血竭 10g，肉桂 20g，怀牛膝 15g，仙鹤草 20g，蛇床子 15g。5 剂。注：月经期服用。

处方排序：

桂枝、制川乌、小茴香、炮姜、炙甘草。当归+川芎、吴茱萸+延胡索、血竭+肉桂、怀牛膝+仙鹤草、杜仲+蛇床子。

法药意解：

处方是扶阳医学桂枝法（桂枝、制川乌、小茴香、炮姜、炙甘草），用桂枝为先锋，引入气血凝聚之处，使阳能化阴，凝能流动，积去而瘀凝得化，阳达而气血可行，是引通气血交流；且桂枝随川乌下行，可迎精血归于胞室包宫。小茴香香甜之味，通运化之门，使传变无阻。炮姜分浊中之清，又能行气消瘀，使炙甘草奠中宫，是为协调阴阳转换之法也。

当归通肝达脾润肠，与川芎合则通肌腠，达网膜，化气血中之结滞，破内膜之凝结，为内外通达之良品也。吴茱萸化肝之滞，木畅而瘀污易消，筋络易调，血液循环不断；借延胡索理气止痛之功，痛经不通之处皆可解矣。肉桂温血热血，使血液流行于经络网膜之间，引血竭达于空窍，化窍中之瘀，行窍中之滞，务期窍窍得通，运化更能无阻，痛经即自己矣。怀牛膝一茎直下，仙鹤草升提收纳，升降相合，则月经量如潮汐排出而有节制也。蛇床子透达皮肤筋络肌腠之中，引瘀浊外出，会阴部污染可消，复与杜仲入于经络，使三焦网油之生机内通于百脉之交流，外达于皮肤之柔润，是使内外安和之意也。

处方四：

制川乌 20g（先煎 20 分钟），生黄芪 90g，党参 30g，阿胶 15g（另煎），炙甘草 10g，法半夏 20g，郁金 15g，朱茯神 15g，五灵脂 15g，海螵蛸 15g，瓜蒌壳 15g，薤白 15g，石菖蒲 20g，独活 15g，蒲公英 15g。5 剂。注：月经后期服用。

处方排序：

制川乌、生黄芪、党参、阿胶、炙甘草。法半夏+郁金+朱茯神、五灵脂+海螵蛸、瓜蒌壳+薤白、石菖蒲+独活+蒲公英。

法药意解：

处方是扶阳医学非附桂法，即川乌法（制川乌、生黄芪、党参、阿胶、炙甘草），川乌有冲撞之性，风性之能，风行数变而无定，络脉末端阴阳汇聚之处，皆可以深入其中，气血阴阳皆可以如潮汐而交换不息也。黄芪甘温补肺，肺者正气之宗也；阿胶得黄芪而血有所附，黄芪得阿胶而气有所依，古人称为补血汤者，取阳生阴长之义；且党参、阿胶会合一起，意在益气生血，使化源与运化长期运转不息。炙甘草缓诸药性，调济生化之机，使五脏都归于气血之中。是谓川乌透达脉络益气活血之大法也。

郁金破肝脾之郁，导阴阳交点之路，务期郁开而阳生气动而凝消。石菖蒲引通心窍与肺相连，与膻中相接；佐独活开启浊路，使阳能入内，鼓荡寒湿流行于外；蒲公英属土，得水中之冲气，易于升达。三者合则推动任督二脉之循行，任督通，公转行，阴阳交，人活一口气则有生生不息之谓也。

处方五：

党参 30g，生黄芪 50g，阿胶 20g（另煎），炮姜 30g，肉桂 20g，炙甘草 10g，五灵脂 15g，海螵蛸 15g，瓜蒌壳 15g，薤白 15g，银杏叶 15g，红景天 30g，鹿角片 40g，白术 15g，砂仁 15g。5 剂。注：接着上方服用。

处方排序：

党参+生黄芪、白术、炮姜、炙甘草。五灵脂+海螵蛸、瓜蒌壳+薤白、银杏叶+红景天、鹿角片+阿胶、肉桂+砂仁。

法药意解：

处方是扶阳医学非附桂法，即党参黄芪法（党参+生黄芪、白术、炮姜、炙甘草），用生黄芪、党参引丽水与脾土相交，水土相合，木得其养，肝得其畅，而血液随肝木上升交于心肺，化源与神明两相为用，五脏六腑更受其益。用白术崇土燥湿，使土温而运机可行，肾也肺也，都能上下相照。炙甘草辛甘化阳，与炮姜苦甘化阴，脾心肾三部连系，而三焦之气机亦成自然，气血亦分合有路。

砂仁与肉桂，温血驭气，使气能充外，血能营内，是燮理阴阳，引火归元，以助封藏之用。鹿角片壮督脉以添阳精，阿胶育任脉润泽阴精；鹿角片助离火与坎水相交，阿胶引坎水与离火相合；阴阳和合，坎离既济，任督循环，乾坤重建，先后二天生生不息也。银杏叶霜降而落，其形如扇果有分散之能；红景天色红而中空，富气含血，血气相随，借银杏叶分散之力，无处气血不达矣。

二诊（2021 年 3 月 10 日）：

病症：已经服用 3 个周期，今天复诊，唇上溃疡未再发作，痛经也很轻微，胃病完全恢复正常，没有再出现胃酸胃痛，目前月经时间短，睡眠一般，主要怕冷手脚凉，还想继续调整。在上面处方的基础上，进行加减，继续按照月经周期进行调理。

按语与治病次第：

患者痛经多年与口唇溃疡看起来似乎毫无关系，但是从扶阳医学角度分析则会发现，其实都是"阳气"跑错了"地方"所导致的结果。因为阳气不能潜藏入下焦坎水之地，这就会导致下元阳虚而经络不通，每至月经来临而血脉不畅，不通则痛，这是导致痛经的核心原因。而这些本来正常应该下行的"阳气"，却因为任脉不畅而无法下行，在口唇上折腾就会反复出现"阳气外越"而导致红肿热痛、溃烂等，这便是两者发病的原因。而引火下行、疏通经络、扶阳抑阴，才能从根本上解决问题。由于体质的改变是一个很漫长的过程，既使这个病好了，也需要继续调整身体以恢复正常，这些反复发作的问题才能得到有效的解决。

处方一是扶阳医学平巽大法，平巽者，顺势降下之谓，引离火下降之用意。处方二是扶阳医学桂枝法加味，月经前要顺势向上发越能量与精华，顺便解决中宫不运的问题。处方三是扶阳医学桂枝法加味，即桂枝川乌调经之法，顺势向下把无形之精华与能量，转化为有形污血而排出，痛经自然可解。处方四是扶阳医学川乌法加味，即透达经络、益气活血之为主，兼顾运行任督二脉循环有阻的关键问题。处方五是扶阳医学党参黄芪大补气血填精之法，最后解决气血亏损与精气不足之阳虚体质差的问题。

十、皮肤科疾病医案

73. 过敏性荨麻疹案

王某某，女，35 岁，河南省平舆县人。时间：2021 年 10 月 28 日初诊。

病症：患者曾多年反复性过敏性荨麻疹病史，现又复发有半个多月，先是起红点，然后渐渐红、肿、痒，身上无处不痒，曾经用过西药，开始有效，后来就没有效果了。目前月经正常，3 天可以过去，无痛经等异常，但小腹胀，目前睡眠时好时坏，吃饭还行，大便每 1~2 天一次，小便黄，平时流汗不多，手脚比较凉，怕冷。舌诊：舌形大致正常，中线靠右侧，舌淡胖润滑，舌苔稍腻厚、以下焦为多。脉诊：左手脉有点浮滞，沉取脉节律不整、缓滑滞，关脉滑迟滞，膀胱脉滑，左尺脉迟滑缓；右手脉有点浮，沉取脉细紧滞滑迟，寸脉气滞，关脉气滞，右尺脉火弱。证属阳虚阴盛、虚阳外越，治宜扶阳抑阴、引火下行。处方用药：

处方一：

制附片 30g（先煎 2 小时），生姜 50g，炙甘草 15g，鹿角片 15g，党参 30g，砂仁 15g，羌活 15g，独活 15g，白芷 50g，黄芩 25g，金银花 30g，徐长卿 15g。5 剂。

处方排序：

制附片、生姜、炙甘草。党参+鹿角片+砂仁、羌活+独活、白芷+黄芩+金银花、徐长卿。

法药意解：

处方是扶阳医学四逆法（制附片、生姜、炙甘草），用附子壮烈之性，益火源壮水主，强生化，升大气，阳得其正，阴得其守，一切污秽自然有路可出。附子并助炙甘草、生姜辛温之品，通达于神明出入之地，是照化群阴之意也。党参佐附子刚柔相和，气血交流，凡阳损阴掣，皆能润泽。鹿角片与附子合，精能化气，气能化阳，精气相合，生机无限。附片与砂仁温肾纳气，暖水温木，通心益火，使水火调达，气血有归。此乃四逆填精之法也。

羌活直达病所，行三焦会通之处，探邪之气留，引诸于阳分，使邪不再内窜；独活由三阴出三阳，循督脉而走太阳经，邪气永无留滞之机。白芷能搜罗网络，风隐忍于气血间之凝毒，以香散之；黄芩苦辛中空，行三焦而降相火，郁滞蕴热借网油薄膜可分消；金银花金木之性，春生之气，托举之功邪毒可化矣；借徐长卿辛温通达之性，皮毛魄门随汗而解焉。此乃四逆败毒之大法也。

处方二：

桂枝 15g，苍术 15g，生姜 30g，炙甘草 5g，小茴香 20g，陈皮 15g，法半夏

20g，土茯苓 15g，白芷 15g，天麻 15g，徐长卿 15g，全瓜蒌 25g，薤白 15g，党参 30g，鹿角片 30g。5 剂。注：月经前服用。

处方排序：

桂枝、苍术、生姜、炙甘草、小茴香。陈皮+法半夏+土茯苓、白芷+天麻+徐长卿、全瓜蒌+薤白、党参+鹿角片。

法药意解：

处方是扶阳医学桂枝法（桂枝、苍术、生姜、炙甘草、小茴香），用桂枝迎太阳之气透达于上下内外，是阳长而阴水消。用苍术泄湿暖脾，使运化之机与太阳之气并进；小茴香理脾通肝，使木土无争，四旁更能协和。生姜引通血脉，使阳气与桂枝相合，成为辛甘化阳之旨，阳动而阴凝可消，毒气自然外流。炙甘草与桂枝相合，务期化阴为阳，内外之通达皆成自然。姜草合用辛甘合化，阴能护卫，而少阳阳明两经，旋转交换，使正复而邪衰。是借仲师以桂枝拨阳路之用意也。

陈皮由络而肌腠而皮毛，是引太阳之气，内外相通之意也；加法半夏降胃逆，以随桂枝之性，内凝随太阳膀胱之气机，转输于大小肠，糟粕水道行矣；土茯苓与桂枝相合，有化气行水之能。白芷香窜之品，拨开隐微之路，气血流通无阻；用天麻镇阳明少阳两经之气，与白芷芳香之品，透达腠理，与徐长卿苦辛之品，启开毛窍，邪气由皮毛而泄。全瓜蒌开启三膈，滑肠而阳明畅通；薤白温苦性滑，阳明降而太阴升，脾升胃下，生化无穷。

处方三：

桂枝 20g，制川乌 15g，干姜 30g，炙甘草 5g，小茴香 20g，杜仲 20g，当归 30g，川芎 15g，吴茱萸 10g，郁金 15g，血竭 10g，肉桂 20g，怀牛膝 15g，仙鹤草 20g，蛇床子 15g。3 剂。注：月经期服用。

处方排序：

桂枝、制川乌、干姜、炙甘草、小茴香。肉桂+杜仲、当归+川芎、吴茱萸+郁金+血竭、怀牛膝+仙鹤草、蛇床子。

法药意解：

处方是扶阳医学桂枝法（桂枝、制川乌、干姜、炙甘草、小茴香），用桂枝引太阳之气，由下而上，复降而中而外，使内外六合，阳长而阴消，阳正而阴守，百脉皆得从令；川乌借桂枝之力，直入任冲二脉，精气由膻中直到胞宫。小茴香香甜之味，通运化之门，使传变无阻。干姜散不全散，守不全守，擅旋转于经络脏腑之间，和血通气。炙甘草与桂枝之力透达于太阳所行之路，风阴中之凝，膈中之格，均归于通化之机。

用肉桂引肾精脾液，交流于气化之中，与杜仲联合起来，使气血濡润于八脉，冲任带自可会聚于会阴之地，地道之气机，能通达于膀胱胞室，血即随气升，气即驭血无乖。用当归与川芎化血中之瘀，行气中之滞，使气血交流无阻。吴茱萸化肝之滞，木畅而瘀污易消，筋络易调，血液循环不断；郁金解五脏之郁，即解五行之制，使五行生克自然，生长收藏之里，依时而运；并引血竭达于空窍，化窍中之瘀，行窍中之滞，务期窍窍得通，运化更能无阻，疼痛自散。怀牛膝引药下行，仙鹤草升纳助正，升降行而月经如期与日月同步矣。蛇床子苦温之能，引腠理之湿，导风外出，白带与瘙痒皆渐减矣。

处方四：

制川乌 15g，制附片 15g（前二味先煎 1 小时），生黄芪 60g，党参 30g，阿胶 15g，炙甘草 5g，白芷 15g，天麻 15g，徐长卿 15g，全瓜蒌 25g，薤白 15g，当归 15g，石菖蒲 20g，独活 15g，蒲公英 15g。5 剂。注：月经后期服用。

处方排序：

制川乌+制附片、生黄芪、党参、阿胶、炙甘草。白芷+天麻+徐长卿、全瓜蒌+薤白+当归、石菖蒲+独活+蒲公英。

法药意解：

处方是扶阳医学川乌法，又称为川乌附子法、天雄法（制川乌+制附片、生黄芪、党参、阿胶、炙甘草），川乌如乌鸦嘴，其气锋锐，透经达络，利关节，寻蹊达径，直抵病所，至为捷利；附子性温再助其一臂之力，透达迅速。党参益气益肺，使神志之清、化源之用；阿胶再添精血，交纳于气血之中，使精华布露于上，七窍得其宣明；得黄芪引精气通达于上，雾露乃布，化源润下，八脉得养，冲带任三脉会归于至阴起点之处，达于胞室，是助太脉之冲，任脉之盛，坤性之机能，可期发动。炙甘草奠定中宫，得乌附之温力，得芪胶之气，化阴为阳，四旁自然温暖，八方之邪皆化为乌有矣。

石菖蒲宣心窍，令臣使，清秽浊，胃之囊廓必开，递更能下，清更能升；独活引通阴阳之路，使寒凝之气机，随腠理皮肤而出；蒲公英禀天地中和之性，得水之冲气，出太阴入阳明，旋转于厥阴，阴尽阳升而太和之气天下充满。

处方五：

制附片 30g（先煎 1 小时），干姜 30g，炙甘草 5g，肉桂 20g，白芷 15g，天麻 15g，徐长卿 15g，党参 30g，生黄芪 60g，阿胶 20g，全瓜蒌 25g，薤白 15g，鹿角片 40g，银杏叶 15g，红景天 30g。5~10 剂。注：接着上方服用。

处方排序：

制附片、干姜、炙甘草。白芷+天麻+徐长卿、党参+生黄芪、全瓜蒌+薤白、肉桂+鹿角片+阿胶、银杏叶+红景天。

法药意解：

处方是扶阳医学四逆法（制附片、干姜、炙甘草），古人云："热不过附子。"可知附子是一团烈火也，知附子之力能补先天欲绝之火种，用之以为君。

又虑群阴阻塞，不能直入根蒂，故佐以干姜之辛温而散，以为前驱。荡尽阴邪，迎阳归舍，火种复兴，而性命立复，故曰回阳。阳气既回，若无土覆之，光焰易熄，虽生不永，故继以甘草之甘，以缓其正气，缓者即伏之意也。真火伏藏，命根永固，又得重生也。

银杏叶有分散之能，红景天富气含血，气血充足而血脉畅通，气血阴阳交流不断，生生不息之功大矣。

随访（2022年9月9日）：

病症：患者今天复诊说，过敏性荨麻疹自服用之后，就没有发作过，服药3个疗程就停药，这半年多不服用也没有发作过。目前有一个特殊的情况，就是不知道什么原因，有时会突然饥饿难忍，及时吃东西可以缓解。依据舌脉症又给开出系统处方进行调整。

按语与治病次第：

过敏性荨麻疹反复发作，其根本上就是阳虚体质，遭受外寒之后邪气入里伏藏，每年到了春天的时候，借天气阳气升发之际，以助人体阳气之时，以使伏藏之邪气透发出来，这就是其发病的内在原因。扶阳医学治疗乃是从根本上进行调整，以助人体之阳气促使邪气外达，同时积极扶助人体之阳气，特别是顺势调整月经的同时，以透发出伏邪而积极扶阳助正，故此服用后效果显著。而其治病的关键所在，在顺着月经前期、月经期、月经后期三法，就体现出其扶阳医学的核心——即治病次第学，即"祛邪、建中、填精"六字真言，乃是贯穿治疗始终的主干线，这就是扶阳医学治病以"人"为本的学术思想，如果我们总是跟着"病"跑，那么我们就会离中医学核心内容越来越远，这就是治"病"与治"人"之差别。

本系列处方就是顺势而为的结果，处方一是四逆败毒之法，专解三阳郁热在头目，又有填精固本以助三阴，标本兼顾之法也。处方二是月经前期桂枝法加味，继续开表建中、祛风散邪，兼顾扶阳助正。处方三是月经期桂枝法加味，白术改为川乌更能使无形之精气顺势下行，借以流动气血以调整月信。处方四是月经后期川乌法，以解决经后经络不畅、气血壅阻之问题。最后是四逆大补气血填精之法，只有这样人体才能进入良性循环之中，人正常的话病就不会复发，这就是治人与治病的区别。

74. 带状疱疹后遗症案

张某某，女，44岁，河南省正阳县人。时间：2021年7月1日就诊。

病症：患者在半年前曾经患带状疱疹，经治疗后遗留下双侧膝关节疼痛，交替性发作，以右侧为著，伴有游走性腰痛。月经周期近半年内不正常，间断性来临，伴发阵性烘热汗出，睡眠不佳，有时难以入眠，目前吃饭不香、没有胃口，大便正常，小便黄，平时汗不多。舌诊：舌形正常，舌中线有裂纹并靠右侧，舌质暗红胖润，双肺有反光点，舌根平坦，胃区有凹陷，舌苔薄白、根部稍腻。脉诊：右手脉浮稍滑滞，沉取脉紧滞稍滑，寸脉滑滞，关脉滑，右尺脉命火还行，左手脉浮细滞，沉取脉细紧滞、稍滑，寸脉微洪，关脉稍滑滞、欠缓，膀胱脉紧滞，左尺脉微劲、稍滑。证属阴阳失去环抱、虚阳外越，治宜引火归元、通行气血。处方用药：

处方一：

丹参20g，檀香15g，三七10g，砂仁15g，百合15g，乌药15g，高良姜15g，香附15g，五灵脂15g，生蒲黄15g，九香虫15g，瓦楞子15g。5剂。

处方排序：

丹参、檀香、三七、砂仁。百合+乌药、高良姜+香附、五灵脂+生蒲黄、九香虫+瓦楞子。

法药意解：

处方是扶阳医学非附桂法，即丹参饮法（丹参、檀香、三七、砂仁），基本方出自《时方歌括》，但方中没有三七，加三七成为新加丹参饮，乃近代研究应用的经验处方，是一个治疗心脏病与胃病疼痛的通治方，因为中医学上经常是胃病与心脏病无法区分，就这么设计一张处方，活血化瘀、理气止痛，既可治疗冠心病发作，也可以治疗胃脘疼痛。焦树德老中医常说"痛在心窝窝，三合加四合"，其主打处方就是丹参饮。本处方还能治疗心烦不眠、多处疼痛等病症。本例患者就是因为带状疱疹留下的疼痛，伴有失眠烦躁等，加之服药持久而导致胃脘损伤。民以食为天，人以胃为本，本处方治胃安神止痛可谓是一举三得。

百合乌药汤出自《时方歌括》，主治心口痛，特别是服诸药不效者，当属气痛者有显效。良附丸出自《良方集腋》，具有温胃理气之功能，专治胃寒凝滞导致的胸腹胀满、脘腹疼痛等。五灵脂加生蒲黄为失笑散，出自《苏沈良方》，是专治产后心腹绞痛、儿枕作痛，其效如桴鼓，故名失笑散。九香虫与瓦楞子为扶阳医学对药，具有温阳理气、止酸止痛、消胀止呕等多种功效。

处方二：

黄连10g，丹参20g，黄芩15g，木瓜30g，炙甘草5g，党参30g，制附片15g，肉桂15g，酸枣仁15g，柏子仁20g，生龙骨45g，生牡蛎45g，砂仁15g。5剂。

处方排序：

黄连、丹参、黄芩、木瓜、炙甘草。党参+制附片+肉桂、酸枣仁+柏子仁、生龙骨+生牡蛎、砂仁。

法药意解：

处方是扶阳医学非附桂法，即黄连阿胶汤法（黄连、丹参、黄芩、木瓜、炙甘草），疼痛导致的心神不宁，烦躁不安；盖心烦者，坎中之精不能上交于心；不得卧者，离中之阴不能下降于肾。方中黄芩、黄连、木瓜之苦，直清其热，又得党参以补离中之气，丹参以助离中真阴，附子以补坎中之阳，炙甘草交通上下，安定中宫，黄连与肉桂再交泰以助坎离既济，坎离得补，阴阳之气自调，升降不乖，而水火互为其根，阴平阳秘，睡眠自然安稳矣。

酸枣仁敛神安志，使神志团结，魂魄亦常相合，气血亦常相调；柏子仁再宁心益智，使君火明照万方，又照临下土，相火必温暖于上，清浊易举易降，神气更能相保。又取龙骨、牡蛎之有情之物，龙骨禀阳之灵从天而降，牡蛎禀阴之灵由地升天，升降合则二物合而为一，以使阴阳有互根之用；与砂仁合则使脾肾交通，更能与乾坤交合，先后两用，天地两通，而气质之生化，升降之转环，可能纳谐一处，睡眠岂不安稳乎？

处方三：

朱茯神15g，柏子仁20g，远志15g，石菖蒲20g，高良姜15g，肉桂20g，砂仁15g，炙甘草5g，葱白4节，瓜蒌壳15g，薤白15g，吴茱萸15g，茵陈30g，党参30g，狗脊15g。10剂。

处方排序：

朱茯神+砂仁、柏子仁、远志、石菖蒲、高良姜、肉桂、炙甘草、葱白。瓜蒌壳+薤白、吴茱萸+茵陈、党参+狗脊。

法药意解：

处方是扶阳医学非附桂法，即朱茯神法中的平巽大法（朱茯神+砂仁、柏子仁、远志、石菖蒲、高良姜、肉桂、炙甘草、葱白），用朱茯神引火中之凡水就下，远志肉拨动膏肓，引升降之机无扰，扰则乱神明，生忐忑，用此驯之阔之，佐石菖蒲清神明，使离火宣明，心君朗照；柏子仁引火土相合，土温而火旺，清可升，浊可降。高良姜温暖中宫，阴阳来往之机自然活跃；肉桂导木火之气降于坎宫，得砂仁以纳之，坎离易于交济。用葱白引通脉道，使气血流通自然，与甘草奠定元阴，使阳易正复。

瓜蒌壳开胸膈，是迎阳于内，换阴外出，阴阳易进易出，气血交流不断；薤白化肠胃之阴凝，使肠胃多气多血，刻刻温暖，时时通达。吴茱萸温肝热土，升多降少；茵陈青少白多，降多升少；二者合则肝升胆降，肝胆相照矣。用狗脊、党参迎精气归于筋络，使筋柔而气和，脉畅而心宁。

处方四：

桂枝15g，生白术15g，生姜30g，炙甘草5g，小茴香20g，陈皮15g，法半夏20g，朱茯神15g，砂仁15g，吴茱萸15g，茵陈30g，杜仲15g，松节15g，党参30g，狗脊15g。10剂。

处方排序：

桂枝、生白术、生姜、炙甘草、小茴香。陈皮+法半夏+朱茯神、吴茱萸+茵陈、杜仲+松节、党参+狗脊+砂仁。

法药意解：

处方是扶阳医学桂枝法（桂枝、生白术、生姜、炙甘草、小茴香），用桂枝引少阴之气与太阳相接，使太阳由水而土，由土而木，由木而火，随脾之运化通于上下内外。生白术强脾土，助运化，上下内外更能协和；再用小茴香醒肝脾，使土木无争。用生姜通达神明，炙甘草奠安中宫，务期水温土暖，神明化照四方，为上下相照之意。

陈皮通达肺窍，与胃相合，迎清气上升，导浊瘀下降；法半夏降胃中之逆归于肠，使下通而上达，往来之道路无阻；朱茯神镇心宫行水道，与砂仁合成一路，引五脏之气归于坎水，水得温气得升，亦洗清道路之用也。松节、杜仲引大气达到于筋络骨节，迎肌肉与骨节筋络相保，借此通人身骨节筋络，使骨空之阳质，有聚有散，筋中之精液，能化能流，是刚柔调息之意。

处方五：

制川乌20g，制附片15g（前二味先煎1小时），生黄芪45g，党参30g，益母草15g，炙甘草10g，天花粉15g，瞿麦15g，桃仁15g，生薏苡仁30g，酒大黄15g，墓头回15g，杜仲15g，松节15g，狗脊15g。10剂。

处方排序：

制川乌+制附片、生黄芪、党参、益母草、炙甘草。天花粉+瞿麦、桃仁+生薏苡仁+酒大黄+墓头回、杜仲+松节+狗脊。

法药意解：

处方是扶阳医学非附桂法，即川乌法、川乌附子法、天雄法（制川乌+制附片、生黄芪、党参、益母草、炙甘草），乌头未生旁边根系而自身独大者，乃为天雄，天雄能起少阴中之微阳，与太阳交合，气机乃能运转，生化之机乃能畅通，其刚烈之性，辛温之品，消去血中之毒，气中之滞。党参益肺气，添脾液，得生黄芪引精气通达于上，雾露乃布，化源润下，八脉得养，冲带任三脉会归于至阴起点之处，达于胞室。是助太脉之冲，任脉之盛，坤性之机能，可期发动；益母草再助益母之育孕机能，天癸之水借此而不断矣。炙甘草奠安四旁，运化得其交流，使凝滞渐消，疼痛渐解。

天花粉如天女散花，醍醐灌顶，上焦如雾露而下矣；瞿麦中空具有通达之能，借水势而下焦如渎也。桃仁具有仙木之性，薏苡仁借仙气而先上后下，水中之浊得以清除；酒大黄调中化食，推陈致新，斩关夺将之力缓矣；墓头回再化解腐朽而为新生，秽浊去而清气升矣。金毛狗脊壮督脉而入坎水，擅走动而能壮筋骨、强腰膝也。

随访（2021 年 9 月 22 日）：

病症：患者手机微信联系说，服完一个疗程药后，带状疱疹引起的疼痛已经好了，烘热汗出也没有了，睡眠基本恢复正常，但是腿总是感觉比较劳累、不想动、比较疲劳，而且月经中间又小量来了 3 次，每次只有一点点，开始黑后来淡，之前全身容易出现皮肤红疙瘩，现在也没有再出现过，问药物目前如何服？告诉她说需要滋补一下，体力可能会恢复的快一些，给一个处方，处方如下：

处方六：

党参 30g，红参 15g，生黄芪 45g，阿胶 20g（另煎），生白术 15g，淫羊藿 20g，炮姜 30g，炙甘草 10g，鹿角片 30g，瓜蒌壳 15g，薤白 15g，当归 15g，杜仲 15g，松节 15g，木蝴蝶 20g。10 剂。

处方排序：

党参、红参、生黄芪、阿胶、生白术、淫羊藿、炮姜、炙甘草。瓜蒌壳+薤白+当归、杜仲+松节、鹿角片+木蝴蝶。

法药意解：

处方是扶阳医学非附桂法，即党参黄芪综合法（党参、红参、生黄芪、阿胶、生白术、淫羊藿、炮姜、炙甘草），人参有人形，能益元阴而补五脏六腑、四肢百骸；党参滋肺液，藏大气，使气血循循不休，源源而生；协助鹿角片与黄芪温精热血，安魂益智，脑中之神经可期敏活，坎离中之真阴真阳常常护卫，为强身固本之良品也；且黄芪、阿胶迎水主之精华归于华盖，成为天地交泰，乾坤合和之用也。淫羊藿纳水火归于坤位，生白术再崇中土，使土旺而金生，金旺而木畅，意期五行运化不息，是遵古生生化化天行不间之理。炙甘草与炮姜苦甘化阴，脾心肾三部连系，而三焦之气机亦成自然，气血亦分合有路。

当归润木养生，使风息而木静，使木能生火，火能生土，土能生金，金能生水，意在使五行之生化无稍间格；木蝴蝶柔润肺金，金赤而足则丽水生矣。

按语与治病次第：

患带状疱疹者多有后遗症，其主要症状就是疼痛，而且是疼痛的部位有时也难以固定地方，这给治疗带来了很多的难题，特别是本例患者又处在更年期的开始阶段，由于情绪不稳、烘热汗出、失眠多梦等，又给本病的治疗带来困难。但是，扶阳医学是以"治人"为主，在治人的前提下才能达到"治病"之目标。因此，本例患者的治疗思路就十分清晰，先要解决因为长期服用止痛药物，把胃口已经吃坏了，故首先我们解决吃饭的问题，其次是治疗睡眠的问题，再用朱茯神法把前面的效果巩固下来，向下再治疗就比较容易了。由于开表建中、通络活血等，都是要消耗正气的，所以说当患者情况恢复正常后，其本质的虚弱就显露出来了，故患者会感觉比较劳累等，这时候积极应用大补气血填精之法，对于整个疾病的恢复就显得格外的重要，只有这样三步曲都完成，才能达到最终的治疗目标。

本例患者因疼痛而来求治，但是在治疗过程中我们却没有把疼痛治疗放在首位，这是为什么呢？因为《黄帝内经》有"诸痛疮疡皆属于心"之，并"心主神志"，况且是"神明而下安"，我们开始即把治"神"放在第一要位。处方一四合汤法痛与神并治，处方二黄连阿胶汤法清心安神，处方三朱茯神法再次安神助眠，三诊下来患者已经恢复大半，这就是"上工守神"之用。处方四是桂枝法调中安神，处方五是川乌法通络安神，最后一张处方大补气血填精安神之法，处处安神而疼痛可治，这就是走的上工之路。

75. 小儿牛皮癣案

赵某某，女，7岁，河南省浚县人。时间：2021年7月14日就诊。

病症：小儿4岁时患上牛皮癣，当时治疗后消失，现在又复发，全身散都有皮损，以四肢为主，大便每2天1次，出汗比较多，而且入睡比较难。舌诊：舌呈苹果样，舌质红，舌根苔白，膻中有凹陷，舌尖上散在焳点，舌根平坦。脉诊：切脉右手脉浮，沉取脉细紧滞；左手脉浮，沉取脉细紧滞；双寸脉浮明显。证属邪气郁滞、浊毒外发，治宜顺势化解。处方用药：

处方一：

制附片15g，生姜30g，炙甘草5g，党参30g，鹿角片30g，砂仁15g，羌活15g，独活15g，白芷50g，黄芩25g，金银花30g，徐长卿15g，火麻仁40g。5剂。

用法：药煎好后，加冰糖100g调胃口，每周吃2剂药。

处方排序：

制附片、生姜、炙甘草。党参+鹿角片+砂仁、羌活+独活、白芷+黄芩+金银花、徐长卿+火麻仁。

法药意解：

处方是扶阳医学四逆法（制附片、生姜、炙甘草），用姜草甘温并进，引附子之辛烈，由水泉冲入三焦，使网膜自然开放，气机自然分化，如雾如沤，如渎如化，随附子气机之流行，布满于内外，但凡空虚之处，有瘀凝之物，随辛温之品，消化于无有之乡。党参佐鹿角片，刚柔相和，精气交流，凡阳损阴掣，皆能润泽；得砂仁纳气归正，使正易复而邪易消。此乃四逆填精之法也。

羌活走上，独活下行，循膀胱入督脉，邪气皆可分消而去。白芷香窜之品，披开隐微之路，气血流通无阻；黄芩可行相火、三焦畅通、网油无阻；金银花借水火功夫，火土合德，郁滞尽散。徐长卿再通脉络而走皮毛，太阳可开；火麻仁再润大肠而阳明得下，太阳阳明自然与天地交换无间也。此乃四逆败毒之大法也。

处方二：

檀香15g，桂枝15g，生白术45g，生姜30g，炙甘草5g，南山楂20g，白芷15g，天麻15g，徐长卿15g，蛇床子15g，侧柏叶15g，地肤子15g，制南星15g，酸枣仁15g，柏子仁20g。5剂。

用法：药煎好后，加冰糖50g调胃口，每周吃2剂药。

处方排序：

檀香、桂枝、生白术、生姜、炙甘草、南山楂。白芷+天麻+徐长卿、蛇床子+侧柏叶+地肤子+制南星、酸枣仁+柏子仁。

法药意解：

处方是扶阳医学非附桂法，即白檀香法（檀香、桂枝、生白术、生姜、炙甘草、南山楂），白檀香纯香之味，生于南国，得火性最富，上通天，下入地，扫尽天地人间秽浊，此乃脱胎换骨之妙品；更导桂枝宣化之气，达于肌腠，出于皮毛，污秽皆可随汗而解。南山楂快肠快胃，与桂枝辛温之品，通达于出入生化之路；生白术强脾土，助运化，上下内外更能协和。生姜与炙甘草，通达神明，火土相运，引道三焦来往之游行，凡天空中之厌秽尘氛无不冰消。

加天麻镇风透肌，助气血更能润泽于肤表；蛇床子与地肤子扫清肌肉间之汗垢，且透达皮肤筋络肌腠之中，侧柏叶通木达金，制南星温化肺胃膻中膈间之痰浊，使升降无阻，容易清澈。酸枣仁、柏子仁引火土相合，土温而火旺，清可升，浊可降；且宁心定魄，使血液归于内原，内外皆得其养，汗逐渐而收，心神逐渐而宁。

处方三：

党参30g，太子参30g，生黄芪45g，生姜30g，苍术15g，炙甘草5g，酸枣仁15g，柏子仁20g，白芷15g，天麻15g，徐长卿15g，全瓜蒌25g，薤白15g，丹参20g，蛇床子15g。5剂。

用法：药煎好后，加冰糖50g调胃口，每周吃2剂药。

处方排序：

党参+太子参+生黄芪、苍术、生姜、炙甘草。酸枣仁+柏子仁、白芷+天麻+徐长卿、全瓜蒌+薤白+丹参、蛇床子。

法药意解：

处方是扶阳医学非附桂法，即党参黄芪综合法（党参+太子参+生黄芪、苍术、生姜、炙甘草），黄芪、党参迎水主之精华归于华盖，太子参益肺之气，使化源之下降，无差分毫。用苍术拨通肌腠，期微汗为要。炙甘草奠定中宫，使土气活跃于四旁，生姜宣君火之神明，与相火相接，成为上下交蒸，五脏得其缓和，正气乃可伏藏。

全瓜蒌内有膈实，开三壳、通胸膈，引正气入而邪气出；薤白引通脉络，交达于气血往来之地，营卫协和之中，冀期处处开通；丹参引气入血，导气血之畅流，化血脉之凝瘀，瘀祛而新生，稚阳之体则又生生不息也。

随访（2022年2月28日）：

病症：上面处方，小儿循环服用3个疗程左右停药，停药后观察一切良好，皮肤上未再有复发的迹象，而小儿睡眠安稳，身体发育健壮，比原来体质增加了。患者家属来问，今年春天是否要再服药一个疗程，以防止复发，告诉她说可以再服一个疗程，以进行巩固治疗。

随访（2022年7月2日）：

病症：患儿循环服药近一年的时间，全身性皮肤已经恢复正常，今天过来咨询是否还要服药？告诉家属说，夏天可再服用1个疗程左右，就可以停药观察。另外，孩子的舌下韧带比较短，已经剪了一次，但仍然牵拉的比较紧，考虑去医院手术分离最好，这样情况对于本病的恢复可能有密切的关系。

按语与治病次第：

小儿患有牛皮癣，其原因是多方面的，可能有先天的因素，也有后天的多种诱发因素，而导致小儿牛皮癣反复发作。小儿乃为稚阳之体，体阴而用阳，顺势治疗才是扶阳医学的精髓，治疗思路非常清晰，即用四逆败毒法发散郁热与毒素，再用白檀香桂枝法进行顺势开表祛邪，再用大补气血之法，以顺从小儿发育阶段阳升阴长之用。故此取得了显著的临床效果，特别远期效果比较稳定，为防止复发，在春天之际借天地升发之际，再服用1个疗程，以使体内的毒素与垃圾能够排出干净，才能达到根治之目标。儿童为稚阳之体，有邪气时四逆败毒之法顺势化解，中间白檀香桂枝法，开表建中祛邪共为一体，最后用党参黄芪综合法大补气血，以解决正气弱而邪气难出之困境。

76. 皮肤湿疹案

王某某，女，41岁，北京市人。时间：2021年4月15日就诊。

病症：患者有多年皮肤湿疹，久治难愈，时好时坏，目前两肋胀痛，月经提前或推迟不定，伴有经期小腹胀痛、疲乏等。目前睡眠一般，胃胀，打嗝，恶心，便秘，小便黄，头出汗，手脚凉。舌诊未记录。脉诊：右手脉浮，沉取脉细滞、滑滞、稍数，肺脉滑滞，脾脉滑滞稍数，命门脉火稍弱；左手脉浮，沉取脉细滞稍紧、稍滑数，心脉微洪稍数，肝脉滑，膀胱脉细紧，尺脉滑滞紧。证属表里两寒、虚阳外浮，治宜开表祛邪、引阳归位，处方用药：

处方一：

制附子 30g（先煎 1 小时），生姜 50g，炙甘草 5g，党参 30g，鹿角片 30g，砂仁 15g，羌活 15g，独活 15g，白芷 50g，黄芩 25g，白鲜皮 30g，徐长卿 15g。5剂。

处方排序：

制附子、生姜、炙甘草。党参+鹿角片+砂仁、羌活+独活、白芷+黄芩+白鲜皮、徐长卿。

法药意解：

处方是扶阳医学四逆法（制附子、生姜、炙甘草），用附子烈火烹之，化气上行，使三焦分明，气血阴阳，皆得其畅，而经期之经络滞塞，自然得其畅通。生姜辛温之性，通达神明，与温化之品，养脉之物，内通外达，上行下效，四肢百骸，无不相应，正可复，邪可去，如是荣卫协和，阴阳畅通，病去而人安。炙甘草崇脾土而四旁得运，清浊得分。用党参助肺源，以达运化，冀期缓伏正气，鹿角片再壮督助阳，冲任督带，自然渐渐调和；与砂仁纳气镇气，随同辛温之品，出入往来顺利，而血液无伤。

羌活一茎直上，独活下入九泉，循行督脉，上天入地，邪气无可乘之机。白芷芳香之品，入肺通络，化清中之浊，除阴中之秽；借黄芩入三焦、达网油、行相火之机；随白鲜皮透达于皮毛，借徐长卿达鬼门化汗而解矣。此乃四逆败毒之大法也。

处方二：

桂枝 15g，苍术 15g，淫羊藿 20g，生姜 30g，炙甘草 5g，陈皮 15g，法半夏 20g，土茯苓 15g，白芷 15g，白鲜皮 15g，广紫菀 15g，石菖蒲 20g，全瓜蒌 30g，薤白 15g，苦参 10g。5剂。注：月经前期服用。

处方排序：

桂枝、苍术、淫羊藿、生姜、炙甘草。陈皮+法半夏+土茯苓、白芷+白鲜皮、广紫菀+石菖蒲、全瓜蒌+薤白+苦参。

法药意解：

处方是扶阳医学桂枝法（桂枝、苍术、淫羊藿、生姜、炙甘草），用桂枝引气机由土而木，由木而心肺，仍降于土，为助五行之运化，交流于五脏六腑。用苍术泄湿暖脾，使运化之机与太阳之气并进。生姜通达阴阳，使阳行而阴随，湿流而滞消。炙甘草与淫羊藿，使阴阳交合，水温土暖，随诸阳上升于头，而上之清窍，清清朗朗，下降于腑，而前后二阴，开阖有方，如此内外肃清，百脉安舒，全身皆成自然景象。

陈皮由络而肌腠而皮毛，是引太阳之气，内外相通之意也；法半夏降肠胃痰湿，使少阳之枢纽，能上能下，能开能阖；土茯苓借陈皮再化太阳之气，行太阴之湿，决渎大行。广紫菀疏导肺络，上洁净清虚之府，下达胃之十五募原，使金土畅通；石菖蒲宣心窍，令臣使，清秽浊，胃之囊廓必开，逆更能下，清更能升。全瓜蒌内有膈实，宽胸膈润大肠，上通下达而正气易进易出；薤白引辛温之品，通达于百脉经络，使沤渎雾露各行其志为要；苦参引离火下而达小肠，浊秽皆随决渎而出矣。

处方三：

桂枝 15g，制川乌 15g，干姜 30g，炙甘草 5g，小茴香 20g，杜仲 15g，当归 40g，川芎 15g，吴茱萸 10g，郁金 15g，香附 15g，蛇床子 15g，怀牛膝 15g，仙鹤草 15g，苦参 10g。5 剂。注：月经期服用。

处方排序：

桂枝、制川乌、干姜、炙甘草、小茴香。当归+川芎、吴茱萸+郁金+香附、怀牛膝+仙鹤草、杜仲+苦参+蛇床子。

法药意解：

处方是扶阳医学桂枝法（桂枝、制川乌、干姜、炙甘草、小茴香），用桂枝化膀胱之气，使精气上升为主，迎阳气达于宵密，恐瘀血未尽；又借川乌逐瘀滞透经络，专入冲任二脉，精气皆随其注入胞宫。小茴香香以醒脾，助脾之运转，更能养木，木得其养，调达自然，气动而血随，清升而浊降。干姜温暖中宫，炙甘草调和上下，气机流行无阻。

用当归与川芎化血中之瘀，行行气中之滞，使气血交流无阻。吴茱萸化肝脾之滞，生化之机，自然无乖；郁金五郁可解，五行生克皆循道而动；香附再理妇人血室中滞机，一切症痞、虚痛、凝结可化解。怀牛膝下行，仙鹤草上达，升降相协，月信与日月同辉矣。杜仲通周身薄膜，交达于上下内外，气机易于畅达；蛇床子化海底之秽浊，正气得助也。

处方四：

制川乌 20g，制附片 15g（前二味先煎 1 小时），生黄芪 45g，党参 30g，益母草 15g，炙甘草 5g，白芷 15g，白鲜皮 15g，墓头回 15g，桃仁 15g，生薏苡仁 15g，酒大黄 15g，全瓜蒌 15g，薤白 15g，苦参 10g。5 剂。注：月经期后服。

处方排序：

制川乌+制附片、生黄芪、党参、益母草、炙甘草。白芷+白鲜皮+墓头回、桃仁+生薏苡仁+酒大黄、全瓜蒌+薤白+苦参。

法药意解：

处方是扶阳医学非附桂法，即川乌法（制川乌+制附片、生黄芪、党参、益母草、炙甘草），川乌乃为风药，透达迅捷无处不在，阴阳末端交汇处，皆可使之恢复如初而动，阴阳交换不息焉。党参滋肺益气又安神魂，又助化源；加黄芪引坎中之阳，交于离宫，转输巅顶，充润髓海，阳能举，阴能化，内外都得气血之来往。白术强脾土，助运化，上下内外更能协和。炙甘草奠安中宫，益母草化坤土湿浊，胃运而脾纳，生机化机无限矣。

桃仁入心而滑肠，生薏苡仁生于水而化水中之浊，酒大黄调和五脏，推陈致新，蟄头回有阴转阳之能，阴阳交换不息也。

处方五：

党参30g，红参15g，生黄芪40g，阿胶15g，干姜30g，白术15g，淫羊藿20g，炙甘草5g，全瓜蒌25g，薤白15g，苦参10g，鹿角片30g，银杏叶15g，红景天15g，广木香15g。5剂。注：接着上方服用。

处方排序：

党参+红参+生黄芪、白术、淫羊藿、干姜、炙甘草。全瓜蒌+薤白+苦参、鹿角片+阿胶、银杏叶+红景天、广木香。

法药意解：

处方是扶阳医学非附桂法，即党参黄芪综合法（党参+红参+生黄芪、白术、淫羊藿、干姜、炙甘草），党参益中气，助化源，红参滋元气，助五脏，扶黄芪迎水精达于四方，化精为气，气盛于上，化源之润下，滴滴归根，是先后并养之意也。淫羊藿交脾肾而先后可交，用白术引脾湿下降。用姜草之辛甘化阴为阳，使阳行而阴随，气畅而血流，意在处处交通，处处得养，是为开合内外，使营卫协合为要。

鹿角片壮督脉以添阳精，阿胶育任脉以助阴精，阴阳合而任督通，后天运而先天得以重建矣。银杏叶精华透达于枝末，红景天富含气血，气血足而血脉畅，运行如环无端也。又借木香通达三焦，化滞开气之力，中焦得畅而三焦可行，相火流行而不郁滞，化无形之相火为有用之坎离之气，意在生生不息之用也。

随访（2022年3月19日）：

病症：由于疫情关系，通过手机微信随访患者，其说到，目前皮肤湿疹已经恢复正常，且停药后也未见发作，而且心率每分钟72次。彩超复诊胆囊小结石未变化，且右侧胁肋不适、隐痛，要求调整处方，继续治疗胆囊结石。复诊舌诊：舌形正常，舌尖稍有凹陷，两侧膀胱经有隆起，舌根平坦，舌苔薄白，舌质红、略有燥象。调整处方，仍然顺着月经期规律，分为经前、经期、经后处方，顺势来调整月经与治疗胆囊结石问题。

按语与治病次第：

多年皮肤湿疹一病，看起来简单，但是治疗起来也并非易事。为什么呢？因为早期治疗多选择西医的抗过敏治疗，或者涂上外用药，也有比较好的近期疗效。其实，这是因为通过扬汤止沸的方法，只解决了标的问题，而本与里的问题却没有进行治疗。扶阳医学认为本病乃是人体感冒风寒邪气入里，特别是在月经期间的感冒，更是把邪气带至血室之中，停留于少阳地界，成为人体内部之伏邪。每当来月经之时，或是正气充足的时候，人体就会产生驱邪反应，这时就会在皮肤上出现湿疹，这就是皮肤湿疹反复发作的机制。扶阳医学在治疗过程，顺着月经周期而治疗，方方都比较注意把邪气透出，即月经前、月经期、月经后期，特别是月经后期的川乌法治疗，才能真正把伏于深层的邪气透达出来，这样皮肤的湿疹损害就能得到根治。但是，由于她还伴有胆囊结石，这个也是少阳证的伏邪所致，所以还要顺势而调整月经周期，同时排出结石，才能达到一举两得的目标。

十一、癌症医案

77. 老年贲门癌案

沈某某，女，72岁，河南省南阳市人。时间：2020年12月2日就诊。

病症：患者确诊为贲门癌几个月，多年有糖尿病、高血压、冠心病等，加之年龄比较大，未进行西医治疗。目前患者偶尔有咳嗽，吐痰黏稠，咳嗽时难以平卧，双脚踝有轻度水肿，吃饭下咽还基本顺畅，偶尔吃饭后难受，时有反酸、胃脘疼痛，睡眠还行，大便腹泻，每天1次，小便正常，偶尔烘热汗出，手脚热。舌诊：舌呈桃形，舌质暗红，布满横形裂纹，舌上部凹陷，苔少，中部有反光区，舌尖突起。脉诊：右手脉膈间脉浮稍滑，沉取脉细滞稍滑、节律不整，有房颤，肺脉滑滞，脾脉有点滑，尺脉有点弱；左手脉膻中有点浮滑滞，沉取脉滑滞，心脉气滞有逆象，肝脉微洪，膀胱脉稍滑滞，尺脉微劲滑。证属阳衰阴盛、食道阻塞、经络不通，治宜扶阳抑阴、疏通郁滞。处方用药：

处方一：

广紫菀15g，石菖蒲20g，生白术15g，淫羊藿20g，生姜30g，炙甘草5g，杏仁15g，苏子15g，桔梗15g，黄芩15g，木蝴蝶20g，浙贝母15g，威灵仙15g，葶苈子15g，仙鹤草15g。3剂。

处方排序：

广紫菀+石菖蒲、生白术、淫羊藿、生姜、炙甘草。杏仁+苏子+桔梗、黄芩+木蝴蝶+浙贝母、威灵仙+葶苈子、仙鹤草。

法药意解：

处方是扶阳医学非附桂法，即广紫菀法（广紫菀+石菖蒲、生白术、淫羊藿、生姜、炙甘草），广紫菀疏通肺络，荡动膻中，启发贲门，呼吸之道路得其开阖，升降之气机得其流行；石菖蒲引拔重楼降下之路，使膻中传意交达于贲门，收纳无阻，呼吸功能得以恢复如初也。生白术助脾强土之运化，交流可畅；用淫羊藿引阴阳之交会，炙甘草与生姜，使心脾之互照，两神明可通，正气可复。

杏仁降逆疏肺，外通皮腠，下润魄门；苏子色紫调水火，气下喘平；桔梗载舟楫上行，直达重楼。黄芩中空以行相火，三焦网油得畅；木蝴蝶再金降而丽水下；浙贝母痰黏可化，气道得以通达无阻矣。威灵仙行少阳达厥阴，十二经络无不通行，梗阻瘀滞之机皆可润润而开矣；葶苈子苦下泻水，决渎大行，喘息可平。仙鹤草收纳肺气，咳喘可息也。

处方二：

制附片60g（先煎2小时），生姜50g，生白术15g，淫羊藿20g，桂枝25g，炙甘草 5g，葶苈子 15g，瓜蒌壳 15g，广紫菀 15g，石菖蒲 20g，浙贝母 15g，党参 30g，鹿角片 30g，广木香 15g，泽泻 15g。10 剂。

处方排序：

制附片、桂枝、生白术、淫羊藿、生姜、炙甘草。葶苈子+瓜蒌壳、广紫菀+石菖蒲+浙贝母、党参+鹿角片、广木香+泽泻。

法药意解：

处方是扶阳医学附子桂枝法（制附片、桂枝、生白术、淫羊藿、生姜、炙甘草），用附片大温肾水，使火盛而水沸，精化成气，气升于中，五脏得其荣养，气升于上，大气聚于华盖，化源可降，中下之物皆得润泽，清浊自然分化，气血自然交流。更用桂枝开太阳，使阴云散播，晴空得其朗照，二火得其宣明，与姜、草连成一气，务化尽群阴，真阳起伏连续不息，生生化化变化无穷，是助长成春之意。生白术与淫羊藿，导阴阳往来之机，一助脾之运化，二助肺之化源，使上下相通源源不息。

瓜蒌壳拨开胸膈，引余蕴外出，阴阳易进易出。用党参与鹿角片，以使天地交泰，精气相合，水火相调，中下自然温暖，肺气自然润下。泽泻产于水中，气味淡泊而体质又轻，其功尤长于行水，况且其能泻伏水，去留垢，下达膀胱之专品，以助下焦如渎之排泄，水肿可消。又借木香通达三焦，化滞开气之力，中焦得畅而三焦可行，相火流行而不郁滞，化无形之相火为有用之坎离之气，意在生生不息之用也。

处方三：

制附片 75g，制川乌 25g（前二味先煎 2 小时），筠姜 50g，炙甘草 10g，肉桂 20g，山萸肉 20g，鹿角片 40g，龟板 20g，瓜蒌壳 15g，薤白 15g，丹参 20g，党参 30g，生黄芪 45g，威灵仙 15g，朱茯神 15g。10~30 剂。

处方排序：

制附片+制川乌、筠姜、炙甘草。肉桂+山萸肉、鹿角片+龟板、瓜蒌壳+薤白+丹参、党参+生黄芪、威灵仙+朱茯神。

法药意解：

处方是扶阳医学四逆法（制附片+制川乌、筠姜、炙甘草），用附子大起坎阳，化冰体为液体，化液体为气流，以使上焦如雾，中焦如沤，下焦如渎，外焦如化矣。恐气化道路不畅，又借川乌透达七经八脉十二经络，以使处处畅行。筠姜温暖中宫，助土之运转，是升清而降浊，炙甘草崇脾以养木，木调而生火，火壮而气流，气行而精随，为借火化精生气益气归根。肉桂引离散之相火归于下元，山萸肉降离火直入坎水，水火相交，坎离既济，阴阳相合，生生不息之功大矣。

鹿角片壮阳精而通督脉，龟板润阴精而行任脉，任督通而阴阳合，后天立而先天又得重建矣。党参滋肺营心，上焦之雾露湛湛清清；又借黄芪迎肾中之阳气，透达于巅顶，水升于上，胸膈清虚之府，必然长久清朗；朱茯神镇心宁神，使心安而火明，必可照临下土，相火得其安位，助成上下交蒸，阴霾必然能散，气机必然宣朗，生化必然可归。

二诊（2021年5月1日）：

病症：患者目前贲门癌病情稳定，无明显的恶化与进展，最近出现脑梗，头晕比较明显，活动后气喘，吃饭量比较少，胃脘反酸胀痛，大便每天1次，小便不黄，流汗多，阵发性烘热汗时有出现，睡眠不安，夜晚2-3点易醒，醒后难入睡，张口比较困难，伸舌不顺。舌诊：舌中线靠右，舌尖有三角形凹陷，舌质嫩红，苔薄白。脉诊：右手脉有点浮意，沉取脉细滞稍紧，肺脉滑滞，关脉湿滞，右尺脉弱有滞象；左手脉有点浮，沉取脉滑滞，寸脉微洪，关脉稍洪，膀胱脉细滞，左尺脉弱短、有点滑。证属阳虚阴盛、中宫不运、邪气袭扰，治宜扶阳助正、温中助运、祛除风邪。处方用药：

处方一：

丹参20g，檀香15g，三七15g，砂仁15g，百合15g，乌药15g，高良姜15g，香附15g，五灵脂15g，生蒲黄15g，九香虫15g，瓦楞子30g。5剂。

处方排序：

丹参、檀香、三七、砂仁。百合+乌药、高良姜+香附、五灵脂+生蒲黄、九香虫+瓦楞子。

法药意解：

处方是扶阳医学非附桂法，即丹参饮法（丹参、檀香、三七、砂仁），丹参色赤味苦，得地南方之火味，引气入血，导气血之畅流，化血脉之凝瘀，瘀祛而新生；檀香上通霄汉，下洁阴冥，扫净空中秽浊，有脱胎换骨之妙用；三七木火之性，入血脉瘀滞不生；佐砂仁纳阴阳交会之气，通达于百脉空虚之地，心胃诸痛皆可解矣。

百合花覆，如天之下垂，金气降百脉归于一宗；乌药温下元秽浊从决渎而下。高良姜与香附，理肠胃之结气，助脾肝之温暖，期运化得强，生机更旺。五灵脂扩开胃囊，使胃气渐渐而动，脾亦渐渐而运，是以进收纳强运化；生蒲黄通达纤维，使太阳之气由纤维而膈膜，而筋络，而肌腠，而皮毛，冀希内外相通，阴凝可解，气机得其畅矣。九香虫温暖之性以助脾胃，瓦楞子再有分散之能，胃脘壅腐之物皆随雾沤决渎而化。

处方二：

朱茯神15g，琥珀15g，青皮10g，砂仁15g，藿香15g，厚朴15g，淫羊藿20g，生白术15g，炙甘草5g，白芷15g，天麻15g，九香虫15g，瓦楞子15g，党参15g，鹿角片15g。10剂。

处方排序：

朱茯神+琥珀、青皮、砂仁、藿香、厚朴、淫羊藿、生白术、炙甘草。白芷+天麻、九香虫+瓦楞子、党参+鹿角片。

法药意解：

处方是扶阳医学非附桂法，即朱茯神法中的镇八方之法（朱茯神+琥珀、青皮、砂仁、藿香、厚朴、淫羊藿、生白术、炙甘草），用朱茯神借土木之精，得水上之华，以朱砂之赤色为衣，交纳于水土木中，使火能生土，土能生金、制水而木畅，使木易生二火，火之变化都归于燮理之中，凝滞五郁都可随气机而化；更借琥珀再安神智，交纳于坎离之中，意期上下交通。用砂壳以开上膈而心肺可通；开中膈而脾胃得和；开下膈而肝肾得交，五脏开合自然。青皮引离火交于皮毛，肌腠得畅，肾肺必然相通。南藿香、厚朴，通上中之关窍，清浊得其分矣。淫羊藿引阴阳交合，导脾肾之精气，归于沤中，使水沸而气升。生白术运化中宫，水火自然既济，八方之气机，无不燮理。以甘草缓中，四旁得其调理，内外得其安和，二五之气得其交合。一切滞气无不化焉。是为镇八方之大法也。

用天麻镇阳明少阳两经之气，与白芷芳香之品，透达腠理，启开毛窍。九香虫阳极而动，瓦楞子有分散之能，中焦如沤之地皆可随之上下分消矣。

处方三：

朱茯神 15g，柏子仁 20g，远志 15g，石菖蒲 20g，高良姜 15g，肉桂 20g，砂仁 15g，炙甘草 5g，葱白 4 节，九香虫 15g，瓦楞子 30g，吴茱萸 10g，茵陈 30g，党参 15g，鹿角片 15g。10 剂。

处方排序：

朱茯神、柏子仁、远志、石菖蒲、高良姜、肉桂、砂仁、炙甘草、葱白。九香虫+瓦楞子、吴茱萸+茵陈、党参+鹿角片。

法药意解：

处方是扶阳医学非附桂法，即朱茯神法中的平巽大法（朱茯神、柏子仁、远志、石菖蒲、高良姜、肉桂、砂仁、炙甘草、葱白），巽者，风也，胆也，胆者中正之官，似腑犹脏，功能奇特。《黄帝内经》有"十一脏取决于胆者"，胆降春生，生发之机始动也；春生之木，先生根而后生长枝叶是也。人体右手脉大于左手者，右降不及，犹如不能生根，平巽者，看似助其降，实乃是以促生发之气也，并且是"上工守神"之用意也。

吴茱萸温性以助肝升，白茵陈可助胆降，左升右降，金木一气，肝胆相照也。

处方四：

桂枝 15g，生白术 15g，生姜 30g，炙甘草 5g，小茴香 20g，陈皮 15g，法半夏 20g，朱茯神 15g，砂仁 15g，九香虫 15g，瓦楞子 30g，瓜蒌壳 15g，薤白 15g，党参 30g，鹿角片 30g。10 剂。

处方排序：

桂枝、生白术、生姜、炙甘草、小茴香。陈皮+法半夏+朱茯神、九香虫+瓦楞子、瓜蒌壳+薤白、党参+鹿角片+砂仁。

法药意解：

处方是扶阳医学桂枝法（桂枝、生白术、生姜、炙甘草、小茴香），用桂枝拨动太阳，透达少阴，使里面通达，气机可行。生白术强脾土，助运化，上下内外更能协和。小茴香理脾通肝，使木土无争，四旁更能协和。生姜通神明，心君之火易于照临；相火接天之阳，木土火旋转于中，五脏六腑，常常温暖，无凝滞之害。炙甘草奠安中宫，四旁可达，生机化机必成自然。

陈皮开腠理，通皮毛；法半夏降胃中之逆，由脾之运化交达于二肠，糟粕可分，浊凝可下；朱茯神镇心宫行水道，与砂仁合成一路，引五脏之气归于坎水，水得温气得升，亦洗清道路之用也。瓜蒌壳开胸膈，是迎阳于内，换阴外出；薤白化肠胃之阴凝，使肠胃多气多血，刻刻温暖，时时通达，气血阴阳得以时时交流无限矣。

处方五：

制川乌 20g，制附子 20g（前二味先煎 2 小时），生黄芪 45g，党参 30g，丹参 20g，炙甘草 5g，酸枣仁 15g，柏子仁 20g，九香虫 15g，瓦楞子 30g，吴茱萸 10g，茵陈 30g，石菖蒲 20g，独活 15g，蒲公英 15g。10 剂。

处方排序：

制川乌+制附子、生黄芪、党参、丹参、炙甘草。酸枣仁+柏子仁、九香虫+瓦楞子、吴茱萸+茵陈、石菖蒲+独活+蒲公英。

法药意解：

处方是扶阳医学非附桂法，即川乌法（制川乌+制附子、生黄芪、党参、丹参、炙甘草），用川乌乃附子之母根部，中空以质为用，风性大发，无处不达，又借附子温性之助，其通达于阴阳交合之地。黄芪引泉水于艮山，由震而巽而离，成为天地交泰，乾坤合和之用；党参益肺之气，使化源之下降；丹参养血充脉而神魂得安；与黄芪相合则有气血互生之用，又借炙甘草，缓诸药性，调济生化之机，使五脏都归于气血之中。

酸枣仁与柏子仁，引火土相合，土温而火旺，清可升，浊可降；且养心益脾，宁心益智，使精神魂魄，各归其所。石菖蒲引拨重楼降下之路，使膻中传意交达于贲门，收纳无阻；独活引湿浊从膀胱经循行而外出；蒲公英乃天下之大英雄，扫尽天地人间之秽浊，以合天得一清，地得一宁矣。

处方六：

制附片 60g，制川乌 20g（前二味先煎 2 小时），筠姜 50g，炙甘草 10g，肉桂 20g，山萸肉 20g，九香虫 15g，瓦楞子 30g，瓜蒌壳 15g，薤白 15g，党参 30g，红参 15g，生黄芪 45g，鹿角片 40g，龟板 20g。10 剂。

处方排序：

制附片+制川乌、筠姜、炙甘草。肉桂+山萸肉、九香虫+瓦楞子、瓜蒌壳+薤白、党参+红参+生黄芪、鹿角片+龟板。

法药意解：

处方是扶阳医学四逆法（制附片+制川乌、筠姜、炙甘草），用附子大辛大温之品，使肾水沸腾，大气得以升举，行上而成雾，与沤渎相谐，上下得以交通，阴阳得以互流；又用川乌疏通经络而气化时时蒸腾，无有间隔。加筠姜辛温之性，辛能润，温能和，使肾精温和，化气上举，心肺得养，脾土温和，化源必强，交通四行，以助生长收藏之妙用。炙甘草与姜辛甘化阳，精液通于五脏，气机传达三焦，使雾露沤渎流行自然，阴霾尽化为乌有矣。肉桂与山萸肉，佐姜附通达阴阳交会之地，引气血运行于全身内外荣卫之处，处处皆春，清浊无混矣。

黄芪生于乾坎之间，少阴之地；且入土最深，下达黄泉，直伸无屈，且无旁支。故能引泉水由冲脉直达巅顶，凡清窍皆得其益，润筋骨肌腠，生脑生髓，神明之变化都成玄妙之态。用党参、红参，益肺气，滋化源，下达于运化，使脾肺相合，天地相通转后为泰，一切滞塞皆化为乌有。鹿角片通督脉壮先天之阳精，龟板润任脉滋先天之阴精，阴阳和合而任督畅通，先天得以强健而后天得以资助，生生不息之功大焉。

三诊（2021年10月7日）：

病症：目前患者吃饭时，感觉食管阻寒处有疼痛，偶尔吐出食物带血，咳嗽吐痰带血，目前睡眠还好，胃口还行，大便秘结，小便正常，流汗多。舌诊：舌呈桃形，舌质嫩红，中线向右弯曲，心胃区有凹陷，舌根凹陷，舌苔薄白，阵发性烘热汗出，手脚热。脉诊：右手脉稍浮，沉取脉细滞，寸脉气滞，关脉湿滞，右尺脉弱；左手脉稍浮，沉取脉细滞，寸脉微洪滞，关脉细滞，膀胱脉细滞，左尺脉弱短。证属阳虚阴盛、经络不畅，治宜扶阳抑阴、疏通经络。处方用药：

处方一：

朱茯神 15g，柏子仁 20g，远志 15g，石菖蒲 20g，高良姜 15g，肉桂 20g，砂仁 15g，炙甘草 10g，葱白 4 节，九香虫 15g，瓦楞子 30g，全瓜蒌 40g，薤白 15g，党参 30g，当归 30g。10 剂。

处方排序：

朱茯神、柏子仁、远志、石菖蒲、高良姜、肉桂、砂仁、炙甘草、葱白。九香虫+瓦楞子、全瓜蒌+薤白、党参+当归。

法药意解：

处方是扶阳医学非附桂法，朱茯神法中的平巽大法（朱茯神、柏子仁、远志、石菖蒲、高良姜、肉桂、砂仁、炙甘草、葱白），平巽大法，乃调中安神之大法，详细法药意解见前面有关内容。

处方二：

桂枝 15g，生白术 15g，煨姜 30g，炙甘草 10g，小茴香 20g，陈皮 15g，法半夏 20g，土茯苓 15g，九香虫 15g，瓦楞子 30g，全瓜蒌 40g，薤白 15g，当归 40g，党参 30g，鹿角片 30g。10 剂。

处方排序：

桂枝、生白术、煨姜、炙甘草、小茴香。陈皮+法半夏+土茯苓、九香虫+瓦楞子、全瓜蒌+薤白、党参+鹿角片+当归。

法药意解：

处方是扶阳医学桂枝法（桂枝、生白术、煨姜、炙甘草、小茴香），桂枝法乃调中助运、去邪扶正之法，详细法药意解见前面有关内容。

处方三：

制川乌 20g，制附片 30g（前二味先煎 2 小时），生黄芪 45g，党参 30g，当归 40g，炙甘草 10g，九香虫 15g，瓦楞子 30g，鹿角片 30g，水牛角 40g，肉苁蓉 40g，紫石英 45g，杜仲 15g，松节 15g，狗脊 15g。10 剂。

处方排序：

制川乌+制附片、生黄芪、党参、当归、炙甘草。九香虫+瓦楞子、鹿角片+水牛角+肉苁蓉+紫石英、杜仲+松节+狗脊。

法药意解：

处方是扶阳医学非附桂法，即川乌法（制川乌+制附片、生黄芪、党参、当归、炙甘草），此乃川乌法疏通经络、益气活血之用，详细法药意解见前面有关内容。

处方四：

生附子 45g，制川乌 20g（前二味高压锅先煮 2 小时），干姜 40g，炙甘草 10g，肉桂 20g，肉苁蓉 40g，鹿角片 40g，龟板 20g，全瓜蒌 40g，薤白 15g，当归 40g，党参 30g，生黄芪 45g，九香虫 15g，瓦楞子 30g。10~30 剂。

处方排序：

生附子+制川乌、干姜、炙甘草。肉桂+肉苁蓉、鹿角片+龟板、全瓜蒌+薤白+当归、党参+生黄芪、九香虫+瓦楞子。

法药意解：

处方是扶阳医学四逆法（生附子+制川乌、干姜、炙甘草），此乃四逆填精收功之法，详细法药意解见前面有关内容。

四诊（2022 年 3 月 11 日）：

病症：患者贲门癌病情稳定，无显著不适，目前房颤比较明显，心悸胸闷，失眠多梦，后半夜易醒，血糖最近比较高，胃脘偶尔有不适，大便2天1次，不顺畅，小便正常，仍然偶尔有阵发性烘热汗出，手足热。舌诊：舌质淡红，有裂纹，舌上无苔，心脑区有凹陷，胃区有裂纹明显，舌根微凹陷，舌两边有反光点，舌下静脉瘀阻明显，舌形大致正常。脉诊：右手脉有点浮，沉取脉微劲滑、节律不整，肺脉微弹指，脾脉滑滞，命门脉火弱；左手脉有点浮，沉取脉滑滞、节律不齐，心脉微洪滞、弹指，肝脉细滞稍滑、有逆象，膀胱脉沉滞，左尺脉微劲滑。证属阳虚阴盛、经络不畅，治宜扶阳通络、益肾填精。处方用药：

处方一：

丹参20g，檀香15g，砂仁15g，三七15g，百合15g，乌药15g，高良姜15g，香附15g，五灵脂15g，生蒲黄15g，九香虫15g，瓦楞子15g，火麻仁20g。5剂。

处方排序：

丹参、檀香、砂仁、三七。百合+乌药、高良姜+香附、五灵脂+生蒲黄、九香虫+瓦楞子、火麻仁。

法药意解：

处方是扶阳医学非附桂法，即丹参饮法（丹参、檀香、砂仁、三七），此乃四合汤法专治胃病之用也，详细法药意解见前面有关内容。

处方二：

桂枝15g，生白术15g，煨姜30g，炙甘草5g，南山楂15g，陈皮15g，法半夏20g，朱茯神15g，砂仁15g，九香虫15g，瓦楞子15g，全瓜蒌30g，薤白15g，肉苁蓉40g，紫石英45g。10剂。

处方排序：

桂枝、生白术、煨姜、炙甘草、南山楂。陈皮+法半夏+朱茯神、九香虫+瓦楞子、全瓜蒌+薤白、肉苁蓉+紫石英+砂仁。

法药意解：

处方是扶阳医学桂枝法（桂枝、生白术、煨姜、炙甘草、南山楂），桂枝法乃为开表建中、运化中宫、化痰去秽、扶阳助正之法也，详细法药意解见前面有关内容。

处方三：

制川乌15g，制附子15g（前二味先煎1小时），生黄芪45g，党参30g，丹参20g，炙甘草10g，九香虫15g，瓦楞子30g，鹿角片30g，水牛角30g，肉苁蓉40g，紫石英45g，吴茱萸10g，茵陈20g，鸡矢藤15g。10剂。

处方排序：

制川乌+制附子、生黄芪、党参、丹参、炙甘草。九香虫+瓦楞子、鹿角片+水牛角+肉苁蓉+紫石英、吴茱萸+茵陈+鸡矢藤。

法药意解：

处方是扶阳医学非附桂法，即川乌法（制川乌+制附子、生黄芪、党参、丹参、炙甘草），川乌法乃疏通经络、益气活血、通达冲脉、协调金木之用也，详细法药意解见前面有关内容。

处方四：

生附子45g，制川乌15g，制附子15g（前三味高压锅先煮2小时），干姜40g，炙甘草10g，肉桂20g，肉苁蓉45g，全瓜蒌40g，薤白15g，当归40g，党参30g，红参15g，生黄芪45g，九香虫15g，瓦楞子30g，紫石英45g。10剂。

处方排序：

生附子、制川乌+制附子、干姜、炙甘草。肉桂+肉苁蓉、全瓜蒌+薤白+当归、党参+红参+生黄芪、九香虫+瓦楞子、紫石英。

法药意解：

处方是扶阳医学四逆法（生附子、制川乌+制附子、干姜、炙甘草），此乃生附子之四逆法也，即生附子天雄之法也。夫生附子大热纯阳，补先天之火种，佐干姜以温中焦之土气，而调和上下。天雄一物，温通之性，最擅沟通阴阳之道路，且生附子又能启水中之阳，上交于心，阴阳交媾，而水火互根。炙甘草再缓扶正气，缓即藏之意也，使正气得藏，阴阳两气刻刻交会，元阴元阳紧紧抱为一团太和之气矣。肉桂温气暖血，血气交流，冀希返本还原；借肉苁蓉润肠填精之能，精气源源不断而入海底焉。

全瓜蒌宽胸通肠，薤白辛温上通下达，借当归润肠养肝之力，气血阴阳交流无阻也。黄芪引泉水由冲脉直达巅顶，凡清窍皆得其益，且能润筋骨肌肉；当归润肝达脾，得黄芪引肾水之微阳，入肝而心而肺，降而归脾，五脏皆得其养，气血皆得其调，得红参大补元气，党参大助化源。九香虫助阳气而理气机，瓦楞子有分散之力、化痰之用，得紫石英水火功夫之助，中宫运化而水火得以交融也。

处方五：

党参30g，红参15g，生黄芪45g，当归40g，干姜30g，生白术15g，淫羊藿20g，炙甘草5g，全瓜蒌40g，薤白15g，巴戟天20g，菟丝子20g，九香虫15g，瓦楞子30g，生铁落60g。10~30剂。

处方排序：

党参、红参、生黄芪、当归、干姜、生白术、淫羊藿、炙甘草。全瓜蒌+薤白、巴戟天+菟丝子、九香虫+瓦楞子、生铁落。

法药意解：

处方是扶阳医学非附桂法，即党参黄芪综合法（党参、红参、生黄芪、当归、干姜、生白术、淫羊藿、炙甘草），黄芪能引泉水由冲脉直达巅顶，凡清窍皆得其益，润筋骨肌腠，生脑生髓，神明之变化都成玄妙之态。用人参大助元气，党参再滋化源，下达于运化，使脾肺相合，天地相通转为泰卦，一切滞塞皆化为乌有。且黄芪引气达血，当归迎气归舍，气血能卫能守，阴阳互相抱负。生白术奠安脾土，干姜再温中宫，扶黄芪迎水精达于四旁，化精为气，气成于上，化源于润下，滴滴归根。淫羊藿引阴阳交纳于上下六合之中，使气血处处皆润，是引阴阳协和，气血交流为主。炙甘草安定四旁，调和五味，使五气都归于乾坤坎离之中，变化得其行矣。

再遇巴戟天与菟丝子，迎气归于周身经络薄膜，上传于脑，下归于肾，使骨充而筋柔，元阴元阳得以资助。与生铁落和衷共济，镇摄神魂，引水中之阳，交于中上二焦，脾得其镇，肺得其润，神魂可安，精神乃治，生生不息之功莫大焉。

随访（2022 年 4 月 20 日）：

病症：学生访问患者家属，目前患者情况良好，生活正常，睡眠还行，二便正常，食管病变无特别不适，除了过去的老毛病外，目前情况良好。

按语与治病次第：

老年人为什么容易患上肿瘤病呢？这与其随着年龄增长而体质差阳气衰弱有直接的关系，况且这位食管癌患者在发现癌症之前，还患有糖尿病、高血压、冠心病、心房纤颤、心功能不全等多种病，由于其年老体衰且多病共存，现代西医没有办法进行系列的治疗，转向中医药治疗，目标是带病生存，提高生活质量，这就是我们扶阳医学临床上努力的目标。

为什么肿瘤患者都是阳气衰弱呢？这是因为肿瘤乃为有形之实体，需要用阳气才能气化，如《黄帝内经》中所说"阳化气，阴成形"，这是正常人的"阳主阴从"生理状态，而肿瘤体质正好是相反的，即成为"阴主阳从"病理状态，而"阳气弱，气化弱，阴形物质容易成形"，这就是人患肿瘤的基本条件。而我们扶阳医学在临床上所做的一切，都是在围绕扶阳助正上来做功，都是在改善人体的基本生理功能上进行，围绕人之吃喝拉撒睡做文章，有什么特别的不适就针对性进行解决，就这样一路下来二年过去了，患者仍然是健康地活着，这就是我们的治疗目标。

看到肿瘤，我们不要穷追猛打、赶尽杀绝，而是要抱着与病共生存的思想，这就是扶阳医学治疗"以人为本"的核心思想，从上面四诊的处方规律上就可以看出，除了治疗咳嗽、胃病不适外，余下都是在积极扶助正气、益肾填精，特别是最后应用生附子川乌填精之法，就是要达到回阳通络、快速填精之目标，这才是真正让人后天返回先天之真功夫。

78. 乳腺癌手术后案

杨某某，女，43 岁，山东省邹城市人，时间：2020 年 5 月 24 日就诊。

病症：因患右侧乳腺癌而局部手术切除年余，遗留下右肩部不适、隐痛，无法正常抬起来了，平举也达不到，再向上伸举就是疼痛难忍，且感觉右背部整个肌肉绷紧、伸展不开，曾经调整治疗过年余，也无明显的改善。目前月经量少，4 天可以过去，睡眠比较好，饮食好，大便每天 2~3 次，小便稍黄，汗出比较多，手足无冷感。舌诊：舌呈三角形，舌苔薄白，舌根凹陷，上火时舌上起泡，耳屎比较多。脉诊：右手脉浮细，沉取脉紧滞滑，寸脉气滞，脾脉滑滞、有逆象，命门脉火弱；左手脉有点浮细，关脉稍浮明显，沉取脉细紧滞滑，心脉气滞无力，肝脉微洪稍滑有滞象，膀胱脉细紧滞，尺脉短弱。证属气血亏损、经络不通，治宜按照次第进行。处方用药：

处方一：

朱茯神 15g，柏子仁 20g，远志 15g，石菖蒲 20g，高良姜 15g，肉桂 20g，砂仁 15g，炙甘草 5g，葱白 4 节，吴茱萸 15g，茵陈 30g，延胡索 15g，郁金 15g，党参 30g，鹿角片 15g。5 剂。

处方排序：

朱茯神、柏子仁、远志、石菖蒲、高良姜、肉桂、砂仁、炙甘草、葱白。吴茱萸+茵陈、延胡索+郁金、党参+鹿角片。

法药意解：

处方是扶阳医学非附桂法，即朱茯神法中的平巽大法（朱茯神、柏子仁、远志、石菖蒲、高良姜、肉桂、砂仁、炙甘草、葱白），巽者，风者，漂浮不定也，此法可顺势助其右降之力，建中土、运后天、宁魂魄，有先天生后天之用，也是"上工守神"用意也。

吴茱萸化厥阴之尽，使阴尽而阳生，阳气即可大行于天下；白茵陈通金木一气，且金能化木，则肝胆相照、升降自如也。延胡索有通达之性，使气血畅行，五郁郁金可化，一切疼痛皆可化为乌有矣。党参助化源与丽水相济，有助离中真阴之功，鹿角片通督脉添精髓以助坎中一阳，坎离既济、任督回环，先后得以互生互用也。

处方二：

桂枝 15g，生白术 15g，淫羊藿 20g，生姜 30g，炙甘草 5g，南山楂 15g，白芷 15g，天麻 20g，厚朴 20g，吴茱萸 15g，茵陈 30g，瓜蒌壳 15g，薤白 15g，党参 30g，鹿角片 15g。5 剂。注：月经前服。

处方排序：

桂枝、生白术、南山楂、淫羊藿、生姜、炙甘草。白芷+天麻+厚朴、吴茱萸+茵陈、瓜蒌壳+薤白、党参+鹿角片。

法药意解：

处方是扶阳医学桂枝法（桂枝、生白术、南山楂、淫羊藿、生姜、炙甘草），用桂枝拨动太阳，透达少阴，使里面通达，气机可行；用白术崇土燥湿，使土温而运机可行，肾也，肺也，都能上下相照；淫羊藿交纳阴阳，使阴阳之正随桂枝，吴茱萸消化阴气而正气无伤；南山楂化积消凝，以使桂枝拨转阴阳道路易进易出；借生姜、炙甘草化阴为阳，阳动而阴随，气行而血流，意在通达内外，疏导四肢，阴凝化去，痛即自己。

白芷乃清香之品，化痰浊并通九窍，借天麻镇风息风之能，使阳能正而阴可守；厚朴再通达阳明之道路，则邪易出而正可扶也。瓜蒌壳拨开胸膈，引余蕴外出，更导桂枝宣化之气，达于肌腠；薤白辛香通肺，百脉畅行，气血交流无间，则阴阳协和矣。

处方三：

桂枝20g，生白术15g，炮姜30g，炙甘草5g，小茴香20g，杜仲20g，当归15g，川芎15g，吴茱萸15g，郁金15g，乌药15g，肉桂20g，怀牛膝15g，仙鹤草20g，蛇床子15g。3~5剂。注：月经期服用，有几天服几天。

处方排序：

桂枝、生白术、炮姜、小茴香、炙甘草。杜仲、当归+川芎、吴茱萸+郁金、乌药+肉桂、怀牛膝+仙鹤草、蛇床子。

法药意解：

处方是扶阳医学桂枝法（桂枝、生白术、炮姜、小茴香、炙甘草），用桂枝引少阴之气与太阳相接，使太阳由水而土，由土而木，由木而火，随脾之运化通于上下内外；白术强脾土，助运化，上下内外更能协和；小茴香调理肝脾之郁，脾运而木畅，木土不争；炮姜可分浊中之清，又能行气消瘀；炙甘草缓诸药性，调济生化之机，使五脏都归于气血之中。

加杜仲引五液之汁，归于筋络网膜之中，扶助冲任之气，即引药达于胞宫之用意也。当归与川芎乃佛手散之用，且归芎化血之瘀，行气中之滞，使气血交流无阻。乌药入厥阴而有通达之能；肉桂引肾精脾液，交流于气化之中，使气血濡润于八脉，冲任带自可会聚于会阴之地，地道之气机，能通达于膀胱胞室，血即随气升，气即驭血无乖。仙鹤草直上云霄，怀牛膝下达九泉，升降之能，用以调控月经之量。蛇床子扫灭肌腠毛窍间之瘀蕴，下元污秽得以及时清除也。

处方四：

制川乌30g（先煎1小时），生黄芪100g，党参30g，阿胶15g（另煎），炙甘草5g，川芎15g，杜仲20g，松节15g，吴茱萸15g，茵陈30g，瓜蒌壳15g，薤白15g，石菖蒲20g，独活15g，蒲公英15g。5剂。注：月经过后服用。

处方排序：

制川乌、生黄芪、党参、阿胶、炙甘草。川芎+杜仲+松节、吴茱萸+茵陈、瓜蒌壳+薤白、石菖蒲+独活+蒲公英。

法药意解：

处方是扶阳医学非附桂法，即川乌法（制川乌、生黄芪、党参、阿胶、炙甘草），川乌精空以质为，风气十足，无处不达，孙络、浮络、毛络阴阳汇集之地可行，开辟出一道路来，气血阴阳则如潮汐而动也；借北黄芪由下而上，由上而中，使天地人交通之处，气血津液都归于本，使生生化化之机刻刻不停；党参与阿胶会合一起，意在益气温血，使化源与运化长期运转不息；炙甘草缓扶正气，缓即藏之意也，使正气得藏，阴阳两气刻刻交会，清浊必无缪行之势。

川芎得木火之气尤烈，走窜之性血之运行得以畅达也；松节、杜仲引大气达到于筋络骨节，迎肌肉与骨节筋络相保，气血之往来无阻，营卫之交合必畅。用石菖蒲开心窍，引神智布达于外，五脏百脉皆能听令；独活通督脉而下行，蒲公英清升上达而走任脉，神灵清静，任督循行，阴阳合二为一气，交流不息也。

处方五：

党参30g，生黄芪50g，阿胶20g（另煎），炮姜30g，肉桂20g，生白术15g，淫羊藿20g，炙甘草5g，白芷15g，茵陈30g，瓜蒌壳15g，薤白15g，银杏叶15g，红景天30g，鹿角片30g，龟板15g，砂仁15g。5剂。注：接着上方服用。

处方排序：

党参、生黄芪、阿胶、炮姜、肉桂、生白术、淫羊藿、炙甘草。白芷+茵陈、瓜蒌+壳薤白、银杏叶+红景天、鹿角片+龟板+砂仁。

法药意解：

处方是扶阳医学非附桂法，即参芪综合法（党参、生黄芪、阿胶、炮姜、肉桂、生白术、淫羊藿、炙甘草），夫阿胶味甘平入血能补心，心者生血之源也；黄芪甘温补肺，肺者正气之宗也；阿胶得黄芪而血有所附，黄芪得阿胶而气有所依，即大补气血之用意也；炮姜辛苦之性，引隐瘀归于血海，随水主化源，交于决渎，瘀滞可化；肉桂温血附气，是引血与气，刻刻不离，阴与阳刻刻无间，是阳正而阴守，魄镇而魂通，冀期营卫协和，全身皆得其养；白术与炙甘草崇脾土、运四旁，淫羊藿承上启下，清者自升，浊者自降，砂仁再纳气归正，如此周身内外，都成春景，一切阴霾逐渐消化。

白芷与茵陈，通阳明而走上下、金木交并为一气，升降出入皆可畅行无阻矣。银杏叶土木金之精华凝聚在枝末，红景天富含血而藏大气，气血交流循环无端也。鹿角片通督脉添精髓以助坎水中一息真阳，龟板通任脉润阴精以助离中一息真阴，阴阳合、坎离交、先后合二为一气，自然而生生不息焉。

二诊（2020 年 8 月 3 日）：

病症：已经服药 2 个疗程，效果非常好，右肩部已经能够正常上下举动，也没有疼痛感觉，而且全身感觉精气神饱满，效果神奇。特别是上诊时测量阴阳数字时，发现上热下寒，呈现厥阴证，现在测量阴阳数字时，发现上下肢数值基本等同，只有部分左右两侧数有点差异。目前正在月经期，已经无过多的不适，4 天可以基本过去，睡眠好，饮食正常，大便每天 2 次，小便黄，出汗比较多。舌诊：舌形正常，舌苔薄腻，中间散在反光区，心区有阴影，经常容易上火，上火时舌痛与眼屎比较多。脉诊：右手脉有一点浮，沉取脉细紧滞稍滑，寸脉滑滞，关脉滑缓，命门脉火弱；左手脉有点浮，膻中脉似乎明显，沉取脉细紧滞稍滑，心脉微洪，肝脉稍洪有滞象，膀胱脉细滞，尺脉有一点起来、有细滞象。证属正气不足，经络不畅，治宜顺势而治，调整月经。处方用药：

处方一：

制附子 30g（先煎 1 小时），生姜 50g，炙甘草 15g，党参 30g，鹿角片 30g，砂仁 15g，羌活 15g，独活 15g，白芷 50g，黄芩 25g，金银花 30g，徐长卿 15g。3 剂。

处方排序：

制附子、生姜、炙甘草。党参+鹿角片+砂仁、羌活+独活、白芷+黄芩、金银花+徐长卿。

法药意解：

处方是扶阳医学四逆法（制附子、生姜、炙甘草），用附片大温肾水，使火盛而水沸，精化成气，气升于中，五脏得其荣养，气升于上，大气聚于华盖，化源可降，中下之物皆得润泽，清浊自然分化，气血自然交流；生姜通神明，心君朗照，脏腑自然分明，气血自然随之运转，一切凝滞渐渐化为乌有，真阳亦渐渐布满全身皮肤毛络，气行无不调畅；炙甘草奠安四旁，使皮毛开阖之灵活，阴阳之照耀无阻，日月之往来处处皆光，一切阴霾随光而化。

党参大助化源，使地气与天气相接，雾露布满全躯；鹿角片通督脉添精髓以助阳气之精，得砂仁纳正气，而脏腑之气机，更能鼓荡，内外之交达，更能活跃，是扶正使阴易消。羌活与独活根极细长，得黄泉之水气，上下行走于膀胱经与督脉，内入少阴涌泉里，外出太阳膀胱之表，风寒邪气皆可引其外出也。白芷与黄芩，大降阳明，用白虎汤之用意也。金银花土金木之性，升散之能借水火功夫花蕾怒放也；徐长卿辛香通气之性，无处不达，毛窍可开，邪易出而正可复矣。此乃扶阳医学四逆败毒之大法也。

处方二：

桂枝 15g，生白术 15g，淫羊藿 20g，生姜 30g，炙甘草 5g，小茴香 20g，白芷 15g，天麻 20g，徐长卿 15g，吴茱萸 15g，茵陈 30g，瓜蒌壳 15g，薤白 15g，党参 30g，鹿角片 15g。5 剂。注：月经前服用。

处方排序：

桂枝、生白术、小茴香、淫羊藿、生姜、炙甘草。白芷+天麻+徐长卿、吴茱萸+茵陈、瓜蒌壳+薤白、党参+鹿角片。

法药意解：

处方是扶阳医学桂枝法（桂枝、生白术、小茴香、淫羊藿、生姜、炙甘草），用桂枝打开太阳，引水泉微阳上沸，与三焦气机联系，意在分拨清浊，通达枢纽；白术强脾土，助运化，上下内外更能协和，用小茴香再醒肝脾，使土木无争；用生姜通神明，炙甘草再奠中宫，务期水温土暖，神明化照四方，为上下相照之意；淫羊藿引清阳之气归于五脏，使脏能生能藏，助成生长收藏之用。

用天麻镇阳明少阳两经之气，用徐长卿微开茅塞，透达经络，与白芷芳香之品，透达腠理，启开毛窍，皮肤污秽之邪皆可除也。吴茱萸消浊中之瘀污，归于大肠膀胱两条道路；茵陈金木一气，肝升胆降，升降出入皆畅达无阻。瓜蒌壳开胸膈，是迎阳于内，换阴外出；薤白化肠胃之阴凝，使肠胃多气多血，刻刻温暖，时时通达。加党参滋肺液，益肺气，助化源，使运化更不停息，后天强壮；鹿角片壮督脉添阳精以助先天，先天得资，后天得助，先后二天互助互用之功大焉。

处方三：

桂枝 20g，制川乌 15g，炮姜 30g，炙甘草 10g，小茴香 20g，杜仲 20g，当归 15g，川芎 15g，吴茱萸 15g，延胡索 15g，龙血竭 10g，肉桂 20g，怀牛膝 15g，仙鹤草 20g，蛇床子 15g。3~5 剂。注：月经期服用。

处方排序：

桂枝、制川乌、炮姜、小茴香、炙甘草。杜仲、当归+川芎、吴茱萸+延胡索、龙血竭+肉桂、怀牛膝+仙鹤草、蛇床子。

法药意解：

处方是扶阳医学桂枝法（桂枝、制川乌、炮姜、小茴香、炙甘草），用桂枝化膀胱之气，使精气上升为主，迎阳气达于宥密，恐瘀血未尽，又借川乌风药之势，疏透下焦经络，气血流畅而易进易出，炮姜借桂枝、炙甘草，苦甘化阴，脾心肾三部连系，而三焦之气机亦成自然，气血亦分合有路；小茴香香甜之味，通运化之门，使传变进出无阻。

杜仲润筋养络，与骨节相连，任带相接，冲任自然有归，通行胞宫有路。当归与川芎，一养血一理气，气血同调，如佛手一样灵验。延胡索圆润坚硬无比，无坚不摧；肉桂温血热血，使血液流行于经络网膜之间，引血竭达于空窍，化窍中之瘀，行窍中之滞，务期窍窍得通，运化更能无阻，痛经即自已。怀牛膝下行，仙鹤草上达，升降相因，协调而控制月经量。蛇床子苦温，秽污借升降之性而得以化解矣。

处方四：

制川乌 30g（先煎 1 小时），生黄芪 100g，党参 30g，阿胶 15g（另煎），炙甘草 10g，川芎 15g，杜仲 20g，松节 15g，鹿角片 30g，水牛角 30g，肉苁蓉 20g，紫石英 45g，透骨草 15g，补骨脂 15g，骨碎补 15g。5 剂。注：月经后服用。

处方排序：

制川乌、生黄芪、党参、阿胶、炙甘草。川芎+杜仲+松节、鹿角片+水牛角+肉苁蓉+紫石英、透骨草+补骨脂+骨碎补。

法药意解：

处方是扶阳医学非附桂法，即川乌法（制川乌、生黄芪、党参、阿胶、炙甘草），用川乌、附子之母也，阴阳未分之物，借以破阴阳凝对之所，直达阴阳末端交汇之地，阴阳气血波动如潮汐而作也；用生黄芪于温化药中，引肾中微阳，由中而上，上能润，中能和，上中交合，五液流通，脏腑都成润泽，筋络骨节均得营卫交护，正易复而邪尽消，月信照常，生育易萌，是为强助生成之妙用；阿胶引坎水与离火相合，党参再大助化源，使地气与天气相接，雾露布满全躯，筋络肌肉，皆得其润，是柔以养筋，温以热骨之旨；炙甘草莫安四旁，使手足之气机灵活，阴阳之照耀无阻，日月之往来处处皆光，一切阴霾随光而化。

松节、杜仲引大气达到于筋络骨节，迎肌肉与骨节筋络相保，川芎再引动气血交流无间，一切关节运行皆得以自如也。鹿角片与水牛角通督脉达巅顶，一壮阳添精，一清除郁热，神明之地得以清灵；肉苁蓉又名大云，云也重也，下落入地，紫石英重镇下潜温坎水；上达百会下入会阴，冲脉得以畅达，脊柱得重新归位也。三骨汤透邪入骨，益肾填髓，壮骨强筋，一切疼痛皆可化为乌有矣。

处方五：

制附片 30g（先煎 1 小时），筠姜 30g，炙甘草 15g，党参 30g，生黄芪 59g，阿胶 20g（另煎），肉桂 20g，山萸肉 20g，鹿角片 40g，龟板 20g，瓜蒌壳 15g，薤白 15g，银杏叶 15g，红景天 30g，灵芝 15g。5 剂。注：接着上方服用。

处方排序：

制附片、肉桂、筠姜、炙甘草。山萸肉、党参+生黄芪+阿胶、鹿角片+龟板+灵芝、瓜蒌壳+薤白、银杏叶+红景天。

法药意解：

处方是扶阳医学附子肉桂法（制附片、肉桂、筠姜、山萸肉、炙甘草），用附子拨动火炉，温暖水泉，使水气沸腾，升于天宫，使清道清明，以助先天之用；肉桂温脾温血，使肾暖而脾温，血热而气行，意在先后双调，强助生化之机，以助后天之行；筠姜引通火土，上达肺，下暖脾，使金土相合，化运与化源，相互为用；山萸肉益肾精而收纳正气，引药下行而直达藏精之地；炙甘草以奠之安之，心脾上下相照，而五行之大运，处处皆通，一切凝结不通之瘀，自然渐渐而消。

鹿角片通督脉添真精以助坎水中一阳，龟板润任脉育真精以助离火中一阴，阴阳得助、坎离既济，任督循环，先后互资，借灵芝通仙之能，直达神仙圣地也。银杏叶精华在于枝末，红景天富含大气，气血交流亲密无间，生生不息之功莫大焉。

按语与治病次第：

本例患者由于乳腺癌手术之后，导致周围组织粘连等后遗症，影响到右肩部活动与上下举动，虽然她经过年余的积极调养，但由于体质虚弱而导致这些情况久久不能恢复。扶阳医学从人体的全局着手，顺势调整月经周期的同时，积极改善体质并疏通经络，达到了一举两得之目标，而且患者 2 个多月的治疗已经达到了初步目标，说明体质的改善乃是患者恢复的重要前提与保证。

处方一是扶阳医学四逆败毒法，因为患者有个典型的症状表现是上火，这个上火就是因经络不通导致的结果，本法主要目的是祛除邪气郁滞火，同时兼顾扶阳填精，可谓是一举两得。处方二是扶阳医学桂枝法加味，开表建中、疏风通络、温肝降胆、宽胸理气、扶阳助正等，乃为月经前顺势向上发越之意。处方三是扶阳医学桂枝调经之法加味，温通经络、温经活血、养血化瘀、温肝止痛、温血化凝、协调升降等，乃为顺势向下疏通为主。处方四是扶阳医学川乌法加味，疏通经络、益气养血、温通骨节、通达冲脉、入骨透邪等，为的是彻底疏通闭塞之经络，这样才能解决根本问题。处方五是扶阳医学四逆参芪综合法加味，即四逆大补气血填精之法，也是收功之法，特别是兼顾治疗心脏问题，才是真正能够治愈本病的关键所在。虽然说一诊时，也是五张处方，也是按照月经周期顺序而调整，由于当时的舌脉症状特点，与本系列处方有点区别，但是没有根本性区别，只是有侧重的区别而异，都是顺势而治，这才是扶阳医学最大的优势。

79. 食管癌术后腹痛案

朱某某，女，71 岁，河南省浚县人，时间：2020 年 7 月 30 日就诊。

病症：患者食管癌手术后 11 个月，突然出现不明原因的腹痛，伴阵发性汗出，而且发作频繁，经过多次检查未明确原因，目前睡眠较好，胃口不太好，肚脐周围疼痛，大便两三天 1 次，小便黄，手脚无冷热感觉。舌诊：伸舌有点困难，舌体大致正常，右侧舌边上散在的带状腻苔明显，左侧无，右侧肩胛线明显，中线不正，右宽左窄，舌尖左高右低，右侧舌根部凹陷，舌根部有白苔。手术后体质消瘦、体重下降明显。脉诊：左手脉浮滑微劲，寸脉微劲滑滞，关脉微劲稍洪，膀胱脉紧滞滑，尺脉微劲滑；右手脉微浮细，沉取脉滑滞，寸脉气滞，关脉滑滞，命门脉火可。证属阴盛阳衰、经络不通，治宜安神通络、温阳降逆，处方用药：

处方一：

朱茯神15g，柏子仁40g，远志15g，石菖蒲20g，高良姜15g，肉桂20g，砂仁15g，炙甘草5g，葱白4节，九香虫15g，瓦楞子15g，茵陈15g，党参30g，鹿角片20g。3剂。注：不发作时服用。

处方排序：

朱茯神、柏子仁、远志、石菖蒲、高良姜、肉桂、砂仁、炙甘草、葱白。九香虫+瓦楞子、茵陈、党参+鹿角片。

法药意解：

处方是扶阳医学非附桂法，即朱茯神法中的平巽大法（朱茯神、柏子仁、远志、石菖蒲、高良姜、肉桂、砂仁、炙甘草、葱白），巽者，风也，飘浮不定谓之，本法可使其一路右降，神魂得安、宁魄通肠、热土温中、通达心肾等，风气可降，阳明得通，神魂得安。此乃"上工守神"用意也。

九香虫乃灵动之品，阳极而行，借瓦楞子分散之能，一切壅滞中宫之郁，皆可顺势而化，枢纽得以畅行，太阴阳明相互协和；白茵陈能使金木交并、互通一气，肝胆相照，中宫升降出入皆得自然也。党参助化源与丽水相济，鹿角片再添精助阳，乃为乾坎回还之用意也。

处方二：

吴茱萸30g，生姜50g，炙甘草15g，党参30g，陈皮15g，法半夏20g，土茯苓25g，砂仁15g。3剂。注：药物浓煎，发作时小量频服。

处方排序：

吴茱萸、生姜、炙甘草、党参。陈皮+法半夏+土茯苓、砂仁，

法药意解：

处方是扶阳医学非附桂法，即吴茱萸汤法（吴茱萸、生姜、炙甘草、党参），用吴茱萸化肝脾之滞，生化之机，自然无乖，一切症瘕，虚痛，凝结可解；党参滋润肺源，使化源有归，借厥阴阴尽阳生之力，万物皆成春夏生长之气；生姜拨通神明，下与相火相接，中宫得其温暖，生化循环无间，炙甘草奠安中土，使运化通达于四旁，阴阳之往来，即成轻车熟路，为引通道路之大法也。

用陈皮调理肌腠，起阳明之气，与太阳之经相协；法半夏拨动阴道，降清中之浊，起浊中之清，升降自然；土茯苓再借秽污清除之力，决渎大行，浊毒得以顺势下行；通达肺窍，与胃相合，迎清气上升，导浊瘀下降，呕吐可止也；与砂仁合成一路，引五脏之气归于坎水，水得温气得升，亦洗清道路之用也。

处方三：

桂枝 15g，生白术 15g，生姜 30g，炙甘草 5g，淫羊藿 20g，朱茯神 15g，陈皮 15g，法半夏 15g，吴茱萸 10g，茵陈 30g，九香虫 15g，瓦楞子 15g，党参 30g，鹿角片 30g，砂仁 15g。10 剂。

处方排序：

桂枝、生白术、淫羊藿、生姜、炙甘草。陈皮+法半夏+朱茯神、吴茱萸+茵陈、九香虫+瓦楞子、党参+鹿角片+砂仁。

法药意解：

处方是扶阳医学桂枝法（桂枝、生白术、淫羊藿、生姜、炙甘草），用桂枝引气机由土而木，由木而心肺，仍降于土，为助五行之运化，交流于五脏六腑；白术强脾土，助运化，上下内外更能协和；炙甘草再奠安中宫，四方得运，淫羊藿可引三阳之气达于三阴，阴阳自相协合，生化更有妙用；借生姜辛温之性，通达神明，与温化之品，养脉之物，内通外达，上行下效，四肢百骸，无不相应，正可复，邪可去，如是荣卫协和，阴阳畅通，病祛而人安。

二诊（2020 年 8 月 12 日）：

病症：交替服用处方一与处方二，腹痛汗出均消失，又服用处方三 7 剂，感觉非常好，一切基本皆恢复正常。舌诊与前面相比较，明显改善，但还未恢复正常，脉象有些改善，微劲象仍存在，继续按照次第计划治疗。处方用药：

处方四：

制川乌 25g（先煎 1 小时），生黄芪 90g，党参 30g，当归 40g，炙甘草 5g，法半夏 20g，郁金 20g，朱茯神 15g，九香虫 15g，瓦楞子 15g，吴茱萸 10g，茵陈 30g，石菖蒲 20g，独活 15g，蒲公英 15g。10 剂。

处方排序：

制川乌、生黄芪、党参、当归、炙甘草。法半夏+郁金+朱茯神、九香虫+瓦楞子、吴茱萸+茵陈、石菖蒲+独活+蒲公英。

法药意解：

处方是扶阳医学非附桂法，即川乌法（制川乌、生黄芪、党参、当归、炙甘草），川乌乃附子之母，精空透气，以风为用，无处不达，借擅行而数变之能，直达阴阳交汇之末端，以使气血如潮汐而动也；加生黄芪以助之，迎胃中之真阳，归于太空，太空得其清朗，输转脏腑内外，使上下内外，交合有用；且当归与黄芪有益气生血之功，通肠润下之能；党参与当归合用，意在温气生血，使化源与运化长期运转不息，并助化源与丽水相济，为乾坎回还之用意也；炙甘草可奠安中土，使脾胃谐和，纵川乌之猛，亦不能伤。

石菖蒲开心窍，导膻中，臣使与制节相互得令，清浊自然得分；蒲公英轻轻上达循任通天，独活顺督脉顺势由天气下降而入地，天降地升，任督回环，坎离相济，水火相济，阴阳合二为一气得以生生不息也。

处方五：

党参30g，生黄芪45g，当归30g，筠姜40g，肉桂20g，生白术15g，淫羊藿20g，炙甘草10g，九香虫15g，瓦楞子15g，全瓜蒌25g，薤白15g，鹿角片40g，龟板20g，肉苁蓉20g。10剂。

处方排序：

党参、生黄芪、当归、筠姜、生白术、淫羊藿、炙甘草。肉桂、九香虫+瓦楞子、全瓜蒌+薤白、鹿角片+龟板+肉苁蓉。

法药意解：

处方是扶阳医学非附桂法，即参芪综合法（党参、生黄芪、当归、筠姜、肉桂、生白术、淫羊藿、炙甘草），黄芪甘温补肺，肺者正气之宗也；当归得黄芪而血有所附，黄芪得当归而气有所依，即古人称为补血汤者，乃取阳生阴长之用也；党参、当归与肉桂会合一起，意在温气温血，使化源与运化长期运转不息；筠姜引通火土，上达肺，下暖脾，使金土相合，化运与化源，相互为用；肉桂温血附气，是引血与气，刻刻不离，阴与阳刻刻无间，是阳正而阴守，魄镇而魂通，冀期营卫协和，全身皆得其养；白术与炙甘草建立中土，使运化通达于四旁，后天更能有用；淫羊藿导阴阳往来之机，一助脾之运化，二助肺之化源，使上下相通源源不息。

全瓜蒌壳仁同用，宣上润下，膻中可开，精气神紧紧团为一处，借薤白通脉之力，清升清降，宣上达百会而金生丽水矣。鹿角片通督脉壮坎中一阳，龟板育任脉润离中真阴，肉苁蓉益肾填精而润泽大肠，泉水火旺而任督回环，坎离相济而阴阳相交，生生不息之功大焉。

按语与治病次第：

本例患者食管癌手术后近一年的时间内，突然出现发作性腹痛，每天发作数次，伴有大量汗出与烘热感觉，虽然多方检查未明确病因。故此，目前迅速终止这样的发作痛苦也是非常重要的，因为急则治其标症，用朱茯神法安神定志，与吴茱萸汤法，交替服用，效果显著。这是因为，我们遵从《黄帝内经》中"上工守神"的思路，首先应用朱茯神，在神的层面进行调整，结合吴茱萸汤法对症治疗，有标本兼顾之目的，服用之后效果显著。但是，后续的巩固也是非常重要的一步，因为扶阳医学讲究的就是"祛邪、建中、填精"六字真言，本例患者治疗思路仍然沿用这样的治病次第。

处方一是扶阳医学朱茯神法中的平巽大法，其目的就是在神的层面调整，因为神的层面稳定，对于气化的改善与症状的改善将起着决定性作用，事实也是如此。处方二是扶阳医学吴茱萸汤法加味，即针对性解决剧烈性腹痛的问题，由于本处方药的口感比较差，特别是当发作时服用，一定要小量频服，才能达到目的，用后效果显著。处方三是扶阳医学桂枝法加味，重点解决表证与中焦的问题，把前面的治疗效果巩固下来，服用后达到了治疗目标。处方四是扶阳医学川乌法加味，重在疏通经络、益气活血、温肝降胆、温阳行气、运行任督二脉等，目的是疏通经络，防止病情反弹。处方五是扶阳医学参芪综合法，即大补气血填精收功之法，即为改善体质、恢复健康、防止复发等打下坚实的基础。

80. 淋巴癌案

熊某某，女，57 岁，河北省清河县人。时间：2022 年 3 月 30 日就诊。

病症：患者于 3 月 28 日感觉乏力、心悸、头晕等，去医院检查诊断为脑梗，住进深圳武警医院。住院后检查中发现肾功能异常，及时透析 2 次，后出现发热，期间又检查出癌细胞，又转进北京大学深圳医院血液科治疗，经血液科确诊为：T 细胞淋巴癌、败血症（图 11-1）。在医院做一次化疗后，患者病情急剧恶化，患者强烈要求放弃治疗。于 4 月 29 号经救护车护送至河北省清河县，于 30 日经别人介绍找笔者刘丽就诊（徒弟医案），出诊去其家里为患者看病。

目前患者主诉：发热，体温 37.8℃，尿失禁，带着导尿管，神志清楚。诊断：淋巴癌化疗后，目前纳差、胃胀。睡眠还可以，大便每天 1 次，小便尿失禁。发热时用退热药物后汗出，不发热时汗出正常，手足凉。血压 123/84mmHg，心率 98 次/分钟。舌诊：桃形舌，舌苔白厚腻，舌前 1/3 无舌苔，舌质淡红，舌尖隆起，舌根平直，心区有凹陷，胃区有凹陷，舌边左侧肝区凸出（图 11-2、图 11-3）。脉诊：左手脉浮取细紧滞，沉取脉尺脉摸不到；右手脉浮取洪大，沉取脉微劲，命门脉滑滞、洪大。证属三阴不足、三阳有邪，治宜标本同治、扶阳开表、大补气阴。处方用药：

处方一：

制附片 30g（先煎 1 小时），生姜 50g，炙甘草 10g，党参 30g，鹿角片 30g，砂仁 15g，羌活 15g，独活 15g，白芷 50g，黄芩 25g，金银花 30g，水牛角 40g，重楼 30g，白蔻仁 15g。5 剂。

处方排序：

制附片、生姜、炙甘草。党参+鹿角片+白蔻仁+砂仁、羌活+独活、白芷+黄芩、金银花+水牛角+重楼。

法药意解：

处方是扶阳医学四逆法（制附片、生姜、炙甘草），用附子烈火烹之，化气上行，使三焦分明，气血阴阳，皆得其畅，而毛窍之闭塞，自然得其畅通。炙甘草与生姜，使心脾之互照，两神明可通，正气可复。党参滋肺液，藏大气，源源而生，协助鹿角片温精热血，坎离中之真阴真阳常常护卫，亦为扶阳助正之良品也。白蔻开胃快膈，温胃和中；砂仁纳摄正气，为太阴阳明转运之用。此乃四逆填精之法也。

羌活与独活，循太阳走膀胱，一上一下，经脉通达而邪气易出。白芷合黄芩有白虎汤之用意，擅解阳明之大热症；金银花散头目郁热，水牛角上头顶风热可解，阳明之热得顺势而化也；重楼入厥阴重地，伏邪决无存留之机焉。此解毒之用意也，上下相合，则为四逆败毒之大法也，一切热症皆可顺势而化解也。

处方二：

炮附子60g（先煎2小时），桂枝30g，苍术15g，南山楂20g，生姜50g，炙甘草10g，陈皮15g，法半夏20g，朱茯神30g，砂仁15g，白蔻仁15g，白芷30g，厚朴20g，党参30g，鹿角片30g。5剂。

处方排序：

炮附子、桂枝、苍术、南山楂、生姜、炙甘草。陈皮+法半夏+朱茯神、砂仁+白蔻仁、白芷+厚朴、党参+鹿角片。

法药意解：

处方是扶阳医学附子桂枝法（炮附子、桂枝、苍术、南山楂、生姜、炙甘草），用附子大辛大温之品，使肾水沸腾，大气得以升举，行上而成雾，与沤渎相谐，上下得以交通，阴阳得以互流。更用桂枝开太阳，使阴云散播，晴空得其朗照，二火得其宣明。苍术引土中之湿，归于膀胱。南山楂快肠快胃，通达于出入生化之路。炙甘草崇脾土，引生姜循行阴阳界限之中，使刚烈之性化为柔和，柔和之性化为调济，是去邪而正得复矣。

陈皮开腠理，通皮毛，使腠理之风邪随桂枝鼓荡从皮行而泄；法半夏降胃中之逆归于肠，使下通而上达，往来之道路无阻；朱茯神宁神通微，接肾中之微阳，归于神明之宫，清虚之府相傅之机两相透达，成上下交通无扰乎阳之意也。白芷透达阳明循经而上，厚朴降阳明循循而下，阳明降而太阳升，内外两邪皆无停留之机。

二诊（5月16日）：

病症：检查结果也有贫血现象，血红蛋白61g/L。住院检查，各项结果基本没有正常的。

处方三：

党参30g，生黄芪45g，阿胶10g，生姜30g，白术35g，淫羊藿20g，炙甘草10g，玄参30g，土茯苓25g，砂仁15g，白蔻仁15g，炒麦芽30g，白芷15g，茵陈30g，益母草20g。7剂。

处方排序：

党参、生黄芪、阿胶、白术、淫羊藿、生姜、炙甘草。砂仁+白蔻仁+炒麦芽、白芷+茵陈+土茯苓、玄参+益母草。

法药意解：

处方是扶阳医学非附桂法，即党参黄芪综合法（党参、生黄芪、阿胶、白术、淫羊藿、生姜、炙甘草），党参益肺脾，滋肺源而行运转，养五脏而六腑畅通；生白术奠安脾土，扶黄芪迎水精达于四方，化精为气，气盛于上，化源之润下，滴滴归根，是先后并养之意也。黄芪甘温补肺，肺者正气之宗也；阿胶与黄芪合而血有所附，黄芪得阿胶而气有所依，取阳生阴长之用也。淫羊藿助阳行，使脾肾相连，水土有依傍之处，阴阳自然燮理，元气自然归华。用生姜通神明，炙甘草奠中宫，务期水温土暖，神明化照四方，为上下相照之意也。

大麦芽化积滞调肝脾，木土交质，化机自转，生机自动，胃中之宿积倾然而下；茵陈青通肝白走肺，入胆腑行中正之令，天下皆春也。益母草与土茯苓皆入脾土，运中宫而湿浊可化，清升而浊降矣。玄参色黑引离火下行，以入坎水，如灯中添油是也。

三诊（5月22日）：

病症：口服完此药后，患者自己能够起来走路了，饮食，睡眠正常。三诊时，患者就能够自己坐车，去（徒弟刘丽）诊室看病。以前都是笔者徒弟出诊去她家里看病的。

处方四：

太子参 30g，生黄芪 45g，阿胶 15g，干姜 30g，白术 35g，淫羊藿 20g，炙甘草 10g，玄参 30g，朱茯神 30g，砂仁 15g，白蔻仁 15g，白芷 15g，厚朴 35g，赤芍 30g，鸡矢藤 20g，灵芝 15g。7 剂。

处方排序：

太子参、生黄芪、阿胶、干姜、白术、淫羊藿、炙甘草。朱茯神、砂仁+白蔻仁、白芷+厚朴+鸡矢藤、玄参+赤芍+灵芝。

法药意解：

处方是扶阳医学非附桂法，即参芪综合法（太子参、生黄芪、阿胶、干姜、白术、淫羊藿、炙甘草），参芪综合法法解见上面。

朱茯神能上通下达，奠安中宫，务使三焦往来之气机，贯通一致。鸡矢藤建中宫、运脾胃，通经达络。赤芍调达肝木，使血液畅流，筋得其养，肤得其润；借灵芝壮元气、邪不可侵矣。

四诊（5月27日）：

病症：测量血压，104/61mmHg，心率77次/分钟。患者自我感觉良好。

处方五：

太子参 30g，生黄芪 45g，阿胶 15g，干姜 30g，白术 35g，淫羊藿 20g，炙甘草 10g，南沙参 30g，朱茯神 30g，砂仁 15g，鸡矢藤 20g，灵芝 15g，鹿角片 30g，醋鳖甲 20g，肉苁蓉 40g。7 剂。

处方排序：

太子参+南沙参、生黄芪、阿胶、白术、淫羊藿、干姜、炙甘草。朱茯神+砂仁、鸡矢藤+醋鳖甲、灵芝+鹿角片+肉苁蓉

法药意解：

处方是扶阳医学非附桂法，即参芪综合法（太子参+南沙参、生黄芪、阿胶、白术、淫羊藿、干姜、炙甘草），参芪综合法法解见上面。

鹿角片与灵芝壮阳精而通达督脉，鳖甲与肉苁蓉育阴精而滋润任脉，任督合和，先天强健，后天得助，生生不息之功大焉。

五诊（6 月 6 日）：

病症：服药至此，患者病情稳定，血常规检查疾病至此，淋巴细胞偏高。精气神，饮食起居基本正常，没有不适表现。

处方六：

制附子 60g（先煎 2 小时），桂枝 30g，苍术 15g，淫羊藿 20g，干姜 50g，炙甘草 10g，朱茯神 30g，砂仁 15g，鸡矢藤 15g，白首乌 15g，四叶参 30g，灵芝 15g，炙黄芪 45g，当归 15g，鹿角片 30g，醋龟板 20g。7 剂。

处方排序：

制附子、桂枝、苍术、淫羊藿、干姜、炙甘草。朱茯神+砂仁、鸡矢藤+白首乌、四叶参、炙黄芪+当归+灵芝、鹿角片+醋龟板。

法药意解：

处方是扶阳医学附子桂枝法（制附子、桂枝、苍术、淫羊藿、干姜、炙甘草），附子桂枝法法药意解见前面。

白首乌滋阴精而健脾胃；四叶参补气血，热毒可散。当归与龟板育肝血、通任脉，引相火归位，借砂仁纳五脏之正气归于坎宫，使微阳鼓荡，大气得以升举，乃能交通升降。

六诊（6 月 15 日）：

处方七：

制川乌 20g（先煎半小时），炙黄芪 50g，人参 15g，三七 15g，干姜 30g，炙甘草 15g，炒小茴香 20g，生白术 35g，三星夏各 20g，朱茯神 30g，砂仁 15g，鸡矢藤 20g，白首乌 15g，四叶参 30g，鹿角片 30g，陈皮 15g。10 剂。

处方排序：

制川乌、炙黄芪、人参、三七、生白术、小茴香、干姜、炙甘草。朱茯神+砂仁、三星夏+四叶参、鸡矢藤+白首乌、鹿角片+陈皮。

法药意解：

处方是扶阳医学非附桂法，即川乌法（制川乌、炙黄芪、人参、三七、生白

术、小茴香、干姜、炙甘草），川乌精空以气为用，气者，风也，风性数变而无处不达。人参大补元气，五脏六腑、四肢百骸皆能受益；加黄芪以助之，迎胃中之真阳，归于太空，太空得其清朗，输转脏腑内外，使上下内外，交合有用。三七其叶非三即七，木火之性使然，离火得助。用白术崇土护木，小茴香交会肝脾，使土木火交换自然，气血精逐渐流通，而四肢百脉，能举能伸，能收能放。干姜与炙甘草，助君火而益太阴，肺脾更能协和，化源与运化刻刻不停息。

三星夏辛苦之品，辛以润之，苦以化之，润化得其自然，阴阳更能互相守助，上不生痰，下能道利，是激通腑地之用也。

七诊（6月28日）：

病症：此诊时患者出现左上肢不能举，肩关节疼痛，从痹症论治。

处方八：

制附子30g（先煎1小时），桂枝15g，苍术15g，小茴香20g，生姜30g，炙甘草10g，陈皮15g，杜仲20g，石楠藤20g，松节15g，威灵仙15g，四叶参30g，太子参30g，鹿角片30g；灵芝15g。10剂。

处方排序：

制附子、桂枝、苍术、小茴香、生姜、炙甘草。陈皮、杜仲+松节+威灵仙+石楠藤、四叶参+太子参、鹿角片+灵芝。

法药意解：

处方是扶阳医学附子桂枝法（制附子、桂枝、苍术、小茴香、生姜、炙甘草），附子桂枝法法药意解见前面。

松节与杜仲，引大气达到于筋络骨节，迎肌肉与骨节筋络相保，骨正筋柔；威灵仙能引通十二经络与辛温之品会合，不容邪气久留之意；石楠藤引筋络之风湿达于纤维，因纤维连于肌腠，使肌腠中之纤维，透于皮肤，与桂枝一鼓而出。太子参大补气阴，入离火真阴得助而离火可降，而附子入坎水一阳能升，阴降阳升，阴阳刻刻交换不息也。

八诊（7月9日）：

处方九：

制川乌20g（先煎半小时），炙黄芪60g，人参15g，三七15g，炙甘草15g，川芎15g，杜仲15g，松节15g，三星夏各20g，鹿角片30g，水牛角30g，肉苁蓉20g，紫石英45g，白首乌15g，鸡矢藤20g。10剂。

处方排序：

制川乌、炙黄芪、人参、三七、炙甘草。川芎+杜仲+松节、三星夏、鹿角片+水牛角+肉苁蓉+紫石英、白首乌+鸡矢藤。

法药意解：

处方是扶阳医学非附桂法，即川乌法（制川乌、炙黄芪、人参、三七、炙甘草），川乌法法药意解见前面。

加川芎行气中之滞，血中之凝；紫石英交济水火，沉入海底，真阴真阳得以紧紧抱为一团太和之气也。

九诊（7月18日）：

病症：服药至此，患者口服中药80天，经医院检查T淋巴细胞，及各项指标基本正常，有几项值比正常指标稍高、或稍低，基本上处于大致正常。

处方十：

制附子30g（先煎1小时），桂枝15g，苍术15g，炒小茴香20g，生姜50g，炙甘草10g，郁金15g，生半夏20g，朱茯神30g，砂仁15g，重楼15g，灵芝15g，鸡矢藤20g，四叶参30g，鹿角片30g。10剂。

处方排序：

制附子、桂枝、苍术、小茴香、生姜、炙甘草。朱茯神+砂仁、重楼+生半夏+四叶参、鸡矢藤+郁金、鹿角片+灵芝。

法药意解：

处方是扶阳医学附子桂枝法（制附子、桂枝、苍术、小茴香、生姜、炙甘草），附子桂枝法法药意解见前面。

朱茯神镇定精神魂魄，都归于温性药品之中，使气机绵绵接续为要；砂仁纳五脏之气，归于肾宫，使肾水温温不息，气流源源而升，心肺得其润泽，水火土更能相照，欲助全身大气流行无间。生半夏降肠胃痰湿，使少阳之枢纽，能上能下，能开能阖，太阳之气无不鼓荡运行；郁金解五脏之郁，即解五行之制，使五行生克自然，生长收藏之里，依时而运，精津气血液，亦应时而长，上与天接，下与地通，务期完成地天成泰之意。

随访（2022年7月18日）：

病症：检查结果与舌诊前后如下，复诊结果效果显著，化验指标基本恢复如常，舌诊前后对比变化显著。患者自我感觉良好，饮食起居一切正常，生活正常，目前仍然在巩固治疗之中。

按语与治病次第：

这个是笔者徒弟刘丽治疗淋巴癌成功的案例，从中可以说明一个问题，纯中医特别是扶阳医学是可以有效地治疗癌症的。从本例患者治疗的过程我们可以得出，扶阳医学以人为本的学术思想，是非常正确的指导临床治疗一切病症的最高标准，当人生病的时候，一定是其在天地间的生活规律没有与自然保持密切的一致性，特别是本例女性处于更年期综合征的阶段，当饮食起居都有问题的时候，才会患上癌症，因为这个时期是女性最不稳定的阶段，一切小小的刺激都会引起重大的问题，如果仔细分析本例患者的前因后果，一定是这样的问题。故此，在治疗上，扶阳医学强调"以人为本"的基本前提，先解决患者的吃饮与发热问题，然后再按照次第解决患者体质消瘦与贫血的问题，当这些问题稳定之后，利用扶阳医学扶阳与祛邪之手段，一方面积极扶阳助正，一方面配合解毒化邪，这一切都是在正气足而邪自去的基础之上进行，才能得这样的结果。当我们思维跟着病跑的时候，离人越远我们就离中医学越远，这就是卢铸之先生所坚守的扶阳助正、以人为本的核心思想。

十二、其他疾病医案

81. 三叉神经痛案 1

刘某某，女，37 岁，河南省平舆县人。时间：2020 年 4 月 26 日就诊。

病症：患者右侧三叉神经痛（中支右侧鼻子旁边）3 个月余，CT 报告右侧大脑额叶缺血，考虑与大脑缺血有关。目前正在服用西药控制症状，吃西药后仍然有放电样疼痛，不定时发作，已经影响到生活与工作，且晚上睡眠不好，2-3 点时容易醒来，醒后难入睡，吃饭胃口还行，大便如常，小便黄，平时出汗不多，手脚无异常感觉。月经期 3~4 天，量少色暗，下坠明显并白带稍多黄。舌诊：舌呈长条形，舌尖部稍红，右侧边缘有齿痕，舌根部凹陷，苔前部薄，后部苔稍腻，舌尖部稍有隆起。脉诊：右手脉关稍浮滑，沉取脉缓和稍滑，肺脉气滞，脾脉稍滑，命门胃火可；左手脉浮细稍滑滞，沉取脉紧滞稍滑，心脉滑滞有逆象，肝脉稍滑，膀胱脉紧滞稍滑，尺脉紧滞滑。证属邪气侵扰、月经不调，治宜扶正祛邪、顺势调经。处方用药：

处方一：

黄连 10g，丹参 20g，黄芩 15g，木瓜 30g，炙甘草 5g，党参 30g，制附片 15g，肉桂 10g，酸枣仁 15g，柏子仁 20g，生龙骨 45g，生牡蛎 45g，砂仁 15g。5 剂。

处方排序：

黄连、丹参、黄芩、木瓜、炙甘草、党参、制附片、肉桂。酸枣仁+柏子仁、生龙骨+生牡蛎+砂仁。

法药意解：

处方是扶阳医学非附桂法，即黄连阿胶汤法（黄连、丹参、黄芩、木瓜、炙甘草、党参、制附片、肉桂）。定点醒来，也是失眠的一个特殊情况，2-3 点时醒来，说明肝不能藏魂所致。用黄连阿胶汤（黄连、丹参、黄芩、木瓜）专降离火，配以四逆汤（炙甘草、党参、制附片、肉桂）以温坎水，以形成坎离既济之态势，借交泰丸（黄连与肉桂）以使地天交泰、水火即济、坎离相交，睡眠得以安稳也。

用酸枣仁以宁心益脾，使血液归于内原，内外皆得其养，汗逐渐而收，心神逐渐而宁；柏子仁洁心包之烦扰，迎黄芩之清凉，是迎水以就火，火感清凉，神明自然朗照，神宁魄安稳也。取龙骨、牡蛎有情之物，龙骨禀阳之灵以下潜为功，佐牡蛎禀阴之灵能上达为妙，二物阴阳合而为一，阴阳可有互根之用也；更借砂仁迎五脏之气归于泉底，使水泉沸腾，大气易举，助天地交泰之功，痞即通矣，浊即化矣。

处方二：

桂枝 15g，苍术 15g，生姜 30g，炙甘草 5g，小茴香 20g，陈皮 15g，法半夏 20g，土茯苓 25g，吴茱萸 15g，茵陈 30g，白芷 15g，天麻 20g，徐长卿 15g，厚朴 20g，党参 30g。5 剂。注：月经前服用。

处方排序：

桂枝、苍术、生姜、炙甘草、小茴香。陈皮+法半夏+土茯苓、吴茱萸+茵陈、白芷+天麻+徐长卿、厚朴、党参。

法药意解：

处方是扶阳医学桂枝法（桂枝、苍术、生姜、炙甘草、小茴香），用桂枝拨动太阳，透达少阴，使里面通达，气机可行，且迎太阳之气透达于上下内外，有阳长而阴消之用；用苍术引风湿外流，生姜通达阴阳，使阳行而阴随，湿流而滞消；小茴香香以通秽，甜以醒脾，凡空虚之处，有瘀凝之物，随辛温之品，消化于无有之乡；姜草微甘之品，与大温之性，交纳于阴阳要道之地，使阴阳协和为要。

用法半夏降胃中之凝瘀导归于决渎，并降胃之浊逆，以随桂枝之性，内凝随太阳膀胱之气机，转输于大小肠，糟粕水道行矣；土茯苓丽水生而有清洗道路之功，下焦如渎矣；陈皮内通网络，外通肌腠皮毛，与姜桂同行一路，引风寒从鬼门而化。吴茱萸辛温行气，化滞行瘀，使气通而痛可解；茵陈金木一气，化湿去浊，肝升胆降，气机畅行，经络无阻矣。香白芷香窜之品，拨开隐微之路，气血流通无阻；天麻镇定阴阳，使邪不能再侵；借徐长卿透达之能，以使邪气出而正气得复矣。油厚朴温可升清，苦可降浊，右关脉取浮，其正邪交织可解矣。党参助肺之化源，此浊阴降于魄门，而阴秽日日消出，且魄门为肺之用，是遵古化浊而迎清之意也。

处方三：

桂枝 15g，苍术 15g，炮姜 30g，炙甘草 15g，青皮 15g，杜仲 20g，当归 15g，川芎 15g，吴茱萸 15g，郁金 20g，延胡索 15g，肉桂 20g，怀牛膝 30g，仙鹤草 30g，蛇床子 15g。3 剂。注：月经期服用。

处方排序：

桂枝、苍术、炮姜、炙甘草。青皮+杜仲、当归+川芎、吴茱萸+肉桂、延胡索+郁金、怀牛膝+仙鹤草、蛇床子。

法药意解：

处方是扶阳医学桂枝法（桂枝、苍术、炮姜、炙甘草），用桂枝引交太阴，太阴肺脾也，肺脾得其辛温之性，一施运化，一施化源交诸于心，心离火也，真阴寄焉；下与小肠相通，小肠与膀胱相并，膀胱小肠为心肾之外围，心肾即水火变化，胞宫乃水火变化之地，乳汁下行至此得以变化而出焉；苍术引土中之湿，归于膀胱，膀胱得附子之温，精气随桂枝缘木而升；炮姜可分浊中之清，又能行气消癥，炙甘草缓诸药性，调济生化之机，使五脏都归于气血之中。

用青皮引药归于肝经，与杜仲合作，任带易于交纳，通达于胞宫水火之地。用当归与川芎化血之癥，行气中之滞，使气血交流无阻，二者合乃佛手散，意为调妇科病有神效之用也。吴茱萸引肝木升发于上，使上下通达，与肉桂相合通心热脾，使土木之生机透达于阴霾之地，痛经即可解矣。延胡索乃中药止痛活血之神品，与郁金合则破肝脾之郁，导阴阳交点之路，务期郁开而阳生气动而凝消，疼痛自已。怀牛膝一茎下达，仙鹤草上行达天，升降相因，经血出入得以调控也。蛇床子可透达皮肤筋络肌腠之中，引瘀浊外出，扫灭肌腠毛窍间之瘀蕴，五色之带可以化解矣。

处方四：

制川乌 30g（先煎 1 小时），生黄芪 90g，党参 30g，血竭 10g，炙甘草 15g，白芷 15g，天麻 20g，徐长卿 15g，吴茱萸 15g，茵陈 30g，瓜蒌壳 15g，薤白 15g，石菖蒲 20g，独活 15g，蒲公英 15g。5 剂（疼痛时可服 10 剂）。注：月经后期服用。

处方排序：

制川乌、生黄芪、党参、血竭、炙甘草。白芷+天麻+徐长卿、吴茱萸+茵陈、瓜蒌壳+薤白、石菖蒲+独活+蒲公英。

法药意解：

处方是扶阳医学非附桂法，即川乌法（制川乌、生黄芪、党参、血竭、炙甘草），川乌风中之极品，无处不达，诸级网络风过之后皆可畅行无阻，阴阳交汇之地，得以如潮汐而动也；借黄芪迎坎中之微阳，随冲督任三脉，过三焦而达于巅顶，脑海得其清朗，血海得其润泽，经络得以畅行，成为上下相通，瘀污必然遁形；并引血竭达于空窍，化窍中之癥，行窍中之滞，务期窍窍得通，运化更能无阻，痛即自已；党参与辛温之品会合一起，意在益气温血，使化源与运化长期运转不息。炙甘草以奠之安之，心脾上下相照，而五行之大运，处处皆通，一切凝结不通之癥，自然渐渐而消，是温化疏通之大要法也。

瓜蒌壳开胸膈，是迎阳于内，换阴外出，借薤白通达之能，升降出入得以畅行无阻矣。石菖蒲拨开膻中，神灵清净，君火得明，乃可照临下土，五脏得火之温，可使天下皆春；独活开启浊路，使阳能入内，鼓荡寒湿流行于外；蒲公英行空间无处不达，但凡郁滞皆化为乌有矣；且二者合用尚有运行任督二脉之功，借一气周流、阴阳和合之机，一切五行郁滞皆能随运行而化为乌有矣。

处方五：

党参 30g，生黄芪 45g，阿胶 20g（另煎），炮姜 30g，炙甘草 15g，白芷 15g，天麻 20g，徐长卿 15g，吴茱萸 15g，茵陈 30g，瓜蒌壳 15g，薤白 15g，银杏叶

30g，红景天 30g，鹿角片 30g。5 剂。注：接着上方服用。

处方排序：

党参、生黄芪、阿胶、炮姜、炙甘草。白芷+天麻+徐长卿、吴茱萸+茵陈、瓜蒌壳+薤白、银杏叶+红景天、鹿角片。

法药意解：

处方是扶阳医学非附桂法，即参芪综合法（党参、生黄芪、阿胶、炮姜、炙甘草），用黄芪引气达血，阿胶迎气归舍，气血能卫能守，阴阳互相抱负，且阿胶得黄芪而血有所附，黄芪得阿胶而气有所依，古人称为补血汤者，取阳生阴长之义；用党参滋润肺源，使化源有归，万物皆成春夏生长之气；用炮姜助君火而益太阴，肺脾更能协和，化源与运化刻刻不停息，且炮姜辛苦之性，引隐瘀归于血海，随水主化源，交于决渎，清升而浊瘀自消矣。炙甘草与炮姜辛甘化阳，苦甘化阴，阴阳和合，精液通于五脏，气机传达三焦，使雾露泅渎流行自然。

银杏叶精华在枝末，通达之能以使经络畅行，红景天富含大气以生血，气血交流不断。鹿角片壮督脉以助坎中一阳真精，阿胶滋任脉以养离中一息真阴，任督回环，乾坤再立，坎离交换不断，先天后天互生互立，阴阳和合，太和之气充满全身矣。此乃大补气血填精收功之大法也。

随访（2020 年 7 月 1 日）：

病症：复诊时，已经服药 3 个疗程，效果显著，未再发作过，特别是在初诊的时候，当时配合进行针法治疗，就已经取得了好的止痛效果，以后服药期间，三叉神经右侧未再发作性疼痛出现，感觉非常满意。因为他咨询过西医大夫说本病需要服药多年，故而对治疗信心不足，没有想到针法治疗后有显著的效果，为以后服药坚持 3 个月奠定了信心。因为服药 3 个月未再发作，问是否能换成中成药进行巩固？告诉他完全可以，给于中成药藿香正气滴丸、稳心颗粒、血府逐瘀丸、补心气口服液等，进行后续的巩固治疗。

按语与治病次第：

三叉神经痛是临床上比较难治的病症，西医药治疗方法虽然有近期止痛效果，但远期效果不尽人意。中医学治疗，如果不是按照扶阳医学顺势次第治疗，效果也会反反复复，导致患者治疗信心降低。本病若从治病次第的观点来分析，患者早年反复的月经期头痛，能导致脑部缺血，有可能就是本病的导火索。因此，从女性患者治病三步曲来顺势调整月经，同时兼顾疏利气机，就会取得良好的治疗效果，特别是月经后期的川乌法疏通经络、益气活血等，为本病的重要治疗措施，事实证明如此的方法，经过三个周期的治疗取得了良好的效果。

处方一是扶阳医学黄连阿胶汤法，以降离火、安心神、宁魂魄、调睡眠，并交济水火、协调阴阳为根本，从神的层面进行调整，乃《黄帝内经》中"上工守神"之意也。处方二是扶阳医学桂枝法加味，开表建中、降逆化浊、温肝降胆、疏风止痛、扶阳助正等，乃为月经前期服用，顺势向上发越。处方三是扶阳医学桂枝调经法加味，通达任脉、理血化凝、引药归肝、通达胞宫、温肝解郁、化瘀止痛、协调升降等，乃为月经期间服用，顺势向下排出污血。处方四是扶阳医学川乌法加味，疏通经络、益气活血、疏风止痛、温肝降胆、疏利任督二脉等，以彻底解决经络不通畅的问题。处方五是扶阳医学参芪综合法，即大补气血填精之法，即收功之法，只有大补气血填精之后，正气足而邪自祛，才能真正治愈本病。

82. 三叉神经痛案 2

赵某某，男，66 岁，河南省平舆县人。时间：2020 年 7 月 27 日就诊。

病症：患者确诊为右侧三叉神经痛年余，多方求治效果欠佳，经常服用西药镇痛，才能有效的减轻疼痛，早晨起来痛的比较厉害。目前睡眠可，吃饭还好，不痛时可以，但疼痛发作时影响吃饭，大便每周一次，小便黄，出汗不多，手脚无异常感觉，冬天怕冷，张口比较困难。舌诊：舌形大体正常，舌中线靠左侧，舌左侧隆起，舌左窄右宽，舌质红苔薄白稍腻，舌根平坦。脉诊：右手脉稍浮滑，沉取脉紧滞滑，肺脉滑滞，脾脉微劲滑，命门脉火可；左手脉关浮滑，沉取脉紧滞滑，心脉微弹指，肝脉稍洪滑，膀胱脉微劲滑，尺脉微劲滑。证属经络不通、气血不畅，治宜疏通血脉、通经活络。处方用药：

处方一：

朱茯神 30g，琥珀 15g，砂仁 15g，青皮 10g，藿香 15g，厚朴 20g，淫羊藿 20g，苍术 15g，炙甘草 5g，白芷 15g，天麻 20g，吴茱萸 15g，茵陈 30g，全瓜蒌 40g，党参 30g。5 剂。

处方排序：

朱茯神+琥珀、砂仁、青皮、藿香、厚朴、淫羊藿、苍术、炙甘草。白芷+天麻+全瓜蒌、吴茱萸+茵陈、党参。

法药意解：

处方是扶阳医学非附桂法，即朱茯神法（朱茯神+琥珀、砂仁、青皮、藿香、厚朴、淫羊藿、苍术、炙甘草），疼痛日久，神魂不安，故用朱茯神法，用朱茯神养心宁神，移水于木，肝肾乃交，膀胱得利，决渎乃行，气化乃升，上焦成雾，中沤得沸，土木无争，金水相生，肝郁乃解，疼痛自然可减矣；又携镇八方之法，其有镇八方、抚九州、安神灵、宁魂魄、通经络、畅气机之能，乃是"上工守神"之用意也。

用白芷通肺达脾，肺与大肠相表里，脾与胃相表里，使脾肺相照，肠胃得通，上下之气机皆能鼓荡而出；用天麻镇定阴阳，使邪不能再侵，打通太阴阳明之道路；全瓜蒌再透达胸膈、畅阳明之道路，以使邪气得出而正气可复。吴茱萸温肝脾之寒，茵陈降胆胃腑之郁热，肝升降胆，以助脾胃之升降无阻矣。党参滋润肺源，使化源有归，万物皆成春夏生长之气。

处方二：

桂枝 15g，苍术 15g，生姜 30g，炙甘草 5g，小茴香 20g，陈皮 15g，法半夏 15g，土茯苓 25g，白芷 15g，天麻 20g，徐长卿 15g，全瓜蒌 40g，薤白 15g，厚朴 20g，党参 30g。10 剂。

处方排序：

桂枝、苍术、生姜、炙甘炙、小茴香。陈皮+法半夏+土茯苓、白芷+天麻+厚朴+徐长卿、全瓜蒌+薤白、党参。

法药意解：

处方是扶阳医学桂枝法（桂枝、苍术、生姜、炙甘炙、小茴香），用桂枝打开太阳，引水泉微阳上沸，与三焦气机联系，意在分拨清浊，通达枢纽；苍术化气燥脾，使阳行而阴随，生化可转；小茴香香甜之味，通运化之门，使传变无阻；用生姜通神明，炙甘草奠中宫，务期水温土暖，神明化照四方，为上下相照之意。

用二陈汤（陈皮+法半夏+土茯苓）以化痰湿、降逆气、除污秽，借姜、桂火力乃用阳化阴之用意也。除长卿通达十二经，薤白与厚朴偕行，使胃脾连成一片，而收化自然。

处方三：

制川乌 30g（先煎 1 小时），生黄芪 90g，党参 30g，益母草 15g，炙甘草 5g，白芷 15g，天麻 20g，徐长卿 15g，吴茱萸 15g，茵陈 30g，全瓜蒌 40g，薤白 15g，石菖蒲 20g，独活 15g，蒲公英 15g。30 剂。

处方排序：

制川乌、生黄芪、党参、益母草、炙甘草。白芷+天麻+徐长卿、吴茱萸+茵陈、全瓜蒌+薤白、石菖蒲+独活+蒲公英。

法药意解：

处方是扶阳医学非附桂法，即川乌法（制川乌、生黄芪、党参、益母草、炙甘草），用川乌附子之母也，乃为阴阳未分之物，借以破阴阳凝对之所，直达阴阳末端而使其如潮汐而动也；党参与益母草，润肺脾、化湿瘀，更借黄芪引水阴中之真阳，透达于华盖，使雾露大行，化源降下，五脏六腑，无不得其润泽；炙甘草奠安四旁，使血脉之气机灵活，阴阳之照耀无阻，日月之往来处处皆光，一切阴霾随光而化。

石菖蒲拨开膻中，君火得明，乃可照临下土，五脏得火之温，可使天下皆春；蒲公英顺任脉轻轻上升，独活由百会穴下达于九泉之地，清窍开而任督通，阴阳合二为一气运行不息也。

随访（2020 年 10 月 7 日）：

病症：其亲戚来看病，顺便说服药之后，其三叉神经痛病彻底好了，未再复发过。

按语与治病次第：

三叉神经疼痛是比较严重的疾病，一般的治疗方法均欠佳，西药镇痛剂虽然有效果，但是长期服用也无法根治。本病从扶阳医学来看，就是典型的经络不通、气血不畅，只有扶阳通络、活血化瘀才能根治本病。事实证明也是如此，经过系统的治疗，达到了预期的治疗目标。

处方一是扶阳医学朱茯神法，本法可镇八方、抚九州、通经络、疏风气、宽胸气、通阳明等，上工治神之用意也。处方二是扶阳医学桂枝法加味，开表建中、化湿除痰、疏风止痛、宽胸理气、通达阳明、扶助正气，乃为其开道之方。处方三是扶阳医学川乌法加味，本法有疏通经络、益气活血、化湿除浊、疏风止痛、温肝降明、运行任督二脉等，可以彻底打通经络而疏理气血，本病才能得以治愈。

83. 浑身疼痛案

刘某某，女，44 岁，河南省浚县人。时间：2019 年 4 月 7 日就诊。

病症：患者浑身关节疼痛多年，久治时好时坏，并与月经周期有密切的关系。目前睡眠不好，2-3 点易醒，脾胃消化不好，大便不爽，靠喝当归煮水来通便，小便不黄，平时无汗。舌诊：前部有郁瘀点，两侧不流畅，舌根部隆起两侧有球状突起。脉诊：右手脉关浮数，沉取脉数滑滞，肺脉滑滞，脾脉数滑滞，命门脉可；左手脉关浮数滑，沉取脉数滑细，心脉数弱，关脉滑数逆，膀胱脉细紧及肝心，尺脉短数、滑弱。证属气血不足、虚阳上浮，治宜引火归元、大补气血。处方用药：

处方一：

黄连 10g，丹参 20g，黄芩 15g，木瓜 20g，炙甘草 5g，党参 15g，制附子 15g，肉桂 10g，酸枣仁 15g，柏子仁 30g，远志 15g，紫石英 45g，砂仁 15g。3 剂。

处方排序：

黄连、丹参、黄芩、木瓜、炙甘草、党参、制附子、肉桂。酸枣仁+柏子仁、远志+紫石英+砂仁。

法药意解：

处方是扶阳医学非附桂法，即黄连阿胶汤法（黄连、丹参、黄芩、木瓜、炙甘草、党参、制附子、肉桂），盖难入眠者多有心烦，其为坎中之精不能上交于心；而不得卧者，离中之阴不能下降于肾。方中黄芩、黄连、木瓜之苦，直清其热，又得党参以补离中之气，丹参再助离中一阴，附子以补坎中之阳，炙甘草调和上下，权司中土，肉桂再引火下行，离火降而坎水温，则坎离得补，阴阳之气自调，升降不乖，而水火互为其根，阴阳紧紧相抱，则睡眠安稳也。

酸枣仁宁心益脾，使血液归于内原，内外皆得其养，心神逐渐而宁；柏子仁通达心脾，交合神意，敛安神智，使魂魄相交。远志肉引通心肾，使水火谐和；紫石英温暖下元，坎水温而上升，离火徐徐而下，神魂得安；借砂仁纳下之功，安心益脾，使精神魂魄，各归其位，精气神则紧紧地团为一气矣。

处方二：

朱茯神 30g，琥珀 15g，砂仁 15g，藿香 15g，青皮 15g，厚朴 15g，淫羊藿 20g，炙甘草 10g，苍术 15g，酸枣仁 15g，柏子仁 30g，全瓜蒌 25g，薤白 15g，山萸肉 20g，鹿角霜 40g。5 剂。注：月经前服用。

处方排序：

朱茯神+琥珀、砂仁、藿香、青皮、厚朴、淫羊藿、炙甘草、苍术。酸枣仁+柏子仁、全瓜蒌+薤白、山萸肉+鹿角霜。

法药意解：

处方是扶阳医学非附桂法，即朱茯神法中镇八方之法（朱茯神+琥珀、砂仁、藿香、青皮、厚朴、淫羊藿、炙甘草、苍术），用朱茯神镇心宁神，使心安而火明，必可照临下土，相火得其安位，助成上下交蒸，阴霾必然能散，气机必然宣朗，生化必然可归；并携本法可镇八方、抚九州、安神魂、宁肺魄、通经络、畅气机，乃"上工守神"之用意也。

全瓜蒌壳仁同用，宣上焦而润大肠，膻中可开，精气神紧紧团为一处，借薤白通脉之力，清升清降，宣上头顶而顺背可下，则金生丽水矣。山萸肉色红而味酸，引心火下行而入坎水，水温而精足，借鹿角霜轻填精之功，收纳精气，阳得正而阴可守矣。

处方三：

桂枝 15g，苍术 15g，炮姜 30g，炙甘草 10g，青皮 15g，杜仲 20g，当归 30g，酸枣仁 25g，吴茱萸 10g，郁金 20g，怀牛膝 15g，仙鹤草 30g，龙血竭 10g，党参 30g，鹿角霜 30g。5 剂。注：月经期间服用。

处方排序：

桂枝、苍术、炮姜、炙甘草。青皮+杜仲、当归+酸枣仁、吴茱萸+郁金、怀牛膝+仙鹤草、龙血竭、党参+鹿角霜。

法药意解：

处方是扶阳医学桂枝法（桂枝、苍术、炮姜、炙甘草），用桂枝由少阴出于太阳膀胱之表也，引交太阴，太阴肺脾也，肺脾得其辛温之性，一施运化，一施化源交诸于心，心离火也，真阴寄焉。下与小肠相通，小肠与胞宫相并，精化为血之地得以顺利也；苍术引土中之阴湿归于膀胱，借桂枝与炙甘草，辛甘化阳，与炮姜苦甘化阴，脾心肾三部连系，而三焦之气机亦成自然，气血亦分合有路。

青皮归肝木而生火，且引离火交于皮毛，肌腠得畅，肾肺必然相通；杜仲润筋养络，与骨节相连，任带相接，冲任有归，且直达胞宫。当归润风木，木动而血流；与酸枣仁合可扶助心脾，安定魂魄。吴茱萸化肝之滞，木畅而瘀污易消，筋络易调，血液循环不断，借郁金五郁皆可化解之力，凝郁之滞均得以化为乌有，疼痛自已。怀牛膝下行，仙鹤草上达，借龙血竭直入血分，经量可控也。党参交纳脾肺，使化源与运化交达于气血之中，鹿角霜再扶助正气，则阳能正而阴可守矣。

处方四：

党参30g，生黄芪45g，阿胶20g（包煎），炮姜30g，苍术15g，炙甘草10g，陈皮15g，法半夏20g，朱茯神15g，苦参10g，全瓜蒌30g，薤白15g，红景天30g，银杏叶30g，鹿角片30g，鹿角霜30g。5剂。注：月经过后服用。

处方排序：

党参、生黄芪、阿胶、炮姜、苍术、炙甘草。陈皮+法半夏+朱茯神、全瓜蒌+薤白+苦参、红景天+银杏叶、鹿角片+鹿角霜。

法药意解：

处方是扶阳医学非附桂法，即参芪综合法（党参、生黄芪、阿胶、炮姜、苍术、炙甘草），夫阿胶入血能补心，心者生血之源也；黄芪甘温补肺，肺者正气之宗也，阿胶得黄芪而血有所附，黄芪得阿胶而气有所依，即古人称为补血汤者，乃取阳生阴长之义；加党参与苍术滋肺液崇脾土，大助精气之生长，更助血液之流行；加炮姜辛温之性，辛能润，温能和，使肾精温和，化气上举，心肺得养，脾土温和，化源必强，炙甘草再交通四行，以助生长收藏之妙用。

朱茯神镇定精神魂魄，都归于温性药品之中，使气机绵绵接续为要；法半夏降冲胃之逆，交于海底，得膀胱之气流从水道而出；陈皮疏通腠理与毛窍相合，使营卫协和。全瓜蒌壳仁并用，宣肺气而润大肠，借薤白上下通行之力，邪易出而正可扶；苦参直入心肾，离火降而坎水升，坎离既济矣。红景天富血而含大气，银杏叶精华聚集于枝末，气血交流畅行无阻。鹿角片壮督脉添阳精，借鹿角霜收纳封藏之能，精足可守而阳能卫外矣。

处方五：

制川乌30g（先煎1小时），生黄芪100g，生晒参30g，丹参20g，炙甘草

5g，川芎 15g，杜仲 20g，松节 15g，桃仁 15g，生薏苡仁 30g，酒大黄 25g，天花粉 15g，瞿麦 30g，羌活 15g，紫石英 45g。5~10 剂。注：接着上方服用。

处方排序：

制川乌、生黄芪、生晒参、丹参、炙甘草。川芎+杜仲+松节、桃仁+生薏苡仁+酒大黄、天花粉+瞿麦、羌活+紫石英。

法药意解：

处方是扶阳医学非附桂法，即川乌法（制川乌、生黄芪、生晒参、丹参、炙甘草），川乌有冲撞之性，风性之能，借以鼓荡水火使之沸腾，扫除阴霾，拨开云雾，使中天丽日照耀于无微之中，诸级网络无不畅行无阻；更借黄芪引水阴中之真阳，透达于华盖，使雾露大行，化源降下，五脏六腑，无不得其润泽；复得人参微甘寒，足以益元气，丹参入血脉而润养心神，如是则刚柔相济，阴阳庶几不偏；然甘草与辛药同用，便可化周身之阳气，且能奠定中宫，缓扶正气，虽有川乌之猛药亦不为所伤。

川芎得木火之尤烈，性专走窜，上行肝木入心血；用松节与杜仲连续，使筋络与骨节相连，通达筋络骨节，使气血流行无碍，筋络骨节，皆得其养。桃仁破血瘀而润下，薏苡仁化湿浊从膀胱小便而出，酒大黄推陈致新，一切槽粕皆随阳明大肠而排出体外。天花粉如丽水行于天下，瞿麦即去霾也，借水洒清洗之功得以洁净如初也。羌活一茎上达入百会，紫石英沉降会阴海底伦，冲脉畅行而一源三岐动力源源不断也。

随访（2020 年 8 月 29 日）：

病症：患者反馈信息说，浑身关节痛已经消失，睡眠已经改善，胃偶尔胀，偶有心慌。告诉其说，再坚持服用 2 个周期，进行巩固治疗。

按语与治病次第：

此患者浑身疼痛多年，久治效果不佳，关键是没有顺从月经期规律而治疗，导致病情时好时坏，而我们则采用扶阳医学三法治疗，顺势而为，分为月经前、月经期、月经后期治疗，特别是月经后期大补气血之后，采用川乌法疏通经络、大补气血，以治疗浑身疼痛，只有这样才能彻底把本病治愈而不会反复。

处方一是扶阳医学黄连阿胶汤法加味，降离火、安心神、温坎水、宁魂魄、交通上下、交济水火、阴阳相交，从神的层面解决最为核心的问题。处方二是扶阳医学朱茯神法中的镇八方之法，镇八方、抚九州、安神魂、定魂魄、疏气机、畅经络、温肝脾、降胆胃等，继续从神的层面调整疼痛的问题。处方三是扶阳医学桂枝理血调经之法，顺势下行，以助污血下行之势，排除体内的污秽瘀血，为治疗疼痛打下基础。处方四是扶阳医学参芪综合法，即大补气血填精收功之法，即解决月经之后精血大伤的问题，以快速补气生血、填精助正，为下步治疗打下基础。处方五是扶阳医学川乌法加味，疏通经络、补气活血、通达下焦、清除垃圾等，把体内的问题解决，才是治疗浑身疼痛的关键问题。

84. 淋巴结肿大案

王某某，女，55 岁，河南省周口市人。时间：2020 年 8 月 13 日就诊。

病症：患者停月经 3 年，2017 年患肾癌而手术，现肺部发现有毛玻璃样阴影，并进行化疗后，症状未减轻，并且发现胆囊炎、颈部与腹部多年淋巴结肿大，考虑有转移的可能性。目前患者阵发性烘热汗出，睡眠差，1~2 个小时易醒一次，纳食一般，右胁肋痛，大便不成形，小便频数，汗出比较多。舌诊：舌呈类圆形，舌散在有薄腻苔，有陈旧性郁热点，心区有暗影，咽部有红点，苔波及到舌的边缘。脉诊：右手脉有一点浮滑，关脉明显，沉取脉紧滞滑，脾脉滑滞，命门脉有微劲象；左手脉有一点浮细，沉取脉紧滞滑，心脉微洪，肝脉有一点滑，膀胱脉紧滞滑，尺脉短滑似乎微劲。证属阴阳不合、气血亏损，治宜协调阴阳、大补气血、疏通经络。处方用药：

处方一：

黄连 10g，阿胶 15g（另煎），黄芩 15g，木瓜 30g，炙甘草 5g，党参 30g，制附子 15g，肉桂 10g，酸枣仁 15g，柏子仁 20g，生龙骨 45g，生牡蛎 45g，砂仁 15g。3 剂。

处方排序：

黄连、阿胶、黄芩、木瓜、炙甘草。党参+制附子+肉桂、酸枣仁+柏子仁、生龙骨+生牡蛎+砂仁。

法药意解：

处方是扶阳医学非附桂法，即黄连阿胶汤法（黄连、阿胶、黄芩、木瓜、炙甘草），盖睡眠质量差者，乃心肾坎离不能相交也，方中黄芩、黄连、木瓜之苦，直清其热，又得党参以补离中之气，阿胶以补离中之阴，附子以温坎中之阳，肉桂再引火下行，炙甘草奠安中土，则坎离得补，阴阳之气自调，升降不乖，而水火互为其根，其睡眠可安矣。

再用酸枣仁宁心益脾，使血液归于内原，内外皆得其养，汗逐渐而收，心神逐渐而宁；柏子仁通达心脾，交合神意，也敛安神智，使魂魄相交，神宁可安矣。又取龙骨与牡蛎有情之物，龙骨禀阳之灵，牡蛎禀阴之灵，二物合二为一，取阴阳和合又互根之用，再加砂仁安心益脾，使精神魂魄，各归其位，精气神紧紧抱为一团和气，则生化更得其畅矣。

处方二：

朱茯神 15g，琥珀 15g，青皮 10g，砂仁 15g，藿香 15g，厚朴 20g，淫羊藿

20g，生白术 15g，炙甘草 5g，白芷 15g，天麻 20g，瓜蒌壳 15g，薤白 15g，鹿角片 15g，广木香 15g。5 剂。

处方排序：

朱茯神+琥珀、青皮、砂仁、藿香、厚朴、淫羊藿、生白术、炙甘草。白芷+天麻、瓜蒌壳+薤白、鹿角片、广木香。

法药意解：

处方是扶阳医学非附桂法，即朱茯神法中之镇八方之法（朱茯神+琥珀、青皮、砂仁、藿香、厚朴、淫羊藿、生白术、炙甘草），用茯神得土之精华而成，朱砂得水石之精气而生，二物交用，是引肾以达心，亦宁神而生智，并能引土气以护金，引君火以昌明传于肺金之中，是肃清之意；且携本法之镇八方、抚九州、宁神灵、通魂魄、疏气机、畅经络，"上工守神"之用意也。

用白芷香窜之品，拨开隐微之路，气血流通无阻；天麻再通阳明之路，镇定阴阳，使邪不能再侵，正气则可存留。用瓜蒌壳拨开胸膈，引余蕴外出，阴阳易进易出，借薤白之辛香通达于上下，阴阳与气血交流无阻矣。鹿角片再壮阳气以填督脉之精，用广木香通中宫而疏脉道，通网膜而三焦一齐相贯，扫尘氛而阴霾尽净，则正气可复矣。

处方三：

桂枝 15g，生白术 15g，淫羊藿 20g，生姜 30g，炙甘草 5g，小茴香 15g，陈皮 15g，法半夏 20g，朱茯神 15g，吴茱萸 15g，茵陈 30g，广木香 15g，佛手 15g，党参 30g，鹿角片 15g。5 剂。

处方排序：

桂枝、生白术、小茴香、淫羊藿、生姜、炙甘草。陈皮+法半夏+朱茯神、吴茱萸+茵陈、广木香+佛手、党参+鹿角片。

法药意解：

处方是扶阳医学桂枝法（桂枝、生白术、小茴香、淫羊藿、生姜、炙甘草），用桂枝引气机由土而木，由木而心肺，仍降于土，为助五行之运化，交流于五脏六腑；白术强脾土，助运化，上下内外更能协和；用小茴香再醒肝脾，使土木无争，且木土共荣；生姜披通神明，下与相火相接，中宫得其温暖，生化循环无间，炙甘草奠安中土，使运化通达于四旁，阴阳之往来，即成轻车熟路；再用淫羊藿以引之，使阴者归阴，阳者归阳，使气机之旋转刻刻无停。

用陈皮开腠理，通皮毛，使腠理之风邪随桂枝鼓荡从皮行而泄；加法半夏降胃逆，以随桂枝之性，内凝随太阳膀胱之气机，转输于大小肠，糟粕水道畅行；朱茯神可行君火之明，舒膻中之质交于胃，当于脾，脾，土也，土得火生得水泽，土质润泽，木得其养，筋络得其柔和，肌肉得其条理，皮毛乃能开放，使阳能正位，邪化于无形。吴茱萸大肆温脾舒肝，使木土克中变旺之意，与白茵陈有金木一气之通，借温肝降胆之机，金能化木矣。党参益气益肺，使神志之清、化源之用，交纳于气血之中，使精华布露于上；于借佛手理肝脾之气，导逆气归于炉中，使阴霾消化于无有之乡，则清升浊降矣。

处方四：

桂枝 20g，生白术 15g，淫羊藿 20g，生姜 30g，炙甘草 5g，小茴香 15g，白芷 15g，天麻 20g，厚朴 20g，吴茱萸 15g，茵陈 30g，瓜蒌壳 15g，薤白 15g，党参 30g，鹿角片 20g。5 剂。

处方排序：

桂枝、生白术、小茴香、淫羊藿、生姜、炙甘草。白芷+天麻+厚朴、吴茱萸+茵陈、瓜蒌壳+薤白、党参+鹿角片。

法药意解：

处方是扶阳医学桂枝法（桂枝、生白术、小茴香、淫羊藿、生姜、炙甘草），用桂枝法打开太阳之门，水气沸腾缘肝木而升，精随阳转，亦随胆火而运，火得其水，水温而气流，气流而阳生，阳生而神化，于是情也，意也，乃能随气机而动，鼓荡元阴元阳交合出入之路，是火发之本旨。

用厚朴引污浊归于决渎，肾腑、心腑自然畅通，下焦相火得君火之照耀，冀期上明而下安，中间群阴即可扫荡，太阳则时时宣朗，肾中微阳得时时升举，上焦可成雾，肺之化源亦刻刻不息；则天君太然，膻中得令，臣使无隔，上下内外无不交通矣。

处方五：

制附片 30g（先煎 1 小时），筠姜 30g，炙甘草 5g，桂枝 20g，生白术 15g，淫羊藿 40g，陈皮 15g，法半夏 20g，朱茯神 15g，砂仁 15g，吴茱萸 15g，茵陈 30g，党参 30g，鹿角片 30g，广木香 15g。10 剂。

处方排序：

制附片、桂枝、生白术、淫羊藿、筠姜、炙甘草。陈皮+法半夏+朱茯神、砂仁+广木香、吴茱萸+茵陈、党参+鹿角片。

法药意解：

处方是扶阳医学附子桂枝法（制附片、桂枝、生白术、淫羊藿、筠姜、炙甘草），用附子大暖肾水，化精为气，气升而神随，神气得交，精血得固，血流而精动，精动而阳生，阳生而火发，火动而气团，意在使坎离相合，心肾相交，为水火既济之用；筠姜温土热血，化精化浊，清浊易于分明，二火得其相照，中宫自然轩朗，使精气神三者连续相合，能通达于上下内外，出入机能有力；炙甘草与白术以奠之安之，心脾上下相照，而五行之大运，处处皆通，一切凝结不通之瘀，自然渐渐而消。淫羊藿引阳入阴，启阴交阳，是温化引通之大要法也。更用桂枝法开太阳，使阴运散播，晴空得其朗照，二火得其宣明。

处方六：

制川乌 25g，制附片 25g（前二味药先煎 2 小时），生黄芪 90g，党参 30g，益母草 15g，炙甘草 5g，羌活 15g，紫石英 45g，法半夏 20g，郁金 20g，朱茯神 15g，吴茱萸 15g，茵陈 30g，广木香 15g，佛手 15g。10~30 剂。

处方排序：

制川乌+制附片、生黄芪、党参、益母草、炙甘草。羌活+紫石英、法半夏+郁金+朱茯神、吴茱萸+茵陈、广木香+佛手。

法药意解：

处方是扶阳医学非附桂法，即川乌法（制川乌+制附片、生黄芪、党参、益母草、炙甘草），川乌加附子其有天雄之功也，乃为附子之嫩者名曰天雄，再起肾中之微阳，引大气归于六合之内，如炉中添炭是也，且有搜剔风邪之能，无处不达，既循经脉又透经络；加黄芪以助之，迎胃中之真阳，归于太空，太空得其清朗，输转脏腑内外，使上下内外，交合有用；党参滋肺益气又安神魂，又助化源；益母草乃坤顺之体，借黄芪升上达下之力，气血流畅而浊污排出，上下皆成宁静之地；炙甘草缓扶正气，缓即藏之意也，使正气得藏，阴阳两气刻刻交会，清浊必无缪行之势。

羌活引辛温之气味，交达于太阳之表，行于肌腠皮毛之间，意在引邪外出；紫石英沉入海底以入会阴之地，上通下达而邪污则无停留之机也。郁金五郁皆可化解，一切凝滞之机皆可畅行无阻矣。

处方七：

制附片 30g（先煎 1 小时），筠姜 30g，炙甘草 10g，肉桂 20g，山萸肉 20g，党参 30g，生黄芪 50g，阿胶 20g（另煎），瓜蒌壳 15g，薤白 15g，鹿角片 40g，龟板 15g，广木香 15g，佛手 15g，土茯苓 25g。10~30 剂。

处方排序：

制附片、肉桂、筠姜、炙甘草。党参+生黄芪+阿胶、瓜蒌壳+薤白、鹿角片+龟板+山萸肉、广木香+佛手+土茯苓。

法药意解：

处方是扶阳医学附子法（制附片、肉桂、筠姜、炙甘草），用附子法启少阴之阳，交于少阳，引少阳之火寄于膻中，使二火对照，土得其生，土畅而金生，金生而水暖，水暖而木调，木调而周身气血循筋络达肌腠归四肢，是助火之法也；更用肉桂温血附气，是引血与气，刻刻不离，阴与阳刻刻无间，是阳正而阴守，魄镇而魂通，冀期营卫协和，全身皆得其养。

夫阿胶味甘温入心能补心，心者生血之源也；黄芪甘温补肺，肺者正气之宗也。阿胶得黄芪而血有所附，黄芪得阿胶而气有所依，古人称为补血汤者，乃取阳生阴长之义；党参、阿胶与辛温之品会合一起，意在温气温血，使化源与运化长期运转不息，且助化源与丽水相济，为乾坎回还之意。与附桂法相合而用，则有用阳化阴、阳升阴长之用意也。鹿角片通督脉壮坎中一阳，龟板育任脉滋离中一阴，山萸肉通心达肾、补坎填离、沟通水火，以壮先天之乾坤，更使乾坤与坎离旋转不息也。土茯苓借气化之机使下焦如渎，浊污降而清气自然生机无限也。

随访（2020年9月27日）：

病症：手机微信联系说，目前已经吃到了处方五，感觉非常好，身体恢复了很多，睡觉与吃饭、大小便都已正常，且B超检查发现，胆囊炎也好了、胆总管也光滑了，原来肠系膜淋巴结与颈部淋巴结肿也消失了。感觉服药处方五后，出现了头昏蒙、不清醒、打哈欠、血压不稳等，问怎么样解决？告诉其说，1剂药可以吃2天或3天，就可以减轻了。

按语与治病次第：

女性更年期阶段乃是多事之秋，特别是当伴发恶性肿瘤之后，更导致了疾病的复杂性。本例患者不仅仅有典型的更年期烘热汗出、失眠多梦等异常，更伴有肿瘤化疗之后淋巴肿大，这有可能就是肿瘤的转移。若从扶阳医学角度来解析，这就比较简单化了，以人为本、扶阳抑阴、疏通经络、协调阴阳等，特别是淋巴系统肿大说明了三焦水路之气化不行，只有扶阳一法，才能化解其危险状态，事实证明是非常正确的选择。

处方一是扶阳医学黄连阿胶汤法加味，本法功在专降离火、安心神、交济坎离、沟通心肾，快速解决入睡困难的问题。处方二是扶阳医学朱茯神法，本法镇八方、抚九州、安心神、宁魂魄、通气机、畅经络，"上工守神"之用意也。处方三是扶阳医学桂枝法加味，有开表建中、协调阴阳、化痰除浊、温肝降胆、通理三焦、扶阳助正之功效。处方四是扶阳医学桂枝法加味，主要是针对性解决双关脉浮，并协调肝胆、宽胸理气等，与上面桂枝法治疗方向有些区别。处方五是扶阳医学附子桂枝法加味，即把上面的治疗效果巩固下来，特别是小剂量附子温暖肾水，以提高桂枝法的治疗作用，又防止大剂量附子针对瘦弱体质造成不必要的影响。处方六是扶阳医学川乌法加味，本法用于疏通经络、补气活血、化湿除瘀、解郁安神、透达下元、温肝降胆、调中理气等，以疏通为主。处方七是扶阳医学附子肉桂法加味，即附桂参芪综合法，即四逆大补气血之法，也是收功之法，只有沟通心肾、益肾填精、温暖心阳，才能达到长治久安之目标。

85. 多年脸上长痘案

张某某，女，27岁，浙江省舟山市人。时间：2020年7月23日就诊。

病症：患者自从小来月经开始，脸上就开始长痘，曾经治疗多年效果欠佳，特别是月经前期更厉害，满脸长痘，几乎都毁了容，且脾气变异，月经期间痛经、小腹胀，伴有血块、小坠，经期时间 5~7 天。目前睡眠还行，咽干、眼干、胸闷气短，食纳可以，大便正常，小便黄，手脚冰凉，怕冷，出汗不多。舌诊：三角舌，心部有云雾状阴影，肺区有反光点，胃部有阴影，舌根凹陷，舌苔腻厚。脉诊：右手脉有点浮滑，沉取脉细紧滞稍滑，肺脉滑滞，脾脉滑滞，命门脉火弱有滞象；左手脉浮滑，膻中脉似乎明显，沉取脉紧滞滑，心脉微洪，肝脉洪稍滑，膀胱脉细紧稍滑，尺脉短滑、有滞象、紧象。证属虚热上浮、经络不畅、气血亏损，治宜引火归元、疏通经络、补气活血，按照月经周期次第进行。处方用药：

处方一：

制附片 30g（先煎 1 小时）、生姜 50g、炙甘草 15g、党参 30g、鹿角片 30g、砂仁 15g、羌活 15g、独活 15g、白芷 50g、黄芩 25g、金银花 50g、徐长卿 15g。3 剂。

处方排序：

制附片、生姜、炙甘草。党参+鹿角片+砂仁、羌活+独活、白芷+黄芩+金银花、徐长卿。

法药意解：

处方是扶阳医学四逆法（制附片、生姜、炙甘草），用姜草甘温并入坤土而奠安中宫，引附子之辛烈，由水泉冲入三焦，使网膜自然开放，气机自然分化，且土能伏火，命门之火永生之用意也。党参可滋肺液，砂仁能藏大气，使气血循循不休，源源而生以助任脉，协助鹿角片温精壮督，乾坤沟通，坎离中之真阴真阳常常护卫，此为强身固本之用意也。此乃四逆填精之用法也。

羌活汲黄泉水循膀胱经上达于太阳，独活则由颠峰百会如瀑布而下，再循膀胱经直达九泉之地，借二活上下通行之力，少阴与太阳互通有无，一切风寒之气皆可化为乌有也。白芷辛香色白，入肺太阴与阳明大肠之道路，有上通下达之功；黄芩中空色黄入达少阳，清三焦气分郁热以入中土，与白芷相合，有白虎汤之用意也。再用金银花之花蕾，借水火功夫怒放而发散头目郁热；三者合则入三阳之地，太阳少阳阳明之邪皆可得以发越而解焉。徐长卿辛温透达之性，擅行祛风而循经入络达皮毛，一切皮肤毛孔皆可开合如故也。

此乃扶阳医学四逆败毒之大法也，即保三阴而开三阳，有标本兼治之妙用，一切皮肤发热热毒在表者皆可解之也。

处方二：

桂枝 15g、苍术 15g、生姜 30g、炙甘草 10g、朱茯神 15g、砂仁 15g、吴茱萸 15g、茵陈 30g、白芷 15g、天麻 20g、徐长卿 15g、瓜蒌壳 15g、薤白 15g、党参 15g、鹿角片 15g。5 剂。注：月经前期服用。

处方排序：

桂枝、苍术、生姜、炙甘草。朱茯神+砂仁、吴茱萸+茵陈、白芷+天麻+徐长卿、瓜蒌+壳薤白、党参+鹿角片。

法药意解：

处方是扶阳医学桂枝法（桂枝、苍术、生姜、炙甘草），用桂枝拨动太阳，阳明开合之机，扶助内外交通之意。苍术可燥土泄水，阳上行，阴下降，成自然之气。用生姜通神明，炙甘草莫中宫，务期水温土暖，神明化照四方，为上下相照之意。

朱茯神安定魂魄，心神得以安宁，胆火得以安位，君火自然以明；用砂仁纳五脏之气归于坎宫，引坎中微阳与脾相合，坤土乃能建立。吴茱萸温木热土，使土木畅达，上下皆通，厥阴之尽则阳生也；茵陈有金木一气之用，助胆气中正，四季皆春也，且能肝胆相照、日月同辉也。白芷微辛之品，引风邪于皮毛，天麻镇定风邪，使不内窜，借徐长卿辛温通达之性，一切风邪内扰皆可平复焉。瓜蒌壳拨开胸膈，引余蕴外出，薤白辛香通达，阴阳易进易出，气血流畅无碍，胸闷气短皆可无从发起也。

处方三：

桂枝20g，制川乌15g，炮姜30g，炙甘草15g，青皮15g，杜仲20g，当归15g，川芎15g，吴茱萸15g，郁金20g，龙血竭10g，肉桂20g，怀牛膝15g，仙鹤草30g，蛇床子15g。5剂。注：月经期间服用。

处方排序：

桂枝、制川乌、炮姜、炙甘草。青皮+杜仲、当归+川芎、吴茱萸+郁金、龙血竭+肉桂、怀牛膝+仙鹤草、蛇床子。

法药意解：

处方是扶阳医学桂枝法（桂枝、制川乌、炮姜、炙甘草），用桂枝力透达于太阳所行之路，风阴中之凝，膈中之格，均归于通化之机。川乌头质空风性可助桂枝入络下行，借此无形之道路任脉冲脉畅行无阻，直达胞宫隐曲之地。炙甘草与炮姜之苦入心，引离火与土相合，胃气上通于咽嗌，下达坤元，而阳明太阴，两相旋转，使阴阳更有协和之路，气血必有升降之能，清升而浊可降，是借引瘀邪外出之意。

青皮苦可降而辛温能升，横冲之性疏理隐曲之性情，且引药归肝直达胞宫之处；与杜仲合作，任带易于交纳，皆可入胞宫之所也。用当归与川芎化血之瘀，行气中之滞，使气血交流无阻。五郁之滞郁金皆可化解，并引血竭达于空窍，化窍中之瘀，行窍中之滞，务期窍窍得通；再借上肉桂引肾精腑液，交流于气化之中，使气血濡润于八脉，冲任带自可会聚于会阴之地，地道之气机，能通达于膀胱胞室，血即随气升，气即驭血无乖。怀牛膝下行，仙鹤草上达，升降协调，月水如潮汐而动，制节有功焉。蛇床子温升以助阳，苦降化阴浊，借辛温药性而污秽皆可化为乌有焉。

处方四：

制川乌 25g（先煎 1 小时），生黄芪 90g，党参 30g，益母草 15g，炙甘草 5g，白芷 15g，天麻 20g，徐长卿 15g，吴茱萸 15g，茵陈 30g，瓜蒌壳 15g，薤白 15g，石菖蒲 20g，独活 15g，蒲公英 15g。5 剂。注：月经后服用。

处方排序：

制川乌、生黄芪、党参、益母草、炙甘草。白芷+天麻+徐长卿、吴茱萸+茵陈、瓜蒌壳+薤白、石菖蒲+独活+蒲公英。

法药意解：

处方是扶阳医学非附桂法，即川乌法（制川乌、生黄芪、党参、益母草、炙甘草），用川乌为君药意为疏通经络，川乌质空以气为用，风动擅行无处不达、无处不通，阴阳交汇之地皆可畅行无阻。更借生黄芪引水阴中之真阳，透达于华盖，使雾露大行，化源降下，五脏六腑，无不得其润泽，加党参滋肺液，益肺气，助化源，使运化更不停息。益母草入坤土运中宫，湿浊可化，血脉畅通，炙甘草缓诸药性，调济生化之机，使五脏都归于气血之中。

蒲公英轻轻上升以达膻中穴精气神汇聚之地；石菖蒲拨开膻中，君火得明，乃可照临下土，五脏得火之温，可使天下皆春；独活从巅顶百会如瀑布循督脉直入九泉之地；如是则任督二脉畅行，阴阳气血交换不断，人活一口气得以源源不断也。

处方五：

党参 30g，生黄芪 45g，阿胶 20g（另煎），炮姜 30g，肉桂 20g，炙甘草 5g，白芷 15g，茵陈 30g，瓜蒌壳 15g，薤白 15g，鹿角片 30g，银杏叶 15g，红景天 15g，徐长卿 15g，砂仁 15g。5 剂。注：接着上方服用。

处方排序：

党参、生黄芪、炮姜、肉桂、炙甘草。白芷+茵陈、瓜蒌壳+薤白、鹿角片+阿胶、银杏叶+红景天、徐长卿+砂仁。

法药意解：

处方是扶阳医学非附桂法，即党参黄芪法（党参、生黄芪、炮姜、肉桂、炙甘草），用黄芪甘温补肺，肺者正气之宗也；阿胶得黄芪而血有所附，黄芪得阿胶而气有所依，即名补血汤也，古人称为补血汤者，取阳生阴长之义；再借党参、阿胶与辛温之品会合一起，意在温气温血，使化源与运化长期运转不息。肉桂温血驭气，使气能充外，血能营内，与炮姜苦甘化阴，脾心肾三部连系，而三焦之气机亦成自然，气血亦分合有路。炙甘草与姜同行，亦辛甘化阳之意，脾胃相调，生机化机无不畅通。

白芷通肺达脾，肺与大肠相表里，脾与胃相表里，使脾肺相照，肠胃得通，上下之气机皆能鼓荡而出；茵陈金木一气，厥阴与太阴横行无阻；故四方上下左右得以畅行，一切阻碍可随中宫四方运化，金也，木也，火也，水也，土也，五行相生传递有节矣。鹿角片壮督脉以添阳精，东阿胶入离火以育任脉阴津，任督二脉得以壮建，坎离既济，乾坤重建，则生生不息之功莫大矣。银杏叶金秋色黄落下，木能疏土之用，形如扇形散于枝末；红景天轻空色红气中含血之象，二者合则气血通行，经络无阻，气血交流刻刻不息也。

随访（2021 年 1 月 18 日）：

病症：患者通过微信联系说，已经服药半年左右，脸上长痘的问题完全地好了，未再发作过，而且她的同事说，其皮肤与脸色比较以前好得太多了，同时月经痛经、血块等症状都没有了，特别是今年感觉身体里不怕冷了，而且原来小肚子很大，现在也消失，希望皮肤再变的光亮一些，药该如何用法？告诉她，可以只服月经后期的两张处方，处方四服用 5 天，处方五服用 10 天，坚持用 3 个月，整个皮肤都会有好的改善。

按语与治病次第：

女性脸上长痤疮，俗称为长痘痘，临床上女性多为常见，虽然说清热解毒泻火之法有效，但是其效果不能巩固，而且反复率比较高。这是因为女性在月经前期其精华与能量上行，达于乳房与头部，这时候如果后背大椎穴与长强穴有堵塞，就会导致每个月月经前其痤疮反复发作，而月经后期则会慢慢地减轻或减少，这就是女性长痘痘的主要原因，以及人体内能量精华运行的过程。而我们依据女性生理性特点，按照月经周期顺势而为，分为月经前向上疏通发散，月经期向下引动气血，月经后期先疏通经络，再进行大补气血填精之法，就可以解决其根本性的问题。

处方一是扶阳医学四逆败毒之法，专门解决上火长痘，其乃是治标之法，不可久服。处方二是扶阳医学桂枝法加味，运化中宫，解决上通下达的问题。处方三是扶阳医学桂枝调经法，即把苍术改换成制川乌，更能符合月经期能量下行之势，顺势解决月经期伴随症状。处方四是月经后期川乌法加味，即通过川乌法的应用解决经络不畅、任督二脉循行的问题。处方五是扶阳医学党参黄芪法加味，即党参、黄芪综合法，党参、黄芪大补气血填精之法，以解决月经后期气血亏损与心功能低下的困境。

86. 顽固性毛囊炎案

甄某某，男，18 岁，河南省平舆县人。时间：2020 年 10 月 7 日就诊。

病症：患者有反复发作性毛囊炎病史 2 年余，曾在县市省三级医院诊治，头部大的化脓性脓包切开 3~4 处引流，但是切口附近疖肿仍然生长出此起彼伏，大小不一脓点脓腔腔泡等。项背部脓疮脓疱大小不一、起伏不定，而且颈部活动受限，整个背部没有一点好地方，也是布满大小不一的疮疖脓包等。红、肿、热、痛，患者久治效果不佳，心情郁闷、低落，其母亲说其精神压力很大。目前睡眠还好，食欲差，胃痛时有，大便两三天 1 次，小便黄，出汗不多，手脚凉。舌诊：舌呈布袋样，中线靠右侧，舌中间部有隆起，右侧边缘有唇样突出，舌边缘两侧有陈旧性郁热点，舌根部稍突起伴苔腻厚，余下舌苔薄白。脉诊：右手脉浮细紧稍滑，沉取脉细紧滞稍滑，寸脉气滞，关脉湿滞，右尺脉命门火还行；左手脉轻取浮细紧滞，沉取脉细紧滞稍滑，寸脉湿滞，关脉微洪滑，膀胱脉细紧滞滑，尺脉似乎有紧滞象。证属虚阳外浮、热毒郁滞，治宜发越热毒、扶阳助正。处方用药：

处方一：

制附片 30g（先煎 1 小时），生姜 50g，炙甘草 15g，党参 30g，鹿角片 30g，砂仁 15g，羌活 15g，独活 15g，白芷 50g，黄芩 25g，金银花 50g，徐长卿 15g，火麻仁 40g。5 剂。

处方排序：

制附片、生姜、炙甘草。党参+鹿角片+砂仁、羌活+独活、白芷+黄芩、金银花+徐长卿、火麻仁。

法药意解：

处方是扶阳医学四逆法（制附片、生姜、炙甘草），用生姜与炙甘草甘温并进，引附子之辛烈，由水泉冲入三焦，使网膜自然开放，气机自然分化。党参滋肺液，藏大气，使气血循循不休，源源而生，协助鹿角片添精壮督，神明之地得精髓之充，脑中之神经可期敏活，坎离中之真阴真阳常常护卫，得砂仁纳气归正，使正易复而邪易消，诚为强身固本之良品也。此乃扶阳医学四逆填精之法也，即四逆轻填之用法矣。

羌独二活上通天空下入水泉之地，循膀胱而走督脉，水中之阳气得以宣发肃降也。白芷入太阴阳明，可以升散肺与大肠风寒之气；借黄芩再行三焦行水气之孔道，行相火以降为用；二者合少阳阳明之郁热皆可化解矣。金银花为含苞待放之花蕾，借水火功夫而怒放，徐长卿辛温通达之性，外达而化为乌有矣。火麻仁增液行舟之用，决渎大肠之官得以节节而出焉。此乃是扶阳医学四逆败毒之大法也，开三阳保三阴之大法也。

处方二：

丹参 20g，檀香 15g，三七 15g，砂仁 15g，百合 15g，乌药 15g，高良姜 15g，香附 15g，五灵脂 15g，生蒲黄 15g，九香虫 15g，瓦楞子 15g。3 剂。

处方排序：

丹参、檀香、三七、砂仁。百合+乌药、高良姜+香附、五灵脂+生蒲黄、九香虫+瓦楞子。

法药意解：

处方是扶阳医学非附桂法，即丹参饮法（丹参、檀香、三七、砂仁），又称为四合汤法，丹参色红入血分行于人体脉腑之内，借檀香上通霄汉，下洁阴冥，扫净人体空间秽浊，神志清爽，魂魄安康，内外之气血循循而然矣；三七木火之性使然，入血脉破坚滞无不使之流畅；与砂仁同谐于膻中，使臣使自然，天君得其泰然，火土传其化机，而营卫阴阳，自然协和。升降无不得其畅，心胃诸痛皆可化解矣。

百合乌药甘凉清润，入肺太阴润燥而安神宁志。良附丸温中理气，散寒疏通，擅治胃脘冷疼。五灵脂与蒲黄又名失笑散，诸般心胃疼痛皆可消除的无影无踪，故称笑脸皆开矣。九香虫九乃极阳数而升，香气又擅动；瓦楞子有分散之力，胃脘腐秽之物，皆可借动运分散而冰消云散矣。

处方三：

朱茯神 15g，柏子仁 40g，远志 15g，石菖蒲 20g，高良姜 15g，肉桂 20g，砂仁 15g，炙甘草 5g，葱白 4 节，吴茱萸 15g，茵陈 30g，全瓜蒌 40g，薤白 15g，党参 30g，鹿角片 30g。10 剂。

处方排序：

朱茯神、柏子仁、远志、石菖蒲、高良姜、肉桂、砂仁、炙甘草、葱白。吴茱萸+茵陈、全瓜蒌+薤白、党参+鹿角片。

法药意解：

处方是扶阳医学非附桂法，即朱茯神法中的平巽大法（朱茯神、柏子仁、远志、石菖蒲、高良姜、肉桂、砂仁、炙甘草、葱白），巽者，风也，胆也；风行数变而无处不达，借风性以助春生之气，中正之官得以循循而动矣；借朱茯神上通下达，莫安中宫，务使三焦往来之气机，贯通一致，清法沟渠，膀胱小肠，决渎自然，浊气降而清气自然可升也。

吴茱萸化肝之滞，木畅而瘀污易消，筋络易调，血液循环不断；茵陈贯通金木之气，金可平木，木能疏土，金也、土也、木也，皆可共荣矣。全瓜蒌瓢通胸达膈，阴阳易进易出，仁可润行大肠，阳明之大肠降下，太阴与阳明互通有无矣；借薤白头再助其辛温通脉之能，气机循循而运矣。党参滋肺益气又安神魂，又助化源；借鹿角片益骨中真精，是借水火交济之法，亦添精补髓之良剂。

处方四：

桂枝 15g，苍术 15g，生姜 30g，炙甘草 5g，南山楂 20g，陈皮 15g，法半夏 20g，土茯苓 25g，吴茱萸 15g，茵陈 30g，白芷 15g，天麻 20g，徐长卿 15g，党参 30g，鹿角片 30g。10 剂。

处方排序：

桂枝、苍术、南山楂、生姜、炙甘草。陈皮+法半夏+土茯苓、吴茱萸+茵陈、白芷+天麻+徐长卿、党参+鹿角片。

法药意解：

处方是扶阳医学桂枝法（桂枝、苍术、南山楂、生姜、炙甘草），用桂枝辛甘化阳，转动枢纽，使阳动阴行，为引正归位，邪气得以外出。苍术引离火旺于脾土，使土能伏火，更与相火相照，成为上下交通之意。南山楂化脾胃中之积滞，使阳明太阳无阻。生姜与炙甘草辛甘合化，阴能护卫，而少阳阳明两经，旋转交换，使正复而邪衰，皮肤开则邪易出焉。

陈皮由络而肌腠而皮毛，是引太阳之气，内外相通之意也；法半夏降胃中之凝瘀导归于决渎；土茯苓借桂枝气化之机，水能气化而浊毒随决渎而出矣。用天麻镇阳明少阳两经之气，与白芷芳香之品，透达腠理，借徐长卿透达之品，启开毛窍，浊污之气皆得以随汗而解矣。

处方五：

桂枝 15g，苍术 15g，生姜 30g，炙甘草 5g，小茴香 20g，白芷 15g，天麻 20g，徐长卿 15g，九香虫 15g，瓦楞子 15g，全瓜蒌 40g，薤白 15g，党参 30g，鹿角片 30g，土茯苓 25g。10 剂。

处方排序：

桂枝、苍术、小茴香、生姜、炙甘草。白芷+天麻+徐长卿、九香虫+瓦楞子、全瓜蒌+薤白、党参+鹿角片、土茯苓。

法药意解：

处方是扶阳医学桂枝法（桂枝、苍术、小茴香、生姜、炙甘草），用桂枝化阴为阳，拨开云雾；生姜引通血脉，使阳气与桂枝相合，成为辛甘化阳之旨，阳动而阴凝可消，毒气自然外流。苍术引运化中之混凝，归于大小二肠，使二窍宣通，一切污秽凝浊逐渐而消。更使用小茴香以通秽，甜以醒脾，凡空虚之处，有瘀凝之物，随辛温之品，消化于无有之乡。炙甘草与生姜，使心脾之互照，两神明可通，正气可复，邪气难侵矣。

处方六：

制附片 60g（先煎 2 小时），生姜 50g，桂枝 25g，苍术 15g，炙甘草 5g，白芷 15g，天麻 20g，徐长卿 15g，九香虫 15g，瓦楞子 30g，全瓜蒌 40g，薤白 15g，丹参 20g，党参 30g，鹿角片 30g。10 剂。

处方排序：

制附片、桂枝、苍术、生姜、炙甘草。白芷+天麻+徐长卿、九香虫+瓦楞子、全瓜蒌+薤白+丹参、党参+鹿角片。

法药意解：

处方是扶阳医学附子桂枝法（制附片、桂枝、苍术、生姜、炙甘草），用附子大温肾水，使火盛而水沸，精化成气，气升于中，五脏得其荣养，气升于上，大气聚于华盖，化源可降，中下之物皆得润泽，清浊自然分化，气血自然交流；且附片温肾水启坎阳，与姜、桂、草连成一气，务化尽群阴，借苍术泄湿暖脾，使运化之机与太阳之气并进，真阳起伏连续不息，生生化化变化无穷，是助长成春之意。

二诊（2021年2月1日）：

病症：已经连续服用中药3个多月，除第一轮全部服用完后，坚持处方一与处方五交替服用，目前皮肤已经未再起脓包，头项部大部分脓包均消失，但皮肤仍然没有恢复到正常，背部皮肤已经恢复正常，已经达到了初步的治疗目标，即病愈有八成之多。在治疗期间，每间隔半个月左右，就是进行针刺治疗，即用调气针法疏导任督二脉，并且在耳尖、耳垂、大椎穴、长强穴放血等治疗方法，效果显著。

三诊（2021年7月4日）：

病症：夏季由于饮食冷饮等，头项部间断仍然有几处毛囊化脓，期间配合针法进行治疗，有显著的效果。近期由于睡眠不好，又有几处毛囊处化脓红肿，而且最近失眠严重，入睡困难，胃口一般，大便正常，小便黄，出汗比较多，手脚不凉。舌诊：舌呈轻度布袋样，心区有阴影，胃区有凹陷，舌根苔腻厚并有轻度隆起。脉诊：右手脉浮稍滑滞，沉取脉滑滞，肺脉湿滞，脾脉滑滞，右尺脉行；左手脉浮细紧滞，沉取脉细紧滞稍滑，心脉脉洪，肝脉稍洪微逆，膀胱脉微滞稍滑，尺脉短滑滞欠柔和。证属阳虚郁滞、经络不通，治宜扶阳通络、解毒化滞。处方用药：

处方一：

制附片30g（先煎1小时），生姜50g，炙甘草15g，鹿角片30g，党参30g，砂仁15g，羌活15g，独活15g，白芷50g，黄芩25g，金银花45g，蒲公英30g。5剂。注：早上服用。

处方排序：

制附片、生姜、炙甘草。党参+鹿角片+砂仁、羌活+独活、白芷+黄芩、金银花+蒲公英。

法药意解：

处方是扶阳医学四逆法（制附片、生姜、炙甘草），加上后面之品，即成为四逆败毒之大法也，可透达三阳之邪气，保护三阴之阳气，邪可祛而正得复；再借蒲公英人体空间无处不行之大英雄也，可扫尽天地间秽浊之气，人体如雾如沤，决渎之官得以职司如常矣。

处方二：

黄连 10g，丹参 20g，黄芩 15g，木瓜 30g，炙甘草 5g，党参 30g，制附片 30g（先煎 1 小时），肉桂 20g，酸枣仁 15g，柏子仁 20g，生龙骨 45g，生牡蛎 45g，砂仁 15g。5 剂。注：晚上服用。

处方排序：

黄连、丹参、黄芩、木瓜。炙甘草+党参+制附片+肉桂、酸枣仁+柏子仁、生龙骨+生牡蛎+砂仁。

法药意解：

处方是扶阳医学非附桂法，即黄连阿胶汤法（黄连、丹参、黄芩、木瓜），黄连味苦入心经降离中之火，借黄芩通达三焦气化之孔道，其中空以使相火顺势下行；丹参行血脉水火之兼并，气血之同行，木瓜再联网油，快肠利气，污浊化而相火行，相火动而君火得以明矣。党参佐附子刚柔相和，气血交流，凡阳损阴掣，皆能润泽；肉桂温血附气，是引血与气，刻刻不离，阴与阳刻刻无间，是阳正而阴守，魄镇而魂通，借炙甘草奠安中宫，使正气得藏，阴阳两气刻刻交会，精气神紧紧抱为一团和气，睡眠可以安稳也。

酸枣仁与柏子仁引火土相合，土温而火旺，清可升，浊可降，金木互通，魂魄相合。龙骨禀阳之灵，从天中而降，牡蛎禀阴之灵，生水中可升，二物合二为一，取阴阳互根之用意，再借砂仁安心益脾，使精神魂魄，各归其位，生化更得其畅。

处方三：

制川乌 25g，制附片 30g（前二味先煎 2 小时），生黄芪 45g，党参 30g，益母草 15g，炙甘草 5g，天花粉 15g，瞿麦 15g，桃仁 15g，生薏苡仁 30g，酒大黄 15g，硫黄 30g，石菖蒲 20g，独活 15g，蒲公英 15g。10 剂。注：与后方交替服用。

处方排序：

制川乌+制附片、生黄芪、党参、益母草、炙甘草。天花粉+瞿麦、桃仁+生薏苡仁+酒大黄+硫黄、石菖蒲+独活+蒲公英。

法药意解：

处方是扶阳医学非附桂法，即川乌法（制川乌+制附片、生黄芪、党参、益母草、炙甘草），又称为天雄法，用川乌风性之动，借擅行络脉之能，聚焦于阴阳交汇之地，气血得以潮汐而动也；更借附子温化坎水，如雾如沤如渎，经络无处不畅行矣。黄芪、党参迎水主之精华归于华盖，党参益肺脾之气，使化源之下降，无差分毫；黄芪再引泉水于艮山，由震而巽而离，成为天地交泰，乾坤合和之用也。益母草入坤得太阴之气，湿浊化而血脉畅行。炙甘草奠安四旁，使寒凝不能壅塞清道，一切污秽随乌附而烟消云散矣。

天花粉如天女散花雾露大行而下，瞿麦乃为去霾也，阴霾随雾露之水而下，污秽得以清洗洁净如初也。桃仁破血滞从大肠而下；薏苡仁化湿浊污水随太阴气化分消；生大黄借酒性辛热之能，先生后降以通为用，推陈致新；真硫黄再壮命门真火，海底轮坎水沸腾气化，三焦水气大行于天空，一切污秽隐曲之地皆可得以清洗矣。蒲公英轻轻升达人体空间，直入精气神汇聚之地；石菖蒲通达膻中，火自得明，血自得活，气自得化；独活从巅顶之处循膀胱行肾而直入九泉之地；借此运行公转之力任督二脉得循环无端，阴阳交换不息，人活一口气源源不断矣。

处方四：

制附片60g，制川乌25g（前二味先煎2小时），筠姜50g，炙甘草5g，肉桂20g，山萸肉20g，鹿角片40g，龟板20g，全瓜蒌30g，薤白15g，丹参20g，党参30g，黄芪45g，生龙骨45g，生牡蛎45g，土茯苓25g。10剂。注：与前方交替服用。

处方排序：

制附片+制川乌、筠姜、炙甘草。肉桂+山萸肉、鹿角片+龟板、全瓜蒌+薤白+丹参、党参+黄芪、生龙骨+生牡蛎、土茯苓。

法药意解：

处方是扶阳医学附子法（制附片+制川乌、筠姜、炙甘草），又称为附子川乌法、天雄法，用附子大辛大温之品，使肾水沸腾，大气得以升举，行上而成雾，与沤渎相谐，上下得以交通，阴阳得以互流；又借川乌行走络脉之能，经络交织，使大气布满廓廓，阳气乃布，阴可得消。加筠姜辛温之性，辛能润，温能和，使肾精温和，化气上举，心肺得养，脾土温和，化源必强，交通四行，以助生长收藏之妙用。再用炙甘草温燥脾土，土暖而金生，金生而化源可行，丽水可丰，乃能与火相交，是化气之本能，清浊各行之道路矣。

肉桂佐山萸肉通达水火阴阳交会之地，引气血运行于全身内外荣卫之处，处处皆春，清浊无混矣。鹿角片壮督脉以添阳精，龟板育任脉可润阴液，阴阳相合，任督沟通，坎离既交，乾坤重建，人又得后天返回先天，其可以长生久视矣。

四诊（2021年11月22日）：

病症：复诊时，发现右侧眼上肿胀，并右侧整个头皮肿胀疼痛，部分地方有脓点出来，伴有右侧颈部不利。首先应用针法，先在耳朵尖与耳垂、大椎穴、长强穴等处点刺放血，又在右侧头皮下调气针法治疗，做完后肿胀减轻大半。然后嘱期回去继续服用处方一与处方三各10剂，进行巩固治疗。

按语与治病次第：

反复发作性毛囊炎皮肤并感染者，是临床上难治疗的一个病症，病虽小，但其对西药消炎药耐药、中药清热解毒等，长期服用不仅效果差，而且还会导致食欲下降、胃部不适等，影响着整个治疗过程。本例患者青少年虚阳外浮，则是由于手淫精伤而导致的后果，由于精亏阳弱、虚阳外浮而成局部热毒之症，即本虚标实之症。我们仅看到的标实红肿热痛等，未看到精伤阳亏的根本问题，这是导致本病长期难以治愈的原因。而扶阳医学则标本兼治，一方面清热解毒，一方面扶阳填精，交替服用，才能达到治疗目标。特别是配合调气针法，疏导任督二脉，针对项部强硬的疏通，是非常关键的环节，特别是后期的全身心的调整与巩固治疗，才能真正达到治愈之目标。

87. 突发性耳聋案

李某某，女，56岁，河南省平舆县人。时间：2020年9月6日就诊。

病症：患者突然出现右侧耳聋，感到发闷并有声响，曾在县市省级医院诊断并治疗月余，未见明显的效果。CT报告：双侧上颌窦炎、副鼻窦炎，曾患有甲亢，治疗后已经成为甲减，目前心率每分钟49次。患者停经4年余，目前仍然有阵发性烘热汗出，睡眠不好，吃饮胃口行，大便每天1～2次，小便不黄，平时出汗也比较多，手脚不凉。舌诊：舌形呈轻度布袋样，舌质嫩红，心区有阴影伴裂纹，双侧肺区有能量反光点，舌根平坦稍凹陷。脉诊：右手脉浮缓滑，沉取脉缓滑，寸脉缓弹指，关脉滑缓，命门脉火可；左手脉有点浮，沉取脉细紧滞缓滑，寸脉缓稍滑，关脉滑缓，膀胱脉滑缓，尺脉滑缓迟。证属阳虚郁滞、经络不通，治宜温扶阳气、疏通经络。处方用药：

处方一：

桂枝15g，生白术15g，淫羊藿20g，生姜30g，炙甘草5g，陈皮15g，法半夏20g，茯苓15g，瓜蒌壳15g，薤白15g，白芷15g，石菖蒲20g，党参30g，鹿角片30g，广木香15g。10剂。

处方排序：

桂枝、生白术、淫羊藿、生姜、炙甘草。陈皮+法半夏+茯苓、瓜蒌壳+薤白、白芷+石菖蒲、党参+鹿角片、广木香。

法药意解：

处方是扶阳医学桂枝法（桂枝、生白术、淫羊藿、生姜、炙甘草），用桂枝拨开太阳，使阴云散去，晴空得其朗照，二火得其宣明。淫羊藿交脾肾而先后可交，用白术引脾湿下降，与淫羊藿，阴阳合也，能生土，土能运化，火土合德，上下相照，四维相合，阴阳得其燮理。用姜草微甘之品，与辛温之性，交纳于阴阳要道之地，使阴阳协和为要。

陈皮开腠理，通皮毛，使腠理之风邪随桂枝鼓荡从皮行而泄；法半夏降胃中之凝瘀导归于决渎，借茯苓行太阴之湿，下焦如渎焉。瓜蒌壳开胸膈，是迎阳于内，换阴外出；薤白通血脉上行下达，如是则气血交换不息矣。白芷清香之品，化瘀浊并通九窍，借石菖蒲通达膻中，火自得明，血自得活，气自得化，气血畅达而清窍自然得闻声矣。党参滋肺液，藏大气，使气血循循不休，源源而生，协助鹿角片温精热血，安魂益智，脑中之神经可期敏活，清空七窍自然开阖如初焉。因尘氛厌秽未净，用广木香通中宫而疏脉道，通网膜而三焦一齐相贯，扫尘氛而阴霾尽净，天顶清虚之地得以宁静也。

处方二：

制附片 60g（先煎 2 小时），生姜 50g，桂枝 30g，生白术 15g，淫羊藿 20g，炙甘草 5g，白芷 15g，天麻 20g，徐长卿 15g，瓜蒌壳 15g，甘松 20g，党参 30g，鹿角片 30g，广木香 15g。10 剂。

处方排序：

制附片、桂枝、生白术、淫羊藿、生姜、炙甘草。白芷+天麻+徐长卿、瓜蒌壳+甘松、党参+鹿角片、广木香。

法药意解：

处方是扶阳医学附子桂枝法（制附片、桂枝、生白术、淫羊藿、生姜、炙甘草），用附片大温肾水，使火盛而水沸，精化成气，气升于中，五脏得其荣养，气升于上，大气聚于华盖，化源可降，中下之物皆得润泽，清浊自然分化，气血自然交流。更用桂枝法开太阳，使阴运散播，晴空得其朗照，二火得其宣明，是少阴之底随太阳之气机上达心窍，引君火宣明，是内外通达，上下流行之拨转法也。

用天麻镇阳明少阳两经之气，用徐长卿微开茅塞，与白芷芳香之品，透达腠理，启开毛窍，处处皆可透达矣。甘松辛香之气，再助其醒脾理气之用，以使太阴阳明升降如枢矣。

处方三：

制川乌 25g，制附片 30g（前二味先煎 2 小时），生黄芪 40g，红参 15g，益母草 15g，炙甘草 10g，白芷 15g，天麻 20g，徐长卿 15g，瓜蒌壳 15g，薤白 15g，三七 15g，石菖蒲 20g，独活 15g，蒲公英 15g。10 剂。

处方排序：

制川乌+制附片、生黄芪、红参、益母草、炙甘草。白芷+天麻+徐长卿、瓜蒌壳+薤白+三七、石菖蒲+独活+蒲公英。

法药意解：

处方是扶阳医学非附桂法，即川乌法（制川乌+制附片、生黄芪、红参、益母草、炙甘草），亦称为天雄法，川乌质空以气为用，透达经脉而擅于下行，借附片温阳助火之能，其行经走络、开合阴阳之能更有迅达之力，风行数变，毛络无处不畅矣。生黄芪迎坎中之微阳，随冲督任三脉，过三焦而达于巅顶，脑海得其清朗，血海得其润泽，成为上下相通，瘀污必然遁形；人参补五脏元气入阴，佐附子刚柔相和，气血交流，凡阳损阴掣，皆能润泽。益母草入坤土化污浊，血脉流动自如；三七其叶非三即七木火之性，擅通血脉而瘀滞可开，再借炙甘草使太阴太阳两相合和，气化乃行，血液乃生。

蒲公英天下之一大英雄，飞升上达直入精气神汇聚之处；石菖蒲开心窍，虽开而不散，君火有用，昏闷不清可解；独活由少阴出太阳循走膀胱经络，由天顶入九泉之地。如是则任督循环，阴阳和合，坎离既济，乾坤得以再建矣。

处方四：

制附片75g，制川乌25g（前二味先煎2小时），筠姜50g，炙甘草10g，肉桂20g，山萸肉20g，鹿角片40g，龟板20g，瓜蒌壳15g，薤白15g，丹参20g，石菖蒲20g，银杏叶30g，红景天30g，广木香15g。10~30剂。

处方排序：

制附片+制川乌、筠姜、炙甘草。肉桂+山萸肉、鹿角片+龟板、瓜蒌壳+薤白+丹参、石菖蒲+广木香、银杏叶+红景天。

法药意解：

处方是扶阳医学附子法（制附片+制川乌、筠姜、炙甘草），亦称为附子川乌法、天雄法，用附子大辛大温之品，使肾水沸腾，大气得以升举，行上而成雾，与沤渎相谐，上下得以交通，阴阳得以互流；借川乌透脉络之性，与姜草连成一气，务化尽群阴，真阳起伏连续不息，生生化化变化无穷，是助长成春之意。

山萸肉益肾精，生骨髓，纳正气，借上肉桂温血输精，此精得附子之火温，水火更能有济。鹿角片壮督脉以添阳精，龟板育任脉再助阴精，阴阳和合，坎离既济，乾坤得以重建矣。千年银杏精华聚集于枝末叶中，红景天气血丰富，借丹参引气入血，导气血之畅流，化血脉之凝瘀，瘀祛而新生，务期化尽周身瘀滞，与附桂辛温之性联运而气血循环不息矣。

复诊（2021年1月20日）：

病症：患者又来治疗妇科病，外阴瘙痒伴睡眠不佳，曾在县医院治疗效果不佳。告诉说，上面处方服完，最后一个处方连续服用一个多月，目前耳聋已完全治愈，听力也恢复正常。又按照治病次第，开了系列处方调整睡眠的同时，兼顾治疗妇科病，结合妇科外用药物，继续治疗。

按语与治病次第：

本例耳聋患者发病时正处于更年期阶段，虽然经过西医系统检查未发现特殊的问题，但从中医学角度分析，其乃是更年期阶段精亏阳弱，精华上达头目不足而失养，才是导致耳聋发生的原因。因此，在治疗更年期症状的同时，积极益肾填精、通脉经络、理气活血等法，才能从根本上解决这样的问题。

处方一是扶阳医学桂枝法加味，因为患者心跳比较慢，这就是典型的心阳虚弱之表现，桂枝温通心阳以助火力。处方二是扶阳医学附子桂枝法加味，姜桂附一把火增加人体的气化功能，直接或间接可助心火之阳气，同时结合对症药物，可以解决伴随症状。处方三是扶阳医学川乌法加味，专门透达经络、行气活血，以助脉络之畅通。处方四是扶阳医学附子填精之法，也称附子川乌法，借附子川乌天雄之力，以改善其经脉不畅、气血不活之困境，可以达到彻底改善体质之目标。

88. 儿童多动症案

李某某，男，12 岁，河南省浚县人。时间：2019 年 12 月 28 日就诊。

病症：患者有抽动秽语综合征，从出生之后就有这个动作，特别是出生之后就开始闭眼乱动，入睡比较慢，偶尔会尿床上，喜欢吃肉，上火时眼睑上长出疔疮，大便每天都有，但是容易粘马桶，小便黄，出汗不多，手脚凉。舌诊：舌呈方形，上半部呈现帽缘状突起，伴有反光点，中线下有裂纹，舌尖左高右低，苔薄白。脉诊：左脉浮细稍紧，沉取脉紧劲滞滑，寸脉气滞，关脉缓滑，膀胱脉滞滑，尺脉可；右手脉浮细稍紧，沉取脉细紧滞稍滑，寸脉滑，关脉滑缓，尺脉可。证属上热下寒、郁滞不通，治宜通达上下、解郁安神。处方用药：

处方一：

制附子 15g，生姜 30g，炙甘草 5g，党参 30g，鹿角片 15g，砂仁 15g，羌活 15g，独活 15g，白芷 50g，黄芩 30g，金银花 60g，徐长卿 15g，水牛角 40g。3 剂。注：每一剂药吃 3 天。

处方排序：

制附子、生姜、炙甘草。党参+鹿角片+砂仁、羌活+独活、白芷+黄芩、金银花+徐长卿+水牛角。

法药意解：

处方是扶阳医学四逆法（制附子、生姜、炙甘草），用小剂量附子温暖中下，使水热而气升，脾温而运转，四方之气逐渐而动；用姜草甘温并进，引附子之辛烈，由水泉冲入三焦，使网膜自然开放，气机自然分化。

党参佐附子刚柔相和，气血交流，凡阳损阴掣，皆能润泽；又借鹿角片上达督脉之力，阳得正而阴可守；得砂仁纳正气，而脏腑之气机，更能鼓荡，内外之交达，更能活跃，是扶正使阴易消。羌活一茎直上，顺督脉挟膀胱经脉上行，独活由百会如瀑布直下九泉之地，使膀胱经脉之呼吸得以开阖如常矣。白芷通肺达脾，肺与大肠相表里，脾与胃相表里，使脾肺相照，肠胃得通，上下之气机皆能鼓荡而出；黄芩出入于少阳界地，相火得以流畅循行，二者携手通达于白虎与少阳之地。金银花含苞待放，借水火功夫而郁热皆可化解；徐长卿辛温通达，邪易出而正可复；水牛角性凉而上头，郁热毒疮可化焉。本处方称之为四逆败毒之法，专治本质阳虚而热毒聚集皮表之邪气也。

处方二：

朱茯神 30g，琥珀 15g，砂仁 15g，青皮 15g，藿香 15g，厚朴 15g，淫羊藿 20g，苍术 15g，炙甘草 5g，酸枣仁 15g，柏子仁 30g，吴茱萸 10g，茵陈 30g，白芷 15g，天麻 20g，鹿角霜 40g。5 剂。每剂药吃 3 天。

处方排序：

朱茯神+琥珀、砂仁、青皮、藿香、厚朴、淫羊藿、苍术、炙甘草。酸枣仁+柏子仁、吴茱萸+茵陈、白芷+天麻、鹿角霜。

法药意解：

处方是扶阳医学非附桂法，即朱茯神法（朱茯神+琥珀、砂仁、青皮、藿香、厚朴、淫羊藿、苍术、炙甘草），本法可镇八方、抚九州、安心神、宁魂魄、疏气机、畅经络，一切均从神的层面得以化解，此乃"上工守神"之用意也。

用酸枣仁调火土，安神魂，使阴阳交合如恒，六气生生不息；柏子仁可通达心脾，有交合神意之功，睡眠得以安稳也。吴茱萸大肆温脾舒肝，使木土克中变旺之用意；茵陈通金木一气，郁热湿浊可化，肝胆以得相照矣。白芷乃香窜之品，拨开隐微之路，使气血流通无阻；天麻祛风镇风，使风循序而出，邪易出而正可复矣。鹿角霜温纳之性，精虽少而扶阳助正之功不减当年。

处方三：

朱茯神 30g，琥珀 15g，砂仁 15g，胆南星 15g，白芷 15g，天麻 20g，厚朴 20g，陈皮 15g，法半夏 20g，土茯苓 25g，酸枣仁 15g，柏子仁 30g，瓜蒌壳 15g，薤白 15g，生龙骨 30g，生牡蛎 30g，苦参 10g。10 剂，每剂药吃 3 天。

处方排序：

朱茯神+琥珀、砂仁、胆南星。陈皮+法半夏+土茯苓、白芷+天麻+厚朴、酸枣仁+柏子仁、瓜蒌壳+薤白+苦参、生龙骨+生牡蛎。

法药意解：

处方是扶阳医学非附桂法，即朱茯神法（朱茯神+琥珀、砂仁、胆南星），用朱茯神镇心导水，神明可清，君火自明，相火自位，是使两火相照，中间无丝毫云翳；琥珀得土水金与日月之精华而成之物，是用以洁神明，化蕴藏，通幽微，并以奠安精神魂魄刻刻归舍；胆南星化胃中之凝污，助厚朴之降，快达于沤渎，肠胃得其开朗，上能进食，下能排浊，是水火并用之法也；与砂仁同谐于膻中，使臣使自然，天君得其泰然，火土传其化机，而营卫阴阳，自然协和。升降无不得其畅，神魂得以安稳也。

用法半夏降胃中之凝瘀导归于决渎，借土茯苓冲洗道路之功，浊气自降而清气可升；借厚朴与陈皮，一开外二降逆，清浊得其分矣。瓜蒌壳拨开胸膈，引余蕴外出，薤白辛香可通达上下，邪易出而正可入；苦参沟通心肾，使离火直入坎水之地，左右上下均得以畅行无阻也。又取龙骨、牡蛎有情之物，龙骨禀阳气之灵，牡蛎禀阴精之灵，二物合而为一，取阴阳互根、紧紧相抱而不可分离之用意也。

随访（2020 年 8 月 2 日）：

病症：患儿服完 3 个疗程后，完全治愈，一切恢复正常。今天带着几位病友的儿童前来诊治同样的病症。

按语与治病次第：

儿童抽动秽语综合征，现代医学对本病之原因弄不清楚，故而缺乏特殊的治疗手段，虽然对症治疗有一定的效果，但是长期服用有一定的副作用，而扶阳医学对此病的认识与治疗，却有独到之处。根据河北已故郭志辰老中医研究的结果来看，本病主要是心神分离，即心神不能合一，特别是头部神的层面离位，乃是本病的核心问题。扶阳医学用朱茯神这味药，针对此症具有特别的作用与效果，服用 3 个月之后，达到的预期治疗目标，且远期疗效也比较稳定，没有复发的迹象。三张系列服用的处方，君药均为朱茯神，即朱茯神法，结合当时孩子的舌脉症状适当加味而治，达到了良好的临床治疗效果。

89. 学生脱发案

李某某，男，18 岁，河南省郑州市人。时间：2021 年 7 月 12 日就诊。

病症：患者经常脱发多年，而且比较严重，虽然经过多方面调理，但是效果不明显，目前睡眠偶尔比较差，胃口好，大便正常，小便可，汗不多。舌诊：舌形大致正常，舌中线呈 S 形弯曲，左侧舌体部分缺损，舌尖部散在有郁热点，舌苔薄白稍腻。脉诊：右手脉浮细滞，沉取脉湿滞稍滑，肺脉滑，脾脉气滞，右尺脉有滞象；左手脉浮细滞，沉取脉细滞稍紧，心脉微洪稍滑滞，肝脉紧滞，膀胱脉细滞紧及肝，尺脉短有一点滑、细滞象。证属阳虚督脉不通、内外两寒，治宜通壮督脉、温里开表。处方用药：

处方一：

朱茯神 15g，柏子仁 20g，远志 15g，石菖蒲 20g，高良姜 15g，肉桂 15g，砂仁 15g，炙甘草 5g，葱白 4 节，吴茱萸 15g，茵陈 30g，白芷 15g，天麻 20g，党参 15g，鹿角片 15g。5 剂。

处方排序：

朱茯神+砂仁、柏子仁、远志、石菖蒲、高良姜、肉桂、炙甘草、葱白。吴茱萸+茵陈、白芷+天麻、党参+鹿角片。

法药意解：

处方是扶阳医学非附桂法，朱茯神法中的平巽大法（朱茯神+砂仁、柏子仁、远志、石菖蒲、高良姜、肉桂、炙甘草、葱白），用朱茯神镇心宫而行水，使膻中无水之侵扰，膏肓能收能放，上与肺源相接，呼吸不乱，下与贲门相连，放纳无错；加远志、石菖蒲，拨开呼吸清阳道路，使心窍开启自然，膏肓之机即无壅塞；用高良姜温胃而壮火，乃能下交于脾；用肉桂暖土温血，使土运不息，血气之流无碍；柏子仁宁心益脾，使火土相亲相助，更能火得生土，土能伏火，中宫之气机常常温暖，水气易升，肺源得润，清虚得其清矣，呼吸脉络来往自然顺机而动；再用葱白通冲脉，百脉之流行，分清浊之往来；借砂仁纳五脏之精气，交纳于阴阳变化之中；炙草奠坤土，而四旁得其利矣。五行之变化，清浊易于分明，升降自然，是乃升降无阻，八方通达，顺势风能化解矣，故又曰平巽大法也。

吴茱萸升多降少，白茵陈降多升少，恰合肝升胆降之用，且能使肝胆相照矣。白芷微辛之品，引风邪于皮毛，用天麻以佐之，镇定阴阳，使邪不能再侵，且邪祛而正即复。鹿角片与党参同行，润肺益脾，助气生精，五脏六腑都归于润泽。

处方二：

桂枝 15g，苍术 15g，生姜 30g，炙甘草 5g，小茴香 20g，南山楂 20g，陈皮 15g，法半夏 20g，朱茯神 15g，砂仁 15g，石菖蒲 20g，白芷 15g，天麻 20g，党参 15g，鹿角片 15g。10 剂。

处方排序：

桂枝、苍术、小茴香、南山楂、生姜、炙甘草。陈皮+法半夏+朱茯神、石菖蒲+白芷+天麻、党参+鹿角片+砂仁。

法药意解：

处方是扶阳医学桂枝法（桂枝、苍术、小茴香、南山楂、生姜、炙甘草），用桂枝拨动太阳，透达少阴，使里面通达，气机可行；用苍术引风湿外流，生姜通达阴阳，使阳行而阴随，湿流而滞消。南山楂化脾胃中之积滞，使阳明太阳无阻；小茴香以通秽，甜以醒脾，凡空虚之处，有瘀凝之物，随辛温之品，消化于无有之乡。炙甘草再安定脾胃，使阳明太阴之气无损，运化四旁，生机化机不断矣，

陈皮与法半夏，一开外二降逆，清浊得其分矣；石菖蒲宣心窍，令臣使，清秽浊，胃之囊廓必开，逆更能下，清更能升。

处方三：

制附片 60g（先煎 2 小时），苍术 15g，桂枝 25g，生姜 50g，炙甘草 5g，陈皮 15g，法半夏 20g，朱茯神 15g，砂仁 15g，吴茱萸 15g，茵陈 30g，瓜蒌壳 15g，

薤白 15g，党参 15g，鹿角片 15g。10 剂。

处方排序：

制附片、桂枝、苍术、生姜、炙甘草。陈皮+法半夏+朱茯神、吴茱萸+茵陈、瓜蒌壳+薤白、党参+鹿角片+砂仁。

法药意解：

处方是扶阳医学附子桂枝法（制附片、桂枝、苍术、生姜、炙甘草），用姜、草甘温并进，引附子之辛烈，由水泉冲入三焦，使网膜自然开放，气机自然分化。且姜、草辛甘合化，阴能护卫，而少阳阳明两经，旋转交换，使正复而邪衰。是借仲师以桂枝拨阳路。苍术引离火旺于脾土，使土能伏火，更与相火相照，成为上下交通之意。

瓜蒌壳通三壳开三膈，阴阳易进易出；薤白辛温之品，行诸经络脉道，使气血得以互流。

处方四：

制川乌 20g，制附片 20g（前两味先煎 2 小时），生黄芪 45g，党参 30g，益母草 15g，炙甘草 5g，白芷 15g，天麻 20g，桃仁 15g，生薏苡仁 30g，酒大黄 15g，硫黄 30g，杜仲 15g，松节 15g，制首乌 30g。10 剂。

处方排序：

制川乌+制附片、生黄芪、党参、益母草、炙甘草。白芷+天麻、桃仁+生薏苡仁+酒大黄+硫黄、杜仲+松节+制首乌。

法药意解：

处方是扶阳医学非附桂法，川乌法、川乌附子法、天雄法（制川乌+制附片、生黄芪、党参、益母草、炙甘草），川乌与附子相合，则有天雄之力，透达而温行，借其雄烈之能，益火壮水，使大气得升，肌肉筋骨都归于柔润之中，生机化机必然畅茂矣。党参益气益肺，使神志之清、化源之用，交纳于气血之中，使精华布露于上，七窍得其宣明；更佐黄芪，加于乌附之中，辛甘合用，脏腑畅达，使水火更能有济，用炙甘草安定脾胃，使阳明太阴之气无损，益母草再入坤土，化土中之浊污，胃纳而脾运，生生不息之功大焉。

桃仁破血而通下，生薏苡仁生于水而利水，酒大黄调和五脏，推陈致新；硫黄乃火中之精，体属阴而用火得阳，寓至阳于至阴之中，温暖下元，从丹田徐徐而升。制首乌、杜仲引血液濡润筋络，肝得其养；松节聚纳木中之阳，借此通人身骨节筋络，使骨空之阳质，有聚有散，筋中之精液，能化能流，是刚柔调息之意；与附子、川乌联成一片，如引阳能正，阴能守，是正复而邪消，内安而外攘，为中医中气化之本旨也。

处方五：

制附片 60g，制川乌 20g（前两味先煎 2 小时），筠姜 50g，肉桂 20g，炙甘草 5g，炙升麻 15g，瓜蒌壳 15g，薤白 15g，丹参 20g，党参 30g，生黄芪 45g，鹿角片 30g，制首乌 30g，巴戟天 20g，菟丝子 20g。10 剂。

处方排序：

制附片+制川乌、筠姜、炙甘草。升麻+肉桂、瓜蒌壳+薤白+丹参、党参+生黄芪、鹿角片+制首乌、巴戟天+菟丝子。

法药意解：

处方是扶阳医学四逆法（制附片+制川乌、筠姜、炙甘草），用得乾方纯阳之物附子以阳壮阳，与炙甘草得坤方纯阴之性以阴治阴，使阴阳互相结构，正守合一，与炮姜、川乌，以使脾肾交通，更能与乾坤交合，先后两用，天地两通，而气质之生化，升降之转环，可能纳谐一处。

升麻清升而举，提气血中之凝瘀，随气机鼓荡于皮毛，布露于全身；肉桂再温血输精，此精得附子之火温，水火更能有济。巴戟天通筋达骨，迎五液濡润筋骨；菟丝子生精主水，水温而气暖，气布而血施，与辛温品一起，迎精血充实于内外；借丹参气血流动之性，皆归于血之余，发之得润也。

随访（2021 年 1 月 12 日）：

病症：学生随访，服用 3 个疗程，头发未再脱落，而浓密黑发，充满精气神。停药后改为中成药巩固治疗。

按语与治病次第：

青少年脱发的不在少数，究其原因，多与长期熬夜、作业太多，精神压力过大导致的结果有关。从扶阳医学角度来看，与阳虚精亏、气血不能上达，不能荣血生发。因此，在治疗过程中，本例患者少年时期脊柱侧弯，导致督脉阳气不升，可能是主要的原因，在积极服用药物之外，还重点配合手法、艾灸与整脊、松背等治疗，也是非常重要的一个环节。因为向上的道路不通畅，是无法向头部输送营养的，再好的药物要想疏通侧弯的脊柱也非常困难的，而通过外治疗法积极配合，内外兼治，才是最佳的配伍方式。如果没有外治疗法的配合，估计一年之内也是很难取得效果，而遵照《黄帝内经》一针、二灸、三用药的思路，才能真正的解决这样看似简单，其实是很复杂的脱发病。

脱发之看起来是微不足到的小事情，实际上并非如此的简单。精亏而血脉不畅，可能是主要的诱因，而青少年手淫也是其隐悔原因。扶阳医学从切脉入手，先从朱茯神法调理心神开始；桂枝法调理肺气，肺主皮毛；附子桂枝法立水土火之极，川乌透达经络、益气活血、清除下焦污染、运行任督二脉；最后应用四逆填精之法，达到了最终治疗目标，而步步填精之法，可能是加速生发的重要保证与支持。

90. 顽固性尿路感染案

余某某，女，63 岁，河南省平舆县人。时间：2020 年 10 月 27 日就诊。

病症：患者反复发作性尿路感染年余，尿频尿急尿热，曾经在县市省级医院诊治并住院治疗，当时有效果，停药之后又发作，特别是劳累活动之后容易出现尿急尿热急频等症状。目前睡眠不好，2 点醒后难入睡，吃饭不好，胃酸胀痛比较明显，大便每天或隔天 1 次，小腹下坠痛。舌诊：舌呈方形样，舌尖平淡左低右高，中线靠左，舌根平坦，舌苔薄白腻。脉诊：右手脉轻取稍浮，沉取脉滑稍数，肺脉滑，脾脉滑，右尺脉弱稍数；左手脉轻取关有点浮滑，沉取脉紧滞滑稍数，心脉稍滑数，肝脉微洪滑，膀胱脉滑数，尺脉滑稍数。证属虚阳外浮，阳不归位，治宜引龙入海。按照次第处方用药：

处方一：

朱茯神 15g，琥珀 15g，青皮 10g，砂仁 15g，藿香 15g，厚朴 15g，淫羊藿 20g，生白术 15g，炙甘草 5g，白芷 15g，天麻 20g，五灵脂 15g，生蒲黄 15g，海螵蛸 15g，党参 30g。5 剂。

处方排序：

朱茯神+琥珀、青皮、砂仁、藿香、厚朴、淫羊藿、生白术、炙甘草。白芷+天麻、五灵脂+生蒲黄+海螵蛸、党参。

法药意解：

处方是扶阳医学非附桂法，朱茯神法中的镇八方之法（朱茯神+琥珀、青皮、砂仁、藿香、厚朴、淫羊藿、生白术、炙甘草），用朱茯神先安神志，再导上焦之浊阴，下降于决渎，以使下转膀胱，与肾气相接，气化则能出焉；并携本法，有镇八方、抚九州、安神魂、宁肺魄、理气机、调阴阳，意有《黄帝内经》"上工守神"之用也。

天麻祛风镇风，使风循序而出，与白芷芳香之品，透达腠理，合甘草奠安中土，运转有用，厚朴降胃逆归于浊阴。五灵脂扩开胃囊，使脾胃互相运化；用蒲黄化清中之浊，借海螵蛸阴中之阳也，使清浊能升能降，胃脘中之腐浊，随太阴阳明变化而出，胃部酸痛可解矣。党参益肺脾，滋肺源而行运转，养五脏而六腑畅通。

处方二：

丹参 20g，檀香 15g，三七 15g，砂仁 15g，五灵脂 15g，生蒲黄 15g，百合 15g，乌药 15g，高良姜 15g，香附 15g，九香虫 15g，瓦楞子 15g。3 剂。

处方排序：

丹参、檀香、三七、砂仁。五灵脂+生蒲黄、百合+乌药、高良姜+香附、九香虫+瓦楞子。

法药意解：

处方是扶阳医学非附桂法，即丹参饮法（丹参、檀香、三七、砂仁），又称为四合汤法，用丹参苦温得金水之气以昌火木之用，由少阴出厥阴达心包，实握由气生血之权，流贯一身百无微不彻；得檀香化空中之秽，使清虚之府得清，重楼得其宣朗；三七非三即七，叶青而有红筋木火之本色，只玩其心火主血，肝木统血之令而已；佐砂仁纳阴阳交会之气，通达于百脉空虚之地，诸般心胃疼痛皆可解矣。

乌药色紫水火之用，入厥阴行血运易出上达；百合得木金之气，合者阖也，百脉得此而开阖如常也。香附与高良姜，理肠胃之结气，助脾肝之温暖，期运化得强，生机更旺。九香虫九为阳极而生火动之力；瓦楞子再行分消结滞之能，胃脘中腐败之物皆可化为乌有焉。

处方三：

黄连 10g，丹参 20g，黄柏 15g，木瓜 30g，炙甘草 15g，党参 30g，制附片 15g，肉桂 10g，九香虫 15g，瓦楞子 15g，远志 15g，紫石英 15g，琥珀 15g。3 剂。

处方排序：

黄连、丹参、黄柏、木瓜、炙甘草。党参+制附片+肉桂、九香虫+瓦楞子、远志+紫石英+琥珀。

法药意解：

处方是扶阳医学非附桂法，即黄连阿胶汤法（黄连、丹参、黄柏、木瓜、炙甘草），本法乃为交阴阳之法，本法为少阴病而为心烦不得卧者立法。盖心烦者，坎中之精不能上交于心；不得卧者，离中之阴不能下降于肾。方中黄芩、黄连、木瓜之苦，直清其热，又得党参与丹参以补离中之气，附子以补坎中之阳，黄连与肉桂再次引离火降而坎水升，坎离得补，阴阳之气自调，炙甘草再调和中宫，阴阳升降不乖，而水火互为其根，失眠烦躁得解矣。

用远志引宥密中之微阴，直通于冲脉，归于气化之中；紫石英直沉入海底，与小草（远志）上下沟通无碍，心肾坎离得以既济；更借琥珀再安神智，交纳于坎离之中，意期上下交通，膀胱气化如常，下焦如渎而出焉。

处方四：

朱茯神 15g，柏子仁 20g，远志 15g，石菖蒲 20g，高良姜 15g，肉桂 20g，砂仁 15g，炙甘草 5g，葱白 4 节，九香虫 15g，瓦楞子 15g，蛇床子 15g，白茅根 15g，党参 30g，鹿角片 30g。10 剂。

处方排序：

朱茯神、柏子仁、远志、石菖蒲、高良姜、肉桂、砂仁、炙甘炙、葱白。九香虫+瓦楞子、蛇床子+白茅根、党参+鹿角片。

法药意解：

处方是扶阳医学非附桂法，即朱茯神法中的平巽大法（朱茯神、柏子仁、远志、石菖蒲、高良姜、肉桂、砂仁、炙甘炙、葱白），巽者，风也，飘浮不定，平巽乃为顺势而为也；巽者，胆也，中正之官，凡十一脏取决于胆也，胆者，春之气也，借春生之气，五行运化得以如常也。

蛇床子透达皮肤筋络肌腠之中，引瘀浊外出，入会阴隐曲之地，借白茅根通达滑利之性，污秽得如渎而泻也。党参滋肺液，藏大气，使气血循循不休，源源而生，协助鹿角片温督添精，安魂益智，脑中之神经可期敏活，坎离中之真阴真阳常常护卫，为强身固本之良品也。

随访（2021 年 2 月 1 日）：

病症：患者的儿子告诉笔者他母亲的病情，上述方药吃完一个疗程之后，全部恢复正常，睡眠、吃饭、大小便一切均好。

按语与治病次第：

尿路感染在女性是非常多见的，这与女人生殖器官结构有密切的关系，但是反复发作性的比较少见，特别是经过系统的西药抗生素治疗之后，如果没有很好的效果，说明其细菌感染的机会已经很少了，那就是遗留下来的后遗症，即有尿路感染的表现，但是反复化验尿中并无细菌生长，本例患者就是如此。特别是更年期过后的部分女性，由于更年期焦虑抑郁症的出现，会带来反复发作性尿路感染症状，其实这是抑郁症的另外一种表现而已。故而本例患者从解决大脑焦虑抑郁为主，在以人为本的前提下，结合病脉症舌并治的思路，临床上效果显著。因此，整个治疗过程中均采用非附桂法，即朱茯神法为主导的调整与治疗，其病症得以缓解，一切病症皆由心生，心神之变而无形无常，上工守神，神明之地得以宁静，则一切所谓的烦恼疾病皆可得以化解矣。

参考文献

［1］清·郑钦安. 中医火神派三书［M］. 北京：中国中医药出版社，2012.

［2］彭重善. 郑钦安卢铸之医学讲授［M］. 北京：中国中医药出版社，2016.

［3］卢崇汉. 卢氏临证实验录［M］. 上海：上海科学技术出版社，2012.

［4］彭重善. 大医火神师徒传道录［M］. 香港：香港繁荣出版社，2014.

［5］彭重善. 医理真迹·妇科要诀［M］. 香港：香港繁荣出版社，2014.

［6］彭重善. 卢氏临证实验录（上下册）［M］. 香港：香港繁荣出版社，2014.

［7］卢铸之原著（傅文录注解）. 金寿老人药解·注解［M］. 香港：香港繁荣出版社，2015.

［8］卢崇汉主编. 卢氏药物配合阐述［M］. 上海：上海科学技术出版社，2012.

［9］卢崇汉. 扶阳讲记［M］. 北京：中国中医药出版社，2006.

［10］傅文录. 扶阳医学传真录（内部资料）. 2017.

［11］傅文录. 扶阳治病次第学（内部资料）. 2020.

［12］彭重善. 郑饮安卢铸之医学临床应用讲稿［M］. 北京：中国中医药出版社，2022.

附录一：问诊单

问　诊　单

姓　名：＿＿＿＿＿　性　别：男/女　年　龄：＿＿岁　时　间：＿＿＿＿年＿＿月＿＿日

地　址：＿＿＿省＿＿＿市＿＿＿县＿＿＿村委　电　话：＿＿＿＿＿＿＿＿＿＿＿

身　高：＿＿＿＿cm　体　重：＿＿＿kg　血　压：＿＿＿/＿＿＿mmHg　心　率：＿＿＿次/分

主要想解决的问题：＿＿＿＿＿＿＿＿＿＿＿＿＿＿＿＿＿＿＿＿＿＿＿＿＿＿＿。

请根据您的身体状况，在以下选项后括号内打✔，横线上填写数字

1. 睡眠状况：正常（　）　入睡困难（　）　不定时（　）　多梦（　）

   易醒时间：23—1点（　）　1—3点（　）　3—5点（　）

2. 食欲情况：正常（　）胃胀（　）胃酸（　）胃痛（　）呕吐或其他（　）不想吃（　）

3. 大便情况：正常每天1次（　）　便稀（　）　便干（　）　便秘＿＿＿天/次

4. 小便情况：正常每天5~7次（　）白天多（　）夜晚多（　）色黄（　）色白（　）色红（　）

5. 手脚温热：正常（　）　冬天手脚凉（　）　手脚发热（　）　手热脚凉（　）

6. 出汗情况：与正常人一样（　）　汗多（　）　无汗（　）

7. 精气神情况：正常（　）　疲乏（　）　犯困（　）

8. 月经情况：周期正常（　）　提前（　）延后（　）　行经约＿＿天　断经＿＿年

   月经量大（　）　月经量小（　）　小腹冷痛（　）　血块（　）　白带多（　）　痛经（　）

9. 上火表现：长痘外火（　）　咽喉痛内火（　）　痔疮（　）　否（　）

10. 其他情况：

    慢性病情况：血压高（　）血糖高（　）血脂高（　）心脏病（　）其他（　）

    正服用药物：中药（　）西药（　）保健品（　）

    西医检查：＿＿＿＿＿＿＿＿＿＿＿＿＿＿＿＿＿＿。

    既往病史：＿＿＿＿＿＿＿＿＿＿＿＿＿＿＿＿＿＿。

附：脉诊记录

左手轻取＿＿＿＿＿沉取＿＿＿＿＿；寸＿＿＿＿关＿＿＿＿膀胱＿＿＿＿尺＿＿＿＿。

右手轻取＿＿＿＿＿沉取＿＿＿＿＿；寸＿＿＿＿关＿＿＿＿尺＿＿＿＿。　左脉＿＿右脉

附：舌诊记录

舌形＿＿＿＿舌质＿＿＿＿舌苔＿＿＿＿中线＿＿＿＿舌尖＿＿＿＿舌根＿＿＿＿

舌下韧带＿＿＿＿其他情况＿＿＿＿＿＿＿＿＿＿＿＿＿＿＿

附录二：扶阳舌诊标准拍照方法示意图

扶阳舌诊标准拍照方法示意图

1 让别人拍照
2 打开闪光灯
3 要关闭美颜
4 打开照像机
5 上至上唇及
  下至下巴
6 舌自然下垂
7 要拍照出舌根舌背
8 张口舌尖顶上腭
9 拍照出舌腹面图
10加上姓名年龄性别时间

附录三：扶阳医学十五部脉略图

 扶阳医学十五部脉略图

手 取	左手			右手		
	寸	关	尺	寸	关	尺
浮	膻中	胆	小肠	膈间	胃	大肠
沉	心	肝	膀胱	肺	脾	命门
			肾(胞宫)			

附录四：彩图

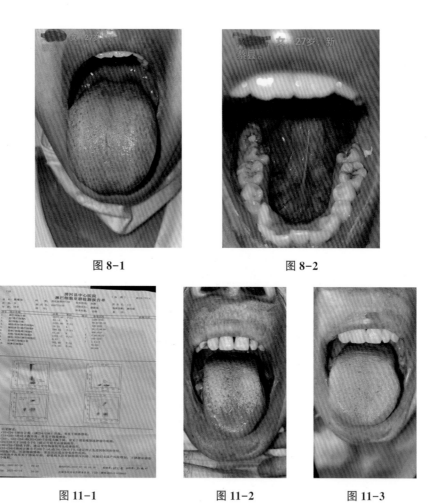

图 8-1　　　　　　　　　　　图 8-2

图 11-1　　　　　　图 11-2　　　　　　图 11-3